Einaudi Storia 83

www.einaudi.it

ISBN 978-88-06-24009-7

Adriano Prosperi

Un volgo disperso

Contadini d'Italia nell'Ottocento

Giulio Einaudi editore

Indice

Indice delle illustrazioni

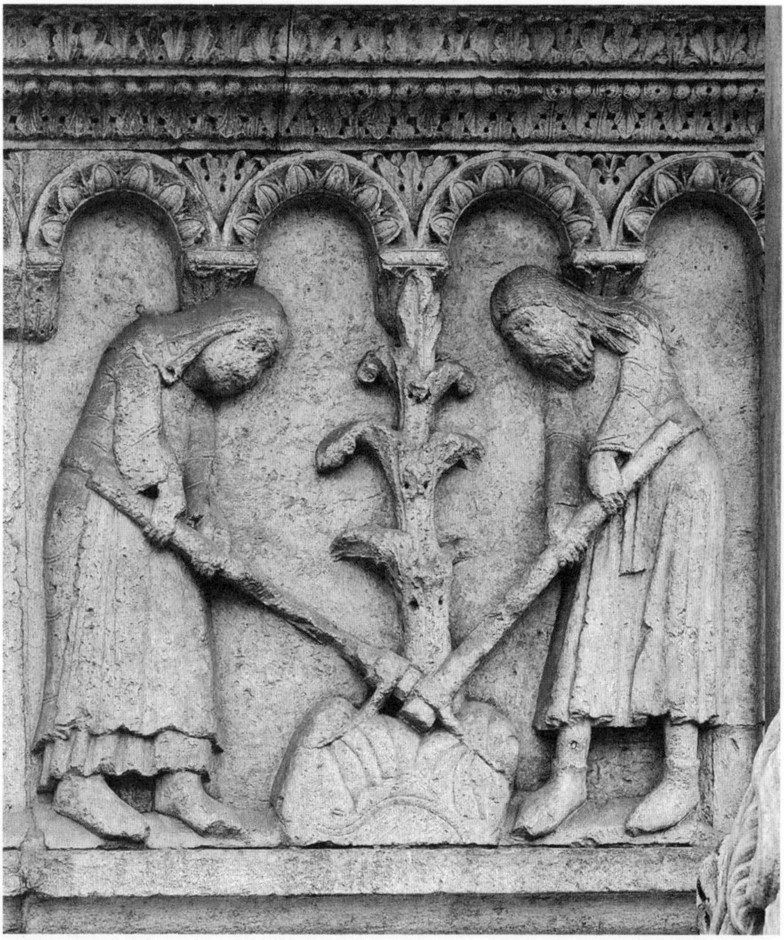

Figura 1.

Wiligelmo, Adamo ed Eva. Storie della Genesi, la condanna al lavoro della terra, marmo, fine XI - inizi XII secolo. Modena, Duomo.

Introduzione

Contadini, una classe oggetto

Nelle campagne italiane abbiamo visto di recente tornare i contadini. Assomigliano a quelli del millennio testé concluso: magri, stracciati, a piedi scalzi. Lavorano, come allora, dieci o dodici ore («da sole a sole», si diceva all'epoca) nelle infuocate ore dell'estate. Però, a ben guardare, delle differenze ci sono: molti di loro hanno la pelle piú scura di quella dei contadini del tempo antico e le lingue che parlano sono quelle di paesi remoti.

Differenze non cosí grandi da nascondere le somiglianze coi contadini di allora: questi arrivano in cerca di lavoro e di diritti, quelli se ne andavano spesso nel mondo cercando altrove lavoro e diritti che in Italia non avevano. Oggi non ci sono piú quei mezzadri e quei braccianti che la Liberazione vide affollarsi ai seggi elettorali per godere finalmente di un diritto lungamente negato e per chiedere terra e giustizia sociale. Nelle campagne le viti e gli olivi sono curati da immigrati rumeni, senegalesi, nigeriani, cinesi. Figli e nipoti dei contadini di un tempo sono diventati altro – operai, commercianti, industriali, insegnanti, impiegati. Quel passato si allontana vertiginosamente. La memoria stessa si cancella, nel mutamento che ha visto l'Italia diventare una grande potenza industriale. È scomparsa, intanto, quella nazione contadina che Mussolini aveva voluto madre prolifica di milioni di baionette e che fu invece il paese dove le campagne dettero cibo e ricovero agli sfollati dalle città, ai partigiani, agli ebrei ricercati da milizie fasciste e naziste. E sembra svanita per sempre l'eredità di quel popolo di mezzadri che si affacciò all'esercizio dei diritti politici con la speranza di realizzare l'antico sogno della palingenesi sociale. Le «province rosse» non ci sono piú[1]. E intanto l'Italia vede riaffacciarsi e aggravarsi paurosamente fragilità antiche che rimandano agli squilibri creati dal processo dell'unificazione nazionale.

[1] Per uno studio analitico del mutamento su di un campione significativo si rinvia a M. CACIAGLI, *Addio alla provincia rossa*, Carocci, Roma 2017.

Il problema dell'Unità d'Italia, di come sia avvenuta e di quali fratture abbia lasciato il sedimento, si pone ogni volta che, cambiando le sfide del presente, si è spinti a voltarsi indietro e a riflettere sulle parole di Antonio Gramsci: «Realmente l'unità nazionale è sentita come aleatoria, perché forze "selvagge", non conosciute con precisione, elementarmente distruttive, si agitano continuamente alla sua base»[2]. Oggi quelle forze selvagge si manifestano di nuovo. Vediamo affiorare spaccature profonde lungo crinali antichi. E gli storici hanno sempre nuove ragioni per ricordare l'assioma di Marc Bloch: gli uomini sono figli dei loro tempi piú che dei loro padri.

Ma intanto la tempesta della storia, per non dire la forza del capitalismo finanziario nell'età della rivoluzione elettronica, fa riemergere dietro le tracce della grande potenza industriale l'antica realtà di paese agricolo, patria del vino e dell'olio. È una buona ragione per gettare un ultimo sguardo ai contadini che siamo stati. Occorre cercare di capire che cosa ne fu di loro in quel lungo secolo che si aprí con l'unità nazionale e si concluse con la morte della nazione nella vergogna delle leggi razziali e nell'immane catastrofe della Seconda guerra mondiale. Un secolo che li ebbe come categoria spregiata, carne da cannone per guerre coloniali e conflitti mondiali. Le rievocazioni epidermiche di festival strapaesani del cibo e del vino sono uno dei tanti modi in cui la cultura diffusa tende a cancellare passato e futuro nell'ossessiva dilatazione di un presente fuori della storia.

Quali erano state le condizioni di vita dei lavoratori della terra in quel secolo XIX della formazione dell'unità nazionale? Basta formulare la domanda per avere subito l'impressione di rivolgerci a un tempo lontanissimo, piú di quanto possa dire un semplice conteggio degli anni. Remotissimi i volti, cancellate le voci e i pensieri. Nel mare di scritture conservate in archivi e biblioteche le tracce di mani contadine sono quasi soltanto segni di croce in calce a contratti colonici o stentati messaggi dei figli emigrati. Per sapere di loro bisogna chiedere ad altri. Scarse e in genere poco significative le fonti iconografiche. I pittori, gli incisori e a partire da un certo momento anche i fotografi, pur attirati dai paesaggi rurali, rappresentarono questi ultimi in genere lasciando fuori campo i contadini. La bellezza dei paesaggi agrari italiani ha goduto di una grande tradizione pittorica: fu seguendone il filo

[2] La frase si legge in apertura del fondamentale Quaderno 19, in A. GRAMSCI, *Quaderni del carcere*, ed. critica dell'Istituto Gramsci, a cura di V. Gerratana, Einaudi, Torino 1975, vol. III, p. 1980.

narrativo che in un noto saggio di Emilio Sereni il mondo delle campagne apparve come un'opera d'arte, creata dall'uomo, sulla base dell'assunto che il paesaggio fosse «*quella forma che l'uomo, nel corso ed ai fini delle sue attività produttive agricole, coscientemente e sistematicamente imprime al paesaggio naturale*»[3]. Di fatto, in quell'*excursus* di paesaggi il protagonista «uomo», cioè il contadino, figurava ben poco. E non a caso anche la mostra parigina del 1994 *Paesaggi e contadini. L'arte e la terra in Europa dal Medioevo al XX secolo* che seguiva il filo dell'iconografia venne definita una mostra di paesaggi senza contadini[4]. Le rare fotografie di famiglie contadine sono quasi tutto ciò che ci ha lasciato l'incipiente civiltà dell'immagine.

Una diversa via era stata quella battuta da Marc Bloch nel suo fondamentale saggio sui *Caratteri originali della storia rurale francese*[5], da cui Emilio Sereni sentí il bisogno di prendere le distanze: qui l'opera umana emergeva dalla lettura dei tipi fondamentali di disegno del paesaggio materiale – non pittorico – delle campagne.

È stato Pierre Bourdieu a coniare la definizione di «classe oggetto» per i contadini[6]. Lungo il percorso della presente ricerca, dedicata alla storia delle condizioni di vita del popolo dei lavoratori nelle campagne italiane dell'Ottocento, è stato inevitabile l'affacciarsi continuo di questa definizione. La proposta di Bourdieu ha l'evidenza di una constatazione: in realtà è una provocazione carica di risentimento. Sembra cogliere un dato di verità, ma è soprattutto una protesta contro la perdita di memoria da parte della storiografia moderna e contemporanea di quella che è stata la maggioranza assoluta della società preindustriale. Non che manchino studi e discussioni di storici e di economisti sull'agricoltura, sulle sue crisi e sulle sue trasformazioni. Al contrario: la materia ha conosciuto una

[3] E. SERENI, *Storia del paesaggio agrario* (1961), Laterza, Roma-Bari 1999, p. 29 (corsivo nell'originale). Nella sua ampia recensione, G. DUBY, *Sur l'histoire agraire de l'Italie*, in «Annales. Economies, Sociétés, Civilisations», XVIII (1963), n. 2, pp. 352-62, osservò che «dans ce livre, le paysan, ce constructeur de paysages, n'apparaît pas dans une lumière assez vive» (ivi, p. 357). Sulla scia dell'opera di Sereni nacquero ricerche e discussioni, per le quali segnaliamo almeno l'attività della Summer School Emilio Sereni presso l'Istituto Alcide Cervi di Gattatico, Reggio Emilia, giunta quest'anno alla sua decima edizione. L'importanza di Sereni nella politica culturale del Pci del dopoguerra emerge dallo studio di A. VITTORIA, *Togliatti e gli intellettuali. La politica culturale dei comunisti italiani (1944-1964)*, Carocci, Roma 2014, *ad nomen*.

[4] Cfr. P. PRADO, *Paysages sans paysans*, in «L'Homme», aprile-giugno 1996, n. 138, pp. 111-20.

[5] M. BLOCH, *I caratteri originali della storia rurale francese* (1931), Einaudi, Torino 1982.

[6] P. BOURDIEU, *La paysannerie une classe objet*, in «Actes de la recherche en sciences sociales», XVII-XVIII (novembre 1977), pp. 1-5.

straordinaria fortuna di studi, i quali però, accantonata la sostanza della proposta di Gramsci anche quando facevano mostra di partire da lí, hanno concentrato l'attenzione piuttosto sulle premesse ottocentesche della Rivoluzione industriale e del capitalismo italiano. Cosí i contadini, sia come individui sia come la complessa e differenziata realtà sociale che furono, il loro mondo morale, la loro cultura materiale, sono rimasti sullo sfondo, quasi invisibili. L'odierna società di massa che nella sua maggior parte discende proprio da loro stenta a ricordarne i tratti. La rappresentazione della realtà sociale è una costruzione sociale, come ci ricorda Bourdieu. E lo sguardo che la società del mondo urbanizzato occidentale porta sulla natura, con la sua percezione del mondo agricolo come mondo «naturale», tende a cancellare la presenza dei lavoratori della terra mentre proietta sull'agricoltura i colori di una arcadia di cartapesta. Di fatto, quello represso e cancellato che si nasconde nel fondo del nostro passato è un mondo disamato oggi quanto è stato disprezzato e, al tempo stesso, temuto ieri.

E forse la chiave per capire la voglia di voltare le spalle al passato si trova proprio qui. In realtà è difficile sostenere che i contadini europei non siano stati un soggetto storico attivo. Ma il modo in cui lo sono stati ha lasciato una scia di paura nella storia: le loro apparizioni sono sembrate ogni volta come il minaccioso risveglio di un gigante addormentato. Come dimenticare quella giaculatoria medievale («a furore rusticorum libera nos, Domine») che chiedeva a Dio protezione dalla furia dei «rustici»? E tanti altri ricordi si affacciano: come quello della guerra dei contadini in Germania il cui fallimento portò al consolidamento secolare di un regime di servitú feudale. O quello dei contadini del Nord della Francia, protagonisti della premessa della Rivoluzione francese: ancora una vicenda storica sotto il segno della paura – la «grande peur». E non furono forse i contadini che, a partire da quello stesso scorcio del Settecento e nel primo Ottocento, assediarono le città con le insorgenze dell'Italia centro-settentrionale e i movimenti sanfedisti dello Stato della Chiesa e del Regno di Napoli? La loro ombra restò sulla genesi dell'Unità d'Italia come quella di una grande forza capace di sconvolgere i disegni dei potenti: si pensi a quando l'arrivo in massa dei contadini in soccorso alla Milano in rivolta contro gli austriaci spaventò la classe dominante lombarda che preferiva la garanzia d'ordine promessa dalla monarchia piemontese.

Con la vittoria dei moderati nacque un assetto statale dominato dalla sacralizzazione del diritto di proprietà, timoroso di ogni contagio di ideologie rivoluzionarie tra le classi subalterne. Com'è stato osservato in una introduzione alla storia italiana del secondo Ottocento, «il liberismo economico fu forse il vero fondamento della filosofia civile dei liberali italiani»[7]. Ai movimenti reali o temuti delle masse contadine si guardò come all'incombere di una minaccia da esorcizzare con ogni mezzo. Intanto, il rapporto città-campagna, un tema capitale della storia d'Italia, si fissò stabilmente nell'immagine dell'Italia come paese delle cento città. La celebre tesi della città come «principio ideale delle istorie italiane» coniata da Carlo Cattaneo ha finito col trasformarsi in una formula allusiva ed evasiva. Cattaneo aveva in mente la forza del legame che aveva spinto masse di giovani contadini verso Milano per difenderla dall'attacco dell'esercito austriaco durante la rivolta delle Cinque giornate. Era stata la prova del senso di appartenenza vivo nel popolo delle campagne. Ma anche Cattaneo sul piano storico, dopo l'evocazione dei casi esemplari – Milano, Bologna, Firenze, Venezia con le Repubbliche marinare –, aveva dovuto riconoscere che «all'età eroica delle città non partecipò tutta la nazione»[8]. Di fatto, a partire dall'unità politica il nodo città-campagna doveva emergere come quello del rapporto tra il Centro-Nord e il Mezzogiorno, questione di lunga durata del paese.

«Classe oggetto» è una provocazione. Serve a ricordare un vuoto, a impedire che la memoria del mondo contadino europeo d'antico regime si cancelli del tutto. Altre definizioni se ne potrebbero forse immaginare, ma nessuna esprime meglio la condizione di subalternità del contadino nella storia europea dei secoli scorsi: ricorda a tutti una condizione di esseri umani destinati a essere raccontati, descritti e rappresentati da altri, oggetto di commiserazione o di derisione, di paura o di pietà, ma sempre e solo per ribadirne la posizione subalterna.

La definizione coniata da Pierre Bourdieu era relativa ai contadini del suo paese, la Francia. Eppure nella cultura francese l'attenzione alla storia e al patrimonio culturale delle masse contadine e del mondo delle campagne è stata tradizionalmente assai piú viva che in Italia. Non per caso. Quelle masse hanno avuto un peso decisivo nei momenti chiave della storia della Francia. Quella Francia profonda delle campagne ha fatto avvertire la sua presenza in tutti i passaggi storici importanti del paese. I suoi costumi, la sua cultura sono stati una componente incancellabile della cultura e dei costumi francesi. Il caso dell'Italia è diverso quanto

[7] R. ROMANELLI, *L'Italia liberale (1861-1900)*, il Mulino, Bologna 1983, p. 63.

[8] C. CATTANEO, *La città considerata come principio ideale delle istorie italiane, IV*, in «Il Crepuscolo», IX (1858), n. 52, pp. 817-21 (poi in *Tutte le opere di Carlo Cattaneo*, a cura di L. Ambrosoli, Mondadori, Milano 1967).

Renzo Tramaglino e Lucia Mondella sono diversi dai contadini di Balzac e di Maupassant. Nel paese delle «cento città» le classi dominanti hanno potuto vivere – ha scritto Gramsci – grazie al «lavoro primitivo di un numero determinato di contadini [...] Modo di accumulazione di capitale dei piú mostruosi e malsani, perché fondato sull'iniquo sfruttamento usurario dei contadini tenuti al margine della denutrizione»[9]. La coscienza dello sfruttamento ha sedimentato nei secoli tra i contadini sentimenti ostili nei confronti delle città[10]: e ha stimolato nella cultura dominante sentimenti di disprezzo per il mondo contadino, confinato in una condizione di persistente subalternità economica e culturale. Al clero fu delegato il compito di sublimarne le frustrazioni e le sofferenze con le promesse della religione. Reagendo a questa tradizione, la lettura che Antonio Gramsci dette del Risorgimento nei suoi quaderni pose il problema dei limiti e degli errori delle classi dirigenti italiane che avevano mancato l'occasione del processo dell'unificazione per rispondere alla piú profonda e radicata aspirazione delle masse contadine: la riforma agraria, la distribuzione delle terre a chi le lavorava.

Quella rivoluzione mancata lasciò alla violenza delle guerre e del regime fascista il compito di imporre la disciplina alle classi subalterne. Ma se la pagina del fascismo è stata chiusa dalla Seconda guerra mondiale, quella del Risorgimento si è riaperta nel secondo dopoguerra con la discussione intorno alle tesi di Gramsci: una battaglia culturale espressione di un aspro conflitto politico e sociale. E per una volta, struttura e sovrastruttura andarono d'accordo: vinse la tesi della necessità economica e storica di ciò che era accaduto, proprio mentre era in atto una trasformazione sociale di tipo capitalistico. E cosí quel problema passò in secondo piano e la classe che aveva pagato il prezzo dell'accumulazione primitiva venne dimenticata.

Quella classe fu cancellata dalla cultura dominante anche perché priva dei mezzi per farsi conoscere al suo tempo e ai posteri. I suoi membri non ebbero né gli strumenti né l'occasione di parlare di sé. Quello che fecero è scritto tutt'al piú nei resoconti dell'azienda padronale o, in tempi a noi piú vicini, nei libretti colonici o nelle lettere dal fronte e dai campi di concentramento. Certamente della loro condizione come realtà sociale sappiamo parecchie cose grazie ai dati raccolti dai poteri pubblici, quelli della

[9] GRAMSCI, *Quaderni del carcere* cit., vol. III, p. 2143.

[10] C. VIVANTI, *Lacerazioni e contrasti*, in *Storia d'Italia*, vol. I, *I caratteri originali*, Einaudi, Torino 1972 (fondamentale tutto il capitolo V, *Città e campagne*, pp. 909-31).

Chiesa e dello Stato. Ma della loro cultura quello che dall'ombra dell'oralità affiorò alla luce delle scritture fu ben poco. Se non ci fossero stati quegli antropologi inconsapevoli che furono i giudici dell'Inquisizione ecclesiastica niente ne sapremmo. Solo lentamente e lavorando su scavi locali folcloristi e demologhi dell'Ottocento raccolsero e conservarono frammenti delle tradizioni e delle credenze in via di scomparsa, fiumi profondi talvolta riaffioranti in risorgive – come accadde con la triste canzone raccolta da Costantino Nigra risorta nel popolarissimo canto della Resistenza *Bella ciao* o col carnevale popolare mantovano tornato in vita in quello di massa del secondo dopoguerra[11]. E comunque, dopo i *Canti popolari* (1841-42) del Tommaseo dovevano passare molti anni prima che Domenico Comparetti e Alessandro D'Ancona raccogliessero i *Canti e racconti del popolo italiano* (dal 1872 in poi) o che Giuseppe Pitrè creasse il suo fondamentale «Archivio» (1882). Allora Gherardo Nerucci aveva da poco pubblicato le sue *Sessanta novelle popolari montalesi* (1880) e il nobile ragusano Serafino Amabile Guastella, patriota e anticlericale, dopo aver raccolto con grande cura i canti popolari del circondario di Modica e dedicato uno studio a quel carnevale, si preparava a pubblicare *Parità e le storie morali dei nostri villani* (1884) dove si rivelava capace di guardare «situazioni spietate con occhio spietato» (come ha scritto Italo Calvino)[12]. Eppure il purista Luigi Fornaciari fu attento a segnalare l'esistenza di un grande ma ignorato patrimonio: «I nostri contadini, – scrisse, – appo i quali vive tuttora la miglior lingua»[13]. Un merito non da poco: fu anche per questo che Manzoni si prese una fantesca toscana (anche se nella ripulitura del romanzo preferí seguire il modello della conversazione cittadina fiorentina). Tuttavia resta il fatto che la ricchezza di idee e di remote tradizioni circolante e trasmessa con quella lingua dei contadini è rimasta quasi del tutto sconosciuta. C'è voluto lo studio dei verbali processuali di un mugnaio friulano, non illetterato e non contadino, per far emergere indirettamente, agli occhi di uno storico di grande acutezza[14], i caratteri originali di quel-

[11] Cfr. M. BERTOLOTTI, *Carnevale di massa 1950*, Einaudi, Torino 1991; e R. LEYDI, *La canzone popolare*, in *Storia d'Italia*, vol. V/2, *I documenti*, Einaudi, Torino 1973, pp. 1183-249.

[12] Citato in G. BRAFA MISICORO, *Guastella, Serafino Amabile*, in *Dizionario Biografico degli Italiani*, Istituto della Enciclopedia Italiana, Roma [da ora in poi *DBI*], vol. LX (2003), *ad vocem*.

[13] L. FORNACIARI, *Esempi di bello scrivere in prosa* (1838), Tipografia e libreria Simoniana, Napoli 1844, p. 36, ma aggiunse: «sebbene spesso storpiata», tradendo cosí il suo vero modello, l'italiano della grande cultura del Trecento.

[14] Cfr. C. GINZBURG, *Il formaggio e i vermi. Il cosmo di un mugnaio del '500* (1974), Einaudi, Torino 2009.

la cultura, il suo filtro materialistico, la lunga durata di miti e di pratiche arcaiche veicolati dall'oralità.

L'accesso personale alla scrittura è stato, in realtà, per i contadini un fatto eccezionale. E questo ha costituito un problema per tutti coloro che concepirono il disegno di modernizzarne la cultura, di gettare il ponte della scrittura e della lettura tra classi dominanti e classi subalterne. Vedremo quanto di frequente affiorasse allora il senso di questa frattura come di un ostacolo insuperabile. Un caso estremo ed esemplare doveva venire improvvisamente alla luce proprio in questo secondo millennio dell'era cristiana: per scrivere il racconto della sua vita, una vera, terribile storia alternativa dell'Italia contemporanea, il contadino siciliano Vincenzo Rabito, nato in provincia di Ragusa nel 1899, dovette combattere una battaglia privata contro la sua condizione di semianalfabeta. Fu cosí che riuscí in tarda età a battere con un solo dito sui tasti di una Lettera 22 Olivetti il testo di un racconto destinato ai propri nipoti[15]. Questa sua solitaria, eroica fatica cominciò nel 1968, un anno di grandi speranze e di grandi energie, che fu anche chiamato «l'anno degli studenti».

Nel secolo XIX, inchieste, statistiche e topografie sanitarie misero davanti all'opinione pubblica rappresentazioni della realtà del vissuto contadino che, nella loro varietà e contraddittorietà, bastarono però ad aprire un conflitto interno agli schieramenti politici. Sull'attendibilità dei dati statistici che l'Ottocento italiano ci ha lasciato e sulla loro servibilità per valutare questioni importanti, come l'accumulazione capitalistica in agricoltura, si sono accese discussioni e sono stati sollevati molti dubbi. Tuttavia, resta il fatto che queste sono le fonti obbligate per accostarci all'Italia delle campagne, in assenza o nella grande scarsità di fonti dirette che ci parlino delle idee, dei sentimenti e delle speranze di quel mondo.

Per cercare di rintracciare notizie su chi furono e come vissero i contadini italiani del passato ci si deve rivolgere a fonti di una cultura diversa dalla loro. Ma – si potrebbe obiettare – perché porsi domande del genere? In fondo sulla storia dell'agricoltura nell'età del Risorgimento e dell'Unità d'Italia c'è una gran quantità di studi. E sul posto che le campagne ebbero nella società e nell'economia italiana è durata a lungo e non si è oggi del tutto spenta l'eco delle questioni poste da Gramsci. Ma questo libro non si occupa di storia dell'agricoltura, materia studiatissima da tempo e ancora intensamente praticata, oggetto di agguerrite

[15] V. RABITO, *Terra matta*, Einaudi, Torino 2007.

e dottissime ricerche[16]. E non è una ricerca specialistica. È il tentativo di guardare al di là della barriera della «Grande Trasformazione», quella subita dal paesaggio italiano nel corso del Novecento e specialmente dopo la Seconda guerra mondiale. Grazie al prolungarsi della vita individuale lo scrivente è un testimone del tempo remoto in cui nelle campagne si viveva in case di due stanze, una era per la famiglia e l'altra era la stanza della mucca o – per chi l'aveva – del maiale, che era a un passo dalla camera da letto o dalla cucina. Come nella ninna nanna famosa: «La notte s'avvicina | la fiamma traballa | La mucca è nella stalla | La mucca e 'l vitello | la pecora e l'agnello | La chioccia e 'l pulcino». La fiamma che traballava era quella del lume a petrolio o della candela; e gli animali erano i compagni di vita e di fatica dei contadini. I piú fortunati avevano anche l'asino, animale sacro e conosciuto nel mondo per merito di Collodi oltre che per il presepe del racconto evangelico. Gli attrezzi da lavoro raccolti nella capanna di canne e di paglia erano gli stessi raffigurati nei calendari di bronzo o di marmo dei portali delle cattedrali altomedievali dove Adamo ed Eva erano contadini, come nel portale del Duomo di Modena; cosí come erano rimasti immutabili rispetto a quelle immagini i tempi e i modi del lavoro e della vita quotidiana: dicembre, scaldarsi al focolare; gennaio, uccisione del maiale; marzo, la potatura delle viti e degli alberi da frutto; giugno, la falce in pugno; luglio, il correggiato per battere le sementi; e cosí via. E chi ricorda ancora quando non fu piú ovvio misurare la cesura del giorno come il momento in cui «la mosca cede alla zanzara»? L'igiene fece un passo decisivo con lo sterminio delle mosche, quando con l'esercito americano arrivò il DDT.

Tutto questo è scomparso mentre anche gli attrezzi – zappe, marroni, coltri, gioghi per buoi, carri, ceste, zoccoli e quant'altro – si sono dissolti negli elementi materiali spesso precari (legno, vimini, paglia, corde) di cui erano fatti. Qualche volta hanno incontrato le cure di attenti e affettuosi raccoglitori e ordinatori di musei della civiltà contadina, come quello di San Marino di Bentivoglio, a Bologna, con le sue bellissime «stadure»[17]. Per fortuna,

[16] Si rinvia su questi temi alla vastissima letteratura esistente sulla storia dell'agricoltura italiana. Per un'ottima sintesi, cfr. P. BEVILACQUA (a cura di), *Storia dell'agricoltura italiana in età contemporanea*, 3 voll., Marsilio, Venezia 1989-91.

[17] Oltre ai saggi fondamentali dedicati alla sua inaugurazione da C. PONI, *Per un archivio popolare. Il Museo di San Marino di Bentivoglio*, in «Quaderni storici», XI (1976), n. 31 (1), *Storia della cultura materiale*, pp. 310-20, e da L. GAMBI, *Qualche indicazione per una nuova museografia delle società rurali*, ivi, pp. 321-30, cfr. ora F. GIUSBERTI, *Conservazione del patrimonio e produzione di idee. Il caso del Museo della civiltà contadina di San Marino di Bentivoglio*, in «Rivista di storia dell'agricoltura», XXXI (1991), n. 2, pp. 29-36.

grazie all'opera preziosa svolta da Paul Scheuermeier nelle sue ricerche per l'Ais, l'Atlante linguistico ed etnografico dell'Italia e della Svizzera meridionale, abbiamo un repertorio di immagini e di parole che ci portano davanti a quei volti, ambienti e attrezzi da lavoro che si incontravano nelle nostre campagne nell'Ottocento e nel primo Novecento[18].

Tornare sui contadini dell'Ottocento costringe a varcare un tempo tanto breve nel computo delle generazioni e nella dimensione del vissuto quanto appare remotissimo nelle rappresentazioni culturali. La vigente strutturazione del racconto storico fa misurare la nostra distanza dal passato con la scansione delle epoche e cosí l'età del Risorgimento si è guadagnata una sua specifica dimensione che l'allontana da noi. Eppure quel secolo XIX e quella storia dell'Italia di allora ci compaiono davanti come una presenza familiare se solo la misuriamo con le generazioni dei nostri personali antenati. Ma il tempo dei nostri bisavoli era davvero vicino al nostro? E quanto regge quell'articolazione scolastica del disegno del passato che lo ha inserito nell'epoca che chiamiamo contemporanea?

Questa è la domanda che ci accompagnerà nel viaggio attraverso le fonti ottocentesche, percorse qui con l'impazienza di chi cerca di ritrovare frammenti di un tempo ormai del tutto perduto: l'autrice della ninna nanna ricordata sopra era Lina Schwarz (Verona 1876 - Arcisate 1947), ebrea sfuggita al pericolo della deportazione ad Auschwitz rifugiandosi in Svizzera, e apparteneva alla generazione delle nonne dello scrivente.

[18] Cfr. G. PIOVANELLI, *La rappresentazione dei mesi nei capitelli del Broletto di Brescia*, in «Rivista di storia dell'agricoltura», XVIII (1978), pp. 107-14.

Ringraziamenti.

La ricerca è sempre un viaggio nell'ignoto. Accade talvolta – come in questo caso – che l'inesperienza del viaggiatore in un campo lontano dai suoi esercizi abituali aggiunga ombre alle ombre. Se non fosse stato per l'aiuto di studiosi di grande esperienza e per la generosa disponibilità di molti colleghi e amici e di archivisti e bibliotecari, questo libro non sarebbe mai nato. Debbo a Marzio Barbagli e a Maurizio Bertolotti una attenta lettura di una prima redazione del lavoro, seguita da nutriti e generosi contributi sulle materie di loro competenza. Vincenzo Lavenia mi ha regalato il suo tempo leggendo attentamente un abbozzo iniziale. Ovviamente nessuno di loro è responsabile degli errori che sono soltanto miei. Nella ricerca su fondi d'archivio e di biblioteche ho potuto contare su Matteo Al Kalak, Annalisa Capristo, Umberto Cocco, Giorgio Fabre, Roberto Finzi, Antonello Mattone, Gilberto Stevenazzi, Giuseppe Testa, oltre che su diversi direttori di archivi e biblioteche comunali e provinciali: ricordo almeno la dottoressa Livia Iannucci della Biblioteca di Medicina e Chirurgia dell'Università di Pisa, la dottoressa Maria Giovanna Gidaro della Biblioteca universitaria di Pisa, il dottor Vito Cristino della Biblioteca provinciale La Magna Capitana di Foggia, il dottor Mauro Ferrara della Biblioteca civica Negroni di Novara, la dottoressa Isa Luchi dell'Archivio storico comunale di Cerreto Guidi (Firenze). Ringrazio il dottor Marco Corsi per avermi messo a disposizione le foto del suo archivio di famiglia. E infine il ringraziamento che viene per ultimo per ovvie ragioni ma che non è certo il meno importante: quello che debbo a Claudia Canale che ancora una volta ha dedicato la sua grande perizia e l'ancor piú grande sua pazienza alla cura redazionale di un mio testo.

Anna ha come sempre letto e discusso con me queste pagine. A lei un sommesso ringraziamento per avermi seguito e incoraggiato in queste peregrinazioni sulle tracce di quello che è stato un mio remoto mondo antico.

Un volgo disperso

DIS MANIBUS

Un'immensa moltitudine d'uomini, una serie di generazioni, che passa sulla terra, sulla sua terra, inosservata, senza lasciarci traccia, è un tristo ma importante fenomeno, e le cagioni d'un tal silenzio possono riuscire ancor piú istruttive che molte scoperte di fatto.

ALESSANDRO MANZONI

Vergogna per la nazione piú esclusivamente agricola di tutta Europa ch'ella abbia formulato contro la parte vitale di se stessa il codice piú ingiusto, la satira piú violenta che si possa immaginare dal malvagio talento d'un nemico.

IPPOLITO NIEVO

PARTE PRIMA
Statistica e igiene

Capitolo primo
Carta igienica: tutta la distanza in una parola

Carta igienica: tutti crediamo di sapere che cosa sia. E invece ecco che quando il lemma ci appare davanti nel titolo di un articolo su una rivista dell'anno di grazia 1863 siamo presi dalla vertigine dell'anacronismo. Firmava quell'articolo un autore noto, per non dire celebre: Cesare Lombroso[1]. «Carta igienica» è un lemma che ha oggi un preciso ed esclusivo significato nel linguaggio d'uso. E il linguaggio è pur sempre la «fabbrica del mondo», come lo definí nel Cinquecento il grammatico e calligrafo ferrarese Francesco del Bailo, detto Francesco Alunno. Il mondo costruito dal linguaggio sembra solido come una roccia ai parlanti, viaggiatori nel tempo ignari del mutamento in cui sono immersi. E invece quella roccia si rivela mutevole e soggetta al tempo come ogni creazione umana. La lingua d'uso è una realtà storicamente e socialmente mutevole, un archivio ma anche un vivente laboratorio dove i parlanti pescano gli strumenti per comunicare adattandoli al mutare dei contesti. Il tempo e l'uso vi operano di continuo riscritture simili a quelle dei codici medievali dove il testo recente ne cela uno piú antico, cancellato dall'amanuense. Cosí accade che nel linguaggio d'uso, restando identico il significante, muti il significato in conseguenza di mutamenti nelle cose della vita. Il lemma «carta igienica» si presta per una verifica. Trovarselo davanti in un testo di metà Ottocento fa quasi l'effetto del ritrovamento di un cronometro svizzero dentro una tomba etrusca mai prima aperta. Ma poi ci si rende conto che la reazione di stupore denuncia solo l'illusione in cui siamo immersi, quella che ci porta a immaginare che il mondo sia sempre stato cosí come lo sperimentiamo.

[1] C. LOMBROSO, *Cenni per una carta igienica d'Italia*, in «L'Igea. Giornale d'igiene e medicina preventiva», I (1863), nn. 21-23. L'articolo era uscito poco prima in «Giornale di medicina militare», XI, 1863, n. 16, ed è ora parzialmente riprodotto in ID., *Delitto genio follia. Scritti scelti*, a cura di D. Frigessi, F. Giacanelli e L. Mangoni, Bollati Boringhieri, Torino 1995, pp. 88-97. Su Lombroso è ancora fondamentale lo studio di D. FRIGESSI, *Cesare Lombroso*, Einaudi, Torino 2003.

Il mutamento di senso di «carta igienica» avvenne in una data ignota, compresa nell'arco del decennio tra il 1950 e il 1960: fu allora che entrò per la prima volta in una precisa e appartata stanza delle case di campagna e di città l'apparato di quei candidi e luccicanti arredi indicati col pudibondo aggettivo sostantivato di «sanitari». Con loro fece la sua comparsa anche la carta igienica. Il lemma doveva venire registrato solo nel 1965 dal dizionario Garzanti della lingua italiana. Era il tempo della «rivoluzione candida», com'è stato acutamente definito il trionfo di massa della lavatrice elettrica[2]. Ma intanto la sua materializzazione nella vita quotidiana aveva portato una trasformazione profonda nella geografia mentale degli italiani, uniti per la prima volta senza differenza tra città e campagna da una identica percezione dell'interno domestico e dei suoi rapporti col mondo esterno. Fu cosí che anche nelle campagne la casa cominciò a essere governata dalle norme dell'igiene privata: furono chiuse le porte al mondo esterno fino ad allora concepito e vissuto come prolungamento necessario e inevitabile di un interno, di fatto luogo per dormire e poco piú. Le conseguenze del mutamento si fecero avvertire subito: se prima i luoghi circostanti – dal cortile ai sentieri e ai campi – erano stati vissuti come spazi offerti dalla natura a tutte le funzioni della vita e pertanto curati e organizzati a tale scopo, da allora in poi divennero semplicemente pezzi del mondo di fuori, ben presto abbandonati e pronti a trasformarsi nel moderno caos del rifiuto.

Ci siamo soffermati su questo caso perché permette di fissare le date estreme di un lungo processo, l'affermazione dell'igiene come paradigma sociale nel nostro paese. Quell'articolo del 1863 rappresenta l'anello iniziale della catena che doveva portare il popolo italiano tutto ad accogliere i sanitari e la carta igienica come un simbolo identitario, un articolo di consumo di imprescindibile presenza nella propria casa. Cesare Lombroso si sarebbe rallegrato se avesse potuto immaginare un futuro italiano in cui sanità e igiene avrebbero avuto un luogo di culto privato in ogni abitazione.

Il testo dell'articolo di Lombroso era comparso sull'«Igea», una rivista che si definiva nel sottotitolo «Giornale d'igiene e medicina preventiva». È un documento breve. Potrebbe rimanere inosservato nella vastissima opera di un autore che si guadagnò una fama scientifica durevole con una infaticabile attività di scrittore e di studioso e grazie alle molte istituzioni da lui create o dirette. Ma il tema affrontato in quelle pagine era molto importante: vi

[2] E. ASQUER, *La rivoluzione candida. Storia sociale della lavatrice in Italia (1945-1970)*, Carocci, Roma 2007.

si formulava un progetto che doveva tornare di continuo, variamente motivato e modificato, nella cultura sanitaria e nei disegni della classe dirigente del nuovo Stato. Quella che vi si proponeva era una strategia per raccogliere sistematicamente in una mappa tutte le informazioni sullo stato sanitario della popolazione italiana – una «carta dell'igiene in Italia», insomma. Questo il progetto sempre in auge da allora in poi come un sogno realizzabile, un'utopia realistica: l'igiene come scienza salvifica e la carta o mappa delle carenze di igiene come il primo passo per risanare, rendere piú forte e longevo l'essere umano. Fu questo l'obiettivo che si conquistò un posto importante nella cultura e nella politica italiana del primo cinquantennio dell'Unità.

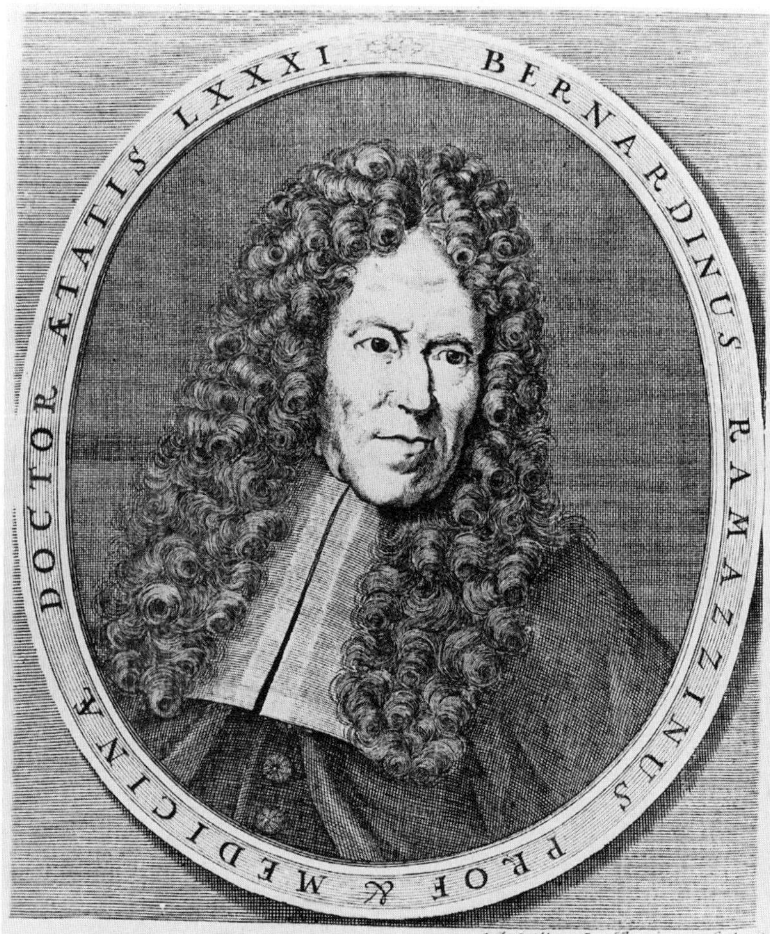
BERNARDINUS RAMAZZINUS PROF & MEDICINÆ DOCTOR ÆTATIS LXXXI.
J.G. Seiller Scafhusianus sculpsit

Figura 2.
Ritratto di Bernardino Ramazzini, incisione.

Capitolo secondo
In principio fu Bernardino Ramazzini

Ogni storia del contadino e della sua fatica deve cominciare nel nome di Bernardino Ramazzini[1] (1633-1714) e dalla sua celebre opera *De morbis artificum*. È con lui che lo sguardo del medico si posa sui lavoratori tutti, e su quelli delle campagne in specie si fa attento e serio, senza nessun alone retorico, privo di ogni pur larvata o involontaria forma di altezzosità e di distanza. Fu un inizio carico di futuro. Ramazzini vi metteva in pratica il principio fondamentale da lui esposto quando, modificando il modello antico dell'interrogatorio da farsi al malato da parte del medico, vi inserí per primo la domanda: «Che lavoro fai?»

Fino ad allora le immagini del lavoro dei contadini erano state offerte solo agli abitanti dei castelli e dei palazzi per il loro piacere: quelle del ciclo pittorico della Torre dell'Aquila nel castello di Trento non differiscono come struttura e come destinazione dalle miniature dei libri d'ore, dagli affreschi dei palazzi nobiliari o dagli scrittoi delle grandi fattorie. Il signore feudale e la sua famiglia vi contemplavano immagini di un ordine sociale dove la subordinazione e lo sfruttamento apparivano come frutto della divisione naturale e provvidenziale della società. Qualcuno doveva lavorare perché ci fossero altri che proteggevano la società cristiana con le armi e che pregavano per la salvezza delle anime nell'aldilà. E quando l'ordinamento feudale venne meno, lo sguardo del ricco proprietario amò posarsi sul paesaggio delle campagne come luogo del piacere della sua vita in villa, dove un popolo di coltivatori lavorava ad arricchirne le sostanze. Cosí si diffuse l'abitudine di ornare le pareti e le sovrapporte dei palazzi di città con immagini dei possedimenti terrieri, abitati da stilizzate presenze di vezzose contadinotte e di sorridenti villani.

Invece Ramazzini, guardando i contadini vide persone logorate dalla fatica, affamate, esposte a malanni originati dal luogo dove vivevano, oggetto di vere e proprie aggressioni della natura desti-

[1] Cfr. S. MARINOZZI, *Ramazzini, Bernardino*, in *DBI*, vol. LXXXVI (2016), *ad vocem*.

nate solo a loro. Non erano piú per lui quei *fortunati agricolae* della celebre apostrofe virgiliana, ai quali una terra generosa regala senza fatica di che vivere. Forse ai tempi del poeta latino le cose andavano cosí – scrisse il medico emiliano. Ma il grande inventore della medicina del lavoro volle prendere esplicitamente le distanze da quell'antica immagine, diventata lezioso luogo comune della retorica arcadica. E spiegò che gli *agricolae* di Virgilio erano proprietari delle terre che coltivavano e dei buoi con cui aravano i campi. Ora invece, nella grande Pianura Padana c'erano persone che, «con sforzi sovrumani e in una condizione di estrema indigenza, devono faticare su terre di altri»[2]. Questa la realtà. Tanti medici attivi in quelle terre o in altre dovevano confermarla da allora in poi. Per loro fu evidente che la salute aveva i suoi nemici proprio nella fatica di un lavoro servile e nell'indigenza che rendeva inadeguata l'alimentazione e assente la protezione dell'abitare. Da queste premesse partiva l'analisi di Ramazzini sulle malattie di quelli che chiama latinamente «agricolae», o «rustica gens» o anche «agrorum cultores»: sguardo tipicamente cittadino e di cultura dotta il suo, perché – capace com'era di distinguere numerosissimi tipi di artigiani – fuori della città vedeva solo una indistinta massa contadina (anche se poi, parlando del problema delle cure mediche e dell'ospedale per i malati, distinse tra i «locupletiores», cioè chi aveva piú risorse, e tutti gli altri). Non fu il solo. Per molto tempo ancora le fonti storiche continueranno a parlare genericamente di contadini, incoraggiando cosí una rappresentazione unitaria e indistinta del mondo delle campagne. Lo si guardava come un tutto unico, quasi un'altra specie umana, come si era fatto secoli prima nell'incontro con le popolazioni indigene delle terre d'America.

Secondo Ramazzini i malanni colpivano la «gente rusticana» specialmente nei polmoni e nelle vie respiratorie ma anche nell'intestino. Eccone l'elenco: pleuriti, polmoniti, asma, coliche, erisipele, malattie degli occhi, angine, dolori, carie dentarie. Tali affezioni avevano due cause precise: l'aria e la cattiva alimentazione. Esposti all'inclemenza della stagione d'inverno e d'estate, bagnati dalle piogge e arrostiti dal sole. D'inverno trovavano un ambiente umido e caldo solo nelle stalle. Era lí che i contadini e i loro familiari trascorrevano tutta la stagione fredda. Ramazzini racconta che da lí nasceva una strana affezione che aveva personalmente

[2] [B. RAMAZZINI], *De morbis artificum. Diatriba*, Mutinae, typis Antonii Capponis, impressoris episcopalis 1700 (trad. it. *Le malattie dei lavoratori*, in ID., *Opere mediche e fisiologiche*, a cura di F. Carnevale, M. Mendini e G. Moriani, Cierre, Caselle di Sommacampagna, VR, 2009, vol. I, pp. 213-18; cit. a p. 213).

riscontrato nei contadini e soprattutto nei loro figli minori. All'equinozio di marzo capitava che, uscendo per la prima volta dalle stalle, si aggirassero smarriti nei campi come ciechi, senza vedere nulla del mondo esterno. Solo al rientro serale «vedono abbastanza bene, e questo disturbo scompare spontaneamente senza nessuna cura». Ci voleva un mese per guarire da quella forma di cecità. Osservando le loro pupille Ramazzini aveva scoperto che erano stranamente dilatate. Di quel tipo di malattia si discuteva già ai suoi tempi. Secondo lui, quella cecità nasceva dalla lunga reclusione: «Per tutto l'inverno stanno nelle stalle assai calde e umide, poi verso l'equinozio, escono dal loro nascondiglio ed espongono il capo nudo ai raggi del sole che, molto facilmente, stimola la produzione degli umori»[3].

L'osservazione richiama alla mente il caso di altri reclusi, piú vicini a noi nel tempo. È stato un altro medico, Gustaw Herling, in una testimonianza autobiografica sulle terribili sofferenze inflitte ai prigionieri dei campi di concentramento stalinisti in Siberia, a raccontare di un malanno che colpiva molti dei suoi compagni: una cecità che a differenza di quella diurna dei contadini si manifestava al calar della notte, dunque una «cecità notturna, un male che prima o poi affligge la maggior parte dei prigionieri nei campi di lavoro del Nord». Secondo Herling quel male però era «prodotto dalla cattiva nutrizione e in particolare dalla mancanza di grassi»[4]. Fenomeni diversi, ma legati ambedue alla reclusione e alla deprivazione alimentare (coatta nel caso dei prigionieri dei lager sovietici, domestica per le famiglie contadine dove le madri prolungavano l'allattamento al seno per rimediare alla mancanza di cibo). Bisognerà tenere conto di questa osservazione.

Dunque i contadini soffrivano di «estrema indigenza», non avevano abbastanza da mangiare: e ne soffriva specialmente la parte piú indifesa della famiglia contadina, quella delle donne e dei bambini. Prendiamo nota di questa constatazione. Quella della fame dei contadini è una questione che ha ricevuto scarsa attenzione negli studi. Tutt'al piú la si è data per scontata come un dato di natura. E nelle storie generali dell'alimentazione, dopo che la materia è entrata a far parte delle province battute dagli storici, la si è liquidata con generiche notazioni, magari parlando dell'alimentazione dei contadini ricchi[5]. Eppure, come vedremo,

[3] *Ibid.*, p. 214. Secondo R. FINZI, *«Sazia assai ma dà poco fiato». Il mais nell'economia e nella vita rurale italiane. Secoli* XVI-XX, Clueb, Bologna 2009, p. 86, qui si potrebbe individuare un sintomo della pellagra.

[4] G. HERLING, *Un mondo a parte* (1951), Mondadori, Milano 2017, p. 75.

[5] Al pasto del contadino ricco descritto da Rétif de La Bretonne rinvia J.-L. FLANDRIN,

la precisa indicazione di Bernardino Ramazzini doveva trovare un lungo seguito di conferme e di denunce. E cosí pure doveva accadere per quanto riguardava il modo di vivere e di abitare tipico del mondo contadino.

Nell'analisi del medico modenese l'elenco dei malanni degli agricoltori non si limitava a quelli della parte maschile: c'era da tenere conto anche di quelli che colpivano le donne. E l'aver tenuto conto di questa parte nascosta dell'umanità è un altro dei suoi meriti, certo non il minore. Le donne le vedeva soffrire di speciali cause di mala salute, legate alle operazioni per far macerare la canapa e il lino. A loro infatti «questo compito incombe principalmente. Stanno immerse nell'acqua fino alla cintura e tirano i fasci della canapa fuori dai pantani e dagli stagni per farli asciugare. E cosí non sono poche quelle che, dopo aver fatto un lavoro cosí sudicio, hanno febbri violente e muoiono in brevissimo tempo»[6].

Lavoro malsano, perché fetida e malsana era l'aria che si respirava nelle marcite. Ed era un lavoro che facevano le donne, quelle che il Guercino nell'affresco del 1615 aveva rappresentato nell'atto di tirar fuori dalle marcite della piana di Cento la canapa – la «nera canape» che nell'Ottocento Giosue Carducci doveva descrivere dominante nel paesaggio della pianura ferrarese. Nella pagina di Ramazzini se ne avverte la greve presenza. L'aria, veicolo di cattivi odori, era pericolosa: per questo Ramazzini richiamava l'attenzione sugli accumuli di letame che i contadini lasciavano crescere accanto alle stalle e alle case per tenerli pronti per la concimazione dei campi. L'aria, inquinata da quei fetori, portava con sé minacce di infezioni e di malattie, tanto che anche i cittadini si astenevano dalle villeggiature nella stagione calda. Aria infetta, acqua fetida, miseria: tre termini su cui lo sguardo del medico si fissa, tre temi destinati a tornare sempre piú urgenti e assillanti nella cronaca delle campagne italiane.

Era stata una lunga pratica delle terre e dei popoli della Padania a rendere familiari a Ramazzini le realtà del mondo contadino. Non che fosse mancata prima di lui e ancora ai suoi tempi l'attenzione a quel mondo da parte della cultura. Un'intera letteratura si era concentrata da secoli sulla maniera migliore di organizzare non solo la villa del padrone ma anche i suoi rapporti coi lavoranti dei suoi campi. Ma c'è una profonda differenza nello sguardo con cui il medico

L'alimentazione contadina in un'economia di sostentamento, in J.-L. FLANDRIN e M. MONTANARI (a cura di), *Storia dell'alimentazione*, Laterza, Roma-Bari 1997, p. 465; piú utili le pagine di P. SORCINELLI, *Alimentazione e salute*, *ibid.*, pp. 632-42; ed è da vedere ID., *Gli italiani e il cibo. Appetiti, digiuni e rinunce dalla realtà contadina alla società del benessere*, Clueb, Bologna 1995.

[6] [RAMAZZINI], *De morbis artificum* cit. (trad. it. cit., vol. I, p. 215).

carpigiano guarda ai contadini. Non li osserva dall'alto come strumenti da usare: si pone al loro livello e volge l'occhio alle violenze incontrollabili della natura e alle prepotenze dei ricchi proprietari con una partecipazione profonda che si avverte al di là del tono asciutto dei testi. Basterebbe leggere le sue descrizioni delle *Costituzioni epidemiche modenesi*, cioè delle malattie diffuse nell'area modenese tra il 1690 e il 1695 (edite nel 1714 a Padova): potrebbero essere gli occhi di un contadino quelli che hanno registrato gli effetti di una siccità prolungata sulle campagne, con quel grano che diventa color sangue e poi la successiva ondata di piogge che cancella l'estate e al canto delle cicale sostituisce il gracidare delle rane. Del resto, proprio mentre seguiva la stampa di queste *Costituzioni*[7], Ramazzini scriveva al nipote Bartolomeo una lettera dove descriveva la minaccia di una carestia gravante sui «poveri villani» e gli raccontava quello che definiva un «bellissimo accidente»: un contadino, di cui non fa il nome, oppresso dalla fame che minaccia di morte la sua famiglia, si reca dal padrone – ricchissimo – per chiedergli un po' di frumentone. Il padrone glielo nega. Il contadino va a casa, piglia l'archibugio, si apposta e tende un agguato al padrone, che davanti alla minaccia gli dà la borsa. Ci sono 19 zecchini; il contadino ne prende solo uno e restituisce la borsa al proprietario. Poi si va a confessare dal prete della villa e il prete intercede per lui presso il padrone perché non lo denunzi[8]. Quanto ci sia di vero nel raccontino è difficile dirlo. È un bozzetto di vita, uno sguardo sulla condizione dei lavoratori nelle terre dell'Italia padana. Quell'archibugio dice di una paura, quella che da sempre e specialmente dai tempi delle rivolte dei contadini del Cinquecento teneva in apprensione i padroni: e il prete e la confessione sono lo scioglimento della minaccia, la chiave consueta della pace sociale.

Le preoccupazioni di Ramazzini per la salute dei contadini restarono estranee alla tradizione dei trattati di agronomia. Nata sul tronco del testo antico di Columella, durava dal tempo di Pier de' Crescenzi, il giudice bolognese contemporaneo di Dante, e poi, con la variante toscana di Leon Battista Alberti e dei suoi *Libri della famiglia*, era sfociata nell'*Economia del cittadino in villa* del marchese Vincenzo Tanara e in altro ancora. Qui si guardava alla

[7] «Intorno al solstizio estivo si cominciarono a osservare sulle messi i segni della ruggine, che crescendo a poco a poco colpí massimamente il raccolto di frumento, cospargendo gli stelli di grano [...] di macchie come di sangue» (B. RAMAZZINI, *Constitutionum epidemicarum Mutinensium annorum quinque, editio secunda*, Patavii ex typographia Jo. Baptistae Conzatti, 1714, cit. dalla traduzione italiana in ID., *Opere mediche e fisiologiche* cit., vol. II, pp. 13-19; cit. a pp. 14-15).

[8] Lettera di Ramazzini al nipote Bartolomeo, 12 maggio 1713, in RAMAZZINI, *Opere mediche e fisiologiche* cit., vol. I, p. 326.

campagna con l'occhio del padrone o del suo fattore e ci si preoccupava di come far rendere meglio le terre.

In questa letteratura ebbe un posto a parte il contributo degli uomini di Chiesa. Prendiamo ad esempio l'opera dell'abate romagnolo Giovanni Battarra, la *Pratica agraria* composta «non per istruire i coloni» ma per padroni e fattori, cioè per chi doveva guidarne i lavori. Quando si era posto il problema di come formare i contadini e aveva pensato di creare testi rivolti a loro, si era dovuto arrendere davanti a un muro invalicabile. I contadini no: «Sarebbe stato il mio pensier vano per chi non sa leggere». Una constatazione, carica però di un'amarezza che fa affiorare un sentimento nuovo. Battarra guardava ai contadini italiani del Settecento attraverso la lente delle campagne inglesi. Il suo amico Giuseppe Baretti gli aveva raccontato che in quell'isola «non v'è casipola di contadini, che non abbia almeno una sufficiente raccolta di libri agrari». Niente di ciò in Italia: e questo era per Battarra «il primo difetto dell'agricoltura nostra». Da noi – osservava mestamente l'abate romagnolo – i contadini non sanno «né legger né scrivere; onde restan privi di quell'unico presidio che può produr loro il gusto di sapere come l'agricoltura ne' vari paesi d'Europa s'eserciti». Dura e amara la sentenza: senza cultura scritta «la nostra agricoltura non rimane che una mera, rozza e materiale pratica»[9].

Invincibile ignoranza contadina, una constatazione destinata a tornare immutata sotto diverse penne per piú di un secolo. Eppure non furono molti i tentativi di abbattere quel muro. Come vivessero la loro condizione quelli che stavano dall'altra parte, rimase un mistero. Ma una cosa è certa: il valore simbolico del possesso della scrittura era sicuramente altissimo agli occhi di chi ne era privo. Si pensi alla vicenda di quelle popolazioni di confine dove si praticava l'emigrazione stagionale o al caso degli esiliati: qui la barriera dell'analfabetismo conobbe aggiramenti e feritoie necessitate dal bisogno di comunicare con la famiglia senza la mediazione di scrivani prezzolati[10].

A tutti gli altri membri del mondo contadino, la scrittura continuò ad apparire come una nemica: lo capí Alessandro Manzoni. È da lui che si diparte una tradizione nuova, quella inventata da un intellettuale di nobile prosapia che della frattura tutta italia-

[9] G. BATTARRA, *Pratica agraria distribuita in vari dialoghi* [...] *Edizione seconda nuovamente corretta ed accresciuta*, Cesena, per Gregorio Biasini, all'insegna di Pallade, 1782, pp. III-V (la prima edizione è del 1776); edizione anastatica Agostino Ghigi, Rimini 1974.

[10] Cfr. S. BIANCONI, *L'italiano lingua popolare. La comunicazione scritta e parlata dei "senza lettere" nella Svizzera italiana dal Cinquecento al Novecento*, Accademia della Crusca - Casagrande, Firenze-Bellinzona 2013.

na tra il popolo e le minoranze colte convertite dalla Rivoluzione francese all'idea di nazione ebbe piena coscienza, tanto da farne un tema ricorrente del suo pensiero e della sua opera. Quello che nel coro dell'*Adelchi* bagnava i solchi dei campi del suo «servo sudor» non era un popolo nel senso romantico del termine: era una «immensa moltitudine» che da secoli sembrava destinata a passare «sulla terra, sulla sua terra, inosservata, senza lasciarci traccia», prigioniera e oggetto di un silenzio: e comprendere le cagioni di quel «tristo ma importante fenomeno» appariva agli occhi di Manzoni piú importante di molte scoperte di fatto[11]. Su questo punto l'inarrestabile fiume della retorica devota sugli «umili» manzoniani ha dovuto attendere l'opera di Italo Calvino – il primo a sottolineare il fatto che Manzoni aveva scelto per protagonisti del suo romanzo due contadini analfabeti; un fatto che poté accadere solo in un'Italia dove quel mondo aveva cominciato a diventare il protagonista e non piú solo l'oggetto della vita sociale e della lotta politica[12]. Il tempo di scriverne la storia era giunto dopo la Liberazione. Chi allora vi si accinse ritenne necessario giustificarsi spiegandolo come frutto di un impulso non di «natura erudita, ma in primo luogo di solidarietà umana»[13]. Ma qualcosa aveva capito anche la signora milanese che leggendo l'edizione 1827 del romanzo «s'accorse [...] ch'era un libro *pericoloso*, perché i contadini vi fanno miglior figura che i nobili»[14]. All'epoca, erano stati uomini di chiesa o comunque di cultura cattolica che avevano finito con l'impadronirsi della proposta di Manzoni. Con qualche importante eccezione: quando Carlo Cattaneo, una tempra di intellettuale di diverso orientamento, si trovò davanti a un articolo che criticava i «belati d'agnello» di Manzoni reagí duramente: «Ingiusta è la condanna avventata a Manzoni», scrisse a chi gli aveva sottoposto il testo. E citò a titolo di prova proprio il coro dell'*Adelchi*: qui, egli scrisse, anche dopo i tagli della censura austriaca, «tanto

[11] A. MANZONI, *Discorso sopra alcuni punti della storia longobardica in Italia*, in *Tutte le opere di Alessandro Manzoni*, a cura di M. Martelli, prefazione di R. Bacchelli, Sansoni, Firenze 1973, vol. II, p. 2001.

[12] L'osservazione è di I. CALVINO, *I Promessi sposi. Il romanzo dei rapporti di forza* (1973), ora in ID., *Saggi 1945-1975*, a cura di M. Barenghi, Mondadori, Milano 1995, vol. I, pp. 328-41.

[13] A. CARACCIOLO, *Il movimento contadino nel Lazio (1870-1922)*, prefazione di A. Natoli, Edizioni Rinascita, Roma 1952, p. 11. Va detto che di solidarietà umana con le classi subalterne questo severo storico erede di una antica casata nobiliare doveva dare lunga prova.

[14] Lettera di Niccolò Tommaseo a Giovan Pietro Vieusseux, Milano, 24 giugno 1827, in N. TOMMASEO e G. P. VIEUSSEUX, *Carteggio inedito*, a cura di R. Ciampini e P. Ciureanu, vol. I, *1825-1834*, Edizioni di Storia e Letteratura, Roma 1956, pp. 114-15; il passo è citato anche in J. MARTIN, *Manzoni and the Making of Italy*, in C. POVOLO, *The Novelist and the Archivist*, Palgrave Macmillan, New York 2014, p. 5. L'anonima lettrice, per quanto – secondo Tommaseo – «malissimo prevenuta, dovette pur piangere».

ancora rimase [...] da svegliare nei leggenti vergogna e rimorso»[15]. Piú tardi, in un contesto diverso, segnato dal conflitto tra Stato liberale e Chiesa, toccò a Benedetto Croce concentrare le sue critiche al romanzo di Manzoni sulla presenza a suo avviso oppressiva di quel «tetto» della Chiesa che impediva di vedere il libero cielo (torcendo al negativo il saggio di Giovita Scalvini che invece aveva esaltato dall'esilio luganese il concetto «grande» e «nazionale» del romanzo): e dopo il giudizio di Croce doveva maturare quello ancor piú acre di Gramsci.

Cosí, intanto, la voce autentica dei contadini rimase al di fuori della tradizione letteraria italiana. Con almeno una eccezione. Fu un altro membro della piccola nobiltà italiana dell'Ottocento, il contemporaneo e da Manzoni diversissimo Giacomo Leopardi, che ne fece entrare in poesia la voce: un canto notturno nella *Sera del dí di festa*, forse di un contadino – magari quello stesso zappatore di cui il poeta registrò il fischio serale nel *Sabato del villaggio*. Perché la domenica, il dí di festa, per il contadino doveva essere giorno di riposo. Lo imponeva la religione. Le grandi croci di ferro negli incroci delle strade campestri esibivano le immagini degli attrezzi del lavoro nei campi a ricordare che chi lavorava nel giorno del Signore rinnovava a Gesú i dolori della Passione. Ma quel fischio dello zappatore fu il primo suono autentico dei lavoratori dei campi a rompere il silenzio – o meglio, la retorica secolare – della cultura dominante. Nella realtà quotidiana delle campagne il fischiettare contadino scomparve solo verso la metà del secolo XX, poco prima di quella scomparsa delle lucciole che commosse un altro poeta – Pier Paolo Pasolini. E fu un altro letterato dell'Ottocento, non amato da Leopardi, Niccolò Tommaseo, a registrare tra i canti popolari della sua raccolta anche quella canzone (*O mio carino tu mi piaci tanto*) che Guido Gozzano sentí cantare nel canavese mezzo secolo dopo.

Bernardino Ramazzini non era un poeta. Ma come scienziato fondò l'altra tradizione, quella dell'attenzione e della compassione della cultura medica per i contadini. Ramazzini si preoccupava per la loro salute, temeva che i medici non tenessero adeguato conto della loro speciale costituzione fisica:

> Guardo non senza commiserazione i poveri contadini ricoverati qua e là nei pubblici ospedali, affidati a medici giovani usciti da poco dalla scuola, indeboliti per effetto di energici purganti e robusti salassi praticati senza considerare né la mancanza di assuefazione che loro hanno nei confronti dei

[15] Lettera di Cattaneo a don Giovanni Brunati, 27 settembre 1863, in C. CATTANEO, *Epistolario raccolto e annotato da Rinaldo Caddeo*, vol. IV, *1862-69*, Barbèra, Firenze 1956, pp. 169-70.

medicamenti forti, né l'impoverimento delle loro energie [...] Moltissimi di questi contadini preferiscono morire nelle loro stalle[16].

Anche perché, a casa loro, in caso di malattia potevano contare sulla solidarietà e sull'aiuto dei vicini, pronti ad accorrere portando «uova e polli da mangiare». Pratiche di solidarietà di lunga durata, cosí come di lunga durata doveva essere l'avversione contadina per l'ospedale, vissuto come luogo di abbandono e di morte.

La medicina del lavoro concepita da Bernardino Ramazzini imponeva un radicale ripensamento della funzione del medico. Il quale scopriva cosí la necessità di individuare cure adeguate alla realtà del contesto dove operava il lavoratore, invece di affidarsi alle forme tradizionali di ricorso alla medicina. La medicina nuova scoperta dal medico modenese non solo teneva conto della condizione sociale e del mestiere del malato ma era capace di porsi domande come questa: «Ma con quali strumenti la medicina può essere di aiuto ai contadini la cui opera è tanto importante per la società?» Rivolgersi direttamente agli interessati non era facile. «È quasi ridicolo voler proporre ai nostri contadini dei consigli medici per evitare le malattie, perché non consultano mai, o raramente i medici e se qualcuno dà loro dei consigli non li mettono in atto»[17].

Questo problema doveva presentarsi a lungo e non solo davanti a medici: nasceva da una frattura antica tra culture che era destinata a durare oltre il processo dell'unificazione, che non apportò rimedi adeguati. Anche le *Istruzioni mediche per le genti di campagna* piú volte ristampate tra Settecento e Ottocento – un'opera che riprendeva insegnamenti di Ramazzini – non si rivolgevano ai contadini che pur ne erano l'oggetto fondamentale. Troppo ignoranti, esposti ai ciarlatani e ai rimedi fallaci della superstizione. Era «ai parochi, ai padroni, ai fattori» che si chiedeva di avere quegli avvertimenti «sempre innanzi agl'occhi»[18]. Ecco il punto in cui la strada della promozione culturale del popolo delle campagne rivelava una strozzatura invincibile e costringeva ad affidarsi alla mediazione del prete e del padrone.

Quanto a Ramazzini, risolse il problema indirizzando consigli specifici agli altri medici. Tanto per fare un esempio, cosí si doveva procedere secondo lui coi contadini ricoverati in ospedale: «Non si debbono indebolire con forti e ripetuti salassi o con pur-

[16] [RAMAZZINI], *De morbis artificum* cit. (trad. it. cit., vol. I, p. 217).

[17] *Ibid.*, pp. 216.

[18] L. PIGNOTTI (?), *Istruzioni mediche per le genti di campagna*, Bassano, a spese Remondini di Venezia, 1785, p. 13.

ghe quei corpi spossati dalle fatiche e mal nutriti»[19]. Secondo Ramazzini, il sangue dei contadini era diverso da quello dei signori: era grosso, denso per la durezza delle fatiche, ma soprattutto impoverito dalla fame e dagli stenti; a portarglielo via si rischiava di condannarli a morte.

[19] [RAMAZZINI], *De morbis artificum* cit. (trad. it. cit., vol. I, p. 216).

Capitolo terzo

Contadini d'Italia. Uno stereotipo e le sue metamorfosi

Le pagine di Bernardino Ramazzini pongono sotto gli occhi dei lettori la condizione contadina in termini realistici e aprono agli sviluppi successivi della storia di questa parte della società. Ai tempi di Ramazzini i contadini costituivano la parte piú umile e spregiata dell'umanità. Con loro, visti attraverso le fonti storiche, si offre allo sguardo della mente una straordinaria varietà di paesaggi, quelli della tradizione pittorica ma anche di quella delle mappe e dei cabrei dove si ha l'immediata percezione del lavoro umano nell'articolazione di colture alternate a pascoli e boschi, nonché nell'intreccio di sentieri, di vie d'acqua, di manufatti che conferiscono a quei paesaggi un ordine umano. Una realtà, insomma, remotissima dalla nozione di «natura incontaminata» entrata non casualmente in uso nella pubblicità del turismo dei nostri tempi, quando le città e le loro sporcizie sono finite nell'ombra del selvatico artificiale. Al contrario, una natura assiduamente addomesticata dal lavoro umano. Ed è qui che dovremmo cercare di collocare quel popolo di donne, uomini e bambini la cui presenza è documentata dalle fonti demografiche di natura ecclesiastica o civile. Come e dove abitano? Come sono vestiti? Che cosa mangiano? Che cosa li differenzia tra di loro e li oppone tutti insieme al popolo delle città? La città, quella dei centri di vita politica e culturale dell'epoca, restava lontana dall'esperienza del contadino. E con la città sfuggiva del tutto la nozione stessa di quell'assetto della vita quotidiana riassumibile nel concetto di «comfort» – termine, si noti, comparso fin dal Seicento nella lingua inglese per indicare l'insieme di comodità offerto agli occupanti di una casa o di un mezzo di trasporto, ma che cominciò a essere usato in Italia solo verso la fine dell'Ottocento. E questo basta a svelare l'esistenza di un problema storico: quando e come l'igiene è diventata un progetto collettivo perseguito da poteri statali? La cosa riguarda in particolare un paese come l'Italia dove quel processo ha coinciso con la costruzione accelerata di una parvenza di struttura statale unitaria. Ma la questione ha scarsamente interessato gli storici dell'economia e della società italiana. Si è guardato per lo piú a quel lontano paese attraverso le lenti rosee di un presente trionfale (almeno in apparenza): quello del «miracolo», dell'Italia sesta o settima potenza industriale del globo.

L'inizio recente e la breve, sussultoria durata dell'Italia come Stato nazionale sono una coperta corta davanti alla lunga durata del mondo contadino che nel secondo Ottocento si scoprí unito nello stesso quadro politico. Una storia degli italiani – una storia rispettosa delle proporzioni reali delle popolazioni del passato – dovrebbe dedicare loro almeno la metà o i due terzi delle sue attenzioni. Tale era la proporzione tra i contadini e gli altri strati sociali della popolazione. E invece ne abbiamo solo rappresentazioni sintetiche, come di un dato marginale, residuale, un grigio colore di fondo. Eppure non sono poche le cose che potremmo sapere di loro: intanto, quanti erano. Abbiamo i mezzi per scoprire quanti ne nascevano o ne morivano, come si chiamavano, se e quando si sposavano, quanti figli avevano, quanti di quei figli sopravvivevano. Tanti sono i dati conservati nei registri dell'anagrafe civile e nei libri parrocchiali dei battesimi. Gli archivi di ospedali e di manicomi hanno tenuto in serbo migliaia di informazioni sulla loro salute fisica e mentale. E sempre dai registri dell'anagrafe possiamo sapere a che età morivano e dove venivano sepolti. Anche se soltanto in tempi di grandi e radicali cambiamenti i nomi di gente oscura affiorarono nelle memorie ufficiali: a Bologna ci volle la Rivoluzione francese perché alla loro morte la tessitrice Maddalena Brunini e il panettiere Giuseppe Sarti venissero ricordati su lastre di marmo all'ingresso del cimitero della Certosa[1].

In realtà, sull'aspetto fisico del contadino si sono accumulati tanti stereotipi da rendere difficile il compito di farsene un'idea concreta e veritiera. Un «animale in forma umana»[2], cosí lo scrittore spagnolo Antonio de Guevara aveva descritto il contadino del Danubio che si sarebbe presentato davanti all'imperatore Marco Aurelio. Ma Guevara aveva poi rovesciato l'abisso di ferinità in una vetta di intelligenza mettendo in bocca a quell'essere mostruoso parole di grande sapienza. Il contrasto fra la bruttezza fisica e la nascosta acutezza della mente fu l'invenzione letteraria che fece riconoscere nel contadino l'erede della tradizione antica dei sileni, le statuette lignee descritte da Platone che aprendosi rivelavano le fattezze di un dio. Qualcosa di simile accadde quando Giulio Cesare Croce, il

[1] Cfr. G. M. VIDOR, *Biografia di un cimitero italiano. La Certosa di Bologna*, il Mulino, Bologna 2012, p. 21.

[2] A. DE GUEVARA, *Libro del emperador Marco Aurelio, con Relox de principes*, Nicolas Tierri, Valladolid 1529, piú volte tradotto in italiano.

popolare narratore bolognese del Seicento, dette vita al personaggio di Bertoldo, prototipo del contadino scarpe grosse e cervello fino.

Ridicolo, mostruoso, grottesco: attributi necessari per esorcizzare l'estraneità e la paura. La società venuta fuori dagli sconvolgimenti sociali e culturali dell'età della Riforma protestante e delle guerre tra Francia e Spagna chiedeva rassicurazioni di quel genere per risollevarsi dall'incubo delle rivolte contadine. E le Chiese che ne erano uscite si dedicarono a strategie di penetrazione e di condizionamento religioso nel mondo di campagne vinte e sfruttate ma inquietanti. Cosí la strategia dell'età tridentina tesa a un radicamento cattolico nel popolo delle campagne cercò di correggere l'immagine animalesca e diabolica che la diffusa «satira del villano» aveva dato di quella umanità. La devozione cattolica creò allora un santo su misura per le plebi, un *campesino* preso dalle campagne spagnole – san Isidro – e nel rito solenne della canonizzazione lo mise accanto al santo nobile cardinale lombardo, Carlo Borromeo: una forma di risarcimento interclassistico proiettato nell'aldilà. Intanto missionari gesuiti e parroci si dedicavano a conquistare le campagne predicando le virtú salvifiche della povertà e dell'obbedienza ai padroni. Le linee fondamentali erano in generale quelle tracciate da vescovi di età tridentina. Cosí il bolognese Gabriele Paleotti, governando un'area di grandi possedimenti terrieri, si era preoccupato a fine Cinquecento di spiegare al suo clero come «acquetare i lamenti de' poveri». Capitava anche allora che i popolani stentassero a credere alla Divina Provvidenza davanti alle disuguaglianze sociali. E proprio per questo toccava al clero, secondo Paleotti, contrastare il sentimento di invidia diffuso fra i contadini nei confronti di «quelli della città»[3].

Non mancò il tentativo di modificare maniere e linguaggio del popolo delle campagne per avvicinarli a quelli della classe dominante. Sul modello del celebre *Galateo* di monsignor Giovanni Della Casa fu composto allora un galateo di buone maniere sociali per i ceti subalterni delle campagne: il romagnolo Bernardino Carroli, nella sua opera *Il giovane ben creato*, cercò di insegnare al mezzadro le buone maniere necessarie per rapportarsi ai padroni e al mondo della città[4].

Nei palazzi signorili delle città italiane e nelle ville del contado, intanto, una cultura di nobili proprietari terrieri travestiti da gentili pastori e aggraziate pastorelle si dedicava ai riti dell'Arcadia lette-

[3] Cosí nell'istruzione ai predicatori della diocesi da parte del vescovo e poi cardinale di Bologna: G. PALEOTTI, *Episcopale Bononiensis Civitatis et diocesis*, Bologna, per Alessandro Benacci 1580, c. 36*v*.

[4] Su Carroli, cfr. E. CASALI, *Il villano dirozzato. Cultura, società e potere nelle campagne romagnole della Controriforma*, La Nuova Italia, Firenze 1982.

raria. Quelle immagini elaborate dalla classe dominante lasciarono una lunga eco nel modo di rappresentare e travestire il popolo delle campagne. Per averne un'idea basta sfogliare le immagini di villici e forosette vestiti a festa con costumi tipici allegate a un'inchiesta di età napoleonica di cui si parlerà piú avanti.

La realtà del lavoro contadino finí con l'assumere una diversa rilevanza solo con la ripresa demografica europea e la rivoluzione agraria[5]: due fenomeni storici tra di loro connessi, che tra Settecento e Ottocento spinsero a guardare al mondo delle campagne con un nuovo interesse. Fu allora che trovò applicazione una scoperta della cultura agronomica italiana del Cinquecento: la possibilità di conciliare produzione di cereali e pascoli per l'allevamento sostituendo il maggese con erbe foraggere come l'erba medica e il trifoglio. Da lí l'innovazione trovò la via per tornare in Italia[6]. Ma intanto vennero crescendo l'investimento di capitali e lo sfruttamento del lavoro in agricoltura nelle aree migliori. L'effetto fu quello di sostituire con il lavoro precario, bracciantile, quello della famiglia contadina.

In Italia nacquero associazioni e accademie dedite allo studio dei miglioramenti tecnici in agricoltura. Si pensi alla Società agraria bolognese, o alla fiorentina Accademia dei Georgofili, due fra i principali organismi frutto di una vivace attenzione di agronomi e proprietari terrieri a metodi e pratiche in grado di massimizzare la produttività dell'agricoltura[7]. Le origini di istituzioni del genere risalgono all'epoca del movimento riformatore illuministico

[5] L. CAFAGNA, *La «rivoluzione agraria» in Lombardia*, in «Annali della Fondazione Giangiacomo Feltrinelli», II (1959), pp. 367-428, discutendo lo studio di M. ROMANI, *L'agricoltura in Lombardia dal periodo delle Riforme al 1858. Struttura, organizzazione sociale e tecnica*, Vita e Pensiero, Milano 1957, ha richiamato il nesso delle trasformazioni in agricoltura con la Rivoluzione industriale.

[6] Cfr. M. AMBROSOLI, *Scienziati, contadini e proprietari. Botanica e agricoltura nell'Europa occidentale, 1350-1850*, Einaudi, Torino 1992. L'attenzione all'argomento in Italia è attestata dal *Saggio sopra la storia e il coltivamento dell'erba medica, del Conte Filippo Re*, Milano, per Giovanni Silvestri 1816.

[7] Sulla Società bolognese, cfr. R. FINZI (a cura di), *Fra studio, politica ed economia. La Società Agraria dalle origini all'età giolittiana*, Atti del VI convegno internazionale (Bologna, 13-15 dicembre 1990), Comune di Bologna - Istituto per la storia di Bologna, Bologna 1992. Sulla storia delle colture e della cultura agronomica toscana sono ancora fondamentali gli studi di I. IMBERCIADORI, *Mezzadria classica toscana con documentazione inedita dal IX al XIV sec.*, Vallecchi, Firenze 1951. Per un saggio di carattere generale si veda, tra i numerosi studi di G. BIAGIOLI, *La mezzadria poderale nell'Italia centro-settentrionale in età moderna e contemporanea*, in «Rivista di Storia dell'agricoltura», XLII (2002), n. 2, pp. 53-101. Per l'area emiliano-romagnola, oggetto di numerose e innovative ricerche per impulso specialmente di Carlo Poni e Lucio Gambi, è da leggere l'ampio e ricchissimo saggio di D. BOLOGNESI, *Il podere e il contadino. Agricoltura e rapporti di produzione fra Cinquecento e primo Ottocento*, in E. BALDINI, A. BIANCHINI e D. BOLOGNESI, *La terra a metà. Proprietari e contadini dall'alto Medioevo all'Ottocento in Romagna*, Longo, Ravenna 1995, pp. 51-124.

del Settecento. L'Accademia dei Georgofili era sorta nel 1753 per iniziativa del canonico Ubaldo Montelatici e venne promossa dal governo granducale a istituzione pubblica: l'opera sua era programmaticamente destinata a «condurre a perfezione l'Arte tanto giovevole della toscana coltivazione». Ne potevano trarre vantaggio i piú titolati e piú colti tra i proprietari terrieri. Fu chiaro che occorreva per questo prestare attenzione alla condizione dei lavoratori dei campi. Nel dibattito sulla mezzadria che dal Settecento in poi doveva animare specialmente la cultura toscana si venne evidenziando la tesi di una sua natura speciale, di patto che implicava un rapporto di corresponsabilità tale da richiedere al proprietario forme di collaborazione e interventi di sussidio per i bisogni del mezzadro. Sulla questione intervennero in modo particolare voci di autorevoli membri del clero. Rimase celebre in tal senso una singolare *Lettera parenetica morale economica di un parroco della Val di Chiana* comparsa anonima a stampa nel 1772, in realtà opera del vescovo di Cortona Giuseppe Ippoliti. Si trattava di una dura denunzia della condizione dei contadini e della violenza dei «possidenti comodi»: era un'opera tesa – scriveva l'autore – a «difendere la causa dei lavoratori in faccia ai padroni». Secondo monsignor Ippoliti, «quando il contadino ha lavorato ha diritto alla sussistenza comunque vadano le cose del podere»[8]. Le polemiche insorte costrinsero l'autore a una nuova edizione che recò l'aggiunta di una «istruzione morale-economica sull'educazione, e sui doveri dei contadini». È un documento di come la voce del clero rivendicasse un diritto-dovere di rappresentanza del mondo contadino. Lo stesso vescovo Ippoliti tenne a far presente che quella «istruzione morale-economica» poteva essere impartita solo dai parroci, gli unici a comunicare quotidianamente coi contadini che erano generalmente analfabeti. Era una ferma rivendicazione che la parte piú illuminata del clero italiano doveva avanzare anche nel secolo successivo: si ricordano le parole del prete mantovano don Enrico Tazzoli – destinato a una morte eroica sul patibolo tra i «martiri di Belfiore» – che al Congresso degli scienziati italiani del 1843 propose di istituire scuole agrarie nei seminari. In quella occasione don Tazzoli affermò che «i parroci, generalmente parlando, sono cosí presso il popolo accreditati che i loro suggerimenti, anche nelle norme di

[8] A documento della precisione e della concretezza degli argomenti di monsignor Ippoliti, si veda la sezione del suo lungo scritto riprodotta in appendice al volume di I. IMBERCIADORI, *Campagna toscana del '700. Dalla reggenza alla Restaurazione 1737-1815*, Accademia dei Georgofili, Firenze 1953, pp. 337-44. Su monsignor Ippoliti, cfr. G. G. FAGIOLI VERCELLONE, *Ippoliti (Hippoliti), Giuseppe*, in *DBI*, vol. LXII (2004), *ad vocem*.

economia civile e domestica, sono meglio ascoltati che non le lezioni che altri facesse col corredo della piú profonda dottrina»[9].

Su questi temi le strade battute dalla cultura «alta» furono diverse. Vi si distinsero subito due filoni, quello degli uomini di chiesa paternamente dediti al governo dei popoli analfabeti delle parrocchie di campagna, e quello di una classe dominante fatta di una nobiltà terriera ma anche di una borghesia colta cittadina sempre piú attenta al panorama europeo. Personaggi tra loro diversi come Camillo Benso, conte di Cavour, e Carlo Cattaneo dedicarono molta attenzione alla gestione delle aree coltivabili, il primo anche sulla base dell'esperienza diretta della sua tenuta di Leri e il secondo con saggi di acuta intelligenza in materia di economia agricola. Ovviamente la possibilità di una saldatura tra la nuova cultura e la popolazione delle campagne era minata alla radice dalla mancanza di comunicazione. Potevano rivolgersi direttamente ai contadini? No, perché il popolo delle campagne era composto di analfabeti. I quali, se non leggevano, potevano trovare però la scintilla di rivolte violente nella parola predicata di capi improvvisati, che li guidavano all'attacco contro i «novatori» anticristiani delle odiate città. Lo si era visto coi moti sanfedisti di fine Settecento, guidati da predicatori e capi ecclesiastici reazionari in nome e coi simboli della religione. Se nelle campagne francesi i castelli erano stati presi d'assalto e saccheggiati da folle di contadini, questo era accaduto grazie a uno straordinario fenomeno di psicosi collettiva, la «grande paura» dei briganti. Invece, nelle campagne italiane al posto della paura dei briganti, quella che aveva scatenato ondate di violenza contadina era stata la paura dei giacobini locali e degli eserciti francesi e prima ancora era stata la reazione ai tentativi di riformare le pratiche religiose come quelli del vescovo giansenista di Pistoia Scipione de' Ricci. Rimase però vivo il ricordo di quei fenomeni, specialmente delle insorgenze padane e toscane e del moto sanfedista guidato dal cardinal Ruffo nel Regno di Napoli. Non senza motivo: come in altri momenti storici, il detonatore offerto dalla difesa dei simboli della religione aveva acceso il fuoco sotterraneo del conflitto di classe e di cultura tra campagne e città, contadini e signori. La delusione della «libertà» portata dai francesi e materializzatasi in saccheggi, gravami di vario genere e arruolamenti di massa si era tradotta in rivolta sociale. Fu inevitabile che nella memoria popolare dell'Italia napoleonica si

[9] R. SALVADORI, *«Il buon contadino» di mons. Martini e le campagne mantovane nell'ultimo periodo della dominazione austriaca*, in «Bollettino storico mantovano», II (1959), Atti del convegno *Politica ed economia a Mantova e nella Lombardia durante la dominazione austriaca (1707-1866)*, pp. 445-58; cit. a p. 447.

scolpissero le tragiche esperienze delle vessazioni e dei saccheggi seguite poi dal reclutamento forzato di «volontari» per le armate delle guerre europee. Fu allora che i giovani contadini dell'area padana si sottrassero alla leva imboscandosi e fuggendo nelle terre del Veneto austriaco, rischiando l'esecuzione capitale[10]. Anche se nella tradizione del romanzo storico (fino al *Mulino del Po* di Riccardo Bacchelli, pubblicato inizialmente a puntate tra il 1938 e il 1940) la partecipazione di tanti giovani italiani all'avventura europea delle guerre napoleoniche è apparsa come l'occasione perché le classi popolari prendessero coscienza della storia e della politica, l'eredità di quelle esperienze doveva alimentare grande diffidenza nei confronti dei mutamenti d'ogni genere. Di fatto, nelle classi dominanti l'idea del fuoco sotterraneo di violenza concentrato nelle masse sfruttate e diseredate fu come una spada di Damocle pendente sulle loro teste. Lo spettro di un contagio rivoluzionario in arrivo dalla Francia bastò a dare vita al mito di un mondo contadino erede di antiche virtú e dotato di una intatta forza e sanità, pronto a farsi strumento della resistenza dell'ordine sociale per conto delle impaurite classi dominanti; per il Vincenzo Cuoco del *Platone in Italia*, agricoltura era virtú: «Essa [la virtú] non è che nei campi»[11]. Quella «ideologia della salute contadina» – ha osservato acutamente Giulio Bollati – prospettava un Risorgimento dalle forme autarchiche, una «"rivoluzione" conservatrice e legalitaria» capace di «ricuperare gradualmente i vari momenti della tradizione storico-letteraria del primato italiano». Intanto con l'imminente elaborazione della «via italiana al romanticismo» si avanzava un'idea dimidiata dell'italiano: da un lato c'era «l'italiano romantico-liberale» come «figura di un italiano di città, vale a dire di un membro della nuova classe dirigente in formazione», mentre dall'altro «l'italianità della restante popolazione torna[va] a confondersi con una condizione naturalistica di residenti lavoratori, esclusi da quella piena cittadinanza italiana che è riservata ai signori della terra e della cultura»[12].

Quanto quell'ideologia fosse destinata a radicarsi in profondità nella mentalità dominante dell'Ottocento italiano lo mostra un

[10] Fondamentale la documentazione analizzata da R. SALVADORI, *Le «insorgenze» contadine in Val Padana nel periodo napoleonico 1800-1814*, Museo del Risorgimento, Mantova 1972.

[11] [V. CUOCO], *Platone in Italia. Traduzione dal greco da Vincenzo Cuoco*, Carmignani, Parma 1820^2, p. 98.

[12] «Oltre la conclusione del processo unitario, l'ideologia della salute contadina degli italiani, dopo essere passata per una lunga serie di avventure intermedie di cui la grande guerra intesa come luogo dell'"olocausto" delle fanterie contadine è forse la piú tragica, approderà all'etica "rurale" del fascismo, avallata dai gruppi intellettuali che si atteggiarono a beceri e a strapaesani» (G. BOLLATI, *L'Italiano*, in *Storia d'Italia*, vol. I, *I caratteri originali* cit., p. 974).

aspetto degno di attenzione, ma finora trascurato: la cultura figurativa diffusa, a cui si uniformarono anche le correnti programmaticamente ispirate al vero naturale, falsò completamente la realtà delle condizioni di vita del mondo delle campagne, popolandole di muscolosi e aitanti contadini e di rosee e allegre fanciulle in costumi regionali. Non fu per caso se in quella realtà trascurata e tradita trovarono le loro radici «forme primitive» di speranze e di rivolta – dai messaggi religiosi di palingenesi sociale al ribellismo anarchico: tutte manifestazioni che le autorità politiche furono pronte a soffocare. Nell'Italia postunitaria fiammate sociali e religiose come quella del «profeta dell'Amiata» Davide Lazzaretti, promotore di un movimento millenaristico per l'avvento di una «Repubblica di Dio» che riscosse grande successo da parte di una popolazione locale vessata dalle imposte, vennero stroncate col piombo dei carabinieri[13].

Le autorità ecclesiastiche e i proprietari terrieri trovarono spesso occasioni per collaborare nel rapporto col mondo delle campagne, almeno fino alla svolta reazionaria di Pio IX e alla questione di Roma capitale. Fino ad allora non erano mancate le occasioni per la saldatura dei loro interessi. Il clero disponeva di un potere d'influenza sul popolo dei campi che lo rendeva un alleato prezioso per i padroni: delegato a operare per tenere buono il primo e per dirigere ammonimenti ai secondi a non calcare troppo la mano. Ne aveva fornito esempi significativi proprio la già ricordata Accademia dei Georgofili. Tra i suoi membri troviamo due sacerdoti di buona cultura come Iacopo Ricci, parroco nella diocesi di Fiesole, e il prevosto di Montauto Ignazio Malenotti. Il primo dette alle stampe un *Catechismo agrario*, uno dei tanti casi in cui il modello dell'indottrinamento religioso elementare venne allora applicato all'insegnamento di accorgimenti e pratiche agricole[14]. Ricci pensava a mezzadri non illetterati, i cui figli con lo studio del suo libro potevano aspirare a diventare fattori. Sulla stessa strada e negli stessi anni si mosse Igna-

[13] Il movimento creato da Lazzaretti ha lasciato un'eredità di seguaci nel luogo dove nacque e una ricca letteratura che ne ha interpretato i caratteri nel senso di proposta religiosa. Si deve a E. J. HOBSBAWM, *I ribelli. Forme primitive di rivolta sociale* (1959), Einaudi, Torino 1966, pp. 8-105 e *passim*, l'interpretazione del movimento di Lazzaretti come una forma millenaristica di rivolta sociale. Con l'apertura dell'archivio dell'Inquisizione romana sono emerse testimonianze relative ai rapporti di Davide Lazzaretti con la Chiesa cattolica che confermano l'atteggiamento inizialmente favorevole di papa Pio IX e di diversi prelati, sensibili al profetismo apocalittico e all'orientamento politico antisabaudo del «profeta»: cfr. L. NICCOLAI (a cura di), *Davide Lazzaretti davanti al Sant'Offizio. Documenti e atti della Suprema Sacra Congregazione sulla «causa» Lazzaretti, novembre 1877 - luglio 1878*, Effigi, Arcidosso (GR) 2007.

[14] I. RICCI, *Catechismo agrario per uso dei contadini e dei giovani agenti di campagna*, Piatti, Firenze 1815 (una seconda edizione ampliata uscí a Firenze, presso Ferdinando Agostini, nel 1832; dell'opera è stata fatta una ristampa anastatica con introduzione di C. Pazzagli, Libreria Chiari, Firenze 2000).

zio Malenotti: un suo libro a stampa, intitolato significativamente *Il padrone contadino*, si rivolse invece ai proprietari terrieri cercando di stimolarne l'interesse con l'offerta di accorgimenti capaci di far fruttare di piú le loro terre[15]. Si trattava a suo avviso non solo di ammodernare le tecniche di coltivazione ma anche di creare condizioni migliori di vita per chi le coltivava. Cercando argomenti efficaci per convincere i lettori provò a descrivere come si presentasse una casa di contadini. Com'è noto, un sacerdote aveva molte occasioni per entrarvi, sia per amministrare i sacramenti a malati e morenti, sia per le benedizioni pasquali. Ma non per questo si soffermava a descriverne la povertà: il suo compito era quello di occuparsi delle anime, non degli edifici o degli arredi. Se le case erano miserabili, se le famiglie contadine conducevano un'esistenza dura in mezzo a una natura ostile senza nessuna delle protezioni garantite ai loro padroni o alle famiglie della città, il compito del clero parrocchiale consisteva nel confortare quelle persone con la promessa di un risarcimento divino nell'aldilà. Tuttavia in quella occasione il prevosto di Montauto fece parlare la sua sensibilità di accademico georgofilo impegnato a migliorare la funzionalità e la produzione dell'azienda contadina. Perciò nel suo libro si impegnò a mettere sotto gli occhi della classe dei proprietari tutto quello che c'era da cambiare se si voleva ottenere un miglior rendimento agricolo (la terra era pur sempre la principale e spesso l'unica fonte di ricchezza). E cosí descrisse le abitazioni dei coltivatori per quello che erano: costruzioni malandate, precarie, perfino pericolose per chi vi abitava. Raccontò che i bambini della famiglia contadina nella loro prima infanzia stentavano a imparare a camminare perché i pavimenti sconnessi e pieni di buche li costringevano a camminarvi a quattro zampe.

La conoscenza dall'interno sullo stato delle abitazioni rurali che il sacerdote possedeva in ragione del suo ministero affiorò qui in un discorso da pari a pari rivolto alla classe dominante. Opere come quella del prevosto Malenotti o come quella del vescovo Ippoliti sono documenti di una realtà sociale – quella del granducato di Toscana – dove la diffusione del contratto a mezzadria poteva creare condizioni di esistenza relativamente migliori per i contadini se si aveva a che fare con padroni di sentimenti cristiani inclini al paternalismo. Va detto tuttavia che le carte amministrative del granducato avevano registrato da tempo situazioni di fatto assai piú gravi di quelle descritte da Ignazio Malenotti. Vi risulta, per esempio, che intorno alla metà del Settecento quando si dovevano

[15] I. MALENOTTI, *Il padrone contadino. Osservazioni Agrario-Critiche*..., Colle, presso Eusebio Pacini e Figlio, 1815.

costruire nuovi insediamenti contadini «si costruivano due capanne: una per le bestie e una per le persone; due capanne di legno, coperte di paglia». In quella per gli esseri umani abitavano anche dieci persone di cui «alcune dovevano dormire in terra, nell'angustissima cucina, per mancanza di spazio»[16]. Resta sintomatico quel bisogno del prevosto di entrare dentro le abitazioni dei contadini e di svelarne le condizioni di vita. Un episodio non casuale. A quel tempo la domanda di conoscenza su realtà come quelle si avviava ormai a diventare un aspetto del funzionamento normale del potere statale. Era una domanda nata dal grande rivolgimento intellettuale e sociale del Settecento illuminista e rivoluzionario. Lo strumento c'era: la statistica.

[16] IMBERCIADORI, *Campagna toscana del '700* cit., p. 127.

Capitolo quarto

La statistica. Una scoperta e la sua applicazione

La statistica fece il suo ingresso nella storia d'Italia grazie alla Rivoluzione francese. In realtà le sue prime formulazioni come scienza erano state precedenti ed erano legate a una nuova coscienza del carattere ripetitivo di certi fenomeni sociali che si offrivano cosí a una indagine matematica capace di ricavare dalla logica dei grandi numeri del passato la possibilità di prevedere le necessità del futuro. Si fissò un rapporto tra conoscenza di fatti e fenomeni sociali da un lato e scelte politiche dall'altro: conoscenza del territorio, degli abitanti, delle risorse e delle carenze, al fine di realizzare un'efficace arte del governo dello Stato e di consentire scelte adeguate in guerra e in pace. Non era di per sé un'idea originale: l'importanza della statistica era stata generalmente riconosciuta da molto tempo. Era stato fin dalla metà del secolo XVIII, che «con l'apparire dell'oggetto "popolazione", in quanto entità irriducibile a una semplice somma di individui, ceti e classi» si era posto il problema di come produrre dispositivi in grado di «regolare la crescita e lo sviluppo della popolazione come totalità»[1]. Si trattava di applicare all'incertezza e alla variabilità degli eventi singoli il tipo di conoscenza e di prevedibilità che si poteva ricavare con la registrazione e lo studio dei grandi numeri. Ora, il solo dato assolutamente certo e immutabile era la morte. Tutti i viventi erano destinati a passare da lí. Quella che restava imprevedibile era la data della morte del singolo. L'idea di John Graunt quando nel 1662 pubblicò le sue osservazioni sui bollettini di mortalità resi pubblici settimanalmente a Londra era stata quella di incrociare i dati e sottoporli a precise domande per ricavarne sequenze regolari, rivelatrici di tendenze costanti. Era una applicazione della matematica all'esperienza: cosí la nuova scienza fu definita «aritmetica politica» e «geografia sociale».

Ma dopo gli avvii seicenteschi della nuova scienza concepita come strumento nelle mani del potere e definita da Hermann

[1] G. PANSERI, *Il medico. Note su un intellettuale scientifico italiano nell'Ottocento*, in *Storia d'Italia. Annali 4. Intellettuali e potere*, a cura di C. Vivanti, Einaudi, Torino 1981, p. 1135.

Conring «notitia rerum publicarum», la cultura illuministica aveva ideato un obiettivo nuovo: quello della felicità dei popoli, perseguibile attraverso la conoscenza delle condizioni concrete della vita della società. E così, dopo diversi tentativi e progetti parziali, fu col Direttorio che la Francia ebbe un servizio centralizzato di statistica. Con l'arrivo in Italia degli eserciti di Napoleone anche nei nuovi Stati italiani nacquero istituzioni governative dedicate all'indagine sulle realtà e i problemi delle collettività: si istituirono commissioni d'igiene e si avviò una nutrita serie di inchieste e rilevazioni statistiche, non tutte arrivate a compimento. Riconosciuta la sua importanza come scienza di governo, la statistica divenne una disciplina accolta nell'ordinamento delle università e associata all'economia. Negli anni della Rivoluzione francese aveva prevalso un altro concetto, quello della statistica come strumento per procurare la «pubblica felicità». Melchiorre Gioia (1767-1829)[2], preposto all'Ufficio di statistica del Regno italico nel 1807, aveva richiamato l'attenzione sull'utilità di conoscere non solo le «abitudini economiche» ma anche le «abitudini morali» delle popolazioni. La sua idea della statistica non rimase astratta: si manifestò in una intensa attività svolta per conto del Regno d'Italia. Si progettò allora un piano sistematico di rilevazioni che dovevano investire tutti i dipartimenti. Tuttavia proprio in quella occasione venne alla luce un contrasto sostanziale tra l'approccio di Gioia e gli orientamenti della classe di governo. Si trattò di un conflitto sull'impostazione della statistica che è bene avere presente perché si ripresentò a lungo nel corso dell'Ottocento. Quando Melchiorre Gioia propose il suo piano di lavoro con le norme per raccogliere e riferire i dati si trovò davanti al giudizio negativo della commissione nominata dal governo: un giudizio motivato dall'eccessiva minuziosità del progetto, ma ispirato anche da un qualche dissenso intorno alla concezione della funzione dell'inchiesta. L'antico giacobino ed ex sacerdote italiano vedeva nella conoscenza approfondita della maggior quantità possibile degli aspetti della società lo strumento per correggerne le storture e provvedere ai bisogni. Quell'idea era figlia di una matrice illuministica e rivoluzionaria che nella nuova stagione politica e culturale dell'età napoleonica non poteva che suscitare resistenze. Ora quella dominante era la cultura liberale del *laissez faire*, che aveva in Adam Smith la sua guida: da qui il rigetto – connaturato a questa stagione politica – di ogni tentativo di turbare il libero dispiegarsi delle forze dell'economia per correggere col potere delle leggi la distribuzione delle

[2] Cfr. F. SOFIA, *Gioia, Melchiorre*, in *DBI*, vol. LV (2001), *ad vocem*.

risorse[3]. Cosí, mentre la statistica diventava una imprescindibile scienza di governo, rimase per molto tempo incerto il rapporto tra conoscenza delle dinamiche economiche e sociali e doveri di governo. Davanti alle carenze e ai problemi della realtà ci si limitò a lungo a esercitare una specie di pedagogia collettiva, in modo che fossero i gruppi sociali a prendere coscienza di ciò che non andava e a correggersi spontaneamente. Non fu per caso se l'intervento regolatore del potere fu limitato a misure relative alle comunicazioni stradali e all'igiene pubblica.

Come si è detto, fu dopo la Rivoluzione francese e dopo la creazione in Francia di un Bureau de statistique che anche nell'Italia soggetta alla Francia vennero avviate inchieste sistematiche come in tutti i dipartimenti del grande impero napoleonico: si era dato impulso alle rilevazioni di dati su demografia, agricoltura, industria, lavori pubblici, giustizia, istruzione e altro ancora[4]. Ci vollero inchieste e commissioni municipali su tante materie, in primo luogo l'igiene. Si metteva in atto cosí un progetto che rispondeva alle piú forti convinzioni dello stesso Napoleone che nella *science nouvelle* della statistica riponeva grande fiducia: era quella – secondo lui – che apriva la «via della verità» e garantiva al governo delle cose la possibilità di prendere decisioni adeguate alla salute dello Stato[5].

Il panorama che si apre davanti a chi vuole avere un'idea delle diverse aree della penisola italiana mostra almeno tre evidenze fondamentali: le statistiche del Regno d'Italia dove si produsse la grande opera di Melchiorre Gioia, la statistica murattiana del Regno di Napoli e quella avviata nel 1811 dall'Académie celtique di Parigi sui costumi e le pratiche sociali del Regno italico. Dunque non furono soltanto le autorità statali a servirsi di questo strumento conoscitivo né vennero indagati solo i dati economico-sociali. Sul fronte delle «abitudini morali» si era collocato il questionario dell'Académie celtique[6].

Il crollo del regime napoleonico e di quello di Murat interruppe le iniziative che si erano vigorosamente avviate e in qualche caso ne disperse i materiali raccolti.

[3] Cfr. F. SOFIA, *Una scienza per l'amministrazione. Statistica e pubblici apparati tra età rivoluzionaria e restaurazione*, vol. I, Carucci, Roma 1988.

[4] Cfr. J. STUART WOOLF, *Contribution à l'histoire des origines de la statistique. France, 1789-1815*, in AA.VV., *La statistique en France à l'époque napoléonienne*, Centre Guillaume Jacquemyns, Bruxelles 1981, pp. 45-125.

[5] Cosí si legge nel *Mémorial de Sainte-Hélène* di Emmanuel de Las Cases.

[6] La maggior parte del materiale conservato è stata edita in G. TASSONI, *Arti e tradizioni popolari. Le inchieste napoleoniche sui costumi e le tradizioni nel regno italico*, La Vesconta-Casagrande, Bellinzona 1973.

1. *Le statistiche di Melchiorre Gioia. Un sondaggio.*

La storia del progetto delle statistiche dipartimentali concepito fin dalla costituzione della Repubblica italiana del 1802 e portato avanti dal Regno napoleonico d'Italia dopo il 1805 conobbe fasi diverse che ricordiamo sommariamente. Dopo il primo avvio con la redazione della statistica del dipartimento dell'Agogna, fondamentale fu la fase successiva che vide la collaborazione di Melchiorre Gioia come commissario, responsabile all'inizio per l'agricoltura e la topografia ma poi investito dell'intero progetto in qualità di direttore dell'Ufficio di statistica creato nel 1807. Come si è accennato, fu davanti al fittissimo elenco delle materie da investigare con le domande indicate nelle sue *Tavole statistiche* che nacquero diffidenze e riserve per il timore che si volesse fare dell'amministrazione dello Stato un agente economico attivo nella distribuzione dei beni. Non fu per caso che lo scontro vide su posizioni opposte alle sue proprio Giovanni Tamassia, che fu parte attiva nell'inchiesta dell'Académie celtique. Ma, dopo un primo licenziamento di Melchiorre Gioia, il suo progetto, appena ritoccato, conobbe l'approvazione del viceré e poté avviarsi alla realizzazione. Grazie a un intensissimo e appassionato impegno nel lavoro, Gioia poté consegnare al ministro dell'Interno tra il 1812 e il 1814 le statistiche dei dipartimenti del Mincio, dell'Adige, dell'Adda, dell'Agogna e del Mella – luoghi discontinui, scelti anche in base alle reti di relazioni su cui l'autore sapeva di poter contare. Ma la fine del Regno italico e l'arrivo delle nuove autorità austriache significarono l'interruzione del lavoro e l'intimazione a Melchiorre Gioia di consegnare tutti i manoscritti. Nonostante un breve tentativo di dare alla luce la statistica del dipartimento del Mincio nel 1832, rimasero a lungo accessibili solo le fonti manoscritte conservate nella Biblioteca di Brera finché il recente ritrovamento da parte di Francesca Sofia negli archivi vaticani delle statistiche nella redazione definitiva ne ha messo a disposizione degli studiosi tutta la ricchezza[7].

Scorrendo le statistiche di Melchiorre Gioia ci si trova davanti a un rigoroso disegno della topografia come descrizione degli spa-

[7] F. SOFIA, *Manoscritti scoperti e riscoperti. Le statistiche dipartimentali di Melchiorre Gioia*, in F. CAZZOLA (a cura di), *Nei cantieri della ricerca. Incontri con Lucio Gambi*, Clueb, Bologna, 1997; e M. GIOIA, *Statistica del Dipartimento dell'Adda*, riproduzione del manoscritto, ed. critica a cura di F. Sofia, in «Annali di Statistica», XXII (2000), con introduzione della stessa Sofia. Per un resoconto dello stato della questione, si veda T. MACCABELLI, *Introduzione*, in ID., *Statistica del Dipartimento del Mella*, a cura di T. Maccabelli ed E. Moreato, Grafo, Brescia 2007, pp. 399-432.

zi all'interno dei quali si svolge la viva dinamica della popolazione e si sviluppano nel tempo usi e abitudini di carattere economico e sociale. Attraverso una strepitosa ricchezza di osservazioni sulle piú diverse materie il lettore si trova di fronte a una specie di diagnosi antropologica, o – come lo stesso Gioia ebbe a scrivere – a una definizione del carattere del popolo come «somma delle abitudini economiche e morali»: un ritratto dettagliato e in movimento, qualcosa di cui si doveva tenere conto ai fini della valutazione delle energie produttive di ricchezze e di beni. Le sue fonti di informazione furono da un lato i documenti e gli scritti di storia e di economia esistenti, dall'altro anche e soprattutto le informazioni raccolte e verificate attraverso le osservazioni personali compiute viaggiando nei luoghi. Come scrisse lui stesso presentando al ministro dell'Interno la statistica dell'Adda il 16 maggio del 1816, aveva raccolto le sue informazioni con «tre somme di notizie: [...] lettura delle carte prefettizie, delle carte particolari, di libri analoghi; coll'ispezione *oculare* delle situazioni piú rimarchevoli per oggetti di topografia, di coltivazioni d'arti, colle interrogazioni *vocali* alle persone sí rozze, che dotte in ogni genere»[8]. Il mondo delle campagne e quello delle città furono oggetto di una osservazione attentissima e ricca di spunti e di proposte utili per individuare i problemi che limitavano o impedivano la produzione di beni. Per quanto riguarda il popolo delle campagne, il suo modo di vivere, di abitare e di produrre, ecco quello che si ricava dalla statistica del dipartimento del Mincio, la prima delle sue opere a risultare disponibile ai lettori del secolo XIX. Qui i contadini vengono indicati come specialmente degni di attenzione: «Costituendo piú di 4/5 della popolazione, e somministrando maggior numero di soldati, pare che maggiori cure possano meritare che gli abitanti delle città»[9]. Il che non era certo né scontato né facile a ottenere nel contesto di un privilegio della città fortemente radicato nella storia e nella società italiane. Quel giudizio, del resto, giungeva al termine di un esame della realtà del dipartimento dove si era descritto uno stato delle cose che penalizzava proprio i contadini. I quali vivevano in un territorio umido per natura e in «abitazioni mal costrutte, quasi dappertutto poco ventilate, molto umide, ristrette e chiuse ai benefici raggi solari», esposte invece agli effluvi dannosi di concimaie collocate come di regola «sul piano delle aje [...] sotto

[8] Testo riportato dagli editori di *Statistica del Dipartimento del Mincio. Opera postuma di M. Gioia*, Milano, a spese degli editori, 1838, pp. XXXIV-XXXV (corsivi nell'originale).

[9] *Ibid.*, p. 42.

le finestre della rustica casa e vicino al letto nuziale»[10]. Quale fosse il loro nutrimento, Melchiorre Gioia lo descriveva nei dettagli:

> Poco pane di frumento, molta polenta, vino per lo piú leggiero, carne talvolta o qualche altro companatico, minestra di paste e legumi condita col lardo o coll'olio alla domenica e giovedí, minuto pesce preso dagli stessi abitanti al venerdí ed al sabato, cipolla e formaggio costituiscono la massa piú comune de' commestibili che compariscono sul desco del contadino. Il consumo del frumento è maggiore tre mesi dopo il raccolto. Ne' paesi di risaje abbondano le minestre di riso, ma scarseggia, con grave danno delle popolazioni, il vino. Molte famiglie salano uno o piú majali, che servono loro di pietanza nel decorso dell'anno[11].

Un po' diversa, piú ricca e con abbondanza di pane e di vino l'alimentazione riservata ai mietitori, in considerazione della durissima fatica da affrontare sotto il sole ma anche e soprattutto della capacità contrattuale di uomini «momentaneamente forti atteso l'altrui bisogno». Normalmente bastava un anno di carestia, e l'uso esclusivo della polenta sommato alla mancanza del vino diventava causa di malattie come lo scorbuto. Non la pellagra, notava Melchiorre Gioia: sul Mincio «la pelagra v'è affatto ignota, il che - aggiungeva - se arrecherà imbarazzo a coloro che tale malattia attribuiscono a fatica e insolazione, recherà piacere a quelli che ne cagionano il frumentone panizzato, giacché questo genere di vitto non usa in quel dipartimento»[12]. Una notizia e un giudizio da tenere presenti: la questione della pellagra, già allora individuata come importante, doveva rivelarsi tragica quando, in tempi successivi, le cose cambiarono. Invece, la povertà del cibo doveva mantenersi invariata nel corso del secolo, come vedremo parlando delle inchieste di fine Ottocento[13]. Il lavoro dei campi è descritto da Gioia nelle varie forme in cui si esprime, criticato dove resiste alle innovazioni necessarie, ma sempre considerato come il fattore positivo dell'economia perché a quel lavoro partecipa chi lo compie ma anche chi investe «lavoro intellettuale e personale di sorveglianza e direzione agli altrui lavori»[14]. Grazie a questa valutazione positiva dell'impegno nel lavoro e dell'opera dell'intelligenza accanto a quella delle braccia Melchiorre Gioia distingue la figura del proprietario che lavora in proprio i suoi fondi e quella del mezzadro da quella del proprietario assente che affitta ad al-

[10] *Ibid.*, p. 79.
[11] *Ibid.*, p. 423.
[12] *Ibid.*, p. 79.
[13] E come ha giustamente segnalato E. FACCIOLI, *La cucina*, in *Storia d'Italia*, vol. V/1, *I documenti* cit., pp. 1023-30.
[14] *Statistica del Dipartimento del Mincio* cit., p. 160.

tri. Ci sono poi categorie speciali, come quelle dei braccianti, dei boari e dei castaldi, che non partecipano ai guadagni o alle perdite del proprietario e perciò «inerte [*sic*] di corpo, ottuse d'intelletto, ostinate nelle antiche pratiche, inclinate al ladroneggio»[15]. È un buon esempio di come nella sua scienza della statistica l'acutezza dello sguardo e il rigetto delle classificazioni generiche, come quella di «contadini», scaturiscano da una illuministica volontà di sapere, ma anche dalla volontà di cogliere i fattori del cambiamento. Solo dalla sicurezza di una condizione stabile nascono le energie che trasformano l'assetto tradizionale e cancellano la pigrizia. Il suo sguardo, come quello che Friedrich Engels doveva portare sugli yeomen – i piccoli proprietari proletarizzati dalla Rivoluzione industriale inglese –, si concentrava sulle forze economiche capaci di scuotere l'immobilismo; non c'era in lui nessuna simpatia per la pace arcadica di una campagna improduttiva.

Gioia è attento ai difetti fisici e alle malattie dei lavoratori. Nella statistica del dipartimento dell'Agogna si incontrano osservazioni come questa, dettate dall'esperienza personale: «Nella valle del Ticino, la piú fertile parte della Lomellina, l'aria è pessima, quindi non vi si veggono vecchi, e la languente gioventú porta in volto il pronostico d'un'anticipata morte»[16].

Ma è nella redazione compiuta della statistica del dipartimento dell'Adda, reperita di recente e pubblicata in edizione critica, che si ha la possibilità di verificare la ricchezza di una pratica della scienza statistica concepita da Gioia come «l'arte di descrivere, calcolare, classificare tutti gli oggetti in ragione delle loro qualità costanti e variabili». Quando lo studioso considera le cause «che s'oppongono alle migliorie agrarie» quella che emerge è soprattutto «l'estrema miseria de' paesani»[17], sulla quale rinvia il lettore alle analisi dettagliate che ne offre. Notevole fra tutte l'elenco asciutto e terribile dei «segni di speciale miseria», una pagina che vale la pena di una lettura attenta:

1° Il fieno selvatico cotto e condito con un poco di sale nella primavera.
2° I semi d'uve triturati e misti al granoturco per fare pane.
3° La panocchia di grano-turco macinata col grano.
4° La semola ricercata dai paesani agli abitanti de' borghi per farne pane.
5° La polenta mangiata senza sale.

[15] *Ibid.*, pp. 166-67.

[16] M. GIOIA, *Statistica del dipartimento dell'Agogna*, Milano, dalla tipografia e libreria di Giuseppe Crespi, 1841, p. 28. L'opera è stata edita integralmente nel secolo scorso sulla base del manoscritto autografo conservato alla Braidense di Milano: ID., *Il dipartimento dell'Agogna*, a cura di E. Rizzi, Fondazione Enrico Monti, Anzola d'Ossola (NO) 1986.

[17] ID., *Statistica del dipartimento dell'Adda* cit., p. 375. Naturalmente «paesani» è un francesismo per «contadini».

6° Le molte famiglie facenti uso d'un solo caldajo per cuocere la polenta a vicenda.
7° Le lastre d'ardesia levate dalle case campestri e vendute ne' borghi nell'aprile onde trarne qualche soldo.
8° Le case de' sindaci piene di catene da fuoco e di caldaje pignorate pel pagamento delle imposte[18].

Difficile immaginare indizi piú eloquenti. L'elenco si concludeva segnalando i due esiti della povertà estrema: l'emigrazione di intere famiglie e la vittoria della morte sulla vita con le nascite incapaci di reintegrare i vuoti della mortalità. Ma Melchiorre Gioia non si limitava a registrare indizi, cercava anche di risalire alle cause. Per fare solo un esempio, ecco come spiegava la scarsa coltivazione dei bachi da seta, tradizionale risorsa economica delle famiglie in campagna: c'era un dato materiale, le case troppo piccole e sporche. «Il succidume e forse ancora piú l'angustia delle case rende a molti paesani impossibile l'educazione [cioè l'allevamento]». Ma perché erano cosí anguste quelle abitazioni? Semplice: per quanto precarie, mal costruite e umide, i canoni di affitto obbligavano gli inquilini «alla metà della spesa di costruzione quando le case rovinano»[19]. Insomma, la logica di uno sfruttamento esoso oltre ogni limite si ritorceva nel soffocare sul nascere l'iniziativa e l'operosità del contadino. Lo sguardo dell'antico giacobino, che aveva partecipato vincendolo al celebre concorso del 1796 sul tema di quale governo libero convenisse all'Italia, coglieva in tutti gli angoli della vita sociale l'avanzata di un asfissiante peso del dominio padronale sulle classi piú povere.

2. *La statistica murattiana.*

Accanto all'impresa di Melchiorre Gioia spicca per le sue dimensioni l'imponente statistica generale del Regno di Napoli, concepita e portata a termine durante il periodo napoleonico[20]. L'immensa mole di dati raccolti dall'apparato amministrativo degli «intendenti», avvalendosi della collaborazione delle «società di agricoltura» nonché di altre associazioni e individui scelti tra i piú preparati del Regno, è stata variamente giudicata: si è messa in dubbio la sua attendibilità partendo dal dato di fatto della strettezza dei tempi di cui fu imposto il rispetto. Con tutto questo gli storici della vita economica hanno dovuto fare tesoro di quelle informazioni, sia

[18] *Ibid.*, p. 428.
[19] *Ibid.*, p. 153.
[20] *La «Statistica» del Regno di Napoli nel 1811*, 4 voll., a cura di D. Demarco, Accademia Nazionale dei Lincei, Roma 1988.

pure mettendo in conto la percentuale di dati inventati da intendenti frettolosi che non potevano o non volevano investigare con esattezza lo stato reale delle cose. Il lavoro complessivo fu il risultato dell'impegno di Luca Cagnazzi de Samuele, poi professore di Economia politica a Napoli, e dopo di lui di monsignor Giuseppe Capecelatro, arcivescovo di Taranto, e infine di Giuseppe Zurlo, dal 1809 nominato ministro nel governo di Gioacchino Murat. L'intento di Cagnazzi era stato quello di conoscere

> li stati precisi delle popolazioni, delle loro quantità territoriali divise in classi circa la coltura e fertilità [delle province], della quantità delle produzioni di vari generi sí agricole che manifatturate, della quantità di loro conservazione e di quella parte che si estrae, quali generi e quanti ne mancano e che sono immessi, ecc. [...] Queste notizie precise devono essere corredate da relazioni delle circostanze locali sí naturali che economiche, da sagge riflessioni, da confronti con lo stato antico, insomma da tutto ciò che può suggerire migliorazione allo stato attuale[21].

Ma fu soprattutto nella sezione sulla realtà umana degli abitanti che l'invito a suggerire miglioramenti trovò ampia risposta. Evidentemente la conoscenza delle realtà ambientali non aveva bisogno di andare in cerca di dati specifici, bastando ai relatori la loro esperienza dei contesti.

Non si partiva da zero. Era stato qui che Giuseppe Maria Galanti aveva compiuto, tra il 1786 e il 1790 per incarico del sovrano, una visita delle province del Regno dedicata a individuare le necessità della popolazione e a suggerirne i rimedi: ne era derivata la sua *Descrizione geografico-politica delle Sicilie*. Con l'arrivo al potere a Napoli di Giuseppe Bonaparte era stata istituita una «Officina di statistica» e si era progettato uno studio sui problemi delle acque e dell'agricoltura. Era stato sotto il suo successore Gioacchino Murat che si era dato impulso nel 1809 alla vera e propria costruzione di una «Statistica» dell'intero Regno: una impresa conclusa nel 1811. L'oggetto specifico dell'indagine era stato indicato nello stato fisico-naturale – suolo, acque, temperature, prodotti spontanei – e nell'economia – agricoltura, pesca, pastorizia e manifatture. Ma vi si era fatto posto anche alla questione della salute pubblica con domande sulle cause dell'insalubrità dell'aria (Parini!), sulle abitazioni e sulle «occasioni di nocumento alla pubblica salute».

Ne nacque una imponente raccolta di informazioni, un vero, grande monumento storico che offre al lettore una insostituibile documentazione su come vivevano le popolazioni del grande e

[21] Lettera di Cagnazzi al redattore statistico della Provincia di Avellino, 17 aprile 1811 (riportata in D. DEMARCO, *Introduzione*, in *La «Statistica»* cit., vol. I, p. LII nota).

complicato insieme di città e di campagne del Regno di Napoli, di cosa si nutrivano, quale fosse l'acqua e il pane che consumavano, dove e in mezzo a quali compagnie passassero le loro notti. Nelle loro relazioni troviamo una fotografia delle condizioni di vita della popolazione: una fotografia filtrata attraverso la sensibilità dei membri di un apparato di governo, spesso richiamati ai loro doveri di raccolta delle informazioni con incentivi e minacce. L'argomento non era di loro gradimento, a quanto pare. Dalle relazioni inviate al governo centrale traspare un diffuso sentimento di ripulsa: quegli uomini erano inorriditi e schifati da ciò che avevano dovuto vedere e descrivere. E d'altra parte l'umanità che popolava i territori del Regno non offriva un bello spettacolo: luoghi diversissimi tra di loro, per altitudine, esposizione ai venti, vicinanza al mare o alle cime delle montagne: e una popolazione che da come vive, da quello che beve e mangia, da come si veste e abita appare irrimediabilmente difettiva, spesso immonda, sempre e comunque miserabile.

Un assaggio di quello spettacolo e dei sentimenti di schifo e di ripulsa che stimolava era già nella *Descrizione del contado del Molise* di Galanti che è una testimonianza di quale era stata la percezione del mondo contadino del Regno nella coscienza della cultura illuministica del tardo Settecento: «oscurità, puzzo, sozzura, miseria e squallore», queste le note tipiche delle abitazioni del popolo contadino.

> Le loro case non sono che miserabili tugurj, per lo piú coperte di legno o di paglia, ed esposte a tutte l'intemperie delle stagioni [...], un misero letto insieme col porco e coll'asino. I piú agiati sono quelli che hanno il tugurio diviso dal porco e dall'asino per mezzo di un graticcio impastricciato di fango[22].

E proprio sotto la penna del Galanti affiora l'immagine destinata a tornare nelle descrizioni di quel mondo: «La prima volta che io vidi questo luogo, immaginai di trovarmi tra' selvaggi». Ma alla natura aperta dei mondi extraeuropei quella che qui si sostituisce è una società dominata dal baronaggio e dai preti: il contadino non può nemmeno mangiare il grano che produce trasformato in pane ben cotto, perché deve pagare la decima al mulino feudale: e cosí «usa le focacce che diconsi "cinericie" perché cotte sotto la cenere»[23].

[22] G. M. GALANTI, *Descrizione del contado del Molise* (1781), a cura di F. Barra, «Opere di Giuseppe Maria Galanti», ed. critica diretta da A. Placanica, Di Mauro, Cava de' Tirreni (SA) 1993, p. 238. E in Calabria Galanti annoterà le stesse «abitazioni basse ove si vive coll'asino e col porco» nel suo vivacissimo giornale di viaggio del 1792, tra tante altre realtà socio-antropologiche di un mondo a parte, cfr. ID., *Scritti sulla Calabria*, a cura di A. Placanica, Di Mauro, Cava de' Tirreni (SA) 1993, p. 309.

[23] GALANTI, *Descrizione del contado del Molise* cit., p. 238.

La statistica murattiana ripropone quei dati e quelle immagini in termini ancor piú negativi. E poiché la domanda fondamentale rivolta agli intendenti dalle istruzioni sulla compilazione del rilevamento riguardava l'aria e l'acqua considerate come i fattori decisivi per la salute degli abitanti, le risposte si concentrarono su questi punti. Nell'estate si ricorreva all'acqua piovana, perché le fontane e i pozzi erano esposti a ogni sporcizia ma le acque che arrivavano abbondanti dal cielo diventavano rapidamente malsane. Fontane, serbatoi e pozzi erano esposti senza protezione alla sporcizia e alle deiezioni di animali e persone; a Montenero di Bisaccia si presentano «torbide, molli e d'un sapore spiacevole [...] e limacciose, ed i rapporti de' medici assicurano il redattore essere queste acque una delle cagioni le piú efficaci delle malattie epidemiche annue, e del color cachettico degli abitanti»[24]. E anche altrove l'acqua disponibile appare «pessima, salsa e disgustosa».

Quanto al cibo, consiste spesso di erbe raccolte nei campi. Ritroviamo al posto del pane quella focaccia «cinericia» descritta dal Galanti:

> una focaccia di frumentone detta «pizza», cotta sotto la cenere, dura, pesante, insipida, tante volte senza sale, mai fermentata, non sempre bencotta, è con l'acqua corrente il solo vitto e poto [bevanda] de' miseri contadini che travagliano per alimentare il lusso delle città. La sera una polenta, o una minestra è la cena della rustica famiglia[25].

Il pane, quando c'è, è fatto con un terzo di farina di patate; la carne è quella di maiale o di pecora. Ma la carne è rara: «la minestra verde è il cibo ordinario d'una famiglia rustica».

Le abitazioni sono «strette, sucide, umide, fumose, basse, né ventilate, né lavate»; la casa del contadino non presenta né decenza, né nettezza: ivi «la moglie e 'l marito, la tenera famiglia e gli adulti, l'asino, il porco, il cane, i polli e 'l gatto sono stretti uniti vicini in mezzo a' miasmi della respirazione carboniosa». Quanto ai villaggi «niente è piú disgustoso [...] Strade strettissime e senza selciato, tortuose, irregolari, impantanate d'acqua che ha servito agli usi domestici». E non parliamo della sporcizia accumulata intorno alle abitazioni: qui si ammucchia ogni specie di rifiuto e di deiezione, da quelli umani a quelli animali, comprese le carogne insepolte. Lo stesso accade dovunque ci siano gruppi di abitazioni: «immensi letamai circondano gli abitati»[26]. E le malattie abbondano: l'elenco è lungo e replicato piú volte. Il vaccino del vaiolo è agli

[24] *La «Statistica»* cit., vol. I, p. 299.
[25] *Ibid.*, p. 301.
[26] *Ibid.*, pp. 309-10.

inizi e pochi ne sono tutelati. È vero che era stata messa in circolazione un'istruzione popolare, ma era stato necessario rivolgersi ai parroci perché istruissero i fedeli[27]. «Il popolo in Molise come altrove è piú portato a credere ed obbedire al semplicista che non al medico: egli si butta nelle braccia del *ciarlatano* del *mago* del *pastore astrologo* per malattie che crede incurabili, e che lo diventano poi realmente»[28]. Era la segnalazione di un problema che doveva rivelarsi diffusissimo e in qualche modo strutturale nel mondo delle campagne italiane nel corso dell'Ottocento. Qui nel Regno di Napoli le cause scientifiche dei malanni appaiono indecifrabili ai relatori; ma in generale domina la convinzione che tutto dipenda dall'ambiente – con l'aria e l'acqua, la luce. Fondamentale fra tutte, però, rimane l'aria: se si tiene conto dell'«insalubrità dell'aria», specie di quella che si respira nelle case, dei «pessimi nutrimenti, il sudiciume personale», si comprenderà quale «potente influenza la povertà abbia sulle malattie».

La «succidezza» (un parallelo meridionale del «succidume» delle statistiche di Melchiorre Gioia), una mancanza di igiene che condanna l'aria a essere insalubre, era un tema diventato dominante nel corso del Settecento, come reazione alle epidemie del secolo precedente e come esito del paradigma miasmatico allora diffuso che faceva derivare la diffusione del male dal veicolo che si immaginava impalpabile e micidiale dell'aria infetta. Ora, l'aria poteva essere insalubre anche per ragioni di collocazione materiale dei luoghi che ne determinava l'esposizione maggiore o minore alla circolazione atmosferica: e lí c'era poco da fare. Ma la causa fondamentale risiedeva secondo il relatore proprio nella sporcizia: «Succidezza delle case, delle carceri, degli ospedali, o nelle chiese con sepolcri, e cimiteri mal custoditi, o ne' lettamai nell'abitato, o vicino alle acque stagnanti, e numerose stalle»[29].

Il tema della «succidezza» ritorna di continuo nelle pagine dell'inchiesta. Si articola di volta in volta in osservazioni dettagliate che riguardano luoghi, abitudini, ambienti e categorie sociali. Vi fanno capo case e tombe, vivi e morti.

Qui si deve aprire una parentesi necessaria. La questione della morte e delle sepolture stava a cuore ai compilatori delle domande della statistica: dominava nel loro orizzonte la domanda che ossessionò la cultura del Settecento, quella di come evitare il rischio

[27] Lo ricorda U. TUCCI, *Il vaiolo, tra epidemia e prevenzione*, in *Storia d'Italia. Annali 7. Malattia e medicina*, a cura di F. Della Peruta, Einaudi, Torino 1984, pp. 391-428, in particolare a p. 400.

[28] *La «Statistica»* cit., vol. I, p. 313.

[29] *Ibid.*, vol. II, p. 184.

della morte apparente[30]. Talvolta infatti si era sepolti ancor prima di morire. A Civitacampomarano e a Morrone «due morti apparentemente [...] ebbero forza bastante per far sentire i loro gridi dal cupo del sepolcro». Anche se poi leggi opportune avevano posto rimedio alla sepoltura prima del tempo[31]. E insieme a questa, quasi una versione meno angosciosa della stessa questione, c'era la preoccupazione di separare i morti dai viventi. Come poteva ottenersi la «salubrità dell'aere» laddove i miasmi mortiferi della putrefazione non venivano allontanati dai luoghi della vita? Altrove si facevano strada esperimenti promossi dalla nuova cultura illuministica con la chiusura delle chiese alle sepolture e lo spostamento dei cimiteri in luoghi separati dall'abitato – una misura che doveva venire generalizzata dal celebre editto di Saint-Cloud di età napoleonica[32]. Nel Regno di Napoli misure riformatrici avevano portato alla chiusura di confraternite e conventi, aggravando indirettamente la questione delle sepolture nelle chiese, come osservarono i relatori dell'inchiesta. Né la popolazione che affollava le chiese respirandovi i fetori di corpi in putrefazione era disposta a rescindere i legami tradizionali tra morti e vivi alimentati dalle devozioni religiose. I calabresi in specie apparvero ai relatori «interamente destituiti di lumi», prigionieri di una religione superstiziosa, che li spingeva a guardare «con avversione furibonda il divieto di seppellirsi nelle chiese, dove solo si reputano in contatto delle divinità con cui debbono in tal modo conciliarsi»[33]. Di fatto, lo sguardo dei rilevatori di dati per l'inchiesta, nel posarsi sugli abitanti, era invitato a cogliere le insidie dell'insalubrità dell'aria in tutti i luoghi affollati di una umanità malata o socialmente reietta o appartenente al mondo dei morti – carceri, ospedali, cimiteri. E di conseguenza quella che balzava agli occhi era la condizione dei contadini: una fascia sociale minacciata dalla precarietà e condannata a vivere sul limite estremo dell'esistenza, là dove non v'era «pulitezza» né d'acqua né d'aria né di cibo. Lo sporco era qui il segno dominante di luoghi dove regnava l'indistinzione tra persone e animali, tra giorno e notte (dati i ritmi del lavoro), tra esterno

[30] Cfr. C. MILANESI, *Morte apparente e morte intermedia. Medicina e mentalità nel dibattito sull'incertezza dei segni della morte (1740-89)*, Istituto della Enciclopedia Italiana, Roma 1989.

[31] «Per distinguere le morti reali dalle apparenti è generale la precauzione di non seppellire i cadaveri prima delle ventiquattro ore [...] Si costuma di toccare le arterie templari, le jugulari, di aprir la vena, di tormentare il cadavere violentemente col ferro, e col fuoco» (*La «Statistica»* cit., vol. I, p. 238).

[32] Cfr. G. TOMASI, *Per salvare i viventi. Le origini settecentesche del cimitero extraurbano*, il Mulino, Bologna 2002.

[33] *La «Statistica»* cit., vol. II, p. 548.

e interno (case con coperture e pavimenti inefficaci o inesistenti, notti passate all'aperto). C'era di che far scattare l'allarme in ogni potere deciso a disciplinare la società. Nell'operazione di separare il pulito dallo sporco si esprimeva anche allora il bisogno di dare un ordine simbolico alla realtà.

Fu per questo che nel Regno di Napoli dell'età napoleonica l'importanza della statistica apparve decisiva ai portatori del progetto di mutamento ereditato dalla Rivoluzione francese. E non fu per caso se le relazioni sul Regno insistettero concordemente sul tema della «succidezza», che apparve ai loro occhi come la minaccia diffusa in tutta la realtà dello Stato, dal mondo cittadino e specialmente napoletano alle piú disperse campagne e montagne del territorio. Della città di Napoli si additarono molti e diversi ambienti e aspetti: il «basso popolo» affollato «in abitazioni anguste, malfatte, umide e succide al maggior segno, e senza ventilazione»; la calca di «mendici luridi, sporchi, malsani» che si raccoglieva in «antri oscuri, non ventilati»; «le carceri rese anguste, e succide per la moltitudine de' detenuti, e similmente gli ospedali [...], i collegi, gli orfanotrofi»; i cimiteri e i sepolcri «mal custoditi sparsi per tutta la città»; «le numerosissime stalle, e macelli»; «la sporchezza ed il putore ributtante che offrono i mercati, ed i luoghi di vendita [...] Il succido costume della gente del volgo di escrementare sulle strade, e buttarvi i vasi immondi»[34]. E cosí via, in una elencazione degli aspetti della città che dovevano trovare nel corso del secolo altri e sempre piú inquieti e cupi cronisti (si pensi all'inchiesta di Renato Fucini sui cimiteri napoletani) prima di diventare materia di studio per antropologi e storici del Novecento. Lo scenario napoletano era tale da spingere il relatore a esprimere il suo sdegno in una proposta dal tono aspro e sarcastico: «Sarebbe interessantissimo oggetto della pubblica educazione, di accostumare questo succido popolaccio a pulire metodicamente gli stracci di cui si ricuopre, con metodi indiretti, o di religione, o di particolare loro interesse»: parole in cui si esprimeva una volontà di intervento che però si affidava a «metodi indiretti» di pubblica educazione e non per caso evocava la religione. Non si pensava – né si sperava – di poter ricorrere al potere statale per ottenere un mutamento di comportamenti radicati in profondità. I napoletani dovevano comprendere «essere indecente comparire in chiesa ne' dí festivi sudici, e sporchi; d'essere schifati da chi voglia impiegarli a qualche servigio o travaglio, ed altre istigazioni»[35].

[34] *Ibid.*, vol. IV, pp. 37-38.
[35] *Ibid.*, p. 39.

Accanto a questo problema speciale rappresentato dalle «classi basse» della grande capitale del Regno le relazioni collocano le descrizioni delle popolazioni contadine. Nella provincia Terra di Lavoro i contadini appaiono come gente provata dalla miseria, costretta a nutrirsi di erbe: vivono d'inverno «a stento di pan bigio, e di erbe mal condite». Se nelle altre stagioni il contadino può contare sul cibo guadagnato lavorando per i proprietari delle terre, in quella invernale si deve contentare di «un pezzo di pane inferigno, e la sera mangia colla famiglia o la polenta, o gli ortaggi spesso mal cotti e sempre mal conditi»[36]. Lo sguardo sulle abitazioni, come già quello anticipato da Galanti, proponeva uno spettacolo che ritorna uguale in tutte le relazioni: non case, al massimo «stanze a pianterreno, umide, fredde, e non ventilate; le legna, il fieno, i polli, il porco alloggiano nel medesimo sito»; abitazioni spesso costruite «tutte di legname mal connesso, e niente custodite dalle intemperie, in esse il ricovero di tutti gli animali di bassa corte qualunque sia il loro numero e la specie, o è in comune col letto del contadino, o tra loro non vi è che una piccola divisione»[37]. Dunque, non c'è solo la sporcizia a designare un mondo che sta al di là della barriera dell'umanità come specie altra dall'animalità. Manca anche la distinzione tra la sfera della nutrizione e quella dell'escremento.

> Il contadino appena che coltiva un poco di terreno fa sua principale cura di riunire avanti alla porta del suo tugurio tutto il letame che può raccogliere sulle pubbliche strade, e dagli escrementi della propria famiglia [...] Da quelle pozzanghere esala un fetore nauseoso che non può non infettare l'aere[38].

Ed è ancora la domanda guida sulla salubrità dell'aria a suscitare una folla di risposte dei rilevatori. Come questa: «Non poche sono le abitazioni de' poveri, che da' medesimi si tengono immonde, e che emanano de' gas nocivi, i quali possono soltanto nuocere a loro stessi, che ci abitano»[39].

Quando poi si leggono le informazioni sulla realtà dell'Abruzzo Ultra ci si imbatte in lunghi elenchi delle varie forme di un disordine che aveva il suo dato fondamentale nel dilagare dello sporco nei piú diversi luoghi della convivenza umana. Tutte queste cause antropologiche della «succidezza» potevano e dovevano venire rimosse. E qui la relazione prendeva il tono dell'urgenza riformatrice: occorrevano buone leggi, norme sanitarie e di polizia municipa-

[36] *Ibid.*, p. 218. «Inferrigno: pane bruno fatto di farina mescolata con istiacciatura o cruschello» (*Dizionario universale economico rustico, seconda ed. corretta ed aumentata*, vol. X, Roma, nella stamperia di Michele Puccinelli 1794, p. 1).

[37] *La «Statistica»* cit., vol. IV, p. 247.

[38] *Ibid.*, p. 248.

[39] *Ibid.*, p. 552.

le e rurale, per imporre l'allontanamento dei cadaveri dai sepolcri nelle chiese, la rimozione delle carogne animali e delle masse vegetali dalle strade, lo scolo delle acque stagnanti. Ma poi, passando alla descrizione delle condizioni di vita del «basso popolo», ci si arrendeva davanti alla miseria terribile delle famiglie contadine: una «pertinace miseria», di gente che viveva in «case anguste e sudicie», dove c'era un letto solo per tutti (e se c'era un malato non si sfuggiva al contagio) e ci si nutriva di carne solo quando moriva qualche animale[40].

Era questo il limite insuperabile della lotta contro la sporcizia: la miseria. Chi voleva liberare l'aria dai miasmi doveva prima di tutto infrangere la catena del bisogno che imprigionava la «classe bassa».

Nell'Abruzzo Citra, le osservazioni sulla condizione dei popoli richiamano ancora la gravità della miseria contadina: «la povertà istessa è una vera malattia, e l'uomo lentamente muore per la miseria [...] il povero cade facilmente infermo, perché privo del necessario per star bene»[41].

Passando alle note relative alla Terra di Bari, l'aria e l'acqua sono anche qui al centro dell'attenzione: la prima è minacciata dalla corruzione di rifiuti o delle alghe marine accumulate sulle spiagge. Quanto all'acqua, gran parte della popolazione è costretta a usare quella piovana conservata in pozzi e serbatoi domestici. I contadini fanno parte dell'ambiente come un corpo collettivo e indistinto. All'«infelice, ma indefesso agricoltore», costretto a rompere col ferro e col fuoco gli strati di suolo pietroso per seminarvi, sono destinate parole di commiserazione[42]. La sua alimentazione è fatta di pane ma non sempre di frumento; quando sale il prezzo del grano «la classe meschina» si contenta di un pane di «farina d'orzo crudo, ed arrostito» o di polenta; e per lei la carne compare sulla tavola «nelle sole feste solenni dell'anno», mentre vi sono abituali i lupini, «cibo della classe indigente»[43]. Anche le malattie prevalenti – polmoniti, pleuriti – assumono per i contadini forme particolarmente gravi perché d'estate si spostano per guadagnare qualche soldo lavorando alla mietitura del grano: e qui «son'obbligati a dimorare per venti e trenta giorni, ed a pernottare a ciel sereno. Con essi si accompagnano quasi sempre le mogli ed i figli che vanno a spigare»[44]. Ne riportano febbri «perniciose», causa non rara

[40] *Ibid.*, vol. I, pp. 55, 59, 82, 92 sg., 115; invece appare «commendevole» la «pulitezza» del paese di Amatrice (p. 81).

[41] *Ibid.*, p. 237.

[42] *Ibid.*, vol. II, p. 7.

[43] *Ibid.*, pp. 40-41.

[44] *Ibid.*, p. 56.

di morte. Quanto alle abitazioni, quelle del «basso popolo» constano anche qui di «una, od al piú due stanze» dove si ammassa

> un'intiera famiglia composta di piú individui, e certe volte due [...] Non vi è nettezza, e né anche decenza [...] Molte mancano di cammini, ed il fumo soffocante le annebbia, e le annerisce. In queste abitazioni si tengono per lo piú i polli, i conigli, il castrato, il porco, l'asino, il gatto, ed il cane. Si conservano in esse grano, legumi, biade, frutta, legna, mosto, vino, ecc... Dopo di essersi resa in qualche modo generale la miseria, piú famiglie si ammucchiano in questi abituri[45].

Tuguri sporchi, soprattutto, descritti con aggettivi che ritornano in tutte le rilevazioni: «case a guisa di sepolcri, succide, fredde, umide, non ventilate; per lo piú mancanza di letti, di abiti comodi e politi; difetto di cibi, e quelli che si hanno non nutritivi, né salutari; fatiche superiori alle forze. Tutte queste cause producono, ed accrescono le malattie in quella classe». E c'è chi non resiste alle durezze della vita: «Molti di essi [i membri della «classe infima»] cadono in disperazione, e preferiscono alla vita la morte»[46]. Grama in modo speciale la vita delle donne: «sono causa d'aborti, e quindi di sterilità, le fatiche campestri, alle quali le donne del basso popolo si espongono in quasi tutte le stagioni per lucrarsi una meschina giornata». Anche nascere in quegli ambienti è una disgrazia: i figli che nascono sono affidati a ostetriche incapaci e improvvisate, che «strappano la placenta fuori tempo [...], tirano il feto doppio senza raddrizzarlo, comprimono appena nato la testa in tutt'i sensi per rotondarla, spezzano il freno della lingua, conficcano il dito nell'ano, o nella vagina della neonata e molte volte sono causa della loro morte», anche perché sono incapaci di distinguere nel neonato una morte apparente da una morte reale. I figli che sopravvivono sono abbandonati agli ospizi e subito affidati a nutrici contadine che ne ricavano qualche soldo: se non muoiono entro i primi anni, cosa che accade ai piú, sono destinati a un'esistenza precaria: dei maschi la famiglia contadina fa dei garzoni, «le donne o servono o mendicano»[47].

La situazione che viene descritta può sembrare l'inerte trascinarsi di miserie antiche. In realtà c'è qualcosa di nuovo: il relatore informa che molti proprietari hanno licenziato parte dei loro contadini per risarcirsi dell'aumentata fiscalità pubblica. E cosí la condizione degli agricoltori, già miserabile, si è fatta gravissima e le malattie sono aumentate.

[45] *Ibid.*, pp. 50-51.
[46] *Ibid.*, p. 60.
[47] *Ibid.*, pp. 60-63.

Pagina dopo pagina, la «*Statistica*» svela un paesaggio desolato, dove la fatica è la maledizione di ogni giorno e la privazione delle piú elementari risorse non conosce limiti. Mancano ai contadini gli strumenti per lavorare: seminatoio, erpice, torchi per l'olio e cosí via. Zappare, potare gli olivi e gli alberi da frutto (qui siamo in Terra di Bari), sarchiare, vendemmiare, arare sono solo una parte delle tante operazioni che riempiono la giornata di lavoro e la prolungano anche nelle ore senza la luce del sole: dieci o dodici ore almeno. Solo quando si tratta di fatiche gravi si è obbligati a tenere conto dell'esaurimento delle energie del lavoratore. Lo zappatore, ad esempio, può resistere al massimo per sei o sette ore, «perché la sua fatica è piú penosa, ed esaurisce maggiormente le forze». Le donne non sono da meno: «impiegano tutte le ore del giorno, e qualcuna della notte nel filare, nel tesser, nel far calze, ed altri travagli di loro pertinenza». Questo è il carico ordinario di tutte le «femmine». Ma ancora una volta c'è un solco profondo che divide le donne di altri ceti dalle contadine: le quali, definite anche come «quelle del basso popolo», non hanno solo le incombenze ordinarie della casa e delle mansioni donnesche, ma «si addicono a varie operazioni agrarie, come a sarchiar la terra, a piantare e spiantare legumi, a batterli, a spigare, a vendemmiare, ed a raccogliere le olive, le mandorle, ed i fieni»[48].

Percorriamo adesso la Terra d'Otranto. E anche qui occorre rilevare la condizione degli abitanti e in modo speciale quella dei contadini. Che è sempre di un ordine inferiore a tutte le altre. Cosí per esempio per ciò che riguarda l'acqua d'uso, la quale è per tutti anche qui quella piovana. Ma, venendo raccolta in cisterne e depositi, l'acqua che scende pura dal cielo viene rapidamente inquinata perché arriva al luogo di raccolta scorrendo per le strade e raccogliendone le sporcizie. Cosí diventa «disgustevole, verminosa, di colore spiacevole». E se questo vale per tutti gli abitanti, vale in special modo per i contadini: la loro cisterna è piú sporca delle altre perché raccoglie i liquami di cortili affollati di pecore e buoi. Per di piú la loro ignoranza aggrava i danni: «credono di aver fatto assai, quando vi han buttato nelle cisterne della calce caustica, ovvero de' rami di lentisco [...] Vi è ancora chi vi getta dentro dell'anguille, pensando, che queste divorino i piú piccoli insetti»[49].

Insomma, ogni volta che ci si accosta alla «classe bassa» si percepisce un senso di disgusto del rilevatore. È come se avvertissimo anche noi il fetore della «succidezza» che sale da aria e acqua, dai

[48] *Ibid.*, p. 141.
[49] *Ibid.*, p. 172.

corpi umani e dalle presenze animali, dagli interni di abitazioni, da letti e cibo: il tutto aggravato dalla loro ignoranza. Dal misto di abitudini antiche e di false credenze e nozioni terapeutiche vediamo salire la nebbia dell'errore che li avvolge e li allontana dalla normale umanità.

Alla domanda «se facciasi uso di pane e di carne» specialmente presso la classe meschina altrimenti detta «de' contadini», la risposta è piú o meno sempre la stessa. Anche in Terra d'Otranto, ad esempio, dove si consumano carni in abbondanza e con grande varietà di scelta: bue, vitella, castrato, agnello, capretto, porco, capra, pecora, «la classe de' contadini non ne mangiano mai, o al piú quattro, o cinque volte l'anno». Solo se muore un cavallo o un asino allora se ne mangerà anche in casa contadina. Qui si consuma pane d'orzo e non di frumento. E cosí accade che non si resista alla fatica: «Nudriti di pane di orzo non possono essere certamente molto forti»[50]. L'animo del relatore si scopre qui partigiano: e tale si rivela anche piú avanti. Il contadino leccese, si dice, sarebbe «inerte alla fatica e di mala fede». E lui ribatte: «Dev'esserlo!» E spiega: quel contadino non ha alternative: con quello che gli danno per una giornata di lavoro «egli non può assolutamente vivere, e quindi è obbligato ad arrubare, o vero a fare ciò che si dice in verraco [vernacolo] manisporsi cioè ad impiegare il resto che gli avanza della giornata, a lavorare o nel proprio campicello, o in quello altrui». I contadini «sono stati oppressi, e l'abitudine della loro oppressione seguita tutta via. Vi è stato quindi, e vi è, una terribile ragione di essi su de' proprietarj, e facoltosi»[51]. Terribile ragione, dunque: è una delle poche occasioni in cui l'analisi delle condizioni di esistenza e di sussistenza della popolazione si trasforma in aperta protesta sociale. E le ragioni della protesta si ricavano dalla descrizione delle condizioni di vita di quei contadini leccesi, condizioni simili a tutte le altre già esaminate: case piccole, a terreno, umidissime, con piccole aperture senza vetri, dove non circola l'aria. E ci sono anche le ben note grotte, locali sotterranei, senza ventilazione e umidissimi, «vuoti quadrati, formati nel tufo», vere e proprie stalle dove vivono il porco e l'asino insieme alle persone. Ma sulla sporcizia il relatore ha qualche resistenza a muovere accuse ai contadini: secondo lui, «generalmente parlandosi, vi è nettezza». E confessa che guardando il paesaggio dall'alto dei campanili prova ammirazione davanti al disegno che emerge dal rapporto tra case e giardini: «Pare di vedere una schacchiera». Naturalmente condivide la convinzione generale

[50] *Ibid.*, pp. 174-75.
[51] *Ibid.*, p. 182.

del rapporto tra la salubrità dell'aria e la pulizia. «La succidezza, e la sporchezza degli cortili, e orticelli annessi alle abitazioni rendono l'aria mal sana»[52]. Ma le sue critiche le rivolge a quello che accade nelle carceri, nelle chiese e nei cimiteri: luoghi malsani per definizione, per il sovraffollamento di vivi – difetto originario e congenito delle prigioni – ma anche di morti.

Nella sezione relativa alla Calabria i toni sono se possibile anche piú crudi. Troviamo la consueta frontiera della carne che divide la «classe agiata» dalla «classe meschina». Erbe e non altro mangiano i «contadini miserabili»: ne ricavano una debolezza che li predispone alle malattie al sopraggiungere delle stagioni fredde. C'è anche il pane: ma nelle terre alte e sulle montagne il pane si fa con la farina delle castagne. Altrove si ricorre alla segale. Della carne resta il desiderio: anche qui solo quando un animale si ammala e muore si riesce a mangiarne, seppure dalla pecora malata si rischia di prendere il carbonchio[53].

La miseria e la sporcizia confermano dovunque e in tutti gli aspetti del vivere la loro alleanza, «la nettezza nella biancheria, e negli abiti è sempre in ragione inversa della miseria»: il cambio di biancheria si fa ogni otto giorni, gli abiti solo nel cambio di stagione tra estate e inverno[54]. L'aria naturalmente è insalubre e lo è perché le abitazioni del «basso popolo» sono anguste e sporche. E «succidissime» sono le carceri, mentre nei borghi letamai e stalle si mescolano alle case e alle strade. L'acqua fetida delle marcite del lino e della canapa infetta l'aria che si respira. Nel circondario di Paola «l'angustia e la succidezza delle case del basso popolo, unite alla lordura delle strade, rendono oltremodo corrotto l'aere». Lagnanze simili vengono da vari luoghi. Un medico del circondario di Cassano riferisce che immondezze ed escrementi umani sono abitualmente gettati sulla strada pubblica[55].

E si deve ricordare che i medici furono gli informatori abituali per questa parte dell'inchiesta. Le loro risposte furono cosí concordi che l'autore del resoconto finale sentí il bisogno di scusarsi per la «noja che somministrar potrebbero le risposte uniformi, che sul conto di tali domande ha fatto pervenire la maggior parte dei signori medici relatori»[56]. Si trattava di medici che solo in parte erano «condotti» (o anche «condottati»), cioè che ricevevano un regolare compenso dai Comuni per curare la «classe meschina» dei poveri.

[52] *Ibid.*, pp. 184-85.
[53] *Ibid.*, pp. 331-32.
[54] *Ibid.*, p. 337.
[55] *Ibid.*, p. 339.
[56] *Ibid.*, p. 340.

Di fatto, come il relatore volle puntualizzare, i medici curavano solo a pagamento. Nelle campagne la gente si curava «con de' rimedj, che l'esempio ha tramandato da padre in figlio»[57].

Non sfuggiva ai relatori la causa della durezza delle condizioni di vita dei popoli: il baronaggio, «pochi possidenti mostruosi, educati nelle passioni vili de' baroni, quali non hanno mai ascoltato le voci dell'indigenza, che per gustare il sentimento feroce della loro preminenza». Tal che solo al momento della morte i poveri vedevano dileguarsi il bisogno di cibo, «perché il sentimento della fame è negli estremi momenti estinto»[58].

Considerazioni di questo tenore mostrano come i relatori passassero facilmente dalla raccolta delle informazioni all'espressione di riflessioni generali fra l'antropologico e il filosofico. Davanti a quel popolo calabrese, legato alla tradizione, «sozzo e negligente» anche nell'abbigliamento, il relatore oscilla tra il disprezzo e la pietà: lo vede come il buon selvaggio rousseauiano, fedele ai dettami della natura e «saldo contro [...] le seduzioni del lusso». Ma poi, considerando la sporcizia delle abitazioni, le giudica perfino «inferiori a quelle del selvaggio», abitate da gente «assai inferiori al vagabondo e stralunato caraibe»[59]. Sono fatte di sassi e fango. C'è appena un letto e un focolare. Qui il «popolaccio» coabita con l'asino e altri animali. Vi soffoca per il fumo del focolare e per le «immondezze delle bestie familiari colle quali costantemente abita». È vero, però, che poi, uscendo da quella catapecchia collocata di solito nella parte peggiore dell'abitato, passa la maggior parte del suo tempo «nella calma delle campagne, e all'ombra opaca e salutare della vegetazione», dove respira aria buona.

Anche nell'ultima parte della *«Statistica»* dedicata alla Basilicata, la sezione della «sussistenza della popolazione» pone il lettore davanti a considerazioni analoghe se non identiche per quanto riguarda la popolazione contadina. Vi domina ancora una volta la «succidezza» – di abitazioni e persone –, l'estrema miseria delle case, spesso grotte scavate nel tufo, la povertà dell'alimentazione, la differenza tra l'eccellente pane dei ricchi e quello dei poveri, i primi grandi mangiatori di carni e gran bevitori di vino, i secondi obbligati a mangiare erbe e a bere vino «pidorzo» come chiamavano quello ricavato da acqua e vinacce fermentate[60].

[57] *Ibid.*, p. 343.
[58] *Ibid.*, p. 543.
[59] *Ibid.*, pp. 545-46.
[60] *La «Statistica»* cit., vol. III, *passim*.

3. *L'inchiesta dell'Académie celtique.*

Al senso di urgenza che si respira nelle statistiche dei dipartimenti italici e nelle relazioni dei medici, specialmente davanti alla drammaticità delle condizioni delle plebi contadine del Regno di Napoli che vi è documentata, si oppongono il paesaggio arcadico e i placidi costumi che si affacciano dalle inchieste sulle condizioni di vita della popolazione dell'Italia centrale. Sono alcune delle differenze, spesso fortissime, tra le varie parti di questa Italia preunitaria che pongono il lettore davanti a una realtà di divisioni destinata a sfidare gli sforzi dei processi di unificazione nei tempi lunghi della storia del paese. Va detto tuttavia che accanto alle diversità reali ci fu la differenza di punti di vista e di questionari impiegati da parte di chi condusse quelle inchieste. Nel caso del Regno di Napoli abbiamo visto all'opera gli intendenti. Con l'inchiesta dell'Académie celtique ci si rivolse prevalentemente a maestri di scuola, professori di lettere e membri del clero. Fu tra l'aprile e il maggio del 1811 che il direttore generale della Pubblica istruzione conte Giovanni Scopoli inviò tre circolari con le quali chiedeva che gli venissero mandate entro un anno le risposte a tre diversi questionari: il primo, indirizzato ai professori di disegno, riguardava le «fogge del vestire» nelle campagne; il secondo, diretto ai professori di «belle lettere», riguardava in generale costumi, caratteri e opinioni dominanti e in specie le costumanze, i pregiudizi, le superstizioni, le pratiche agrarie e le feste tradizionali («allegrezze») in uso nelle campagne; il terzo, indirizzato di nuovo ai professori di disegno ma anche agli ingegneri dell'amministrazione pubblica, chiedeva che gli venissero fatte pervenire riproduzioni dettagliate di case contadine, complete di forno, pollaio e porcile[61]. Va detto subito che di questa terza circolare non risultano conservate documentazioni di risposta.

Si trattava di un'inchiesta di tipo demologico: le domande del questionario erano state elaborate dall'Académie celtique di Parigi e miravano a raccogliere conoscenze dettagliate su opinioni, pregiudizi e costumi delle popolazioni. In questo caso era il mondo delle campagne italiane che doveva essere messo al centro dell'attenzione. Quell'inchiesta era progettata allo scopo di realizzare una inedita esplorazione ravvicinata di un mondo nuovo, simile in questo ai resoconti dei viaggiatori e dei missionari nelle terre

[61] Cfr. TASSONI, *Arti e tradizioni popolari* cit., *Introduzione*, pp. 11-62. Trascuriamo qui altri documenti dell'inchiesta, come quelli relativi a superstizioni e costumi sociali della Romagna e del circondario di Arezzo, reperiti successivamente e pubblicati da studiosi come Paolo Toschi e Angelo Fabi, che non modificano i caratteri generali sopra esposti.

dei selvaggi americani o dei popoli del lontano Oriente. Vicini per definizione sul piano delle distanze reali, i popoli delle campagne erano sconosciuti e si trattava di accostarsi a essi per conoscerne costumi, credenze, pratiche sociali. Su quella strada si dovevano mettere anche le inchieste governative del tardo Ottocento inserendo nei loro questionari domande su abitudini, moralità e comportamenti dei contadini.

Nel questionario del 1811 le risposte erano affidate al livello piú elevato dell'insegnamento preuniversitario, quello dei professori dei licei. I quali però, quando non si autoesclusero in partenza con vari pretesti, si rivolsero a collaboratori di vario genere, per lo piú membri del clero. Erano i «piú saggi e piú colti parrochi» – scrisse l'abate Antonio Meneghelli, professore al liceo di Vicenza – coloro che meglio e piú da vicino conoscevano i costumi delle popolazioni di campagna. E il viceprefetto del dipartimento dell'Olona il 20 febbraio 1813 dichiarò che si era «rivolto a diversi parrochi siccome quelli che per la qualità degli studi da loro fatti ravvisai a portata di corrispondere all'intento»[62]. Parroci e cappellani esercitavano anche la funzione di maestri di scuola nelle piccole comunità dove operavano, ma lo facevano come un compito secondario e trascurabile: questo era un dato che possiamo considerare diffusamente esistente e consolidato nelle diverse parti dell'area geografica italiana. E fu con questa realtà che dovette misurarsi chi dopo l'unificazione tentò di affrontare il problema dell'analfabetismo[63]. Di fatto, davanti all'invito rivolto loro nel 1813, i parroci non si fecero pregare. Le risposte affluirono senza difficoltà. Ma spesso descrissero non tanto la realtà dei popoli delle campagne bensí i sentimenti e le preoccupazioni dei redattori. Stretti fra l'obbedienza alla Chiesa e quella al potere politico, i relatori se la cavarono in genere disegnando un contadino ideale, semplice e di buoni costumi, che «si abbandona di buon grado ad una dolce allegria», come scriveva il parroco di Cassano Magnago il 10 agosto del 1811, ma obbediente alle leggi vigenti e fedele alla religione dei padri. C'era, sí, qualche credenza superstiziosa, ma si limitava a questioni di poco conto, come la paura delle streghe o il far scampanare la chiesa per allontanare i temporali. Erano poveri, tanto da non avere un

[62] *Ibid.*, p. 90.

[63] Il problema fu segnalato nella relazione di Gabriele Luigi Pecile, nominato ispettore scolastico provinciale straordinario in Friuli nel 1866. Cfr. B. LONDERO, *Realtà e problemi della scuola in Friuli nei primi trent'anni dall'annessione all'Italia*, in L. DI LENARDO (a cura di), *Alexander Wolf tra Piemonte e Friuli. Archeologia, linguistica, storia e cultura nel secondo Ottocento*, Forum, Udine 2009, pp. 159-73.

soldo per fare festa per la nascita dei figli, ma erano laboriosi, sempre intenti a faticare nei campi e d'inverno in mestieri altri rispetto alla coltivazione[64].

Preti e maestri avevano in comune l'appartenenza alla minoranza colta, quella che leggeva e scriveva in mezzo a un popolo di analfabeti. Dall'altezza del suo osservatorio questa minoranza si piegava con un misto di disprezzo e di condiscendenza a descrivere il mondo delle campagne – un mondo dal quale preti e maestri spesso provenivano: ne diffidavano e lo giudicavano una realtà negata ai valori spirituali. «Il ventre e la gola sono il dio piú rispettato dei contadini», scriveva Angelo Sostero da Passariano[65]. Abbondano le descrizioni di riti di passaggio e celebrazioni sacre che parlano di un mondo bucolico, dove i «fanciulli e giovanetti», «le vecchiarelle» e in generale «li villici» si lasciano andare a giorni «di gozzoviglia e stravizzo» e nelle loro abitazioni organizzano «buoni pranzi ed inviti», dove si mangiano tagliatelle, agnello arrostito, salame all'aglio, piatti abituali nei giorni del carnevale o per la Pasqua; e si racconta come i «giovani pubescenti» pubblichino con annunci gridati all'inizio di marzo i nomi dei segreti amori[66]. Il registro retorico anticheggiante domina nelle descrizioni e interpretazioni di pratiche e riti fornite dagli informatori[67]. La concreta realtà del popolo resta come nascosta dietro descrizioni che sembrano prodotte da un visitatore frettoloso e distratto, nella cui immaginazione dominano gli stereotipi della tradizione municipale. In una pagina dedicata agli abitanti della Romagna (dipartimento del Rubicone) si legge:

> Scorgesi gran diversità tra gli abitanti del colle e quelli della pianura. I Ravegnani [cioè di Ravenna] in genere sono lenti, torbidi, indolenti; ciò può dipendere dalla temperatura dell'aria, dal clima e dall'azione dei venti meridionali [...]. I Forlivesi sono avari, niente interessati per il pubblico vantaggio, nemici de' forestieri [...]. I Faentini ingegnosi, fervidi, esaltabili, speculatori, armigeri e di mala fede [...]. I piú saggi popoli del Dipartimento sono i Riminesi: in generale prudenti, frugali, amanti del proprio Paese, socievoli [...]. Gli abitanti delle campagne hanno a un dipresso l'indole ed il carattere delle città [...] Regna però fra di loro maggior buona fede e maggior purità di costumi[68].

Ma quale fosse l'immagine del contadino che emergeva dall'inchiesta lo dice meglio di ogni scritto la serie di 112 acquerelli di-

[64] TASSONI, *Arti e tradizioni popolari* cit., p. 112.

[65] *Ibid.*, p. 238.

[66] Si cita dalla relazione del dipartimento dell'Adige, *ibid.*, pp. 204-6.

[67] Di malefizi stregoneschi accenna il parroco di Villanterio, cfr. *ibid.*, p. 94. Sulla credenza dell'efficacia delle campane in occasione di temporali, cfr. *ibid.*, pp. 94-95, 98 e *passim*.

[68] *Ibid.*, pp. 302-3.

segnati dal professor Angelo Pistocchi, del liceo di Urbino: qui si mostrano i costumi del dipartimento del Metauro. L'opera sua ci ha lasciato il piú compatto e ben conservato fondo della sezione iconografica dell'inchiesta: vi si incontrano «forosette vestite a festa», deliziose villanelle col cappello ornato in capo e una cestina in mano (ma coi piedi scalzi) e tanti «villici in abito festivo» assai eleganti e aggraziati; tra quelli, invece, in abiti da lavoro, spicca per il contrasto con i tanti elegantoni un contadino con due minuscole toppe ai calzoni all'altezza delle ginocchia[69]. Nel complesso, un esempio di come si ricorresse agli schemi della compostezza neoclassica per non sfigurare agli occhi dei francesi. Ma l'abbellimento dell'abito non cancellava il disprezzo per la rozzezza del popolo, un sentimento che traspare da tutte le relazioni. «Tutti li loro canti – secondo l'arciprete Giovanni Zambianchi – versano sull'amoreggiamento e sono quasi tutti senza sentimento e senza alcuna rima»[70].

Colpisce il fatto che in queste relazioni non si incontrino quasi mai tracce di malattie, povertà o morte. Ma fu proprio l'arciprete Zambianchi che mise in evidenza almeno un piccolo indizio della povertà nel mondo contadino: raccontò che in occasione dei funerali dei genitori i figli cercavano «tutti li mezzi per suffragare le anime dei loro defunti, al quale effetto prendono perfino dei denari ad imprestito per farli celebrare qualche messa»[71].

Il lettore che osserva il panorama descritto da queste relazioni dopo avere letto le statistiche del Regno di Napoli e quelle di Melchiorre Gioia ha l'impressione di trovarsi in un luogo *toto caelo* diverso e remotissimo. Aggirandosi tra le case e sulle aie contadine dell'Italia centro-settentrionale vede davanti a sé un mondo di borgate e di campagne agricole dolcemente adagiato sulle proprie tradizioni, cullato dai ritmi di un'esistenza pacifica, non troppo assillato da problemi sanitari o dall'incombere del bisogno. È possibile che buona parte di questi colori rosei della vita siano addebitabili al clero delle parrocchie, una casta sacerdotale che godeva allora di una condizione di privilegio. Tuttavia, anche se non si può ignorare la distorsione della realtà derivante dalla cultura e dall'atteggiamento degli informatori, resta il fatto che i resoconti ci pongono davanti a una parte d'Italia dove la condizione dei contadini appare assai diversa da quella delle montagne e dei latifondi meridionali.

[69] *Ibid.*, p. 402.
[70] *Ibid.*, p. 320.
[71] *Ibid.*, p. 319.

Il crollo dell'impero napoleonico travolse l'intera costruzione e rischiò di portare con sé anche il naufragio della documentazione raccolta: come abbiamo visto, anche nel caso delle statistiche di Melchiorre Gioia, solo le ricerche d'archivio hanno consentito di recuperarne parti consistenti. Tuttavia non venne meno, all'epoca, l'attenzione ai problemi della campagna come risorsa economica e a quelli dei lavoratori dei campi che ne erano i principali fattori di produzione.

Capitolo quinto
Economia agraria e inchieste sanitarie

Sull'agricoltura vista come manifattura e produttrice di beni e sul proprietario terriero come imprenditore aperto a nuove tecniche e a migliorie si concentrò buona parte della cultura dell'Ottocento italiano. Fu inevitabile dedicare l'attenzione alle forme dei contratti agrari e solo indirettamente alla figura del lavoratore dei campi e alle condizioni dell'intera sua famiglia. Nell'Italia centrale restava dominante la mezzadria, mentre in quella padana si aveva a che fare con aziende di grandi estensioni e con forme di lavoro collettivo dove si avanzava la figura del bracciante a sostituire la presenza stabile della famiglia contadina. È su questo sfondo ben noto negli studi che si registra una pluralità di voci e di proposte relative alla condizione dei lavoratori della terra. Quanto alla mezzadria, si tratta di un rapporto antico e molto diffuso nelle campagne italiane. Com'è stato osservato, esso «si generalizza in gran parte dell'Italia centro-settentrionale a partire dal XV secolo insieme ad una riorganizzazione dell'intero spazio agricolo. Le campagne si riempiono di case, di stalle, di fienili. Attorno ad essi, nelle selve e nelle paludi dissodate, si allineano regolari i campi di grano e filari di alberi maritati alla vite». E il processo si completa quando «le irregolari e sparse particelle dell'età medievale si ricompongono gradualmente attorno alla casa colonica a formare il podere, unità base dell'agricoltura mezzadrile»[1].

Quanto a quella toscana, siamo davanti a un assetto produttivo che aveva goduto da tempo di una attenzione speciale, tanto da risultare tra le forme di rapporto fra lavoro e capitale piú note e studiate, non solo in Italia. Analisi tecniche dettagliate, indagini e interpretazioni storiche e politiche ne discussero allora e in seguito non solo le tecniche agronomiche e specialmente la sistemazione idraulica, ma anche il nesso fra l'assetto produttivo e la civiltà toscana nel suo insieme. Basti ricordare che il secolo XIX si era aper-

[1] F. CAZZOLA, *Presentazione*, in BALDINI, BIANCHINI e BOLOGNESI, *La terra a metà* cit., pp. 9-13; cit. a p. 11.

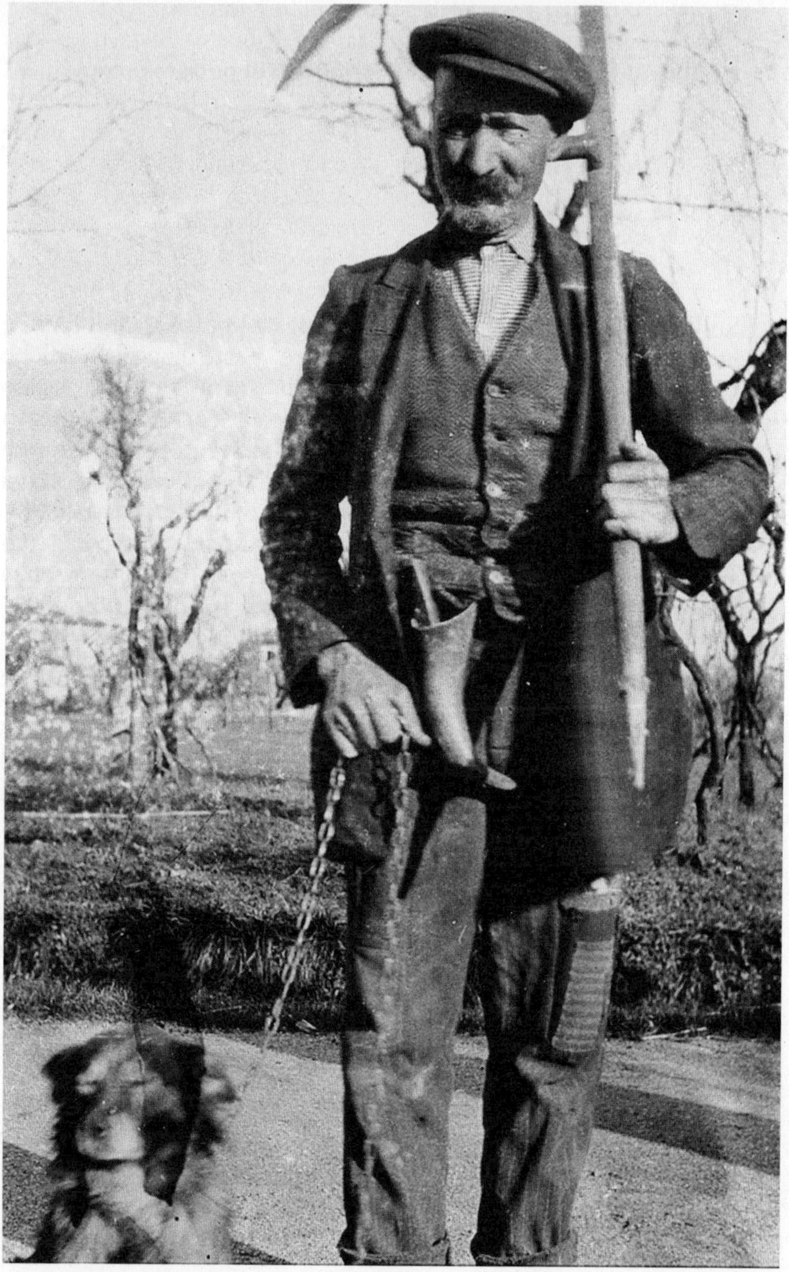

Figura 3.
Un mezzadro toscano con frullana da fieno.

to con lo studio sull'agricoltura toscana di Jean-Charles-Léonard Simonde de Sismondi, grande ammiratore della Toscana e di quelle repubbliche cittadine del Medioevo che gli apparivano come modelli di libertà. Fin dal Settecento e poi nel corso dell'Ottocento il tema doveva conoscere grande attenzione da molte parti. Si è visto come fossero sensibili ai problemi agronomici e alla condizione dei contadini i membri della classe dominante che animavano le sedute dell'Accademia dei Georgofili. E proprio in ambiente toscano troviamo una vera concentrazione di proposte e discussioni che ebbero come ambito non solo l'Accademia ma anche organi di stampa, come il «Giornale agrario toscano». Fu in una seduta dei Georgofili del 1838 che il marchese Cosimo Ridolfi mostrò come la favola del «sacrificio» che i proprietari sostenevano di fare a vantaggio dei mezzadri celasse la realtà di una progressiva svalutazione netta del «capitale lavoro» e del «capitale tempo», a tutto danno dei contadini[2]. La sua fu una voce dissonante rispetto alla convinzione diffusa nella classe dominante che il sistema della mezzadria fosse non solo il piú valido e sperimentato ma anche quello che garantiva alla famiglia contadina la sicurezza di una sistemazione stabile e la paterna protezione del proprietario. Contribuí a questa ideologia del «buon padrone» la venatura religiosa in senso cattolico di figure autorevoli del mondo fiorentino come Gino Capponi e Raffaello Lambruschini. Alla cura della devozione religiosa nell'ambiente dei mezzadri si dedicava molta attenzione nelle istruzioni scritte che i nobili padroni davano ai loro fattori. Dalle pagine del «Giornale agrario toscano» diretto da Capponi, Lambruschini incoraggiò i padroni a esibire vivi sentimenti di «giustizia, di imparzialità, di indulgenza» per i contadini, ma anche a rivolgere loro inviti a ricambiare quel «potere paterno» con una «volenterosa subordinazione», garantendo «una rigida onestà custode di sé medesima» – cioè una spontanea rinunzia alle ben note e temute furbizie nella divisione dei raccolti[3]. Quanto alle condizioni di vita nel mondo dei campi, Lambruschini si arrischiava appena a formulare cautelose domande retoriche, come queste:

> Le abitazioni campestri in certi luoghi già tanto comode e quasi belle sono per tutto solide, ben difese, sane, decenti come potrebbero esserlo? Nell'interno della casuccia del povero brilla già tutta quella nettezza e quel buon ordine che contribuiscono tanto alla sanità, alla contentezza, e per fino alla rettitudine dello spirito e alla pace del cuore?

[2] Riprendo la citazione dal volume di C. PAZZAGLI, *L'agricoltura toscana nella prima metà dell'800. Tecniche di produzione e rapporti mezzadrili*, Olschki, Firenze 1973, pp. 435-36, un lavoro fondamentale e ancora insostituibile condotto su fonti primarie e su vasta letteratura.

[3] «Giornale agrario toscano», II (1828), p. XXXXIII.

Ma il discorso svoltava subito dalla nettezza e dall'igiene dello stato materiale allo «stato intellettuale e morale degli abitanti della campagna», gente bisognosa ai suoi occhi solo di un solerte e benintenzionato pedagogo[4]. Anche se qualche dubbio era lecito nutrirlo perfino nelle dimore gentilizie di lor signori. A quanto riferiva un collaboratore da San Gimignano, guadagnato al dogma dell'aria pura e dell'igiene («che l'aria pura sia necessaria alla nostra vita [...] è un fatto che cade sotto gli occhi di tutti»), anche dalle sue parti era diffusa la pratica contadina di accumulare il letame sotto la finestra della stanza da letto e di raccogliere sotto casa le «putride e fetidissime acque» rilasciate dagli usi domestici. Non solo: quei contadini che lui conosceva erano rozzi e imbevuti di superstizioni, capaci solo di rivolgersi alle streghe quando si ammalava un figlio[5].

Insomma, la distanza fra padrone e contadino restava insuperabile. E tale si voleva che restasse, anche servendosi dello strumento primario, la subordinazione economica e finanziaria. Di lí a non molti anni, nella proprietà di colui che è stato definito «il modello del proprietario imprenditore» e che fu anche un personaggio politico italiano di prima grandezza, il barone Bettino Ricasoli, i mezzadri avrebbero subito il ricatto del debito col padrone. Mentre le entrate del proprietario conoscevano aumenti del 45 per cento, i contadini dovevano ricorrere ad attività aggiuntive perché «i proventi della mezzadria, da soli, non bastavano a mantenerli»[6].

Di fatto, la mezzadria era destinata a sopravvivere ancora a lungo. Ed è giusto ricordare che sarebbe piú corretto parlarne al plurale date le varianti che differenziavano la valle dell'Arno dalle tante altre parti d'Italia dove si ricorreva a quel tipo di contratto ma con diverse tipologie di sistemi di conduzione[7]. Quando si giunse all'appuntamento dell'Unità d'Italia, la classe padronale, fatta per lo piú di eredi di antiche casate aristocratiche, ricorse all'alleanza col clero per garantire l'adesione del mondo contadino al voto plebiscitario. Esemplare il modo in cui il marchese Ricasoli organizzò il voto al plebiscito del 1860 per l'adesione alla monarchia sabauda: dietro precise istruzioni, i fattori delle sue proprietà si posero alla testa dei mezzadri all'uscita dalla messa domenicale

[4] Ivi, p. xxx.

[5] D. B. GUERRI, *Breve cenno sui danni delle putride esalazioni presso le case coloniche*, ivi, pp. 35-39.

[6] G. BIAGIOLI, *Il modello del proprietario imprenditore nella Toscana dell'Ottocento: Bettino Ricasoli. Il patrimonio, le fattorie*, Olschki, Firenze 2000, pp. 383, 421.

[7] Lo fa presente S. ROGARI, *Agricoltura e contratti agrari nell'Italia liberale*, in G. MANICA (a cura di), *Le inchieste agrarie in età liberale*, «I Georgofili. Quaderni», Polistampa, Firenze 2017, p. 12, evocando a titolo d'esempio non solo Marche, Romagna, Alto Lazio, ma anche il Mezzogiorno e la Sicilia.

e li guidarono al voto insieme ai parroci che nell'omelia si erano fatti un dovere di benedire quella scelta[8].

In generale, sembrò allora che il modello della mezzadria toscana fosse quello capace di garantire meglio di ogni altro la pace sociale e il modo migliore di far fruttare i possedimenti terrieri. Del resto, fu proprio in Toscana che si svolsero molti esperimenti di elaborazione e diffusione di conoscenze agrarie fra quanti ce ne furono nelle varie parti d'Italia. Mentre altrove nascevano e si diffondevano società agrarie, cattedre ambulanti di agricoltura e altre iniziative tese a combattere l'analfabetismo contadino e soprattutto l'indifferenza dei proprietari, in Toscana nasceva una istituzione speciale che si collocò accanto alla Accademia dei Georgofili e al Gabinetto scientifico-letterario di Giovan Pietro Vieusseux con caratteri propri: fu l'Istituto agrario creato da Cosimo Ridolfi nella sua tenuta di Meleto che dal 1834 in poi formò un'élite di esperti amministratori e fattori. Il successo dell'iniziativa fu tale da convincere il granduca a dare vita a un Istituto agrario presso l'Università di Pisa, diretto dal Ridolfi e nel quale confluí l'opera svolta a Meleto dopo la sua chiusura nel 1842[9].

Non fu dunque un caso se la prima monografia di famiglia contadina italiana a venire pubblicata nel corso del secolo fu dedicata alla famiglia di un mezzadro toscano. La compilò un nobile fiorentino destinato a una importante carriera politica, Ubaldino Peruzzi, e vide la luce nella seconda edizione della raccolta curata dall'inventore di questa rilevante strategia di ricerca sociologica, l'ingegner Frédéric Le Play[10].

Possiamo dunque approfittare di questa rara occasione per entrare all'interno della famiglia di Giuseppe O., mezzadro della fattoria La Torre di Bagno a Ripoli, e avere un'idea della sua composizione, di quanto vi si guadagnava e di quante uscite vi si

[8] Cfr. A. PROSPERI, *Firenze e l'Unità*, in «Belfagor», LXVII (2012), pp. 1-8.

[9] Cfr. R. PAZZAGLI, *Il ruolo della Toscana nella circolazione delle conoscenze agrarie in Italia durante la prima metà dell'800*, in S. ZANINELLI (a cura di), *Le conoscenze agrarie e la loro diffusione in Italia nell'Ottocento*, Giappichelli, Torino 1990, pp. 257-78. L'intero volume offre un quadro molto ricco delle iniziative promozionali avviate nel secolo XIX di ammodernamento delle tecniche e di rinnovamento della cultura agronomica.

[10] F. LE PLAY, *Instruction sur l'observation des faits sociaux selon la méthode des monographies de famille propre à l'ouvrage intitulé: Les Ouvrieurs européens. Nouvelle édition*, F. Levé, Paris 1887. Una versione semplificata è riprodotta da S. CHIANESE e G. VECCHI, *Bilanci di famiglia*, in G. VECCHI, *In ricchezza e in povertà. Il benessere degli italiani dall'Unità a oggi*, il Mulino, Bologna 2011, pp. 355-89, in particolare p. 367. Un accurato esame dei tentativi di studio dei bilanci familiari è stato fatto da S. SOMOGYI, *Cento anni di bilanci familiari in Italia (1857-1956)*, in «Annali della Fondazione Giangiacomo Feltrinelli», II (1959), pp. 121-263: un saggio particolarmente importante perché fa il punto sui tentativi italiani di raccogliere e studiare bilanci di famiglie a partire dall'Ottocento e dall'opera di Luigi Bodio ed Enrico Raseri.

ebbero nell'anno 1857. Era composta da dieci persone, tutte impegnate nella coltivazione del podere e tutte in età da lavoro, dal capofamiglia di 56 anni alla moglie di 50 e ai sette figli – una femmina e ben sei maschi – fra i 28 e i 14 anni. Dalla loro parte di raccolto e da compensi per lavori per il padrone percepivano in tutto un reddito lordo di 2000 fiorini ma ne consumavano la maggior parte (1148 fiorini) in cibo e bevande, per cui – tenendo conto del costo dell'affitto della casa e delle modeste spese di vestiario, riscaldamento, tasse e medicine – il bilancio finale registrava un avanzo di poco piú di 200 fiorini.

Ma chi, al di là delle questioni economiche e politiche relative al contratto mezzadrile, desideri sapere come vivessero i contadini di quest'area si trova davanti a descrizioni di una realtà certo meno disperata di quelle del Regno di Napoli anche se non priva di problemi. Per Cosimo Ridolfi il mezzadro è un essere umano che

> bagna la terra del suo sudore, la feconda coi propri stenti; vi semina grano, si nutre poi di vecce e saggina; ne spreme il vino, e beve l'acquetta; ci frange l'olio e condisce la propria zuppa con vieto prosciutto; logora la sua vita senza goderne giammai, poiché il debito che lo perseguita ad onta d'un'incredibile frugalità gli toglie il conforto dell'indipendenza[11].

Testimonianza confermata da tante altre voci del tempo: mezzadri di Bucine che mangiano «pan vecciato e bevono acquerello [...] la sera mangiano una minestra di fagiuoli gentili con qualche gocciola d'olio»; mezzadri di Marradi che mangiano la mattina polenta di mais o di farina di castagne, a mezzogiorno minestra di farina o fagioli, la sera pane. E la carne non compare sulla loro tavola se non di rado. Inoltre risparmiano sulle scarpe, visto che «per nove mesi dell'anno vanno scalzi»[12]. Chi ha fatto in tempo a vivere tra mezzadri subito prima e subito dopo la Seconda guerra mondiale riconosce in queste testimonianze del secolo scorso un mondo familiare: terre lavorate con la fatica delle proprie braccia, per produrre grano, vino e olio dove però si mangiava polenta e «pan vecciato», si condiva col grasso «vieto» di maiale, e si beveva un vino finto chiamato ancora «acquetta» – analoga al «pidorzo» già incontrato nella «*Statistica*»: acqua fatta bollire nei tini con le

[11] C. RIDOLFI, *Dei cosiddetti miglioramenti agrari*..., in «Continuazione degli Atti dell'i. e r. Accademia economico-agraria dei Georgofili di Firenze», XII (1834), pp. 197-225, citato in PAZZAGLI, *L'agricoltura toscana* cit., pp. 435-36.

[12] Testimonianze riportate *ibid.*, pp. 444-45. Da notare che a Marradi si registrò una duratura presenza della pellagra, non ancora scomparsa nemmeno nel primo dopoguerra del Novecento (cfr. A. DE BERNARDI, *Il mal della rosa. Denutrizione e pellagra nelle campagne italiane fra '800 e '900*, Franco Angeli, Milano 1984, p. 13). Sui caratteri strutturali di lunga durata delle famiglie mezzadrili, cfr. P. G. SOLINAS, *Ciclo di sviluppo familiare e ciclo della vita nelle famiglie contadine del Senese*, in «La Ricerca Folklorica», aprile 1993, n. 27, pp. 35-42.

vinacce già spremute, un inganno dal sapore frizzante, micidiale per l'acidità. In quelle campagne il padrone era e doveva essere chiamato proprio cosí – «signor padrone» – dal reverente contadino col cappello in mano. Quel padrone si faceva pagare ogni intervento migliorativo. È vero che in caso di malattie di bestie o di esseri umani soccorreva il mezzadro con prestiti, che però lasciavano quest'ultimo sempre riconoscente e indebitato. Anche perché il padrone teneva l'arma della scrittura dalla parte del manico e il mezzadro solo assai di rado era in grado di controllare i conti conservati sotto chiave «allo scrittoio».

Sembrava tuttavia che quel tipo di rapporto – paternalistico, senza scosse, soffuso dall'aura della pace sociale – avesse in sé il segreto della solidità e della durata. Fu anche per questo che quando verso la fine del secolo si discusse della possibilità di dare forma unica nel paese al rapporto fra padroni e contadini, ci fu chi avanzò la proposta di generalizzare la mezzadria in tutte le campagne italiane. Non fu per caso se la proposta venne da parte di Sidney Sonnino, il nobile toscano allora presidente del Consiglio. Eppure già alla metà del secolo in un saggio *Sulle condizioni economiche e morali della Bassa Lombardia*, comparso anonimo e generalmente attribuito a Carlo Cattaneo, si era indicata la ragione per cui quel tipo di contratto non poteva funzionare nell'economia agricola delle terre della Pianura Padana. Quel sistema con tutti i suoi meriti, «non è di possibile realizzazione per le terre della Bassa Lombardia»[13]. In una vasta pianura irrigua non si poteva coltivare alla maniera del mezzadro che in un campicello raccoglieva frumento, granturco, faceva crescere gelsi e viti. Qui era necessario il controllo di un «complicato sistema delle acque» e dunque il possesso di grandi estensioni di terra; e alla realtà dei luoghi erano adeguate risaie e marcite.

Di fatto, quello diffuso nella Pianura Padana era il contratto dell'affittanza, col quale si era formata una nuova classe sociale. Era a loro che i proprietari nel giorno di San Martino consegnavano il fondo, personalmente o col sistema dell'asta. Si trattava di un sistema che aveva migliorato la produttività, anche perché i fittavoli investivano i loro capitali nel miglioramento delle colture e spesso prendevano casa nelle cascine, «in vista delle loro terre, di cui il volgo li considera come proprietarii». Alle loro dipendenze lavoravano i contadini che oltre a un salario ricevevano un appezzamento da lavorare in proprio, destinando al fittavolo i due terzi del raccolto (generalmente di mais). Nella lavorazione della terra il fittavolo

[13] *Sulle condizioni economiche e morali della Bassa Lombardia* [anonimo], in «Il Crepuscolo», II (1851), nn. 11-14, ora in *Tutte le opere di Carlo Cattaneo* cit., pp. 797-819.

impiegava altre categorie come i «giornalieri fissi» e i «giornalieri di piazza», dei quali si descrivevano i trattamenti economici. Ma poi lo scritto passava a raccontare «la vita del contadino» accompagnandolo nel corso di una giornata di lavoro e visitando «la sua abitazione cupa, disagiata, senza luce, spesso sotto il fetore delle cloache, nella quale sono ammucchiati in una stanza sola genitori, figli, e talvolta i figli dei figli, chi su povero letto, chi su immondo strame gettato sul terreno». È una pagina di rara potenza evocativa, destinata a spiccare fra tutte le testimonianze del tempo e a fissare l'attenzione non solo sulle drammatiche condizioni materiali ma anche su quelle «morali», un termine che doveva tornare a comparire da allora in poi nelle inchieste e nelle statistiche dedicate all'agricoltura. Chiedersi quali fossero le condizioni morali significava affrontare sia il problema dell'analfabetismo sia quello della religione delle classi popolari: e questo accadeva anche grazie a quel Manzoni il cui nome si affacciava cautamente nei resoconti della Milano insorta contro gli austriaci[14]. Quei contadini che non trovavano spazio nella stanza di abitazione dormivano sotto i portici e nelle stalle delle cascine; in quelle stalle passavano buona parte del giorno e della notte le loro donne che ne uscivano all'arrivo della primavera con «un viso spesso livido e sparuto». E all'arrivo dell'estate è nelle risaie che «la vita degli uomini si miete abbondante quasi come il riso raccolto». Di fatto, solo la beneficenza di pie fondazioni di cui era ricca la Lombardia garantiva un aiuto «maggiore di quello che offre la tassa per poveri d'Inghilterra».

Il confronto con l'Inghilterra e col dibattito inglese sulle Poor Laws era ben presente alla mente dell'imprenditore agricolo piemontese Camillo Benso, conte di Cavour. Le sue riflessioni permettono di cogliere differenze sostanziali di pensiero e di orientamento generale rispetto a quel Cattaneo che doveva diventare un suo antagonista politico negli anni della lotta antiaustriaca. Nello scritto del 1834 sulla condizione dei poveri negli Stati di Sardegna in rapporto all'inchiesta inglese per le Poor Laws, Cavour aveva analizzato i salari dei contadini lavoranti a giornata, «servi di campagna», pastori e altro personale di questo tipo facendone risaltare la condizione miserabile e l'inadeguatezza dell'alimentazione – una «nourriture ordinaire de l'ouvrier» fatta esclusivamente di polenta, legumi, pasta o riso, dove mancava quasi del tutto il vino[15]. Secondo Cavour davanti al processo di trasformazione

[14] Si pensava e si sperava che avesse firmato l'appello della città di Milano a «tutti i popoli e principi italiani» e specialmente al «vicino e bellicoso Piemonte», riportato tra gli «scritti del 1848» di Carlo Cattaneo (*ibid.*, pp. 141-43).

[15] «Il ne boit que fort peu de vin» (*État de mendicité et des pauvres dans les États Sar-*

capitalistica dell'agricoltura attraversato dall'Inghilterra occorreva tenere conto delle differenze sociali e storiche delle campagne dell'Italia settentrionale. Era necessario evitare, a suo avviso, un mutamento dell'antico sistema tale da rompere «i legami di simpatia e di affezione che esistono tra coloro che possiedono e quelli che coltivano la terra»[16]. Era evidente per lui che sviluppando l'attività agricola come attività d'impresa si sarebbe andati incontro alla trasformazione del mezzadro in «prestatore d'opera»: un processo che nella pianura e nella zona irrigua si era già reso evidente con gli esiti della crisi che aveva colpito i redditi agricoli dopo il 1817: mentre nelle terre di collina si era avuta una avanzata della piccola proprietà in quelle della pianura si era affermato il grande affitto capitalistico e i mezzadri erano decaduti al livello di salariati – boari, «schiavendari», lavoratori a giornata[17].

Quanto alle condizioni intellettuali e morali, erano disastrose: la dura legge della necessità spingeva le famiglie a far lavorare i figli in tenera età, rendendo inutili le scuole elementari già per conto loro gestite al risparmio dai Comuni che destinavano ai maestri compensi del tutto insufficienti. E su ignoranza e povertà non poteva che crescere l'immoralità. Sono temi che dovevano tornare spesso nelle pagine delle topografie sanitarie e nell'impegno di molti medici, come inizieremo a vedere fra poco: fra i quali doveva spiccare in modo speciale Agostino Bertani, figura di primo piano fra quanti ebbero a che fare con Cavour e fra le persone piú vicine per convinzioni e cultura a Cattaneo delle cui opere doveva farsi editore. E fu proprio Bertani colui che ai problemi delle miserabili condizioni di vita delle plebi rurali doveva dedicare il suo impegno.

In un contesto remoto dalle pianure lombarde, non solo geograficamente ma anche politicamente, come il Trentino degli anni Trenta, la cultura dei contadini non presentava problemi per un medico che aveva maturato vasta esperienza dei villaggi della regione. Si chiamava Giuseppe Lupis (1784-1834), primario dell'ospedale di Trento, per molti anni vissuto «qual medico giovane nelle campagne». Dobbiamo alla sua esperienza di medico condotto nelle terre del Tirolo una dettagliata e vivida descrizione di villaggi e coltivazioni, dove figurano spesso le vicende della coltivazione dei campi e le scene di vita contadina. La situazione

des, in *Report from His Majesty's Commissioners for Inquiring into the Administration and the Practical Operation of the Poor Laws*, The House of Commons, 1834, citato in R. ROMEO, *Cavour e il suo tempo*, Laterza, Bari 1969-84, vol. I, pp. 409 sgg.; cit. a p. 418).

[16] Citato *ibid.*, p. 573.

[17] Cfr. *ibid.*, vol. II, cap. 1, in particolare alle pp. 28-38.

della pianura lombarda e quella delle terre toscane, infatti, non esaurivano certo le tante differenze esistenti fra le realtà contadine dell'area italiana. E proprio dalla topografia sanitaria del Trentino ricaviamo una descrizione dettagliata di un mondo a parte, diversissimo non solo da quelli finora visti ma perfino al suo interno, perché la varietà estrema dei climi vi faceva incontrare in breve spazio sia valli con ottimi vigneti sia terre esposte a settentrione dove si produceva solo «poco orzo, spelta e patate»[18]. L'opera del dottor Lupis, fedele suddito dell'imperatore d'Austria, attento a ricordare le vittoriose imprese dell'armata austriaca nelle guerre napoleoniche, è di per sé una notevole testimonianza di quel vincolo della lingua e della cultura che univa gli abitanti colti dell'Italia come «espressione geografica» al di sopra (o al di sotto) delle differenze di fedeltà politiche. «Socio attivo», come si definí, «dell'accademia medico-chirurgica di Bologna», dedicò il volume a una appassionante e dettagliata descrizione del regime sanitario della popolazione trentina, seguendo l'insegnamento di Johann Peter Frank e guardando alle tre potenze della salute: aria, acqua, igiene. Ma la sua, nonostante il titolo, fu soprattutto una descrizione della vita e delle tecniche agricole del Trentino, nel segno di un profondo vincolo di responsabilità che legava il medico a quel popolo dei villaggi esposto alle aggressioni del clima e alle minacce di privazioni e malattie. Minacce che colpivano anche i loro animali, fedeli compagni di lavoro. Un popolo sano quello contadino, che vive «dietro una buona morale»[19] minacciato solo dal contatto con la città e dai lasciti di eserciti di passaggio che si traducevano in quella malattia venerea indicata come il frutto dell'«impura vaghezza d'amore»[20]. E tuttavia, qualcosa accomunava quei «villici», cioè i lavoratori dei campi (distinti dai proprietari) ai loro compagni di mestiere delle altre terre italiane: certe abitudini poco igieniche pur in un contesto di grande cura della pulizia delle case e delle strade, come quella del letame accumulato vicino alle case; e soprattutto il vitto e «la bevanda»: anche loro bevevano «acquerello» o anche semplicemente acqua e mangiavano polenta di mais e pan vecciato:

[18] G. LUPIS, *Topografia medica della città di Trento*, vol. I [unico pubblicato], Trento, dall'Imp. Reg. Stamperia Monauni, 1831, pp. 15-16. Sull'opera di Lupis si sofferma C. GRANDI, *La popolazione rurale trentina nella prima metà dell'Ottocento. Primi risultati di un'indagine*, in C. GRANDI, A. LEONARDI e I. PASTORI BASSETTO, *Popolazione, assistenza e struttura agraria nell'Ottocento trentino*, presentazione di G. Coppola, Libera Università degli Studi di Trento, Trento 1978, pp. 15-114.

[19] LUPIS, *Topografia medica* cit., p. 64.

[20] *Ibid.*, p. 139.

Il vitto ordinario de' nostri villici ad eccezione degli agiati coloni, che è alquanto meno frugale, consiste negli anni ubertosi in polenta formata di grano turco, intrisa anco con un poco di latte, fagiuoli, rape, patate, ovvero in pane poco fermentato mescolato con piccola porzione di farina di frumento inferiore, talvolta sparso di lollio tumulento, papavero erratico, e di veccia sativa [...] companatico di saurcraut [...] pesce marinato di minor prezzo, il formaggio di mediocre qualità, cattive ricotte salate [...] minestre di orzo [...] La bevanda ordinaria è l'acqua, pure non molto dopo le vendemmie si suol bere un certo liquore fermentato, che chiamasi acquerello formato di moltissima acqua, e di scarsa porzione di uve, che sono delle inferiori[21].

E anche loro cercavano riparo dalle fredde notti dell'inverno nelle stalle che il dottor Lupis descrive caldissime e per questo pericolose per la salute di chi ne usciva a notte alta:

È inveterato costume de' nostri coloni di unirsi nelle stalle, quando incomincia a stringer il freddo. [...] In quest'aria umida riscaldatissima e corrotta stanno filando le donne, e gli altri ingannano il tempo con qualche rustico trastullo, e col racconto di mille fantasticherie, che si radicano nelle tenere menti de' figli. Senza riguardo alcuno poi si sorte a richiesta del bisogno, ed in tal guisa si va ad affrontare subitamente un'opposta temperatura nelle ore notturne in ispecie assai rigida[22].

La ricchezza delle conoscenze che il dottor Lupis attinse dalla sua esperienza di uomini e donne, animali da lavoro e colture, malattie ed epidemie del Trentino, richiederebbe assai piú ampia esposizione. Pur nell'ambito di un'opera dedicata alla città, fu attento osservatore di villaggi e campagne: e le scene del lavoro contadino che descrive mettono davanti a una straordinaria varietà di momenti di vita quotidiana e di pratiche sociali. Per fare solo un esempio, nella scena della battitura del grano sull'aia fu capace di cogliere quel ritmo del movimento collettivo nel lavoro che in certe parti d'Italia si poté osservare fino agli anni del secondo dopoguerra: «Il grano si trebbia co' coreggiati, e nel trebbiare osservasi certa armonica regolarità de' colpi, che allevia la fatica»[23].

Bisogna prendere atto della realtà: in questo frettoloso viaggio attraverso inchieste e statistiche è impossibile ridurre a unità o almeno comporre in un ordine tanti mondi forgiati dall'incontro della natura con la storia. Nature tra loro diverse, come le colline e le pianure paludose, le valli alpine e le coste dei mari – storie anche piú diverse, fatte di forme di sfruttamento del terreno esito di lunghi processi e di differenze interne tra le varie categorie di lavoratori della terra. Tutto questo contribuisce a metterci di fronte l'abito

[21] *Ibid.*, pp. 74-75.
[22] *Ibid.*, pp. 67-68.
[23] *Ibid.*, p. 91.

di Arlecchino di un'Italia delle campagne dove piú dei confini degli Stati preunitari erano la realtà della natura e le differenze degli assetti sociali a determinare le condizioni di vita e le relazioni fra padroni e contadini. E tuttavia, proprio le differenze della natura e della storia fanno risaltare quella specie di basso profondo che è la monotona ripetitività del menu contadino. Cosí che, per quanto ben lontano dal Trentino del dottor Lupis, sul territorio di Fiume, allora (1869) soggetto a un regio commissario ungarico, una dotta topografia naturale ci informa che «il contadino, che di rado fa uso di carne, si ciba di vegetabili, né esclude il pesce salato. La polenta di farina di formentone (Zea mais) è la vivanda principale della gente bassa tanto in campagna che in città»[24]. Era la polenta di granturco, dunque, a unire i contadini e la gente povera d'Italia: un dato unitario che gli osservatori davano per scontato mentre la loro attenzione si dirigeva piú volentieri su aspetti e caratteri dei diversi luoghi, di cui ricordi di scuola e letture di tipo umanistico selezionavano e coloravano le immagini.

Anche per questo fu la campagna romana che stimolò in modo speciale l'interesse dei viaggiatori. Furono molti, alcuni celebri come Winckelmann o Goethe, altri meno, quelli che si recarono a Roma attirati da storia e monumenti. Nacquero cosí descrizioni delle spopolate regioni dell'Agro Romano e dei relativi prodotti dell'agricoltura e della pastorizia. Ma attirati com'erano dalle memorie della grandezza antica e dal fascino dei miti e della poesia virgiliana, furono portati a confrontare quello che trovavano con le grandiose immagini concepite nella mente. La decadenza e lo squallore degli spazi urbani, la desolazione delle campagne, l'arretratezza dei costumi sono i temi che si inseguono e si sovrappongono nelle testimonianze da un capo all'altro del secolo: l'osservazione di Werner Sombart sull'aratro in uso nelle campagne – «questo ordigno che lavora la terra non ha cambiato di forma [è] il medesimo aratro con cui Enea fece lavorare i primi campi della nuova città»[25] – ripeteva senza saperlo frasi di un altro viaggiatore dei primi dell'Ottocento[26]. La realtà del latifondo domina in queste descrizioni insieme a quella di grandi spazi poco abitati. Ma fu soprattutto la zona delle paludi pontine a offrire l'occasione di osservare gli effetti della

[24] *Topografia storico-naturale, statistica e sanitaria della città e del circondario di Fiume. Strenna pel XIV Congresso dei medici e naturalisti ungheresi pubblicata a spese della città di Fiume*, Tipografia del figlio di Carlo Gerole, Vienna 1869, p. 176.

[25] W. SOMBART, *La Campagna romana. Studio economico-sociale* (1888), Loescher, Torino 1891.

[26] Karl Victor von Bonstetten nel *Voyage sur la scène des six derniers livres de l'Énéide* (1804), come ha osservato R. DE FELICE, *Aspetti e momenti della vita economica di Roma e del Lazio nei secoli XVIII e XIX*, Edizioni di Storia e Letteratura, Roma 1965, pp. 44-45.

malaria sui contadini. La lunga durata del malanno congiunta alla permanenza nel tempo dell'assetto sociale lo hanno fatto apparire come un mondo immobile[27]. Di fatto, anche se lo Stato della Chiesa aveva conosciuto nel Settecento una politica di riforme e un impegno nelle bonifiche, il problema fondamentale rimase quello di una maledizione per chi nell'estate si recava nelle grandi tenute del piano per il raccolto del grano. La minaccia mortale era l'aria stessa – la «mala aria», appunto. Erano lavoratori che affluivano da lontano in quei luoghi spinti dal bisogno a sfidare il pericolo che faceva fuggire padroni e coltivatori locali. E cosí anche nel mezzo di una dotta opera dell'esperto studioso francese Vernouillet dedicata agli aspetti economici e tecnici della produttività agricola nelle campagne romane era inevitabile una breve ma folgorante apparizione dei contadini: «Si vedono fra le bande di mietitori stranieri, sparsi in luglio nella pianura di Roma, poveri lavoranti, colti dalla febbre due o tre giorni dopo che giunsero nell'agro romano, allontanarsi dai loro compagni nel parossismo del male, e talvolta morire senza soccorso, e lungi dai loro amici»[28].

Erano le vittime di un disperato stato di necessità che li portava a vivere nelle condizioni bestiali di quei mesi estivi, dormendo all'aperto e bevendo acqua malsana, nel paesaggio inospitale di campagne dove solo qualche isolato casale offriva un punto di riferimento a quegli esseri umani, fossero i lavoratori stagionali o i pochi sorveglianti del bestiame e delle tenute[29]. Lo stato di abbandono delle campagne e di quell'umanità rarefatta (ma anche degli abitanti delle aree non a latifondo) doveva apparire a lungo qualcosa di immobile, irrimediabile, refrattario a ogni stimolo. Ci volle l'elementare buon senso dell'ispettore del Genio civile Raffaele Pareto, autore di una relazione sulla campagna di Roma del 1872, per rifiutarsi di «paragonare la coltura attuale dei prati con quella in uso all'epoca dei Romani» e ribadire che «mal si appongono coloro, i quali [...] credono siansi sempre coltivate le terre allo stesso modo»[30]. Ma questa sua relazione, tutta orientata nella direzione

[27] Cfr. M. ALTRINI, *Il mondo immobile delle paludi pontine*, in «Rivista di storia dell'agricoltura», XXXIX (1999), n. 1, pp. 87-116. Sulla sconfitta del morbo, cfr. F. M. SNOWDEN, *La conquista della malaria. Una modernizzazione italiana 1900-1962* (2006), Einaudi, Torino 2008.

[28] M. DE VERNOUILLET, *Stato attuale dell'agricoltura negli Stati Romani* (1857), «Biblioteca dell'economista», II s., «Trattati speciali», vol. II, *Agricoltura e quistioni*, L'Unione tipografico-editrice torinese, Torino-Pisa-Napoli 1875², pp. 769-70.

[29] DE FELICE, *Aspetti e momenti* cit., p. 32.

[30] R. PARETO, *Relazione sulle condizioni agrarie ed igieniche della campagna di Roma*, «Annali del Ministero di Agricoltura, Industria, Commercio», Regio stab. Lavagnino, Firenze-Genova 1872, pp. 106-7.

economicistica voluta dal ministero e dominante nell'Italia liberale, è a suo modo un documento di quanto la barriera della miseria e dell'igiene escludesse dalla visuale delle classi borghesi il popolo delle campagne. Vi troviamo informazioni su natura e colture, su regime delle piogge e delle temperature, sulle razze degli animali e sui formaggi tipici. Invece sui contadini si posa solo uno sguardo distratto nelle pagine dedicate all'igiene e alla questione della malaria: mentre intervista fattori e «capocci» di cui loda la «robustezza e bella presenza», nota «certi domestici di campagna» che invece sono «sparuti»: altri «operai» della fattoria «erano sporchi, avevano la figura quasi di ebeti e parevano di mediocrissima salute». Di loro ha saputo che «sono costretti di dormire a cielo scoperto» e che «mangiano per il piú una specie di polenta». Questo è tutto: perché la sua attenzione è attirata dalla fattoressa, una bella ragazza che ha un bambino sanissimo. Come hanno fatto a salvarsi dalla malaria? Semplice: avevano seguito regole precise. A giugno erano soliti andare «nella montagna e non ne ritornavano che a novembre». Gente di un'altra razza: una razza, quella dei fattori, «che non si alleva nell'Agro Romano all'epoca della malsania»[31]. Certo, Raffaele Pareto conosce la letteratura allora assai nutrita delle topografie sanitarie e rimpiange che non ne sia stata scritta una per quelle terre. Ma lui si occupa di cose importanti: prodotti della campagna e pascoli, robe che si vendono. I contadini non lo riguardano.

Di fatto, dalle inchieste e dagli studi che abbiamo percorso emerge un quadro di questi universi contadini delle molte province di una Italia a cavallo dell'unificazione politica che ne mostra le differenze locali, ma anche la costanza di una comune realtà di fondo: la miseria, la dipendenza dal padronato, l'incertezza del cibo e dell'abitazione. Anche nelle situazioni migliori, bastava un evento negativo – la siccità o l'eccesso di piogge, la morte del bestiame, la malattia o la morte del capofamiglia o di figli validi nel lavoro – e la rovina si abbatteva sull'unità familiare. E intanto incombevano su quei precari contesti umani tanti processi economici e politici non sempre previsti né percepiti dalle rilevazioni statistiche: due rivoluzioni economiche europee, quella agricola e quella industriale, e una mutazione politica tutta italiana, l'unificazione nazionale. Quando quelle realtà del mondo contadino si trovarono riunite nello stesso organismo statale fu la loro diversità a costituire il problema fondamentale del paese. Ci si chiede se chi dovette governarlo fu all'altezza della situazione.

[31] *Ibid.*, pp. 149-58, *passim*.

Capitolo sesto

Medici, parroci e contadini prima e dopo il Quarantotto

1. *Medici.*

«Malsania» è una realtà che assunse forme diverse nelle diverse Italie di quel secolo XIX. Ma quello che appare immediatamente evidente è il nuovo ruolo assunto dai medici come osservatori e come attori all'interno della società.

L'Ottocento è stato definito il secolo della storia; ma sarebbe piú giusto definirlo il secolo della medicina. E non solo per i grandi successi raggiunti dalla scienza medica. Certo, i progressi furono enormi: vennero sconfitte o arginate e circoscritte minacce gravissime alla salute delle collettività, dal colera alla malaria; furono compiuti passi decisivi nella lotta contro la tisi; fu scoperta la causa della febbre puerperale che falcidiava tante partorienti. Bastano nomi come quelli di Pasteur o di Koch per evocare l'avvio di un decollo destinato a non conoscere piú limiti. Ma il XIX dovrebbe essere ricordato come il secolo della medicina anche perché nacque allora l'attuale modello di società medicalizzata. Era ancora un modello gracile, la sua promessa benefica di tutela della vita era proiettata nel futuro, ma chi lo guarda da un futuro realizzato vi riconosce *in nuce* quel gigantismo di strutture sanitarie che doveva suscitare, un secolo dopo, reazioni di rifiuto e di utopico ritorno alla natura. Oggi la medicina è scienza della prevenzione, il suo campo è vastissimo e nel suo operare ha adottato di necessità quell'ottica globale che altre scienze dell'uomo come la storia faticano a fare propria. Ma pur sullo sfondo di una evoluzione lunghissima non è difficile riconoscere i caratteri speciali della svolta ottocentesca. Ne possiamo fissare l'avvio in quella fase del tardo Settecento in cui, reagendo alle periodiche crisi di mortalità epidemiche e al micidiale rapporto di causa ed effetto tra carestie ed epidemie, si concepí il disegno di una politica della salute come governo sanitario delle collettività. Com'è stato osservato, fu allora che avvenne un mutamento di fondo nello stesso significato del termine «igiene»: «Se l'igiene classica mirava a controllare e modificare il comportamento individuale, l'igiene moderna diviene pubblica, si indirizza alla collettività ed è necessariamente realizzata dalla collettività, attraverso regolamenti e legislazioni di sanità»[1]. Si era trattato di un avvio fondamentale per il successo finale nella lotta contro le epidemie. Nel secolo che si aprí sotto il segno della vaccinazione destinata a riporre tra i relitti del passato la minaccia terribile del vaiolo – il male che aveva sterminato le popolazioni americane –, le scoperte della medicina come scienza dovevano toccare altre vette, ponendo le basi per una vera e propria tutela della vita umana (di ogni vita) come il primo e fondamentale bene collettivo. E il contributo essenziale di quel secolo fu caratterizzato appunto dalla scoperta di quella componente fino ad allora sconosciuta e da allora in poi decisiva delle cure mediche, l'igiene, la quale però fu molto piú di una provincia della medicina: anzi, sarebbe piú giusto definire la medicina nella sua versione moderna una provincia dell'igiene. Sarebbe miope presunzione corporativa vedere nella svolta ottocentesca una sommatoria di acquisizioni medicali. Se Joseph Lister è ricordato per aver introdotto la disinfezione nelle sale operatorie e se grazie a Pasteur le partorienti non muoiono piú per l'infezione veicolata dalle mani di medici, è perché al di là del genio individuale operò allora nelle menti piú attente e lungimiranti lo stimolo a vedere nell'ambiente una minaccia speciale: quella dello sporco. Era l'esito di un processo che si era avviato nel Settecento illuminista, quando si era compiuta la frattura decisiva col passato nell'atto stesso con cui si era sottoposta la realtà ai lumi della ragione. Il mondo umano cominciò allora ad apparire come una realtà irrazionale, disordinata e confusa, bisognosa di riforme. Ne abbiamo colta qualche eco nei testi dei relatori dell'inchiesta murattiana là dove si percepisce la reazione di estraneità e di disgusto davanti al «succido» dei contadini del Regno di Napoli.

Come abbiamo visto, tra Settecento e Ottocento si incontrano sempre piú numerose le figure di medici come testimoni delle condizioni dei contadini. L'opera di studio e di intervento nella realtà delle classi popolari delle campagne attestata nei loro scritti li fa emergere come dei protagonisti a fronte delle altre due categorie sociali dominanti in quel contesto: i proprietari terrieri e il clero. Furono i medici, passati attraverso una formazione universitaria che li apriva a un sapere scientifico europeo, a portare nelle campagne osservatori e attori dotati di strumenti fino ad allora assenti da quegli scenari.

Parliamo di medici e specialmente di medici condotti: la loro presenza nella società era il risultato di una lunga vicenda, in cui l'an-

[1] B. FANTINI, *La storia delle epidemie, le politiche sanitarie e la sfida delle malattie emergenti*, in «L'Idomeneo», 2014, n. 17, p. 10.

tico si intrecciava col nuovo. Le città italiane vantavano una lunga tradizione di lotta contro la minaccia delle epidemie di peste. Fin dalla «peste nera» del 1348 i poteri pubblici dei piccoli Stati della penisola – specialmente nell'Italia centro-settentrionale – si erano impegnati nel combattere il flagello. Era stato messo in atto nel corso del tempo un argine contro la terribile minaccia: un sistema di misure preventive, orientato sostanzialmente a tutela delle città. Col tempo anche i centri minori erano stati dotati di medici «condotti», cioè stipendiati dai poteri centrali o da quelli locali, come si è già ricordato e come si vedrà piú approfonditamente in seguito. E toccò proprio a loro prendere l'iniziativa nella mutata realtà dell'Ottocento. Ce lo mostrano non solo i contributi scientifici usciti sui diversi organi di stampa di cui la loro categoria professionale si venne dotando nel corso del secolo XIX, ma prima ancora l'impegno concreto che vennero svolgendo in mezzo alle popolazioni. Fu qui che si sviluppò l'attenzione crescente della cultura sanitaria ai temi dell'acqua e dell'aria sotto l'angolatura generale dell'igiene pubblica. Non si trattò di un fenomeno limitato a città e Stati italiani, ma di una svolta generale della cultura sanitaria e politica europea. Si passò dalla ricerca delle difese per la salute individuale e contingente all'assunzione da parte dei medici e dei poteri pubblici di una precisa responsabilità nei confronti delle collettività. Grazie ai medici l'attenzione si venne concentrando sui fattori delle malattie e sulle cause delle morti precoci di bambini o dell'alta mortalità di adulti. E furono i medici a segnalare il rapporto causale tra malattia e povertà: era la carenza dei mezzi per vivere – cibo, riposo, igiene personale e ambientale, aria pura, acqua potabile – che precipitava singoli e comunità nelle spire dei malanni. Quelli su cui si concentrò l'attenzione furono i veicoli di affezioni epidemiche: l'aria e l'acqua in primo luogo. Acque stagnanti e miasmi atmosferici, appaiono all'alba del secolo XIX come i nemici principali della salute, lo abbiamo visto, e specialmente nei climi caldi:

> Di qui ne viene lo snervamento della macchina, di qui le malattie di languore, e specialmente l'epidemie, i contagi, la peste [...] tutte provenienti da una indiretta, e spesso irreparabile debolezza indotta nei nervi e nelle fibre dallo stimolo continuato e forte, non solo del calorico, quant'ancòra de' miasmi pestilenziali, che ordinariamente provengono delle putride fermentazioni.

Cosí scriveva un medico toscano nel 1810, in una delle prime topografie mediche che videro la luce in quel secolo[2].

[2] A. BANTI, *Topografia fisico-medica ovvero osservazioni varie sull'arie, acque, venti, e malattie endemiche di tutto il Valdarno inferiore*..., Firenze, presso Molini, Landi e comp., 1810, p. 4. (Ringrazio il prof. Alberto Malvolti per avermi segnalato e fatto consultare questo testo).

Partendo da queste premesse tipiche della cultura sanitaria del secolo precedente si giunse a porre sempre piú l'accento sul pericolo rappresentato dalle acque stagnanti e dalle materie putrescenti, cioè sulla questione dell'igiene. E intanto, come già ricordato, veniva vinta la battaglia storica nella lotta contro il vaiolo, prima con l'inoculazione preventiva e poi con la vaccinazione. Si trattò di un successo che richiese del tempo per diventare una prassi collettiva: in questo come in altri casi la diffusione delle scoperte degli scienziati dovette fare i conti con la lentezza della penetrazione di novità nel campo della salute a causa della resistenza di pratiche tradizionali. Ma intanto fu proprio l'indirizzo della prevenzione e della tutela dell'igiene che si venne affermando. E i dibattiti e gli orientamenti circolanti nella cultura europea trovarono amplificazione nella cultura dei medici operanti negli Stati italiani.

Lo sfondo dell'epoca nella vita delle società europee è quello dominato dalle innovazioni della Rivoluzione industriale e di quella agraria. Nell'età della Restaurazione, mentre la ventata di innovazioni politiche e giuridiche apportate dalla Rivoluzione francese e tradotte in norme legislative dall'impero napoleonico si bloccava per la sconfitta di Napoleone, non conosceva soste, invece, la trasformazione economica e sociale. E anche nella società italiana, come vedremo, se ne avvertivano le conseguenze. La povertà cambiava aspetto e con la povertà andavano di pari passo le malattie. Se le epidemie di peste si allontanavano, si affacciavano altre forme di malanni diffusi su larga scala.

Naturalmente non basta registrare gli orientamenti generali dell'epoca per cogliere le origini e il carattere specifico dell'impegno speciale dei medici dell'Ottocento italiano nei confronti dei problemi del mondo delle classi subalterne. Se andiamo a ricercarne non tanto le prime forme di organizzazione materiale quanto l'orientamento a indagare le radici sociali delle malattie, dobbiamo risalire indietro nel tempo per vederne affiorare la radice profonda. Come si è visto, con Bernardino Ramazzini si era avuta la nascita di una attenzione della medicina per il rapporto tra la salute e il lavoro umano. Quello che ne era risultato aveva raggiunto i centri ospedalieri delle città, ma era stato importante anche per i medici che operavano nei piccoli centri e nelle campagne: presenze abituali, su cui si avviava a sovrintendere la formazione di una serie di istituzioni e organi di controllo. L'assetto degli Stati moderni richiedeva la loro opera in funzione di una prevenzione adeguata contro le minacce di epidemie. Fu questa una tendenza generale nell'evoluzione della politica come scienza del governo della società.

Se ne ebbe un esempio significativo nel corso del Settecento nelle terre dell'Impero, dove la diffusione della figura del medico provinciale si era affermata in conseguenza del trionfo di una precisa proposta: quella avanzata da Johann Peter Frank (1745-1821), nel suo famoso *Sistema completo di polizia medica*[3]. Fu dalla sua cattedra di Pavia che il medico tedesco portò avanti la proposta della «polizia medica», cioè della creazione di un sistema di regole e di istituzioni sanitarie in grado di sorvegliare e migliorare lo stato di salute della popolazione. Il medico diventava cosí un magistrato responsabile dell'elaborazione e del controllo di precise norme sociali necessarie per combattere le malattie. Il *Sistema* di Frank fu tradotto in italiano e riscosse grande successo. Ma di lui bisogna ricordare in particolare, nel contesto di questa ricerca, una sua prolusione pavese del 1790. Frank la dedicò a quella che definí la madre di tutte le malattie: la miseria (*De populorum miseria morborum genitrice*). Una tesi anticipatrice di convinzioni in seguito sempre piú radicate nella cultura dei medici. In quella occasione Frank si rifece con la memoria alle sue esperienze in terra tedesca. Nel principato di Spira, le relazioni delle ostetriche su aborti e nascite premature gli avevano mostrato un andamento statistico assai irregolare: in certi distretti l'incidenza annua dei casi era di molto superiore rispetto ad altri. Dall'analisi del contesto era emerso che la causa del fenomeno risiedeva nelle condizioni miserabili create dal sistema della servitú della gleba. Nelle famiglie contadine il marito, obbligato a curare la parte padronale della terra, lasciava di fatto alla moglie non solo la cura della casa e dei figli, ma anche quella dei lavori agricoli nella parte di sua pertinenza. Dalla fatica e dalla cattiva nutrizione delle donne gestanti derivava una condizione di fragilità che le portava spesso all'aborto: il seme gettato sul suolo esausto dell'utero materno non metteva radici. La descrizione del percorso del seme è una pagina dagli echi lucreziani. Qui lo sguardo del medico si concentra pieno di compassione sull'essere in formazione: un essere che, se riuscirà a nascere, lo farà nelle mani di una rustica e ignorante mammana, non troverà latte sufficiente nel seno di una madre consumata dalla fatica e crescerà male e stentatamente perché costretto dai genitori, ancora in età infantile, a fatiche superiori alle sue forze. Il corpo umano è una macchina, scrisse Frank: come tale è destinato a rompersi se le sostanze consumate dalla fatica non sono re-

[3] Il *System einer vollständigen medicinischen Polizey* (1784) fu quasi immediatamente tradotto in italiano: *Sistema compiuto di polizia medica*, vol. I, in Milano 1786; ed ebbe una nuova edizione con il titolo *Sistema completo di polizia medica* ancora a Milano, presso Pirotta e Maspero nel 1807.

staurate da sufficiente quantità e qualità di nutrimento. Cosí lo attenderà un ospedale dove sarà in agguato il contagio, insieme alla crudele trascuratezza destinata ai poveri[4]. Era da ciò che derivava l'alta percentuale di morti, superiore alla media generale, che si registrava negli ospedali.

Su quel mondo miserabile delle campagne, dominato dall'intreccio nefasto di povertà e malattia, si preparava cosí l'avanzata di questo nuovo e diverso tipo di intellettuale che fu il medico. È lui che comincia a occuparsi della salute dei corpi e dei bisogni materiali delle persone. Nel nome di Bernardino Ramazzini e dietro l'insegnamento di Johann Peter Frank si fece avanti una cultura medica che guardava finalmente al mondo del lavoro e alle minacce alla salute e alla vita delle persone recate dalla fatica e dalla miseria.

Dall'alto di una posizione di rispetto conquistata nel secolo precedente non solo dalla medicina «fisica» ma anche dalla chirurgia, dalla veterinaria e dall'ostetricia, la figura del medico entrava cosí in conflitto coi ciarlatani e i venditori di "segreti", coi guaritori del folklore, coi maghi e le streghe. Era una battaglia dagli esiti incerti nell'immediato ma a cui si prevedeva una vittoria indiscutibile. Ma c'era un altro conflitto, indiretto e latente, quello col clero delle parrocchie. Ai parroci le regole canoniche avevano interdetto la cura dei corpi lasciando tuttavia aperta la pratica dell'esorcismo. Restavano però pur sempre i mediatori indispensabili per avere accesso alle coscienze e alle conoscenze sociali, specialmente nelle campagne.

In una prima fase storica della realtà italiana, nel mondo delle campagne aveva dominato l'autorità della Chiesa cattolica, unica titolare della guida morale e disciplinare del popolo. Il medico era rimasto a lungo in una posizione subalterna, di collaboratore del parroco. Ma nel mutato clima delle riforme settecentesche e ancor piú in quello dell'età rivoluzionaria e napoleonica il rapporto si venne modificando. Fu allora, ad esempio, che il dottor Giacomo Barzellotti si dedicò a comporre istruzioni mediche destinate ai parroci di campagna al fine di aiutarli a consigliare e curare i loro fedeli. Nato sull'Amiata nel 1768 e diventato professore di Medicina legale a Pisa, Barzellotti si occupò di temi che, come si è visto, dovevano riscuotere un vivo interesse e avere un seguito generale nella cultura sanitaria del secolo XIX:

[4] Il testo latino della prolusione fu tradotto in inglese e pubblicato: «*The People's Misery. Mother of Diseases*»: *Johann Peter Frank* (1790), in «Bulletin of the History of Medicine», IX (1941), n. 5, a cura di H. Sigerist (cfr. un estratto della prolusione sul portale «The Social Medicine Portal»).

lo studio delle epidemie e l'attenzione alla «polizia di sanità», che era nella sostanza l'attenzione all'igiene come metodica «per evitare i contagi»[5]. L'opera evocava fin dal titolo l'impostazione di Johann Peter Frank. Nel nuovo contesto del primo Ottocento il dottor Barzellotti concepí il disegno di una possibile collaborazione tra la scienza medica e l'opera del clero ai fini del progresso morale e sociale del popolo. Una sua opera in due volumi fu intitolata significativamente *Il parroco istruito nella medicina per utilità spirituale e temporale dei suoi popolani*[6]. Fu uno dei primi segni di quanto fosse cambiato il rapporto tra parroci e medici dai tempi in cui il dovere del medico era stato quello di accertarsi se il malato avesse o no fatto una regolare confessione sacramentale dei suoi peccati. Quella norma, espressione di un'epoca in cui la salvezza dell'anima veniva prima di quella del corpo e il pericolo della peste reale era meno importante dell'eresia, la peste della fede, aveva lungamente legato le mani ai medici. Allora il dottore poteva accostarsi al letto del malato in ospedale solo se, e dopo che, il ricoverato si fosse confessato davanti al sacerdote. Ora, invece, le parti si erano rovesciate: era il medico che si rivolgeva al parroco per offrirgli le sue conoscenze e per proporgli un'alleanza nella lotta contro la malattia e la morte. Si apriva qui una fase nuova delle relazioni tra due categorie di intellettuali: la questione, da allora in poi, fu chi dovesse essere il titolare della fiducia delle classi popolari.

Ma ci sono altri aspetti caratteristici nuovi che trovarono espressione nell'opera del dottor Giacomo Barzellotti: gli studi da lui dedicati alla ricognizione delle acque della sua Toscana precorsero una delle preoccupazioni destinate a dominare nella lotta contro i veicoli di contagio[7]. Nel corso di una lunga vita, Barzellotti fece in tempo a partecipare al primo Congresso degli scienziati italiani che si svolse nel 1839 nella sua Pisa. In quella occasione distribuí personalmente ai convenuti copie di uno scritto che fu il suo testamento umano, ma anche l'espressione di una coscienza professionale e di un senso della responsabilità del medico diffusi ormai largamente

[5] *Polizia di sanità per evitare i contagj, e distruggerli conservare la vita, la salute, e gl'interessi dei popoli e delle nazioni di Giacomo Barzellotti*, Siena, nella stamperia di Onorato Porri, 1806. Cfr. D. CELESTINO, *Barzellotti, Giacomo*, in *DBI*, vol. VII (1970), *ad vocem*.

[6] G. BARZELLOTTI, *Il parroco istruito nella medicina per utilità spirituale e temporale dei suoi popolani*, Pisa, presso Ranieri Prosperi, 1818; cui si aggiunse lo scritto *Il parroco illuminato sulla medicina di Le-Roy. Dialogo*, Pisa 1826.

[7] Sul medico condotto nell'Italia dell'Ottocento e su questa letteratura di inizio secolo è fondamentale il saggio di A. FORTI MESSINA, *I medici condotti e la professione del medico nell'Ottocento*, in «Società e Storia», VII (1984), n. 23, pp. 101-61, in particolare alle pp. 114-15.

nella sua corporazione. Aveva un titolo eloquente: *Dell'influenza della povertà sulle malattie epidemiche e contagiose, come di queste su quella, dell'importanza di migliorare le condizioni igieniche dei poveri onde togliere l'influsso reciproco e rassicurare la pubblica e privata salute dalla ricorrenza di questi morbi nella gran penisola*[8]. Povertà e malattia, povertà e igiene. La corrispondenza biunivoca tra questi fattori era per Barzellotti un dato indiscutibile: era da questa certezza che nascevano le sue proposte. Secondo lui, per impedire la diffusione delle malattie bisognava garantire acqua potabile e cibi sostanziosi ai poveri, dunque anche ai contadini; e si dovevano assistere i bambini durante la crescita con l'apertura di asili.

Tra chi lo ascoltava, in mezzo ai medici riuniti in quel primo Congresso degli scienziati italiani ce ne fu uno che veniva da Napoli e che sulla povertà e sull'igiene delle classi popolari della sua terra aveva scritto un'opera imponente: il dottor Salvatore De Renzi (1800-1872). Fu lui che nell'età della Restaurazione riprese lo strumento dell'inchiesta per fare luce sulle condizioni del popolo del Regno di Napoli. Il precedente della cultura illuministica e quello della statistica murattiana trovarono in lui un consapevole e importante continuatore. Autore di studi e opere dal grande disegno sistematico e divulgativo, mostrò coi fatti quanto fosse persuaso della missione del medico nell'operare per il progresso dell'umanità. Uomo di scienza, l'avellinese De Renzi aveva trovato in Giambattista Vico l'autore e il modello intellettuale piú amato. Ne trasse l'impulso a comporre una vasta *Storia della medicina in Italia* in cinque volumi, dove volle dimostrare che dallo studio storico dell'evoluzione del sapere scientifico si poteva ricavare una scienza universale del progresso umano[9]. Le sue convinzioni lo spinsero a impegnarsi nella lotta politica su posizioni liberali guadagnandone l'ostilità di un regime borbonico determinato a mantenere la popolazione nell'ignoranza e nell'acquiescenza al potere. Cosí Salvatore De Renzi doveva trovare l'affermazione e il successo nel movimento per l'Unità e nel nuovo Stato unitario.

Nel corso della sua vasta opera di storico della medicina e di scienziato fu impegnato nel favorire la diffusione della vaccinazione. Ma qui è sulla sua imponente *Topografia e statistica medica*

[8] Pubblicato a Pisa nel 1839. Barzellotti fece in tempo a distribuire il fascicolo nel corso della quinta adunanza della sezione di medicina, il 10 ottobre 1839, un mese prima della sua morte (cfr. *Atti della prima riunione degli scienziati italiani tenuta in Pisa nell'ottobre del 1839*, Tipografia Nistri, Pisa 1840[2], p. 258).

[9] Pubblicata a Napoli tra 1845 e il 1848; e cfr. V. CAPPELLETTI e F. DI TROCCHIO, *De Renzi, Salvatore*, in *DBI*, vol. XXXIX (1991), *ad vocem*.

del Regno di Napoli che dobbiamo richiamare l'attenzione[10]. Tra le cause delle affezioni e dei problemi di salute degli abitanti del Regno, secondo De Renzi, c'erano soprattutto le condizioni di aereazione e di clima. E questo a ulteriore riprova di quanto il tema settecentesco della salubrità dell'aria avesse conquistato l'attenzione dei medici. L'antico paradigma miasmatico faceva ancora capolino nella spiegazione delle epidemie e del contagio. Era anzi cosí forte e diffuso nella cultura sanitaria della Napoli borbonica da dominare le preoccupazioni di quegli studiosi che si dedicarono alle iniziative di risanamento della città e dare impulso all'opera degli intendenti del Regno: tale fu il dottor Domenico Minichini, autore di *Istituzioni d'igiene* (1822), dove si professò seguace delle teorie dell'allora celebre medico scozzese John Brown, e inventore di uno speciale strumento a cui dette il nome di «Eudiometro» per misurare la salubrità dell'aria[11].

Ma fu proprio De Renzi a sottoporre a critica il concetto di «miasma» in uno studio sulle cause di malattie a larga diffusione, come malaria, colera e altre affezioni per le quali ipotizzò una trasmissione da parte di un agente patogeno specifico[12]. Da lí mosse per allargare l'attenzione alle condizioni di vita che stavano all'origine delle malattie nel Regno: ne nacque la vasta opera in tre volumi intitolata in prima edizione *Osservazioni sulla topografia medica del Regno di Napoli*[13]. La ricchezza straordinaria della ricerca risiede nell'attenzione ai concreti modi di abitare, di alimentarsi e di vivere delle popolazioni che erano state al centro della *«Statistica»* murattiana. Sotto gli occhi del lettore scorrono panorami di tipi di case: di pietra o di tufo nel Napoletano, di paglia su basi di terra nella Capitanata, e case di «terraloto» («ossia di una certa creta nericcia, tegnente, impura, ed infarcita di pietruzze») in Calabria – «non può concepirsi l'improprietà di tali meschine capanne», commentò l'autore[14]. Ma accanto all'aria c'erano altre due componenti care a questa medicina sociale: acqua e alimentazione. Trattando di quest'ultima, De Renzi si

[10] La prima edizione è del 1838.

[11] Cfr. R. SALVEMINI, *La «salubrità dell'aria». Pulizia, polizia, salute nella Napoli di ancien régime*, in I. ZILLI (a cura di), *La natura e la città. Per una storia ambientale di Napoli fra '800 e '900*, Edizioni Scientifiche Italiane, Napoli 2004, pp. 69-107, in particolare pp. 95-97.

[12] S. DE RENZI, *Miasmi paludosi e luoghi del Regno di Napoli dove si sviluppano*, Napoli, dalla tipogr. Vara, 1826. Sulla fortuna del paradigma miasmatico, si rinvia a C. M. CIPOLLA, *Miasmi e umori*, il Mulino, Bologna 1989.

[13] Pubblicata a Napoli tra il 1828 e il 1830.

[14] S. DE RENZI, *Topografia e statistica medica della città di Napoli con alcune considerazioni sul Regno intero, ossia guida medica per la città di Napoli e pel Regno*, Napoli, dai torchi del Filiatre-Sebezio, 1845[4], p. 136.

soffermava sul modo di cucinare le vivande, e parlando di carne non dimenticava di far presente che «le carni [...] nel nostro regno non sono comuni a tutte le classi. Esse formano il cibo delle persone agiate, e rare volte ne mangia l'agricoltore e l'artigiano che ha piú bisogno di alimenti»[15].

Ma la divisione di classe pesa anche per il pane: la relazione di De Renzi si sofferma sulla differenza tra chi mangia quello bianco di ottima qualità e chi si deve contentare di quello di «granone», oppure si accosta al grano solo quando gli si offre quello di poco prezzo perché alterato dall'umidità dei pozzi dove lo si conserva in Puglia. Anche qui dunque il posto del pane nell'alimentazione contadina risulta nello stesso tempo centrale e problematico. Un problema di lunga durata, se ancora nel secondo dopoguerra mondiale del secolo XX un gruppo di lavoratori scriveva che «il pane di grano era un lusso che pochi si potevano permettere»[16].

Quanto all'acqua, qui l'attenzione dell'autore si faceva particolarmente viva. In una regione che produceva vini robusti e desiderati era l'acqua che costituiva la bevanda di gran lunga piú diffusa. Era anche l'essenza naturale necessaria per l'igiene. Ma non era facile procurarsela. Nella disponibilità di acqua si riscontravano grandi differenze. Spesso erano dovute ai luoghi: in molti paesi, racconta De Renzi, gli abitanti sono costretti ad attingerla da laghi e paludi. E si tratta per lo piú di acque «disgustose, puzzolenti e nocive». Un gravissimo problema, tanto che l'autore non esitava a implorare «le paterne sollecitudini del nostro savio Governo»[17]. Il problema dell'acqua era dovunque di primaria importanza: nell'area che faceva capo a Napoli, «eccetto pochi altri luoghi che hanno sorgive, tutto il rimanente della provincia beve acque piovane e salmastre, e nelle stagioni secche putride e guaste». In Terra di Lavoro si beve acqua di pozzo, come dire acqua stagnante perché si trova a pochi palmi dalla superficie e cosí risulta inquinata da una infinita quantità di insetti «che spesso in essa muoiono e si corrompono»[18]. Grave la situazione per altri motivi in quella che gli antichi avevano definito la Puglia assetata («Apulia siticulosa»): le terre della Capitanata, di Terra d'Otranto, della zona di Bari, tutti luoghi dove i viaggiatori «son costretti andar provveduti di acqua per non morir della sete. Tutto è arido per quelle nude in-

[15] *Ibid.*, p. 145.

[16] Citazione dalla lettera indirizzata al professor Alberto Caracciolo da un gruppo di lavoratori, in CARACCIOLO, *Il movimento contadino nel Lazio* cit., p. 56.

[17] DE RENZI, *Topografia e statistica medica* cit., p. 160.

[18] *Ibid.*, p. 161.

fuocate campagne»[19]. Drammatica la condizione dei lavoratori che si spostano verso le pianure per la raccolta del grano:

> massa di gente, esposta a' cocenti raggi del sole in quelle campagne prive di alberi, costretta a dormire la mattina co' cenci molli di rugiada, defatigata nel corso del dí per la messe, nutrita di pan di solima [cioè fatto di grano guasto, fermentato] appena talora cotto nell'acqua e condito di semplice olio e sale, non avendo altra bevanda che calda e corrotta acqua salmastra, e spesso anche scarsa[20].

Da qui le malattie che i lavoratori riportavano alle case loro a fine stagione: e ne conseguiva spesso «la desolazione e la morte».

Quanto alla città di Napoli, accanto ai gravi dati negativi che riguardano le abitazioni, spesso senza luce né apertura all'aria, si conferma il problema della disponibilità di acqua: nonostante le molte sorgenti di acque «medicinali», almeno un terzo della popolazione «beve putride acque raccolte dalle piogge ed un altro terzo le beve guaste per malintesa domestica architettura» di serbatoi scavati nel tufo. Era una delle cause dei tanti malanni «che rendono – scriveva De Renzi – troppo penoso il breve cammino di nostra misera vita»[21]. E da qui risaliva alla questione piú generale, l'igiene, un tema a cui è specialmente dedicato il capitolo sui malanni degli abitanti di Napoli.

La malattia che vi era piú diffusa era la tisi: questa osservazione la ricavava da informazioni dei migliori esperti di pratica medica ma prima e piú ancora da quel che gli risultava «come il frutto della esperienza e de' fatti». Da qui desumeva gli aspetti relativi all'igiene degli abitanti della città di Napoli[22]. E la città stessa gli appariva come la causa principale delle malattie dei suoi cittadini: «strettezza delle strade ed ammassamento degli edifizi della parte bassa» erano le ragioni che avrebbero dovuto «indurre le famiglie ad andarsene da lí». Ma sapeva bene che non tutti ne avevano la possibilità. Bisognava dunque sperare che il tempo aiutasse a «riparare tanto male». Nel progresso De Renzi riponeva una grande fiducia: i «dí nostri» gli apparivano «prosperevoli per gentilezza, civiltà, modi umanissimi e calda voglia di progredire». Né l'elenco delle epidemie del passato e delle tragedie storiche della città coi suoi ospedali degli incurabili e le tante tracce di mali antichi furono per lui – che pure li censí con grande esibizione di erudizione storica – motivo sufficiente

[19] *Ibid.*, p. 162.
[20] *Ibid.*, p. 164.
[21] *Ibid.*, p. 303.
[22] *Ibid.*, pp. 337-43.

per diffidare del futuro. La sua fiducia nel progresso si legava a concrete proposte di interventi. Non aveva niente a che spartire con lo spiritualismo ottimista di Terenzio Mamiani, l'esaltatore delle «magnifiche sorti e progressive» dell'umanità che Giacomo Leopardi affacciandosi sulla Napoli di De Renzi dall'arida schiena del Vesuvio prese di mira nella *Ginestra*. La sua era «voglia di progredire» che spingeva lo scienziato a studiare la realtà sociale del suo tempo e a documentarne le malattie. In questo il dottor De Renzi non si sentiva solo. Proprio in quegli anni toccò alla sua corporazione trovare le forme di una intesa unitaria che permise loro di anticipare l'unità stessa dell'Italia come nazione: quel primo Congresso degli scienziati italiani, a Pisa nel 1839, ne fu una manifestazione importante, e tra i relatori piú attesi e ascoltati vi fu il dottor Salvatore De Renzi.

Proprio dalle carte di quel convegno emerge una convinzione generale: erano le condizioni igieniche che dovevano essere migliorate; e dunque era necessario studiare la situazione di vita reale delle popolazioni. Questa la convinzione diffusa tra i medici presenti a quelle adunanze dell'ottobre 1839. La scienza vi era concepita come complesso delle «discipline naturali», cioè di quei saperi che, come disse nella sua relazione il professor Filippo Corridi, segretario generale dell'assemblea, avevano per loro fine «quello di far tesoro dei fatti per trarne poi conseguenze profittevoli alle arti»[23]. Una parola che risuonò spesso nel congresso fu «statistica». Il dottor Giovanni Dini di Pistoia vi presentò un saggio manoscritto *Sulle febbri endemiche della Maremma toscana per servire di proemio alla Statistica medica di quella provincia*[24]. Ma l'intervento piú autorevole fu quello del suo collega milanese Giuseppe Ferrario (1802-1870). La sua «memoria», letta il 7 ottobre, voleva dimostrare la necessità di una «statistica patologica, terapeutica e clinica»[25]. Convinto dell'importanza di un simile strumento, di cui personalmente aveva fornito un campione per Milano, Ferrario sostenne che era la cultura italiana ad aver inventato la statistica: e per questo citò lontani precedenti del Seicento e fece il nome di Melchiorre Gioia. Dallo scritto *Scien-*

[23] *Atti della prima riunione* cit., pp. III-IV.

[24] *Ibid.*, p. 222.

[25] *Ibid.*, p. 197. La «memoria» fu pubblicata: G. FERRARIO, *Ragionamenti sull'utilità e necessità della statistica patologica, terapeutica e clinica. Pensamenti sull'istituzione pubblica di una statistica clinica, nazionale e magistrale consentanea alla filosofia medica del secolo* XIX, Società degli Editori degli Annali Universali delle Scienze e dell'Industria, Milano 1839. A quella data Ferrario aveva già pubblicato la sua *Statistica medica di Milano dal secolo* XV *fino ai giorni nostri* (1838). Cfr. per le sue numerose pubblicazioni M. CRESPI, *Ferrario, Giuseppe*, in *DBI*, vol. XLVI (1996), *ad vocem*.

za della prosperità fisica delle nazioni (1802) del milanese Vincenzo Rachetti volle leggere la descrizione di come dovevano essere statistica sanitaria e topografia medica. È un passo interessante, anche perché descrive un modello destinato a essere seguito da altri medici nel corso del secolo:

> Cognizione precisa del *clima*, dell'*aria*, del *suolo*, dell'*acqua*, della *popolazione*, delle *sue risorse*, de' *mezzi di sussistenza* e della *particolare specie di fatica*, che in procurarseli sostiene consuetamente il povero; de' *vizj* [...], degli *ordinarj delitti* [...]; de' *suicidj* [...]; del numero de' *matrimonj*, delle *fecondazioni*, *nascite* e *morti annuali*; degli *spedali* finalmente, delle *prigioni*, degli *orfanotrofj*, di *quanto insomma può aver relazione col grande argomento del benessere fisico d'uno Stato*[26].

Lo Stato che il dottor Ferrario aveva in mente era quello italiano del futuro. A suo avviso bisognava istituire una statistica nazionale, cioè estesa a tutta l'Italia – una nazione ancora politicamente inesistente, ma presente e viva nei progetti e nelle proposte di quegli scienziati che si erano definiti appunto «italiani». Dunque, prima ancora che l'Italia esistesse come realtà politica, la cultura dei medici aveva ben chiaro in mente il compito che le spettava nella ricerca dei mali della popolazione e nel modo di combatterli. La proposta della statistica nasceva da una grande fiducia nel progresso come inevitabile conseguenza della scienza applicata al governo delle masse umane. Una scienza fisico-morale: cosí Giuseppe Ferrario definiva la sua concezione del metodo per ottenere infallibilmente l'allungamento della vita umana. Aveva argomenti solidi a suo favore: se dal Cinquecento all'Ottocento la durata media dell'esistenza era passata da ventuno a trentanove anni (dati ripresi da un campione di Ginevra), quali risultati si potevano ottenere ricorrendo in modo collettivo e sistematico a quel «metodo di progresso» e applicandolo a tutta l'Italia? Il medico milanese, cultore della gloriosa tradizione della sua città natale nel campo degli ospedali e delle istituzioni caritative, fu un convinto sostenitore di una concezione del progresso come frutto necessario di una scienza medica padrona del «*piú gran novero di verità positive*»[27].

Le «verità positive» erano la nuova fede scientifica che splendeva all'orizzonte della medicina e che solo a fatica poteva conciliarsi con l'antica religione. Lo si nota quando si concentra l'attenzione sull'area piú ricca e fertile, quella della Lombardia

[26] FERRARIO, *Ragionamenti sull'utilità* cit., pp. 18-19 (corsivi nell'originale).

[27] *Ibid.*, p. 23 (corsivo nell'originale). Sulle istituzioni milanesi di assistenza e di carità, cfr. ID., *Topografia storica di Milano ossia prospetto delle cose principali che costituiscono la rinomanza, il lustro ed il benessere della metropoli milanese*, Milano, tipografia di Carlo Tinelli [poi Gius. Bernardoni], 1844-46.

padana. Un ambiente non certo privo di problemi, anche se è facile immaginare che qui i problemi fossero diversi ma non per questo piú trascurabili rispetto a quelli delle aree meridionali o della Toscana: al contrario. Se ne ha conferma da Carlo Nardi, un giovane medico dell'Ospedale Maggiore di Milano, addetto all'infermeria di San Giuseppe e Lazzaro. Era lí che in base a una disposizione governativa a partire dal 1827 potevano recarsi per cure le persone afflitte da quella che Nardi diagnosticò come «sinoca», o dermatite da insolazione. Si trattava di «poveri contadini esposti tutto il giorno ai cocenti raggi del sole», a cui tra gli altri sintomi si arrossava la pelle delle mani fino a staccarsi[28]. I pazienti venivano curati con immersioni in vasche di acqua fresca.

A distanza di qualche anno ma sempre sulla base dell'esperienza fatta in ospedale il dottor Nardi dedicò un libro all'esame della malattia che adesso aveva assunto anche per lui il suo nome piú noto: pellagra. Vedremo piú avanti come questo libro si inserisse nel vasto dibattito ormai in atto in materia. Ma intanto va sottolineata l'indicazione dei lettori ai quali l'autore intendeva rivolgersi. L'opera era dedicata «Alla diligenza de' medici, alla carità de' parrochi, alla filantropia de' possidenti»[29]: tre categorie destinate a vedersi a lungo associate da parte di chi voleva cambiare in meglio la durissima realtà del mondo contadino.

La scrupolosa documentazione profusa nel libro dall'autore non fu limitata ai dati clinici dei pazienti: si estese alle loro condizioni sociali. Ecco che cosa poteva dire di quello che mangiavano:

> Sappiamo che il vitto de' nostri poveri contadini è di sole sostanze vegetabili, ed in genere assai scarsamente. Di mille e trecentoventicinque individui venuti nelle estati degli anni 1832, 33 e 34 a questo spedale per prendere i bagni, nessuno poteva far uso di carne per due sole volte nell'anno, e cosí bere vino. Tutti si nutrivano di sostanze vegetabili in dose misurata, ed anzi scarsa per la maggior parte. La zuppa di pane di pretto frumentone era condita per dodici e piú persone con una o due once di lardo, e sono i meno miserabili, e passano per persone comode quelle che possono mangiarla cosí. La minestra fatta di erbe e legumi si condisce con un poco di olio di ravizzone. La minestra è molto se si puole farla una volta per settimana. Pochissimi possono usare qualche volta del riso. Tutti bevono sempre acqua pura[30].

[28] C. NARDI, *Ricerche sopra la sede della sinoca, e sul miglior modo di curarla*, in «Annali Universali di Medicina», XLIX (1829), n. 146, pp. 225-65.

[29] ID., *Delle cause e cura della pellagra e del modo di estirparla da queste contrade. Opera critica-analitica... diretta ai medici condotti, ai parrochi ed ai possidenti*, Milano, coi tipi di Paolo Andrea Molina, 1836, p. XI (sull'opera nell'ambito della generale discussione dell'epoca intorno alla coltivazione del mais si sofferma G. COPPOLA, *Il mais nell'economia agricola lombarda, dal secolo XVII all'Unità*, il Mulino, Bologna 1979).

[30] NARDI, *Delle cause e cura della pellagra* cit., pp. 151-52.

Di quel loro cibo il dottor Nardi aveva voluto assaggiare qualche boccone:

> I nostri contadini non vivono che di frumentone [...] consumato sotto forma di pane. I pani [...] sono sempre grossi e rotondi [...] mai arrivano ad acquistar nel centro grado leggiere di cottura [...] È osservazione de' contadini che essendo il pane acido se ne mangia di meno [...] Ho mangiato alcuni bocconi della parte interna di detti pani, e ne ho subito provato bruciore di stomaco[31].

L'estrema povertà del cibo si sommava, anche qui, alle miserrime condizioni delle loro abitazioni:

> Le case sono pressoché tutte di un solo piano. In molte delle stesse i pavimenti sono di terra. La stalla dà adito alla stanza da letto dei coloni: il muro divisorio è logoro dal tempo e pieno di buchi: onde ne viene che l'ambiente della stalla fa un tutto con quello dell'attigua stanza, e questa coll'aere esterno. I camini di solito sono lateralmente alla porta d'ingresso. Non vi si accende fuoco senza che la casa tutta non divenga piena di fumo. Stando in istanza si vedono comunemente le stelle, e si ha il vantaggio, senza aprire le finestre, di saper dire positivamente se il cielo è sereno o nuvoloso[32].

Si noterà, però, che, pur descrivendo situazioni molto simili a quelle che abbiamo trovato nelle inchieste per altre parti d'Italia, il dottor Nardi non parla di sporcizia, non usa il termine «succido», in una parola non si mostra schifato dalla scarsa o nulla igiene dei contadini. Fa cosa ben diversa: si cala nella condizione dei contadini e guarda al di là della barriera di classe ai modi e alle regole imposte dai padroni. Descrive le norme dei patti agrari in uso in Lombardia e cosí fa luce sulle forme di sfruttamento a cui i proprietari sottoponevano i lavoratori delle loro terre. Distingue tra le affittanze della pianura, fatte di «grosse estensioni [...] coltivate da giornalieri mercenarij» e quelle della parte alta, piú piccole e affittate a famiglie: la stessa distinzione che abbiamo visto nello scritto di Cavour. Ed ecco che cosa è in dovere di pagare ogni famiglia: mentre i fittavoli della pianura corrispondono al proprietario una somma di denaro, nella parte alta «ogni famiglia ha in affitto piccola tenuta e paga, giusta il contratto, ai loro padroni in derrate. [...] Le derrate che si fissano sono ovunque di frumento». I coloni hanno l'obbligo di coltivare a frumento i due terzi del terreno, lasciando per sé solo il terzo restante dove coltivano mais. «Appena il frumento è raccolto i padroni mandano a misurarlo, e a ritirarlo tutto ne' propri granai se sono in credito cogli affittuari». E sono sempre in credito, mentre il contadino è in condizioni di debito cronico. «Quasi nessuna

[31] *Ibid.*, p. 237.
[32] *Ibid.*, p. 253.

famiglia de' contadini avvi, la quale non abbia debiti coi padroni». Del resto, basta fare i conti con i gravami che pesano sui fittavoli:

> Ai coloni, come ai proprietari de' fondi, incumbe pagare in porzione eguale le imposte dirette ed indirette, ossia comunali [...] Piú i coloni devono pagare il cosí detto testatico, che comprende tutti i maschi [...] Inoltre devono pagare il fitto di casa [...] I padroni a' tempi debiti fanno pagare tutte le tasse[33].

E non aspettano che il colono paghi, gli sequestrano i prodotti: «Per essere pagati positivamente in tutto tirano a sé tutti i prodotti delle campagne: cominciano coi bozzoli da seta, e finiscono col vino». Da notare che tutti i contadini allevano bachi da seta, ma poiché i padroni vendono ad altri la foglia dei gelsi debbono ingegnarsi e «correre le provincie» per trovarne[34].

C'erano poi le tante «astuzie del villano» e c'erano pratiche tradizionali che si cominciava a impedire e a punire come furti. Il «furto campestre» era una categoria delittiva sempre piú generalizzata ed estesa anche fuori d'Italia. In Germania la Dieta renana discuteva in quegli anni su come punire i contadini che si appropriavano del legname secco, mentre i loro bambini raccoglievano mirtilli e frutti di bosco per venderli: è noto l'aspro commento che ne fece il giovane Karl Marx sulla «Rheinische Zeitung» del 1842. Ecco come in Lombardia si impediva ai contadini di raccogliere e mangiare l'uva: «L'uva essendo per metà de' padroni e per l'altra de' coloni, quando comincia a maturare, è vietato al colono il mangiarne. Solerte guardia veglia notte e giorno alla custodia per ordine del padrone, e perché non se la intenda coi contadini si costuma chiamarla da regione lontana»[35].

Non tutti i proprietari terrieri erano cosí feroci. Al congresso del 1847 dell'Associazione agraria subalpina uno dei membri doveva riconoscere pubblicamente che il furto campestre era l'esito di una condizione che non offriva alternative: quello di legname, per esempio, era «una necessità per i contadini, i quali trovansi affatto privi del necessario combustibile per far cuocere i loro cibi»[36].

Nell'elenco di quello che il colono deve dare al padrone, il dottor Nardi trova materia da segnalare in un altro capitolo, che allora aveva nome «appendici» e in seguito, fino alla fine dei patti colonici a metà del Novecento, ebbe il nome di «regalie»:

> le cosí dette «appendici» [...] consistono in dato numero di dozzine di uova da darsi al carnovale o in altro tempo a piacere de' padroni: in tante dozzine di

[33] *Ibid.*, pp. 238-39.
[34] *Ibid.*, p. 239.
[35] *Ibid.*, pp. 239-40.
[36] Il documento è citato in ROMEO, *Cavour e il suo tempo* cit., vol. II, p. 110.

polli da darsi in primavera: in tante dozzine di capponi da portarsi in novembre a san Martino [...] Tanto i polli che i capponi devono essere del peso stabilito [...] Nelle appendici vi entrano pure dato numero di pesi di uva scelta[37].

Tutti questi particolari, esposti senza commento, fanno intravedere sentimenti di umanità ferita nello scrittore, uomo non privo di cultura e dai forti interessi politici ed economici. Parla del frumento come «la base di tutte le società, [...] vero germe della ricchezza delle nazioni»[38]. I suoi sentimenti si esprimono attraverso quell'aggettivo «poveri» che accompagna sempre la definizione collettiva dei contadini, ma anche nel modo in cui ne indica i singoli ricoverati in ospedale e malati e morti e anatomizzati riportando sempre nome, sesso ed età. E alla fine della descrizione delle abitazioni, dopo avere condotto il lettore nella stanza dove il contadino passa la notte guardando attraverso i vuoti della costruzione le bestie che dormono nella stalla e le nuvole del cielo, il dottor Nardi mette sotto accusa l'economia che avvelena la convivenza umana: «Ah! se i coloni potessero dappertutto avvicinarsi ai loro padroni; ma mano economa li separa, decantando sempre per buona la condizione infelicissima dei contadini»[39].

Il suo sogno impossibile è quello di un rapporto umano tra coloni e proprietari: ma davanti alla realtà corrente non può trattenersi da una sdegnata denunzia del ricorso all'immagine virgiliana dei *fortunati agricolae*. Vedremo piú avanti quali progetti e quali utopici disegni avesse immaginato per curare le malattie dei contadini e specialmente la pellagra.

Ma intanto, poiché siamo in area lombarda, bisogna ricordare che il contesto culturale è animato dai saggi di economia agraria di Carlo Cattaneo, il quale fu allora, come si è accennato, sicuramente il piú attento osservatore di quanto maturava fuori d'Italia. E qui incontriamo le prime significative prove di figure che troveremo di lí a poco impegnate nell'opera svolta dai governi del Regno d'Italia nel secondo Ottocento in materia di agricoltura e contadini. Si tratta di uomini che guardarono all'agricoltura con l'ottica di riformatori impegnati a modernizzarne e potenziarne la capacità produttiva, ma anche a migliorare le condizioni dei lavoratori dei campi.

Alla scuola di Cattaneo si formò Cesare Correnti (1815-1888), che poi doveva però distaccarsene quando optò per l'annessione della Lombardia al Piemonte. Milanese di antica famiglia, si laureò a Pavia – non in Medicina ma in Giurisprudenza[40]. La sua

[37] NARDI, *Delle cause e cura della pellagra* cit., pp. 238-40.
[38] *Ibid.*, p. 123.
[39] *Ibid.*, p. 253.
[40] Cfr. L. AMBROSOLI, *Correnti, Cesare*, in *DBI*, vol. XXIX (1983), *ad vocem*.

esperienza presso la Regia delegazione di Bergamo gli permise di contribuire alle celebri *Notizie naturali e civili sulla Lombardia* di Cattaneo progettate per il sesto Congresso degli scienziati italiani a Milano (1844), al quale presentò egli stesso un importante rapporto sul problema del lavoro dei fanciulli nelle fabbriche: «Un fatto, – si legge in premessa, – che interessa del paro l'economia, la tecnologia e l'igiene»[41]. I dati gli furono offerti da un'indagine statistica, lo strumento di conoscenza e di governo che lui stesso doveva promuovere in seguito nell'Italia unita.

Gravissima la realtà messa in luce dal rapporto: «Fanciulli di dieci, di otto, perfino di cinque anni, chiusi per tredici e talora per quindici ore in mefitiche officine, legati a un lavoro incessante, e quando piú la natura non poteva, colle percosse obbligati a muoversi ed a vegliare»[42]. E tanto piú grave quanto piú appariva inesorabile conseguenza dell'avanzata internazionale della grande industria: le macchine abolivano la fatica, da qui la sostituzione degli operai adulti con manodopera minorile che costava meno. Cosí anche nelle fabbriche dei distretti della Lombardia, nel bergamasco, in Sardegna, si ricorreva agli stessi mezzi per reggere alla concorrenza. I fanciulli erano reclutati nelle campagne e immessi in ambienti che ne deformavano il corpo con la ripetitività dei movimenti e ne mettevano a rischio l'integrità fisica e morale. Correnti guardava alla realtà inglese e da lí attingeva l'espressione di «tratta dei piccoli bianchi». Era evidente per lui che l'inesorabile forza della Rivoluzione industriale non permetteva eccezioni alle sue regole. Fragili le difese di quei grandi proprietari terrieri che avevano cominciato a vietare ai loro coloni di mandare i fanciulli alle manifatture. Ma intanto con loro e piú di loro si muovevano in difesa dei bambini le altre due categorie piú legate al mondo contadino: parroci e medici.

> Molti parrochi ne' comuni ove piú rigogliosa rifiorisce l'industria, dovettero già interporre la loro autorità per proteggere dalle esigenze degli intraprenditori la prole del povero, per ottenerle un riposo notturno, e condizioni piú morali di lavoro: raccogliemmo anche le frequenti querele de' medici di campagna, che lamentano la salute perduta ed i vizi organici contratti dai piccoli artigiani nelle manifatture[43].

Cesare Correnti non vedeva via d'uscita da un processo che riteneva frutto di una ferrea necessità economica. Lo aveva dichiarato in premessa mettendo in evidenza due assiomi: «Che non vi può

[41] *Atti della Sesta Riunione degli scienziati italiani tenuta in Milano nel settembre del* MDCCCXLIV, Milano, coi tipi di Luigi di Giacomo Pirola, 1845, p. 239.

[42] *Ibid.*, p. 241.

[43] *Ibid.*, p. 243. L'intervento è ricordato da G. PESCOSOLIDO, *Agricoltura e industria nell'Italia unita*, Nuova Cultura, Roma 2009.

essere grande industria se non a condizione di sostenere la concorrenza dell'industria straniera [...] Che essendo il lavoro dei fanciulli uno delle principali condizioni d'economia, è forza ammetterlo anche fra noi»[44]. Perciò le sue proposte si limitarono all'introduzione di piccoli interventi umanitari, per esempio fissare limiti d'orario all'impiego minorile e alternare il lavoro con la formazione. Resta evidente l'acutezza dello sguardo sul mutato rapporto tra agricoltura e industria all'interno di uno scenario internazionale dominato dalla Rivoluzione industriale: la famiglia contadina impoverita dall'avvento di logiche imprenditoriali in agricoltura non poteva sfuggire all'attrazione esercitata dal guadagno di figli in minore età. Quello che vedeva in atto era l'affermazione dell'industria di fabbrica che affondava le radici nella pluriattività della famiglia contadina. Com'è stato osservato, in Lombardia «l'industrializzazione fu un processo lungo e graduale svoltosi nelle campagne» dove era stata la seta a pagarne il conto[45].

Le pagine di Cesare Correnti aprono ai nostri occhi lo scenario di una economia avanzata come quella lombarda osservato dal punto di vista di chi doveva diventare un protagonista della lotta per la liberazione dall'Austria e della storia politica italiana del secondo Ottocento. Correnti non fu seguace né di Cattaneo né di Mazzini ma piuttosto cultore – come scrisse Benedetto Croce – della «forma razionalistica della dottrina del progresso» dopo essersi distaccato dal cattolicesimo[46]. Ma bisognerà ricordare la sua dedica del primo fascicolo dell'opera *L'Austria e la Lombardia* (1847) agli operai che «con la fatica delle braccia pagano cosí nobilmente il loro tributo alla società». Il Quarantotto lombardo lo ebbe tra i protagonisti, all'inizio ostile alle posizioni filo-Savoia dei moderati e comunque sempre convinto della necessità di una guerra di popolo. La sua presenza nelle lotte contro il dominio austriaco fu la premessa di una presenza importante nella vita politica e nelle istituzioni di governo dell'Italia unita.

Ancora dalla Lombardia, da Milano e dalla grande proprietà terriera viene la voce di un personaggio di tutto rispetto che fu di Cattaneo acuto lettore. La cultura lombarda produsse in quegli anni estremi del dominio austriaco i primi importanti lavori di Stefano Jacini (1826-1891). Vi si avanzavano temi e idee che ritroveremo a decenni di distanza nell'impostazione della celebre inchiesta agra-

[44] *Atti della Sesta Riunione degli scienziati italiani* cit., p. 244.

[45] P. CORNER, *Contadini e industrializzazione. Società rurale e impresa dal 1840 al 1940*, Laterza, Roma-Bari 1993, pp. 18 e 24.

[46] B. CROCE, *Storia della storiografia italiana nel secolo decimonono*, vol. I, Laterza, Bari 1921, p. 26. Condivide questo giudizio AMBROSOLI, *Correnti, Cesare* cit.

ria legata al suo nome. Figlio di un grande proprietario terriero, formatosi con studi severi ma soprattutto attento alle condizioni e ai problemi della produzione agricola, dette alle stampe una sua relazione sulla *Proprietà fondiaria e le popolazioni agricole in Lombardia* (1854) ricca di analisi e di proposte innovative indirizzate alla classe dei proprietari per migliorare la redditività delle aziende. Vi si sottolineava l'importanza dell'argomento discutendo le teorie di Malthus, un autore che fu al centro di grande interesse per la sua teoria sul conflitto tra l'aumento della popolazione umana e la crescente inadeguatezza delle risorse per nutrirla. L'assunto di Jacini era che dalla terra ben coltivata e dall'impegno di una classe di proprietari assidui nella direzione delle aziende si potevano ottenere grandi risultati. Dei contadini e delle diverse categorie in cui erano divisi – bifolchi, braccianti, giornalieri, cavallanti ecc. – forniva una precisa analisi non trascurando le loro condizioni di salute, le malattie prevalenti, la condizione delle madri e quelle dei minori, nonché la qualità delle abitazioni. Jacini notava intanto che quel popolo delle campagne costituiva circa i due terzi degli abitanti della Lombardia e dunque era importante tenerne conto. La valutazione complessiva dello stato delle cose data da Jacini era positiva, pur nell'attenta distinzione fra la pianura, la collina e la montagna e fra i diversi tipi di rapporti di produzione. Chi leggeva le sue pagine si trovava davanti a tutt'altro paesaggio rispetto a quello offerto dalle terre dello Stato Pontificio e del Mezzogiorno. E tuttavia lo sguardo di Jacini restava caratterizzato dai suoi interessi, quelli di un grande proprietario di cultura europea teso a rendere piú efficiente e remunerativo l'investimento nell'agricoltura. Si può affermare senza incertezze che i contadini erano per lui una «classe oggetto»: li osservava dall'alto, sia pure con sguardo comprensivo e anche compassionevole. Ecco come descriveva l'uomo intento nel duro lavoro estivo dell'estirpare il lino dalle zolle indurite: «Lo spettacolo del contadino curvato sulla terra indurata dalla siccità estiva per strappare da essa la preziosa pianta sotto la sferza del cocente sole di luglio fa veramente raccapricciare»[47]. Ma al raccapriccio subentrava subito nella mente del grande proprietario dall'orizzonte europeo l'idea di una soluzione tecnica del problema della fatica. Era la macchina, il prodotto della Rivoluzione industriale: «La meccanica venga a soccorrere il lavoro umano».

Ben diversamente cupa la descrizione dello stato materiale e morale dei contadini lombardi che venne proposta intorno alla me-

[47] S. JACINI, *La proprietà fondiaria e le popolazioni agricole in Lombardia* (1854), Stabilimento di Civelli G. e C., Milano e Verona 1856, p. 274. Su Jacini c'è una vasta letteratura; cfr. utilmente N. RAPONI, *Jacini, Stefano*, in *DBI*, vol. LXI (2004), *ad vocem*.

tà dell'Ottocento dai resoconti del medico condotto Ercole Ferrario (1816-1897). Era un uomo che per interesse personale e grazie al suo ufficio aveva constatato di persona quale fosse la realtà[48]. Ancora studente a Pavia al collegio Borromeo, aveva percorso le campagne lombarde insieme a un piú anziano medico condotto. Faceva pratica approfittando delle vacanze. E cosí aveva collaborato col collega in una indagine per chiarire le cause di alcune morti improvvise. Le vittime erano contadini in età ancora giovane e di costituzione robusta. L'unica cosa che avevano in comune era il duro lavoro estivo nelle campagne del vicino Piemonte per la crivellatura del grano raccolto. Era un lavoro di grande fatica e impegno muscolare, per di piú sotto la sferza del sole estivo. C'era il sospetto che quelle morti derivassero dall'enorme quantità di polveri respirate nel corso del duro lavoro: già Bernardino Ramazzini aveva richiamato l'attenzione sulle polveri come fattore patogeno. Ma l'autopsia di due morti, ottenuta con qualche difficoltà per la resistenza dei familiari, rivelò che si era trattato di pleuriti doppie fulminanti. Erano stati i violenti sbalzi di temperatura di corpi surriscaldati dal sole e dalla fatica e poi esposti seminudi al fresco della notte[49]. Da quella esperienza Ferrario aveva ricavato impressioni forti della condizione miserabile dei contadini. C'è un dettaglio rivelatore dei sentimenti del giovane medico. I due casi clinici diventarono nelle sue pagine due persone: Giuseppe Bertoni, da Fern, cinquantaquattrenne, morto il 23 ottobre 1838, e Vincenzo Macchi di Samarate, trentaquattrenne, morto nella notte tra il 9 e il 10 ottobre 1839. L'apparizione dei nomi era un fatto insolito: l'oggettività impersonale della statistica facilitava la percezione di quel popolo delle campagne come un tutto indistinto. E d'altra parte nella tradizione letteraria italiana il contadino non aveva quasi mai ricevuto l'onore di un nome proprio; soprannomi sí, come si convenivano al tipo comico del contadino nella letteratura maccheronica. Un nome proprio, ha osservato Henri Bergson, sfugge al comico come alla tipizzazione di classe[50]. Il dottor Ferra-

[48] Ercole Ferrario si laureò in Medicina e Chirurgia a Pavia nel 1840. Gli scritti di questo medico gallaratese documentano una personalità notevole e una acutezza di giudizio non comune unite a una grande sensibilità umana. Su di lui è fondamentale lo studio di G. MACCHI, *Un patriota e scienziato gallaratese: Ercole Ferrario. Profilo biografico e bibliografia degli scritti*, Società gallaratese per gli studi patrii - Tipografia Ferrario, Gallarate (VA) 1929 [che mi è stato procurato generosamente dall'amico Maurizio Bertolotti].

[49] E. FERRARIO, *Di una particolar forma di malattia onde sono presi i crivellatori di grano*, Milano, coi tipi di Paolo Andrea Molina, 1840.

[50] Su questo punto del saggio *Le rire* di Bergson ha insistito P.-A. TAGUIEFF, *Le titre, le type et le nom*, in «Cahiers de praxématique», VIII (1987), pp. 47-58, dimostrando che il nome proprio sfugge all'inserimento in una classe (https://journals.openedition.org/praxematique/3489).

rio riconobbe ai due contadini lo statuto di persone. Testimonia il sentimento di umanità e la finezza di percezione del giovane dottore lombardo il fatto che nel suo resoconto fu capace di cogliere anche un guizzo speciale, di classe, nel sentimento di dolore delle famiglie. Scrisse che davanti a quelle morti «i parenti si veggono privi di una cara *e utile* persona»[51]. L'apprendista medico, allievo del collegio Borromeo, ricavò da quella esperienza anche la scoperta di una vocazione professionale: preso da un sentimento di ammirazione per la missione svolta dai disprezzati medici condotti nelle campagne, volle essere uno di loro. Fra le tesi latine che allegò a quel suo primo libro ce ne fu una che li dichiarava solennemente benemeriti dell'umanità, moralmente superiori ai medici di città[52].

Nella sua opera di medico e scrittore, Ercole Ferrario continuò a occuparsi dei contadini. Ne descrisse in piú occasioni la povertà e la durezza delle condizioni di esistenza. In un articolo del 1846 raccontò cosa fossero quelle veglie nelle stalle dove passavano le giornate e le notti d'inverno. Vi si raccoglievano

> in gruppi di 30, di 40 e piú; occupandosi le donne in filare o cucire, e gli uomini in qualche leggier lavoro [...] Qui pure recano le culle ove tengono i bambini per aver maggior agio di sorvegliarli, e spesso i giovani e i ragazzi vi passano la notte stesi su un po' di paglia. Né ciò solo: ma invitati e lusingati dal tepore che entro vi regna, qui pure moltissime famiglie soglion fare il bucato, e stendere ad asciugare le biancherie.

E la mente del medico correva subito al dogma sanitario della salubrità dell'aria:

> Or qual debba essere la purezza dell'aria in un sito caldo, sempre chiuso, ove all'alito e alla traspirazione de' bovini s'uniscono l'alito e la traspirazione di tante persone ivi affollate e le emanazioni degli escrementi delle bestie, e gli effluvj di chi si ciba unicamente di farinacei conditi d'aglio e cipolla [...] ognuno potrà di leggieri per sé immaginarselo[53].

L'esperienza del dottor Ferrario maturò con l'intensa partecipazione ai congressi degli scienziati. E non ci si stupisce nell'incontrarlo nelle giornate milanesi del 1848 dove fu «combattitore e confortatore», avrebbe detto Francesco De Sanctis. Attivo all'inizio nelle barricate, la sua preparazione di medico lo obbligò a dedicarsi all'assistenza ai feriti nell'ospedale militare di Sant'Ambrogio.

[51] FERRARIO, *Di una particolar forma* cit., p. 10 (corsivo mio).

[52] «Qui in pagis medicinam faciunt, vulgo i Medici Condotti, iniuria parvi habentur, dum generaliter loquendo melius de humanitate merentur, quam Medici Urbani» (*ibid.*, p. 59).

[53] ID., *Del passare l'inverno nelle stalle, considerato come cagione di molte malattie*, in «Gazzetta medica di Milano», 19 dicembre 1846, p. 437; questi passi sono riportati anche in F. DELLA PERUTA, *Società e classi popolari nell'Italia dell'800*, Franco Angeli, Milano 2005, pp. 180-81.

Chi ve lo chiamò fu il direttore dell'ospedale, con una lettera che lo invitava nel nome dell'«amore della patria nostra». Quel direttore era un altro medico: ma era anche un personaggio speciale, un uomo che si incontra a ogni passo nella cronaca delle lotte di quel secolo per la libertà e per la giustizia sociale in Italia: si chiamava Agostino Bertani. Lo abbiamo incontrato già e lo incontreremo ancora, tale fu il suo contributo di pensiero e di azione in tutti i momenti decisivi di quelle lotte e la sua capacità di attirare e stimolare energie tra i giovani della sua generazione. Tra i due scattò immediatamente un forte sentimento di amicizia e di solidarietà: lo attestano le lettere inviate da Ferrario a Bertani da Bormio tra il maggio e il luglio di quell'anno. Qui un corpo di volontari delle piú diverse origini sociali – «i signori, il ceto medio ed anco i contadini» – vigilava e si batteva contro le soldatesche austriache. I resoconti di Ferrario sono un documento straordinario del fervore con cui si viveva quella guerra di popolo. In mezzo ai volontari accorsi sulle nevi dell'alta montagna pronti a combattere c'erano giovani arrivati dalle campagne, privi di vesti e di scarpe, che vigilavano e dormivano all'addiaccio. Fu un Quarantotto democratico e popolare, di gente che voleva libertà e giustizia. Non per niente quella lotta – come testimonia il dottor Ferrario – fu poco gradita dal partito moderato che preferiva attendere l'esercito di Carlo Alberto («chi si è aristocraticamente impiemontesato»[54]).

Poi ci fu la rotta di Novara, il ritorno degli austriaci. Agostino Bertani esule a Genova tornò a fare il dottore in una città aggredita dal colera; e qui incontrò un altro medico reduce dalla difesa della mazziniana Repubblica romana, Achille Sacchi, col quale nacque un'altra grande amicizia e un sodalizio di lotte destinato a durare una vita intera[55].

Quanto a Ferrario, dopo l'Unità d'Italia tornò ancora a piú riprese sull'argomento dei contadini, come vedremo. Ma intanto, gli va riconosciuto il merito di avere maturato una coscienza del problema italiano che lo portò a legare la lotta contro l'oppressivo regime austriaco con l'impegno personale e intellettuale a favore

[54] I passi citati sono presi dalle lettere di Ferrario a Bertani, Bormio, 16 maggio e 10 luglio 1848, edite in MACCHI, *Un patriota e scienziato* cit., pp. 25, 37; e cfr. la lettera di invito di Bertani a Ferrario, Milano, 26 marzo 1848, *ibid.*, p. 23. Sulla figura e sull'opera di Agostino Bertani nel contesto delle lotte per l'unità d'Italia e del secondo Ottocento, si veda la recente aggiornata biografia di M. V. SOLIA, *Il medico degli eroi. Agostino Bertani e l'Estrema Sinistra storica*, Armando, Roma 2018.

[55] Sul lungo e intenso rapporto di amicizia tra Bertani e Sacchi è da vedere, oltre al sopra citato SOLIA, *Il medico degli eroi*, la documentazione edita in appendice al fondamentale saggio di E. RINALDI, *Achille Sacchi, il medico che si batte (1827-1890)*, in «Atti e memorie della R. Accademia Virgiliana di Mantova», n.s., XIX-XX (1926-27), pp. 125-216, di cui esiste anche un'edizione in volume (Società tip. Modenese, Modena 1977).

delle classi diseredate dei lavoratori della terra: fu, insomma, un amico dei contadini. Condizione non isolata nel contesto della cultura lombarda ma piuttosto rara nella realtà dei rapporti di classe. Qui, secondo Ippolito Nievo,

> sotto la sua apparente concordia [dell'Italia], si nascondeva una profonda discordia di voleri, un antagonismo del volgo rurale illetterato colla classe cittadina letterata prodotto da cagioni molteplici, piú che da tutto dall'infelici condizioni materiali, e dalla guerra mossa con lagrimevole buona fede ai rappresentanti delle sue credenze, ai preti di campagna.

Da cui Nievo ricavava l'appello a migliorare subito e senza esitazioni «le condizioni del volgo campagnuolo»[56]. «Quistione religiosa» e questione sociale erano a suo avviso i nodi da sciogliere per giungere all'unità nazionale: bisognava passare attraverso il popolo delle campagne, quello contro il quale invece vedeva dichiarato un attacco ingiusto e violento proprio dalla «classe cittadina letterata» che guidava la lotta per l'Unità.

La coscienza della necessità di avvicinarsi ai lavoratori dei campi assumeva toni meno drammatici nelle iniziative di altri membri del mondo della cultura intese piuttosto a portare lumi di conoscenze tecniche e agronomiche nuove. «Amico del contadino» si intitolava per esempio l'almanacco agrario che Gaetano Cantoni venne pubblicando a Milano nel decennio tra il 1850 e il 1860. C'era stato anche un conte friulano e appassionato agronomo, Gherardo Freschi, che tra il 1842 e il 1848 aveva creato in Veneto un giornale con lo stesso titolo e con finalità simili: la divulgazione di informazioni utili per i coltivatori della terra[57]. Un medico agronomo lombardo e un nobile veneto tendevano una mano allo stesso gruppo sociale e lo facevano negli anni piú caldi del movimento rivoluzionario che scuoteva in primo luogo proprio l'Austria, cioè la potenza garante della Restaurazione.

Gherardo Freschi ebbe in comune con Gaetano Cantoni l'interesse per il problema della pebrina, la malattia che minacciava gli allevamenti di bachi da seta. Ebbe anche progetti rivoluzionari per il suo popolo: partecipò al Quarantotto veneto a fianco di Daniele Manin, in nome dell'idea di una Repubblica veneta. Ma dopo la sconfitta dovette emigrare.

L'autore dell'almanacco lombardo, il milanese Gaetano Cantoni (1815-1887), era figlio di Tobia, primario dell'Ospedale Maggio-

[56] Si cita dall'allora inedito frammento databile al 1859, che si è convenuto intitolare *Rivoluzione politica e rivoluzione nazionale* (ora in I. NIEVO, *Due scritti politici*, a cura di M. Gorra, Liviana, Padova 1988, pp. 84, 80).

[57] Cfr. C. ZANIER, *Freschi, Gherardo*, in *DBI*, vol. L (1998), *ad vocem*.

re, e di Carlotta Strambi (o Strambio) ed era medico di formazione egli stesso[58]. Pure medico era il nonno materno, Gaetano Strambio, che si era dedicato particolarmente alla cura dei pellagrosi e allo studio delle cause della pellagra. E suo fratello minore fu Giovanni, architetto, amico di Cesare Correnti, il patriota che durante l'insurrezione delle Cinque giornate di Milano si dedicò a organizzare una sollevazione nelle campagne e fece affluire molti armati sotto le mura della città[59]. È un ritratto di famiglia che mostra come e da quali radici giungesse l'attenzione di Gaetano Cantoni ai problemi delle campagne. Siamo davanti a membri della piú avanzata classe intellettuale lombarda che concepivano il rapporto con i lavoratori delle campagne e i loro problemi come un punto chiave nella prospettiva di un progetto politico e sociale mirante all'unificazione italiana. Gaetano Cantoni fu un notevole studioso di questioni agronomiche. Sono interessi che condivise col fratello Giovanni, nei cui scritti il nome che ricorre piú di frequente è quello di Carlo Cattaneo[60]. L'agricoltura fu vista da Gaetano come una pratica economica fondamentale, che a suo avviso bisognava far progredire coi lumi della scienza. Convertitosi agli studi di agronomia, fu per tutta la durata della sua vita dedito a impegni e incarichi politici e istituzionali che ebbero a che fare con l'agricoltura[61].

Costretto all'esilio in Svizzera dopo le Cinque giornate di Milano, una volta tornato nella Lombardia italiana continuò a occuparsi di agricoltura. Non si contano i saggi e le opere da lui scritte in materia. Si preoccupava di migliorare le tecniche agricole e di elevare la preparazione dei coltivatori. Una preoccupazione diffusa, come abbiamo visto. La ritroviamo dominante nell'opera di un giornalista e scrittore veneto, Antonio Caccianiga, anche lui esule negli stessi anni in Svizzera per i suoi sentimenti antiaustriaci: nella sua carriera politica e intellettuale spicca l'interesse per la vita della campagna e l'opera dedicata al miglioramento culturale dei piccoli possidenti. In uno dei suoi molti scritti di età matura espresse il suo pensiero con questo auspicio: «Come i generali si mettono alla testa delle loro armate, e le guidano alla vittoria, cosí i possidenti si mettano alla testa dei loro coloni e li guidino alla civiltà»[62]. E lo

[58] Cfr. R. GIUSTI, *Cantoni, Gaetano*, in *DBI*, vol. XVIII (1975), *ad vocem*.

[59] Cfr. M. GLIOZZI, *Cantoni, Giovanni*, *ibid.*, *ad vocem*.

[60] Cfr. GIOVANNI CANTONI, *Campagne e contadini in Lombardia durante il Risorgimento*, a cura di C. G. Lacaita, SugarCo, Milano 1976, *ad nomen*.

[61] Su Giovanni e Gaetano Cantoni cfr. DELLA PERUTA, *Società e classi popolari* cit.; e, piú ampiamente, ID., *La conoscenza dell'Italia reale alla vigilia dell'Unità*, in ID., *Realtà e mito nell'Italia dell'Ottocento*, Franco Angeli, Milano 1996, pp. 7-79.

[62] A. CACCIANIGA, *Le cronache del villaggio*, Fratelli Rechiedei, Milano 1872, p. 266. Su Caccianiga, cfr. A. BRIGANTI, *Caccianiga, Antonio*, in *DBI*, vol. XVI (1983), *ad vocem*.

strumento per raggiungere la civiltà era il libro. Anche per l'almanacco di Gaetano Cantoni il sottotitolo chiariva chi fossero i destinatari della pubblicazione: «Manuale ad uso degli agricoltori». Si rivolgeva dunque a padroni, fittavoli o comunque amministratori e dirigenti responsabili di aziende agricole: si trattava della classe dei proprietari illuminati, l'unica in grado di leggere. L'ambiguità del termine «agricoltore» doveva permanere a lungo, a distinguere una classe potente e rispettata da una plebe contadina priva di titoli di studio e di diritti. Il problema non si limitò all'Ottocento, ma allora piú di sempre i proprietari terrieri furono un blocco sociale diviso da molte differenze interne ma dotato di grande solidità e autorevolezza: una vera classe dirigente nell'Italia appena nata, quasi allo stesso titolo di quella nobiltà terriera degli Junker che dominò nella Germania unita. In sostanza, Gaetano Cantoni cercava il suo pubblico tra coloro che avevano la capacità intellettuale di ascoltarne le dotte e aggiornate lezioni. Intendeva far recepire nell'agricoltura padana le novità sperimentate altrove e insegnare i segreti per ottenere maggiori rese, prodotti piú abbondanti e migliori. Il suo ponderoso *Trattato completo di agricoltura compilato dietro le piú recenti cognizioni scientifiche e pratiche*, pubblicato a Milano in due robusti volumi nel 1855 si apriva con la confessione delle preoccupazioni dell'autore, consapevole dell'arditezza del compito che si era assunto e della difficoltà di incontrare davvero un pubblico di lettori. Ma sperava che lo leggessero almeno i piccoli proprietari e i fattori o «agenti», cioè le categorie piú acculturate e piú interessate ai progressi dell'agricoltura, quelle che seguivano da vicino o praticavano di persona le tecniche della coltivazione. Certo, alla fine si materializzava anche qui la figura dell'immancabile mediatore culturale buono per ogni problema di comunicazione coi contadini: il parroco di campagna. Ma lo scetticismo dell'ingegnere positivista milanese era evidente: «Alcuno dirà che alla fin fine neppur io potrò esser letto dai contadini. Ebbene, mi leggeranno gli agenti di campagna, i modesti possidenti, e fors'anche qualche parroco per far seguito al breviario e conciliarsi piú prestamente al sonno».

Di fatto quei «campagnuoli istrutti» a cui si rivolgeva restavano una minoranza, selezionata anche dalla molta scienza profusa in quelle fittissime pagine. Apriamo per esempio il secondo volume del *Trattato* e alla prima pagina ci troviamo davanti alla voce *Pomi di terra* (inesatta la parola «Patate», spiegava l'autore) seguita dal termine scientifico latino corrispondente, nonché da una valanga di dottissime nozioni[63]. E questo dà un'idea del livello del pubbli-

[63] GAETANO CANTONI, *Trattato completo di agricoltura compilato dietro le piú recenti cognizioni scientifiche e pratiche*, Francesco Vallardi, Milano 1855, vol. II, par. 749, pp. 1 sgg.

co a cui ci si rivolgeva. Il lettore doveva avere non solo la pazienza ma anche la scienza necessaria per avventurarsi nella selva di nozioni raccolte in quelle fittissime pagine. C'era dell'ardimento nella volontà dell'autore di divulgare le conoscenze scientifiche basilari per l'agricoltura. Conoscenze di cui fu non solo raccoglitore ma anche autore: fu lui a scoprire come sconfiggere la pebrina del baco da seta che spesso mandava in malora un raccolto prezioso per il contadino. Ma non lo attirava l'ambizione dello scienziato quanto piuttosto l'obiettivo di innalzare il livello della cultura agronomica nelle campagne. E cosí quella sua scoperta rimase poco nota: doveva essere Pasteur a raggiungere autonomamente lo stesso risultato e a diffonderlo sotto il proprio nome.

Ma intanto è anche in opere come questa che si conferma la speciale dimensione della cultura di questi intellettuali lombardi, lettori di Comte, attenti alle ragioni dell'economia, ma anche qualche volta sensibili a quella che Giovanni Cantoni in uno scritto del 1848 definí «la quistione sociale [...] sotto aspetto di quistione del lavoro e delle mercedi ne' rapporti dell'operaio col capitalista»; una questione per risolvere la quale auspicava «uno schietto spirito di evangelica fratellanza»[64].

L'esperienza del Quarantotto trovò proprio in Giovanni Cantoni un osservatore particolarmente attento. Due anni dopo, in esilio in Svizzera, fu lui a pubblicare sul giornale «L'Italia del popolo» due articoli sul fallimento del Quarantotto milanese. Si tratta di un'analisi di grande interesse[65]. Vi si rievocava la risposta corale data dai contadini lombardi all'invito a unirsi alla città nella lotta contro gli austriaci. Un episodio importante, generalmente occultato nella retorica sabauda della storiografia risorgimentista, ma anche in seguito rimasto in ombra per altre e diverse ragioni. Eppure c'era quella testimonianza *de visu* di uno spettatore che si chiamava Carlo Cattaneo:

> Turbe di contadini condutte da studenti, da medici, da curati, da doganieri, movevano d'ogni parte verso Milano. Dall'alto dei nostri campanili si videro fra le campagne le strade biancheggianti oscurarsi e ingombrarsi all'arrivo di quelle moltitudini; e inanzi ai loro colpi fuggire le vedette nemiche[66].

[64] GIOVANNI CANTONI, *Sulle condizioni economico-morali del contadino in Lombardia*, in «L'Italia del popolo», luglio 1848, nn. 60, 61 e 65; ora in ID., *Campagne e contadini in Lombardia* cit., pp. 3-25; cit. a p. 3.

[65] ID., *Sulle sorti dei contadini in Lombardia*, in «L'Italia del popolo», II (1850), n. 5, pp. 537-91; ora in ID. *Campagne e contadini in Lombardia* cit., pp. 29-88.

[66] C. CATTANEO, *Dell'insurrezione di Milano nel 1848 e della successiva guerra*, Tip. della Svizzera italiana, Lugano 1849 (ora in ID., *Opere scelte*, a cura di D. Castelnuovo Frigessi, 4 voll., Einaudi, Torino 1972, vol. III, *Scritti 1848-1851*, pp. 11-273, in particolare p. 65). Giustamente, nel suo saggio dal titolo eloquente, parte da questo passo straordinariamente suggestivo M. BERTOLOTTI, *Non solo nelle città. Sul Quarantotto nelle campagne*, in M. ISNEN-

Un passo straordinariamente suggestivo con quelle strade bianche di polvere che improvvisamente si oscurano mentre parte la fucileria. Era una lotta per la libertà, non solo per l'indipendenza dall'Austria. E l'entusiasmo di Cattaneo davanti a quella visione lo aveva spinto a chiedersi che cosa aveva impedito agli «amici della libertà» di mobilitare quelle forze popolari per inseguire e battere i nemici: e per l'autore del celebre saggio sulla *Città come principio delle storie italiane* era ovvio – com'è stato osservato – che anche in quel modo si manifestasse l'«adesione del contado alla città»[67].

Ma perché avevano aderito e perché la cosa era fallita? Giovanni Cantoni raccontava della generosità dei «contadini di molte provincie lombarde [...] pronti ad appoggiare la causa della indipendenza» come mostrarono i «tantissimi [che] accorrevano alle città a presentarsi come militi volontarii». Ma il governo provvisorio aveva risposto con freddezza, respingendoli, «perché, paventando l'entusiasmo popolare e l'impeto repubblicano dei giovani, amava meglio lasciare l'intero merito della guerra al re di Savoia»[68]. E qui Giovanni Cantoni proponeva una lettura parallela dei fatti lombardi e milanesi e di quelli della Parigi del 1848: c'era la sola differenza che lí si era trattato del popolo degli operai mentre in Lombardia era stata la classe dei contadini a sperare nell'avvento di una repubblica democratica e a venire respinta da una oligarchia liberale che voleva mantenere i suoi privilegi. La lucidità dell'analisi si accompagnava a una vigorosa difesa dell'ideale democratico e repubblicano come quello che prometteva giustizia sociale e che poteva cosí allontanare dalle menti delle classi sfruttate le «dottrine socialiste». L'approdo conclusivo delle sue riflessioni nell'evangelismo solidale fu coerente con l'entusiasmo profetico che animava questa cultura di intellettuali borghesi consapevoli della frattura sociale che si stava consumando e in cerca di una soluzione capace di evitare l'esito sanguinoso della rivolta operaia di Parigi.

2. *Parroci.*

Ci fu un altro autore che dedicò un suo libro ai contadini negli stessi anni dell'almanacco di Gaetano Cantoni. Era un sacerdote, e lo fece forse spinto da una emulazione non del tutto consapevole.

GHI (a cura di), *Gli italiani in guerra. Conflitti, identità, memorie dal Risorgimento ai nostri giorni*, Utet, Torino 2008, vol. I, *Fare l'Italia. Unità e disunità nel Risorgimento*, pp. 526-39.

[67] BERTOLOTTI, *Non solo nelle città* cit., p. 527.

[68] GIOVANNI CANTONI, *Sulle sorti dei contadini in Lombardia* cit.; cit. a p. 35.

Si chiamava monsignor Luigi Martini e dette al suo libro un titolo da cui traspariva un proposito edificante: *Il buon contadino*[69]. Il suo caso ci ricorda che accanto ai medici restava intanto presente e attivo l'altro corpo collettivo di cui abbiamo già incontrato qualche membro: il clero. La rete dei parroci l'abbiamo vista all'opera nello svolgimento dell'inchiesta sui costumi e le pratiche del Regno napoleonico. Si trattava di un corpo che aveva nel paternalismo il suo tratto caratteristico, anzi il suo sigillo istituzionale. Questi parroci non perdevano occasione per fare mostra delle loro migliori intenzioni: ma nel farlo finivano per sottolineare la loro differenza rispetto al popolo dal quale spesso provenivano e che appare da queste testimonianze come un fanciullo ignorante e riottoso alle ammonizioni paterne dei sacerdoti. Nelle relazioni dell'inchiesta napoleonica del 1811 si legge spesso che i parroci sarebbero stati in grado di insegnare ai contadini tante cose utili per sfruttare meglio la terra. Ma quelli non li ascoltavano[70].

C'era del vero in quelle dichiarazioni. Ma intanto, che i membri del clero si occupassero di materie agronomiche è un dato di fatto: del resto, erano anch'essi quasi sempre proprietari di poderi o ne riscuotevano le rendite e avevano a che fare coi contadini – di cui conoscevano tutte le astuzie e le disonestà anche perché li ascoltavano in confessione. E si tenevano al corrente di tecniche e ritrovati per incrementare i raccolti. Ma quando si trattava di dare consigli sulla gestione delle proprietà terriere trovavano piú produttivo mandarli all'attenzione dei proprietari terrieri loro colleghi. Cosí aveva fatto Ignazio Malenotti, il sacerdote membro dell'Accademia dei Georgofili, quando aveva provato a insegnare ai padroni a fare il loro mestiere.

Quanto ai contadini, era da secoli che i parroci davano loro dei consigli. Lo facevano in forma orale: nel segreto del confessionale, nelle omelie pronunziate pubblicamente dall'altare, nell'impasto di morale e di principî del buon vivere sociale ammannito nelle scuole domenicali di dottrina cristiana. Che cosa venisse detto a loro, alle loro mogli e ai loro figli, nel segreto della confessione non lo possiamo sapere. Ma qualcosa possiamo intuirlo almeno per indizi. Lo storico Gregory Hanlon ha controllato i dati demografici di una comunità senese del primo Seicento e ne ha ricavato la constatazione del ricorso abituale alla soppressione selettiva delle

[69] L. MARTINI, *Il buon contadino. Lezioni morali*, 2 voll., tipografia Francesco Virgilio Benvenuti, Mantova 1859[2] (la prima edizione è del 1856 e segnalata da G. MONSAGRATI, *Martini, Luigi*, in *DBI*, vol. LXXI, 2008, *ad vocem*).

[70] Cfr. ad esempio, la lettera del parroco di Vimercate Carlo Pagani, in TASSONI, *Arti e tradizioni popolari* cit., p. 104.

femmine alla nascita, come misura per ridurre le bocche in tempi di carestia[71]. Ecco un segreto delle famiglie che non poteva sfuggire ai parroci, cosí come non sfuggiva ai loro occhi la condizione miserabile del popolo contadino: e non ignoravano certo quelle che una tradizione antica aveva definito «le astuzie del villano», cioè i tanti modi per sfuggire alle fatiche peggiori o per ritagliarsi una parte del raccolto maggiore del dovuto. Eppure non ne è rimasta traccia nella documentazione del governo pastorale. Tuttavia esiste qualche segno da cui ricaviamo che il loro non fu sempre un messaggio teso a saldare le catene del contadino. In fondo, buona parte del clero aveva quell'origine sociale e talvolta ne serbava memoria. E c'era stato almeno un sacerdote romagnolo, il già ricordato abate Giovanni Battarra, autore della dotta e ricca *Pratica agraria* in forma di dialogo tra padre e figli contadini, nota soprattutto per i consigli di agronomia e per la descrizione di riti e superstizioni. Vi si leggevano descrizioni divertenti delle tante astuzie con cui il contadino riusciva a sottrarre al padrone parte dei prodotti dei campi: una pratica sulla cui liceità l'abate mostrava di non nutrire nessuna riserva morale[72]. Ma casi come quello dell'abate romagnolo furono certamente minoritari rispetto alla rituale esortazione ecclesiastica all'onestà, al dovere di non ingannare il padrone e all'obbligo di sopportare la povertà e le fatiche in vista della superiore giustizia e ricompensa divina nell'altro mondo.

Tra tutti, però, *Il buon contadino* di Luigi Martini si collocava in un passaggio storico straordinariamente importante e delicato; si stavano giocando le carte del clero e della Chiesa come potere politico e religioso davanti all'imminente e ormai matura soluzione del problema nazionale italiano. E monsignor Martini si era trovato a svolgere in quegli anni Cinquanta del secolo un ruolo significativo in un episodio altamente drammatico delle lotte politiche e sociali italiane.

Era nato nel 1803 a Sustinente presso Mantova, figlio di Pietro e di Annunciata Pinotti, contadini. L'accesso alla cultura libresca gli era stato aperto dal seminario e dal sacerdozio: questa era l'unica via percorribile dai figli delle classi subalterne, ed era la Chiesa che la offriva. Ma una volta diventato il prefetto del seminario di Mantova, monsignor Luigi Martini dedicò gran cura alla qualità dell'insegnamento, assicurando ai sacerdoti professori e ai loro allievi un ambiente di relativa libertà intellettuale. Il che garantí al suo seminario una capacità di attrazione superiore alla

[71] G. HANLON, *Vita rurale in terra di Siena nel Seicento. Natura umana e storia*, Pascal, Siena 2008.

[72] BATTARRA, *Pratica agraria* cit.

media del tempo. Ne dà prova il caso di uno dei figli di famiglie modeste che vi entrarono in quegli anni: Enrico Paglia, un personaggio che incontreremo ancora, il quale nel 1873, quando decise di lasciare il sacerdozio, doveva confessare a don Martini che la scelta del seminario era stata dovuta alla «necessità di sfuggire per tale mezzo alla coscrizione militare»[73].

A quella data il nome di monsignor Luigi Martini era diventato noto ben al di là del contesto mantovano per il suo *Confortatorio di Mantova* (1867). In quel libro, lungamente osteggiato dalla Chiesa cattolica, aveva raccolto la testimonianza del suo dialogo coi patrioti mantovani arrestati, processati e mandati a morte dal governo austriaco nel 1853. La vicenda di quella congiura doveva fissarsi nel martirologio del Risorgimento italiano col nome di Belfiore – il luogo delle esecuzioni capitali dei membri che furono catturati e condannati – e grazie all'opera di monsignor Martini doveva conservare a lungo una caratterizzazione di tipo urbano e specialmente di ambiente ecclesiastico. Un restauro accurato ne ha fatto emergere solo di recente tratti diversi: l'elenco della ventina di patrioti riunitisi per la prima volta a Mantova il 2 novembre 1850 ha permesso di spostare il baricentro della congiura e le ragioni del rifiuto del dominio austriaco nel mondo delle campagne e nella categoria dei fittavoli e ha messo in luce presenze importanti come quella di Achille Sacchi, allora studente di medicina e di lí a poco, come già accennato, medico attivissimo nelle lotte e nelle guerre del Risorgimento[74].

Ma fu l'esito tragico della partecipazione alla congiura mantovana di tre sacerdoti, cresciuti accanto a monsignor Luigi Martini nel seminario di cui era docente responsabile, a conferire a lungo a quella vicenda un carattere di martirio insieme religioso e politico. E a questo contribuí in primo luogo proprio monsignor Martini. Il processo e le durissime sentenze con l'esecuzione capitale dei sacerdoti membri del gruppo furono il tramonto di ogni speranza politica in un Pio IX che rivelò proprio in quella occasione tutta la sua ostilità verso chi aspirava alla libertà politica. Ben lungi dal proteggere i membri del suo clero, non fece obiezioni alla loro condanna a morte e si preoccupò solo di accertarsi che i condannati venissero ridotti allo stato laicale. Quell'episodio mantovano era stato l'occasione colta da un papato ormai apertamente reazionario per la resa dei conti con quanti in mezzo al clero avevano subito il fascino

[73] Lettera di Enrico Paglia del 1873, citata in D. TREVISAN, *Paglia, Enrico*, in *DBI*, vol. LXXX (2014), *ad vocem*.

[74] Cfr. M. BERTOLOTTI, *Le complicazioni della vita. Storie del Risorgimento*, Feltrinelli, Milano 1998, in particolare pp. 106 sgg.

della religiosità mazziniana col suo misto di sentimenti patriottici e di solidarismo sociale. La penetrazione di tendenze mazziniane in mezzo al clero non era un fatto eccezionale. Già negli anni Trenta la polizia austriaca aveva scoperto che «molti parroci erano iniziati nel secreto»[75]. Ma dei «martiri di Belfiore» rimase una risonanza lunga grazie all'opera di monsignor Martini. Per lui arresti e condanne erano stati non solo una prova terribile – aveva dovuto assisterli nel confortatorio del carcere e prepararli alla morte per incarico del vescovo –, ma anche la sconfitta del suo tentativo, quale docente e rettore del seminario vescovile, di introdurvi uno stile fatto di fiducia e di apertura intellettuale.

In seguito a quel processo monsignor Martini perdette il posto di rettore del seminario e fu costretto a ritirarsi nell'ombra, lontano dalle critiche che gli piovvero sulla testa. Isolato e obbligato a tacere, si dedicò alla stesura di ricordi di quei dialoghi del *Confortatorio* che dovevano trovare la via della stampa solo in una Mantova non piú austriaca. Quel *Confortatorio*, scritto da un prete di convinzioni rosminiane, ammiratore del Manzoni ma anche testimone preoccupato della diffusione in mezzo al popolo di fermenti razionalistici e di idee comuniste e socialiste, ebbe lo scopo di dimostrare – ha scritto Alvise Zorzi – «come quei Martiri [...] erano stati sinceri cristiani non meno che sinceri patrioti»: una tesi che «ai tempi suoi non ebbe molta fortuna»[76].

Le ragioni non mancavano. A Roma come a Vienna si sospettava della religiosità di quel gruppo e di quell'ambiente: e specialmente delle convinzioni della figura piú eminente, don Enrico Tazzoli, razionalista e ammiratore di Pietro Pomponazzi[77]. Il quale in una lettera dal carcere al governatore militare di Mantova aveva difeso senza paura le ragioni del suo impegno nelle questioni politiche dichiarando che il clero lombardo non era superstizioso come quello veneto ma era capace di anteporre «i suggerimenti della ragione agli aforismi delle scuole», e per di piú era attento ai bisogni del popolo e ne ascoltava i «gemiti».

Tendenze razionaliste e speculative come queste non erano isolate nell'ambiente del seminario mantovano. L'apertura intellettuale che vi si respirava fu capace di stimolare e far crescere

[75] Il fatto emerse durante il processo contro il sacerdote comasco Tommaso Bianchi (F. DELLA PERUTA, *Prefazione*, in A. ELLI, *Tommaso Bianchi. Un prete patriota 1804-1834*, Franco Angeli, Milano 1999, p. 13).

[76] A. ZORZI, *Introduzione*, in L. MARTINI, *Il Confortatorio di Mantova*, ed. ridotta, Cappelli, Bologna 1961, p. 14. L'opera di monsignor Martini uscí in prima edizione in due volumi nel 1867 presso la tipografia Benvenuti di Mantova.

[77] Per una attenta analisi della cultura religiosa e politica del gruppo e in particolare di don Enrico Tazzoli cfr. BERTOLOTTI, *Le complicazioni della vita* cit., pp. 122-40.

agli studi allievi come Roberto Ardigò, il futuro filosofo del positivismo italiano. Proprio Ardigò, a distanza di molti anni, doveva tributare sentimenti di intatta venerazione per monsignor Martini associandone però il nome a quello di un uomo di ben diverse convinzioni: Achille Sacchi. Erano per lui «due anime grandi»[78].

Monsignor Luigi Martini rimase estraneo a quelle tendenze razionaliste come alle pulsioni rivoluzionarie del gruppo dei congiurati. Era convinto che il compito dei maestri dell'insegnamento pubblico (diffuso nel Mantovano fin dal 1788) fosse quello di educare all'«obbedienza ai superiori» e alla «fedeltà al sovrano», principî che secondo lui dovevano essere scritti sulle pareti delle scuole[79]. Cosí nel *Confortatorio* dedicò la sua commovente apologetica a far risplendere la luce del martirio cristiano sul gruppo dei congiurati mantovani, ma ne mise in ombra le scelte politiche e sociali. E intanto, nella prosa rugiadosa del *Buon contadino* tentò di rassicurare il mondo dei moderati timoroso delle tensioni sociali che agitavano le campagne. Qui la minaccia della sovversione sociale si era fatta sentire in quella metà di secolo, col fiorire delle speranze in una rivoluzione italiana. Perciò monsignor Martini si sforzò di convincere i padroni dell'importanza della religione e del clero per garantire l'obbedienza e la sottomissione dei contadini. Ce n'era sicuramente bisogno: il mondo delle campagne aveva vissuto in quegli anni grandi speranze e grandi delusioni. E quello che vi si respirava era uno spirito indocile e una forte ostilità contro il mondo dei ricchi cittadini. Non fu un caso che nella Mantova del 1842 scoppiarono tumulti contadini contro la comunità ebraica. E quei tumulti non erano apparsi «un gran male» a don Enrico Tazzoli[80].

La prima parte del *Buon contadino* consisteva in una serie di lezioni rivolte a un uditorio di lavoratori delle campagne. Monsignor Martini in quelle pagine li invitava a seguire il modello e l'insegnamento del padre suo, il contadino Pietro. Quella memoria privata di una religione paterna che era stata la fonte della sua vocazione sacerdotale assumeva la forma di un dialogo scritto col padre scomparso. A lui il sacerdote metteva in bocca un misto di inviti a frequentare la scuola, temperati da esortazioni ai giovani figli di contadini a non andare oltre i limiti della loro condizione. Potevano forse dei bifolchi andare a scuola coi figli del padrone?

[78] Cosí dichiarò nel 1887 ad Alessandro Luzio che andava raccogliendo documenti sulla «congiura di Belfiore». Cfr. RINALDI, *Achille Sacchi* cit., p. 179.

[79] Cfr. SALVADORI, *«Il buon contadino»* cit., pp. 449-50.

[80] Su questi episodi e sulla complessa realtà sociale mantovana ha fatto luce M. BERTOLOTTI, *Introduzione*, in I. NIEVO, *Drammi giovanili. Emanuele. Gli ultimi anni di Galileo Galilei*, a cura di M. Bertolotti, Marsilio, Venezia 2006.

No: a loro doveva bastare la scuola domenicale della dottrina cristiana, sempre che non ci fosse da badare alla stalla. Oppure c'era la scuola di campagna, dove i maschi imparavano a leggere, scrivere e fare di conto, perché le scuole di città dovevano restare di accesso esclusivo per i figli del padrone. Quelli dei contadini dovevano chiudere con lo studio all'età di undici anni, pena la rovina morale loro e delle loro famiglie. Andando al di là del consentito «si avvezzano ad avversare la fatica, s'insuperbiscono, assumono il tuono di saputelli, e la vogliono fare da signorini [...]. In campagna vi ha bisogno di buoni e bravi contadini, e non di ciarloni, e di marchesini»[81].

Il consiglio era uno solo e l'autore lo rivolgeva a tutte le categorie sociali del mondo delle campagne, famigli, braccianti, bifolchi, mezzadri, fittavoli, castaldi e fattori: dovevano essere pronti ai voleri dei padroni, devoti alla religione, obbedienti al precetto di non rubare, perché erano durissimi i divieti dei furti campestri, rigida la norma della divisione dei prodotti col padrone. Guai ad appropriarsi del non dovuto, fosse anche un chicco di mais o una noce. Questi consigli dedotti dall'insegnamento paterno l'autore dichiarava di averli impartiti sempre al popolo delle corti mantovane nelle sue omelie. Ma in apertura del secondo volume Martini cambiò interlocutori: si rivolse ai proprietari. Il popolo non sapeva o non poteva leggere: perciò era necessario che fossero i padroni, gli unici che sapevano leggere, a far proprie le direttive della Chiesa e a esercitare tutto il peso della loro superiore condizione sociale per dirigere sulla via giusta i loro sottoposti. Dovevano imporle senza esitare davanti alla durezza delle punizioni necessarie. Chi non si piegava doveva essere cacciato dal podere: la perdita del lavoro, la minaccia della miseria erano argomenti decisivi per piegare i riottosi. E ancora si ribadiva il modello del «buon contadino»: era colui che sapeva stare al suo posto e obbedire al padrone, evitava lussi superflui, frequentava la Chiesa, non bestemmiava, mandava i figli alla dottrina cristiana. E soprattutto evitava ogni tentazione di salire i gradini della scala sociale. La società che il prete mantovano aveva in mente era un piccolo mondo chiuso, dall'assetto immobile. Si preoccupava davanti ai segni di indisciplina. Le barriere sociali dovevano restare intoccabili:

> Il contadino vesta da contadino, l'artigiano da artigiano, il signore da signore, e non già come si comincia a fare di presente, che il contadino veste come l'artigiano, l'artigiano come il cittadino, il cittadino come il signore e

[81] MARTINI, *Il buon contadino* cit., vol. I, p. 25.

il signore come il marchese. Basta, basta, Iddio mandi la buona, ma io presagisco male assai[82].

E non si trattava solo dell'inopportunità di accedere alle scuole cittadine da parte dei figli dei contadini, come si è visto. Dalle parole di Martini emerge anche la sua concezione del posto della donna e di come si dovessero regolare i costumi sessuali: l'importante era tenersi lontani dalla città, luogo di pericolose contaminazioni. Siamo davanti a un «paternalismo autoritario cattolico», in netto contrasto con l'evoluzione in atto nei costumi del mondo bracciantile padano[83]. Tuttavia, almeno per un aspetto questo sacerdote figlio di contadini timoroso della sovversione sociale si aggrappava a quanto di buono era stato concepito dai riformatori e agronomi del Settecento: il ricorso alla scuola e alla stampa per diffondere nelle campagne un sapere utile.

Da quella tradizione dovevano nascere anche nell'Italia unita istituzioni progettate dal paternalismo di una classe di nobili proprietari: come le cattedre ambulanti di Agricoltura o l'impegno del marchese Cosimo Ridolfi nella tenuta di Meleto e quello del conte Eugenio Faina nell'istituzione di scuole agrarie. Il pensiero di monsignor Martini era in linea con la loro idea del «buon contadino» pio e sottomesso. La sua preoccupazione era quella di frenare piuttosto che di promuovere l'accesso al sapere dei contadini. Poche le cose che nel loro ambiente si dovevano sapere:

I *bifolchi*, i *braccianti*, i *giornalieri* imparano ad essere operosi, economici del tempo e dei foraggi, discreti nell'esecuzione delle opere, amorosi dei loro padroni, perché in lui [*sic*] mirano tutte queste belle prerogative, e toccano con mano essere questa l'unica via da battersi per mangiare un pane onorato e caro[84].

Della classe di cui era figlio vedeva solo i difetti: e qui non poteva mancare quella percezione del vivere contadino come sinonimo di mancanza d'igiene che ormai stava diventando generale. Dunque, in primo luogo la sporcizia delle case («Cosa vi pensate della sporcizia e della immondezza, ond'è piena la casa di non pochi dei contadini?»[85]). C'erano poi tutte le altre carenze o le vere e proprie colpe che macchiavano quella condizione sociale e la rendevano impresentabile: per esempio, l'abitudine della bestem-

[82] *Ibid.*, vol. II, p. 80.

[83] M. FINCARDI, *Fuori dal matrimonio. Costumi sessuali dei giovani nella Padania bracciantile*, in «Annali dell'Istituto Alcide Cervi», XVII-XVIII (1995-96), *Ricerche di storia agraria*, a cura di F. Cazzola, pp. 264-66.

[84] MARTINI, *Il buon contadino* cit., vol. II, p. 412.

[85] *Ibid.*, p. 253.

mia, l'assenza ai riti religiosi, i vizi e i «lussi», come «il tabacco, la pippa, l'ombrello, il fazzoletto da collo».

Non che avesse tutti i torti: il popolo delle campagne stava vivendo qualcosa di nuovo, c'era un embrione di cambiamento che stava nascendo dal «lusso dei contadini». E questo preoccupava il clero. Il mutamento investiva la figura e la condizione della donna, anello forte della famiglia contadina e garante tradizionale del vincolo tra la famiglia e la Chiesa. Le donne di campagna col loro lavoro a parte – filatura, tessitura, ricamo, allevamento del pollame – si guadagnavano del denaro e con questo si pagavano qualche fronzolo dai venditori ambulanti. Era un rivolo di economia monetaria che cominciava a entrare nel sistema chiuso delle famiglie di coltivatori e che da tempo preoccupava il clero[86]. Monsignor Martini era spaventato proprio dal rischio del mutamento. E si appellava all'opera del padrone per raddrizzare i comportamenti del popolo delle campagne. Doveva essere il padrone a dettare le regole e a farle osservare con la severità del buon padre. Doveva richiamare tutti i suoi sottoposti, dai servi di casa ai lavoratori delle sue terre, con parole chiare, con avvertimenti duri. Gli suggeriva questo, a titolo di esempio:

> Ognuno di voi viva da buon cristiano, e che ognuno di voi si guardi scrupolosamente dalle bestemmie, e dal parlare lombardo e scandaloso, sotto pena di isolamento a' miei di casa, e di sfratto immediato a' miei contadini. Ingiungo a tutti la frequenza dei Santissimi Sacramenti, l'intervento al Vangelo, alla Dottrina, alle Sacre Funzioni, ed il rispetto ai ministri di Dio, e ad ogni altra persona superiore di grado e di età[87].

Di quel mondo delle campagne monsignor Martini racconta molte cose: ne descrive usi e pratiche tradizionali, sulla scia di quanto aveva fatto Giovanni Antonio Battarra, ma con assai minore apertura mentale e ricchezza di dettagli. Ricordava tra le altre cose il rito dell'ultimo giorno di febbraio, quando si bandivano in pubblico gli amorazzi giovanili al suono di un «menare di maciulle ossia di gramole, ed un battere di coperchi da tegghie»[88]. Ma non dimenticava di parlare della dura vita quotidiana delle risaie. E non gli sfuggiva la minaccia del colera che gravava sulle classi popolari dell'Italia di allora. Era buon lettore del suo Manzoni: non ne fece il nome che forse non diceva molto ai contadini. Ma davanti al diffondersi delle accuse al governo di seminare di proposito l'epidemia per elimi-

[86] Cfr. P. MALANIMA, *Il lusso dei contadini. Consumi e industrie nelle campagne toscane del Sei e Settecento*, il Mulino, Bologna 1990.
[87] MARTINI, *Il buon contadino* cit., vol. II, p. 21.
[88] *Ibid.*, vol. I, p. 91.

nare il popolo napoletano, fu colpito dall'analogia con la sindrome del complotto denunciata da Manzoni e ritenne utile raccontare la vicenda seicentesca della colonna infame («avvi chi pensa, che il cholèra, come altre pestilenze, sia prodotto da unzioni»[89]).

Tuttavia c'era un limite che ci tenne a fissare. Figlio e testimone di un mondo dove i preti venivano dalle classi subalterne ma si vedevano aperta la strada a diventare gli «intellettuali organici» della nobiltà e della grande proprietà terriera, il sacerdote mantovano non vedeva di buon occhio l'avanzarsi di una nuova figura: quella del medico. Aveva letto in un libro che per frenare le cattive passioni bisognava ricorrere alla legge penale e alla medicina: era la medicina che poteva dare «i consigli igienici per mantenere i bisogni dell'uomo nei giusti limiti, e studiandosi guarire le malattie, che inevitabilmente tengono dietro a tutti i vizi». Medicina, igiene: due parole che stavano diventando di attualità nell'Italia di quegli anni. Ma, pur dichiarando amore e stima per i medici, monsignor Luigi Martini li riteneva incapaci di farsi ascoltare dai contadini. E riproponeva l'alleanza antica: «Questo spetta ai preti [...] per una parte, e per un'altra spetta a loro signori»[90].

Preti e lor signori, dunque. Quella di Martini era la risposta di un uomo di chiesa al nuovo protagonista che abbiamo già visto avanzare: il medico condotto, «sacerdote della scienza» come molti di loro amarono definirsi[91]. Una presenza tollerata a stento, un potenziale rivale per il parroco, che sulla vita della gente di villaggi e campagne rivendicava titoli di governo ben piú antichi e piú profondamente radicati. Figura presente da secoli nella società italiana, insediato nella fitta rete di parrocchie rurali grazie al disegno di una Chiesa tridentina tesa al radicamento in profondità nel mondo delle classi popolari, era diventato l'indispensabile punto di riferimento per le fondamentali occorrenze della vita di chiunque, dalla nascita alla morte. Gli veniva riconosciuto da tutti un potere sia immateriale, sia, in una quantità di concrete dimensioni, di mediatore nei rapporti delle classi subalterne con le classi dominanti. A lui appartenevano non solo le funzioni di custode della fede e della moralità ma anche l'esercizio di una grande molteplicità di compiti oltre a quelli strettamente appartenenti al suo ufficio. Cosí entrava nella vita quotidiana del popolo, conosceva i problemi materiali delle persone e i loro sentimenti e pensieri, non

[89] *Ibid.*, vol. II, p. 323. E cfr. *ibid.*, alle pp. 342-49, il titolo della lezione nonagesima: «Due parole della Colonna infame».

[90] *Ibid.*, p. 284.

[91] «Noi esercitiamo un vero sacerdozio», si legge in un testo stampato a Fano nel 1869 (per questa e altre testimonianze cfr. FORTI MESSINA, *I medici condotti* cit., pp. 112-13).

solo perché il ministero sacerdotale delle confessioni gli permetteva di entrare nelle intime pieghe della vita di tutti.

Ci si chiede quanto di quella conoscenza trovasse la via per diventare denunzia ai livelli superiori del corpo ecclesiastico che erano pur sempre poteri di notevole rilevanza sociale e politica. Il parroco, inserito com'era nell'assetto istituzionale della Chiesa, era anche colui che di tutto doveva rendere conto al vescovo per la compilazione dello «stato delle anime» negli atti della periodica visita diocesana. Vi si registravano nomi e dati di un'anagrafe che solo con l'avanzata dello Stato moderno stava passando in mano a funzionari pubblici: quanti erano i nati e i morti, quanti i battezzati e i confessati e comunicati, quanti i coniugati. Ma anche quanti conducevano vita riprovevole, quanti erano sospetti di opinioni irreligiose o soliti a bestemmiare. Ed era lui che svolgeva l'ufficio di insegnante nella scuola parrocchiale, per molto tempo l'unica esistente per i contadini. Ebbene, basta un breve controllo sugli atti delle visite diocesane e su ciò che i vescovi scrivevano nelle loro lettere pastorali per constatare che vi si parlava solo della pratica sacramentale dei contadini, dei loro vizi e peccati piú diffusi (bestemmia, ubriachezza), delle superstizioni e dell'ignoranza religiosa (una «ignoranza somma anche delle prime verità della fede»[92]), contentandosi di controllarne la docilità e l'ossequio alla Chiesa. Tale è il silenzio su tutto il resto che perfino uno degli editori di questo genere di documenti ha espresso la sua meraviglia quando ha dovuto registrare l'assenza nelle carte ecclesiastiche di riferimenti alla realtà degli scioperi e delle rivolte dei braccianti degli anni Ottanta del secolo[93]. Non resta che arrendersi all'evidenza di una regola tipica non solo del corpo ecclesiastico post-tridentino: i membri del basso clero, generalmente di origini popolari, una volta ottenuto il biglietto di entrata in una classe per lo piú nobiliare e comunque «riverita e forte» (Manzoni), ne adottarono il punto di vista e furono istintivamente portati a prendere le distanze da quella di origine e a denunziarne con speciale severità i difetti e i vizi.

[92] Ignoranza trasmessa anche ai figli, che preferiscono andare «alla pastura degli animali [piuttosto] che alla istruzione religiosa» (cfr. B. BERTOLI e S. TRAMONTIN, a cura di, *Le visite pastorali di Iacopo Monico nella diocesi di Venezia, 1829-1845*, Edizioni di Storia e Letteratura, Roma 1976, pp. 184-85).

[93] «Sorprende che i parroci non abbiano colto questi fermenti di lotta e riflettuto a sufficienza sulle conseguenze etico-religiose delle lotte bracciantili, e invece vedano nelle defezioni la "negligenza" e la "freddezza" personale, oppure fattori connessi alle caratteristiche del territorio» (F. AGOSTINI, a cura di, *Le visite pastorali di Giuseppe Callegari nella diocesi di Padova, 1884-1888/1893-1905*, Edizioni di Storia e Letteratura, Roma 1981, vol. I, p. XCIV).

PARTE SECONDA
L'iniziativa dei medici e quella statale

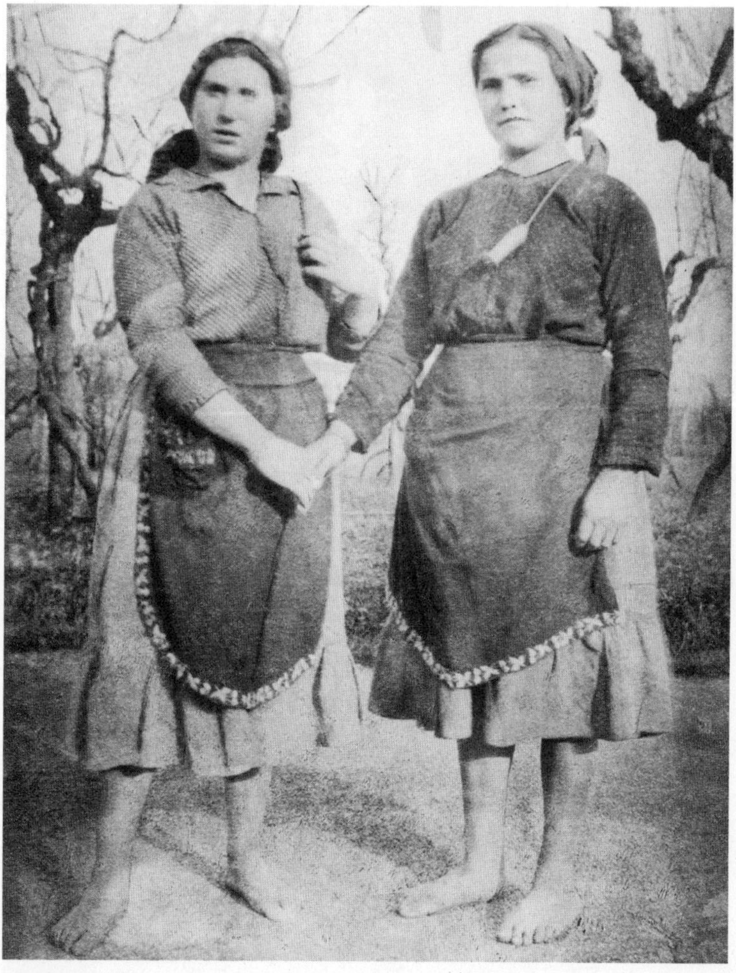

Figura 4.
Due contadine scalze, inizi Novecento.

Capitolo settimo
Problemi di sanità della nuova Italia

Il cambiamento che allontana quell'Italia del 1861 dalla nostra è stato per universale consenso uno dei piú radicali e profondi che si conoscano. L'indizio principale riguarda il benessere collettivo, un dato al quale si guarda sempre piú come a una conquista oggi in pericolo: «In un secolo e mezzo il reddito medio degli italiani è cresciuto di quasi 13 volte»[1]. Effettivamente la differenza tra il punto di partenza e quello di arrivo è grande. E tuttavia seguendo la logica dei valori medi si rischia di perdere di vista la scala delle differenze interne, la possibilità di capire se la crescita ha coinvolto l'intera società nazionale. La questione appare con piú evidenza misurando i bilanci dei consumi degli italiani nel corso dei primi cento anni di unità politica (e resterebbe da spiegare anche di quale unità si sia trattato in un secolo che ha conosciuto fratture istituzionali fortissime). Se proviamo a cercarvi informazioni su due nodi fondamentali della storia del vivere quali sono l'alimentazione e i modi dell'abitare ci troviamo davanti a statistiche fondate sul celebre modello di Trilussa: il mangiatore di due polli sommato al digiunatore dà il risultato di un pollo a testa. E si viene a sapere che nel 1861 si consumavano *in media* un 16,2 per cento di proteine animali e un 29 per cento di grassi animali a testa, mentre nel 1981 il consumo pro capite medio di entrambe le sostanze nutritive era salito al 54,3 per cento[2]. Stesso criterio per le abitazioni: tot abitanti, tot case, tot famiglie, numero degli occupanti per casa, spazio disponibile per ogni abitante, intendendosi per casa «ogni edificio isolato, grande o piccolo, purché dotato di un diverso accesso esterno». Risulta da qui che nel 1861 a fronte di una popolazione ai confini attuali di 26 328 000 persone e di 5 292 000 famiglie erano disponibili 3 824 304 abitazioni, per cui si può dedurre

[1] N. ROSSI, G. TONIOLO e G. VECCHI, *Introduzione*, in VECCHI, *In ricchezza e in povertà* cit., p. XI.

[2] Cfr. P. QUIRINO, *I consumi in Italia dall'Unità ad oggi*, in R. ROMANO (a cura di), *Storia dell'economia italiana*, vol. III, *L'età contemporanea. Un paese nuovo*, Einaudi, Torino 1991, pp. 201-49, in particolare p. 212.

che per ogni casa c'era un numero di 6,88 abitanti e 1,38 famiglie[3]. Il che permette di gioire davanti al balzo in avanti delle statistiche dell'anno 1981 – in cui la disponibilità di case dimezza il numero di persone (3,22) per ciascuna abitazione –, ma nello stesso tempo offre un'informazione del tutto inadeguata per la realtà del popolo italiano nel 1861.

Tuttavia è stato attraverso questo tipo di statistica che si è venuta costruendo una visione globale di tipo «ottimista» della storia economica italiana dell'Ottocento, decisamente alternativa rispetto alla visione «pessimista». Riassumendone i risultati, si è cosí sostenuto che «la disponibilità di calorie per abitante fu relativamente abbondante fin dagli inizi del Regno» e che «la popolazione italiana non avrebbe [...] mai sofferto – *mediamente* – di un deficit energetico e avrebbe sperimentato miglioramenti significativi tanto in termini di disponibilità energetiche quanto di qualità della dieta anche nei primi cinquant'anni di storia unitaria»[4]. Mediamente, appunto.

Ma solo attraverso una lettura analitica delle fonti sarà possibile capire chi mangiava due polli e chi nulla, chi occupava palazzi e chi abitava sotto un tetto di erbe e di canne. Basta leggere le statistiche sanitarie dell'Ottocento per constatare che su molti italiani gravarono necessità estreme di alimentazione e di protezione dalle intemperie. E se la barriera dell'igiene può servirci da guida, si tratta di capire quando e come si avvertí la necessità che le campagne italiane la superassero.

Tuttavia non c'è dubbio sul fatto che col mutamento sociale del paese è intervenuta anche una trasformazione antropologica dei suoi abitanti. Qualcosa ce lo possono dire i dati statistici: da cui impariamo che l'esistenza degli italiani si è straordinariamente allungata: se nel 1861 c'erano solo circa 77 000 italiani di età compresa tra gli 80 e gli 89 anni, nel 2009 ce n'erano invece la bellezza di oltre tre milioni, per non parlare degli ultranovantenni.

Inoltre, gli italiani in un secolo sono cresciuti in altezza media di almeno dieci centimetri. Dietro questa cifra bisognerebbe riuscire a intravedere la quantità e la qualità degli studi e degli interventi grazie ai quali si è giunti a tali risultati. Innanzitutto grazie al tenente generale Federico Torre, messo a capo delle operazioni di reclutamento, che raccolse sistematicamente il dato della statura insieme con molti altri registrati nel corso della visita medica dei

[3] *Ibid.*, pp. 215-27.

[4] Cosí, sulla base dei dati Istat e riassumendo studi di esperti storici economici come Giovanni Federico, viene proposta una sintesi del problema nel saggio di M. SORRENTINO e G. VECCHI, *Nutrizione*, in VECCHI, *In ricchezza e in povertà* cit., pp. 3-36; cit. a p. 4 (corsivo mio).

giovani coscritti e lo pubblicò regolarmente nelle sue relazioni annue dal 1864 in poi. La tradizione da lui avviata continuò ininterrottamente fino all'inizio del secondo millennio[5]. Ma c'è una scoperta importante che permette di capire la ragione dell'accrescimento dell'altezza media: la fece il dottor Luigi Pagliani, primo titolare della cattedra di Igiene all'Università di Torino. Fu lui a dimostrare scientificamente con un saggio magistrale lo stretto rapporto di causa ed effetto esistente tra alimentazione, igiene e crescita fisica. Era il risultato di anni di studio e di osservazioni sui giovani di una colonia agricola piemontese[6]. Dai dati di quelle visite di leva dopo l'Unità emerge l'alto numero di giovani (per lo piú contadini) risultati inadatti per deficienze fisiche: la bassa statura, ma anche il gozzo, il rachitismo, la pellagra e tante altre cause ancora. Attraverso queste informazioni si riesce quasi a vedere con l'immaginazione quegli italiani che si incontravano allora tra i campi: corpi non solo piú piccoli di quelli dei loro discendenti, ma piegati e deformati dalle posture del lavoro e dalla fatica, i volti precocemente invecchiati, solcati da infinite rughe.

Nella nuova Italia nata come monarchia sabauda i problemi del lavoro e della salute si resero subito evidenti. Anche chi non avesse tenuto conto delle inchieste e degli studi esistenti sulla produzione agricola doveva prendere atto dei dati gravi e inquietanti rivelati dal primo censimento datato 1861 e relativo agli italiani viventi nella notte fra il 31 dicembre di quell'anno e il 1° gennaio del 1862. Era una vera fotografia collettiva dei popoli ora riuniti in uno stesso Stato. Fino ad allora, solo all'interno della classe medica si era fatta strada quella «consapevolezza di un radicato e diffuso malessere sanitario, – ha scritto Franco Della Peruta, – che condannava l'Italia ad una avvilente posizione di inferiorità rispetto ai piú evoluti paesi europei»[7]. Ma ora furono i governanti liberali del paese a doverne prendere atto e a concepire modi e forme per ridurre tale inferiorità: o almeno per nasconderla. Strategie del nascondere o mascherare furono usate nei confronti di tutto ciò che appariva offensivo o denigratorio dell'Italia: ne abbiamo un microesempio nel caso dei piccoli migranti affidati – o meglio affittati – dalle famiglie a imprenditori della miseria che li portavano in giro anche al di là

[5] Cfr. B. A'HEARN e G. VECCHI, *Statura*, in VECCHI, *In ricchezza e in povertà* cit., pp. 37-72, in particolare pp. 50-51.

[6] Il saggio di Luigi Pagliani (1847-1932) *Sopra alcuni fattori dello sviluppo umano*, Stamperia Reale, Torino 1876, pose le basi dell'antropometria come scienza dell'accrescimento umano. Su di lui cfr. P. ZOCCHI, *Pagliani, Luigi (Paolo Luigi Stefano)*, in *DBI*, vol. LXXX (2014), *ad vocem*.

[7] F. DELLA PERUTA, *Salute pubblica e legislazione sanitaria dall'Unità a Crispi* (1980), in ID., *Società e classi popolari* cit., p. 199.

dell'oceano a elemosinare. Per quei «poveri giovanetti italiani, maschi e femmine, che percorrono il mondo cantando, sonando, accattando», si levarono alte rampogne nel Parlamento italiano davanti a quella che apparve come «un'iliade nuova di vergogne italiane»[8]. Scattarono provvedimenti di polizia: i passaporti furono ritirati a chi rientrava. Questo accadde per esempio ai piccoli musicanti d'arpa di Viggiano, in Basilicata, una di quelle migrazioni stagionali che portavano all'estero nei mesi invernali figli di famiglie che non avevano di che vivere in Italia. L'ostilità delle autorità politiche scoraggiò quell'itineranza fuori dai confini e bollò quei fenomeni con gli stereotipi lombrosiani delle razze inferiori[9].

Cominciava intanto anche cosí un esercizio inevitabile, che rispecchiava la sensibilità di un'opinione pubblica nevroticamente attenta allo sguardo degli «altri»: un ripetuto, assillante confronto fra i dati del paese Italia e quelli di nazioni di piú lunga esistenza e piú robusta costituzione – Francia, Belgio, Inghilterra. Dalle statistiche emergeva, comunque, il ritratto di un paese nuovo, carico di tanti problemi ma che risultava anche anagraficamente giovane, un dato stupefacente per chi lo guarda a meno di due secoli di distanza. Nel primo decennio dell'Unità, l'età media della popolazione era di 27 anni: il 24 per cento della popolazione era costituito da bambini al di sotto dei 10 anni. Ma proprio dai dati relativi all'infanzia vennero i segnali piú gravemente negativi: l'altissima mortalità infantile, che toccava una percentuale del 95 per cento nel primo mese di vita. Né le cose miglioravano guardando i primi anni d'infanzia: nel decennio 1861-70 su una media annua di circa 390 000 morti di sesso maschile, i bambini deceduti entro i cinque anni erano piú di 190 000. L'incidenza delle malattie infantili era altissima. I tipi prevalenti di affezioni mortali parlavano di ambienti freddi e malsani e di assenza di igiene. Quelli che sopravvivevano erano nella loro stragrande maggioranza destinati a sperimentare molto presto un'infanzia senza scuole e con precoce avvio alla fatica del lavoro. In quel primo decennio i dati statistici indicano un numero di 87 000 alunni per le scuole preparatorie e di 759 000 maschi e 571 000 femmine frequentanti le scuole elementari statali e non statali. Queste statistiche dei primi anni dell'Italia unita ci dicono che l'analfabetismo come fenomeno generale riguardava il 70 per cento della popolazione maschile e l'80 per cento di quel-

[8] P. VILLARI, *Le lettere meridionali ed altri scritti sulla questione sociale in Italia*, Le Monnier, Firenze 1878, p. 128. Numerose le edizioni successive (qui si cita dalla prima edizione).

[9] Cfr. E. V. ALLIEGRO, *L'arpa perduta. Dinamiche dell'identità e dell'appartenenza in una cultura di musicanti girovaghi*, Argo, Lecce 2008.

la femminile: ma, se lo si misurava sui contadini, la percentuale si avvicinava al 100 per cento[10]. Al momento dell'Unità, la classe dirigente del paese ne conosceva bene almeno due di contadini analfabeti, Renzo e Lucia, i protagonisti scelti da Alessandro Manzoni per il suo romanzo.

E cosí qualcosa fu fatto per aprire la scuola ai figli delle classi popolari. Ma solo sulla carta, perché a fronte della legge Casati del 1859 restava la dura legge del bisogno a costringere al lavoro i minorenni delle campagne e delle fabbriche anche là dove i Comuni furono disposti a investire i mezzi necessari «in proporzione delle loro facoltà e secondo i bisogni dei loro abitanti» (come stabiliva la legge).

Il divario con altre realtà statali europee si ravvisò, però, soprattutto nei dati sulla mortalità infantile: il fenomeno, grave e impressionante, non risparmiava nemmeno la piú evoluta realtà contadina della Lombardia, anzi vi era piú grave che altrove. Stefano Jacini nella sua opera sull'agricoltura lombarda aveva segnalato l'incidenza della mortalità perinatale e infantile e l'aveva spiegata cosí: «Ne son causa gli stenti delle donne incinte e delle puerpere, e la mancanza di tempo a cui sono ridotte le madri, in alcuni luoghi per le occupazioni campestri, in altri per il soverchio lavoro estivo delle filande»[11].

La cosa preoccupava specialmente il governo del nuovo Regno d'Italia. Era di fondamentale importanza garantire la consistenza numerica e la salute dei sudditi, visti come il nerbo dello Stato non solo per l'economia nazionale ma anche e soprattutto per la formazione di un esercito adeguato alle ambizioni militari della tradizione sabauda. Fu il ministro della Guerra a inviare circolari su circolari ai prefetti del Regno per raccogliere dati statistici sullo stato di salute dei giovani. Ecco come si spiegava la ragione della richiesta:

> Allo scopo di fare maggiori studi sulla costituzione fisica dei popoli del Regno, e sull'influenza che nel loro sviluppo corporeo possono avere il clima, il cibo, il modo di vestirsi, le abitudini locali etc., fa appello allo zelo della S.V. pregandola di rimettere al termine delle operazioni della leva in corso una relazione corredata del parere degli uomini dotti nell'arte salutare[12].

Fu con la visita di leva dei figli maschi che gran parte degli abitanti della penisola e delle isole scoprirono di essere diventati ita-

[10] Cosí risulta dai dati riportati in *L'Italia in 150 anni. Sommario di statistiche storiche 1861-2011*, Istat, Roma 2011.

[11] JACINI, *La proprietà fondiaria* cit., p. 55.

[12] Dal testo della circolare datata 11 gennaio 1865 che rinviava alla analoga circolare del 1863, riportata in A. FEROCI, *Le condizioni igieniche di Pisa e del suo circondario*, Tipografia Nistri, Pisa 1873, *Avvertenza*.

liani. Questa, come vedremo, doveva risultare una delle novità piú amare per il mondo meridionale e delle isole dove quell'obbligo non esisteva. E, come doveva osservare Nuto Revelli parlando dei suoi alpini nella campagna di Russia del 1941, «non sono dei volontari. Sono dei poveri cristi che vivono la naja imprecando, bestemmiando. Sono dei contadini in divisa, ecco tutto»[13]. Fu soprattutto di giovani contadini che i dati raccolti dalle prefetture dell'Ottocento rivelarono le deficienze gravi di salute, di robustezza, di altezza.

Il germe del nazionalismo aggressivo e l'ambizione di dotarsi di un esercito forte presero forma con le frustrazioni e le tragedie della guerra civile nel Mezzogiorno e della campagna militare del 1866. Ma intanto da piú parti e da una pluralità di voci si indicavano i gravi problemi delle classi popolari nella società italiana. Erano gli stessi membri dell'amministrazione che, inviati in varie parti del nuovo Stato, si dedicavano all'esplorazione della realtà sociale. Se ne ha un esempio nel corpo dei prefetti, che si dedicarono a compilare monografie sulle province dove venivano nominati. Tra i diversi nomi di quelli tra loro che dimostrarono il proprio senso di responsabilità dedicandosi all'esplorazione della realtà sociale di pertinenza è stato giustamente sottolineato il caso di Giacinto Scelsi che in vent'anni elaborò ben sette di queste monografie[14]. Si trattava di statistiche che penetravano negli aspetti piú diversi della realtà, applicando criteri talvolta in consapevole dissenso rispetto a quelli adottati nei censimenti ufficiali e soprattutto capaci di cogliere con vivida evidenza le differenze sociali. Si veda come vi si trova descritta la condizione dei contadini della Capitanata:

> Il colono destinato al lavoro della terra è in condizione forse peggiore degli animali; egli nutrendosi a stento di un tozzo di pane inferigno ed ammuffito, usando a companatico una cipolla od erbe fetulenti e frutta nocive, privo di carne o non vedendone che di rado un pezzo di morticcia, vivendo derelitto in un povero e schifoso abituro assieme alla famiglia ed a una serie di animali immondi, non può rimaner sano, né conservare le forze sufficienti per durare nel travaglio[15].

Non siamo lontani dalla descrizione di quel mondo offerta anni prima dal dottor Salvatore De Renzi; ma qui traspare il disgusto del coscienzioso e attento funzionario statale di origine piemontese davanti agli odori e alla sporcizia. La barriera dell'igiene si annunciava sempre piú persistente e destinata a durare.

[13] N. REVELLI, *Le due guerre. Guerra fascista e guerra partigiana*, Einaudi, Torino 2003, p. 71.

[14] A Giacinto Scelsi, ma non solo a lui, è dedicato il denso studio di L. GAMBI, *Le «statistiche» di un prefetto del regno*, in «Quaderni storici», XV (1980), n. 3, pp. 823-66.

[15] G. SCELSI, *Statistica generale della provincia di Capitanata*, Milano 1867, p. 27. Il passo è citato da GAMBI, *Le «statistiche»* cit., p. 859.

E all'igiene era strettamente collegato anche l'obiettivo primario dei governi: la riduzione della mortalità infantile – uno speciale problema italiano all'interno della questione di come affrontare e ridurre le cause della mala salute: in primo luogo le molte e diverse epidemie che periodicamente aggredivano la popolazione. Era allora su questo fronte che si misurava la scienza medica, non solo italiana. Nel corso del secolo XIX si aprirono nuove prospettive di vita con le scoperte della microbiologia, che rivelarono l'esistenza di aggressori micidiali quanto fino allora insospettati e invisibili. Cosí all'antica minaccia impalpabile del miasma, il male propagato dall'aria, si venne sostituendo quella degli organismi microscopici responsabili della trasmissione di infezioni da un vivente all'altro. Erano nemici concreti: diventava possibile combattere piú efficacemente le malattie endemiche. Ma non per questo si faceva minore l'importanza di prestare attenzione ai fattori di infezione. Ancora a fine Ottocento il professore d'Igiene a Firenze Giorgio Roster, maturato scientificamente a diretto contatto con la cultura dei grandi fisiologi, patologi, igienisti tedeschi da Max Joseph von Pettenkofer a Rudolf Virchow a Emil Du Bois-Reymond, davanti a scoperte come quella di Louis Pasteur e di Robert Koch negava che ci fosse stato un mutamento di paradigma, come si direbbe oggi: «Sieno o no le malattie infeziose telluriche provocate da un microbo, o invece da una emanazione, quello su cui non cade dubbio è che il principio contagioso [...] alberga nel suolo e da questo passa nell'aria e nell'acqua»[16].

Ai grandi nomi tedeschi e francesi della medicina europea è doveroso aggiungere quello dell'italiano Camillo Golgi, diventato celebre per le scoperte sul sistema nervoso che gli fecero meritare il premio Nobel. Ma a lui si dovettero anche le fondamentali ricerche sulla malaria che gli permisero di individuare il momento giusto in cui ricorrere al chinino. E se Pasteur e Koch e Adrien Proust (il severo padre di Marcel) operarono all'interno di istituzioni ben strutturate, Golgi compí le sue ricerche sulla malaria nell'ambiente delle risaie. Il suo è uno dei tanti esempi dell'impegno profuso dai medici nell'Italia appena unificata politicamente per colmare il divario esistente con le nazioni piú antiche e piú progredite. Non fu per caso se Golgi volle assumere l'incarico di assessore all'Igiene nel Comune di Pavia. L'impegno professionale dei medici si legò allora nell'Italia di recente costituita a nazione a un impegno direttamente politico e sociale. E l'Italia unita scoprí e praticò con

[16] Riprendo la citazione da C. POGLIANO, *L'utopia igienista*, in *Storia d'Italia. Annali 7. Malattia e medicina* cit., pp. 603-4.

speciale determinazione l'approccio medico ai mali della società. Fu allora che l'igiene legandosi a filo doppio alla statistica divenne la stella polare della cultura della corporazione sanitaria nell'opera di stimolo all'azione del governo – una azione che si sperava venisse svolta per mezzo e sotto la garanzia della corporazione dei sanitari stessi.

Si trattò di qualcosa di assai piú vasto e diffuso di un orientamento politico e sociale. Lo mostra una semplice constatazione: la parola «igiene» conobbe una vastissima diffusione e acquisí una importanza fino ad allora sconosciuta. Se ne elaborarono teorie e slogan e la si incontra nelle leggi e nella saggistica medica, ma anche nelle gazzette e nella letteratura dell'epoca: fu lí che se ne fece l'oggetto di una divulgazione insistita e inquietante, inseguendone gli aspetti piú solleticanti e insoliti, quando non ci si avventurò in esplorazioni antropologiche e in confronti di razze e culture. I luoghi propri dove l'igiene doveva abitare e regnare furono indicati e celebrati da epigrafi di retorica solenne scolpite su ospedali e istituzioni sanitarie in genere. Qui la parola rassicurava ma anche intimidiva, ponendo a tutti la domanda se si era o no in regola col nuovo criterio fondamentale di appartenenza alla società umana. E oltre a tutti i percorsi dove l'igiene si offriva a baluardo della vita, era nei nuovi cimiteri pubblici che la si incontrava. Quei luoghi furono creati a immagine e somiglianza della stratificazione sociale, coi trionfi delle tombe monumentali dei ricchi e titolati a circondare e dominare le umili fosse delle classi subalterne. Un processo di separazione e di dominio che continuava oltre la morte: era semplicemente ovvio che nel luogo a ciò deputato si celebrasse il trionfo dell'altro processo di separazione, quello che si chiamava igiene. Qui, in paesaggi rigorosamente extraurbani, si procedette spesso a spostare insieme ai cadaveri dei nuovi defunti anche quelli fino allora ospitati nelle chiese, per cancellare la minaccia del fetore ivi stagnante. Quando poi le idee umanitarie radicali di un Arcangelo Ghisleri si tradurranno nell'avvio della pratica della cremazione, allora Igiene sarà la divinità severa e benefica che insieme al suo gemello – Progresso – accoglierà i primi seguaci all'ingresso del «Tempio crematorio», come si chiamerà quello di Livorno.

In questa forma estrema di immagini e proposte di un autentico culto laico si rivela l'avanzare di qualcosa che ambisce a vestire i panni di una nuova religione. Da lí in avanti eventuali accordi e alleanze col cattolicesimo egemone saranno di volta in volta possibili. Ma tra il camice candido dei suoi sacerdoti e quello nero del clero cattolico la guerra sarà da ora in avanti sempre latente e talvolta apertamente guerreggiata. Perché per sua natura l'igiene era destinata a uscire dall'ambito medico e dal contesto agricolo dell'Italia fino a invadere le società dell'epoca per mille vie.

In quegli anni dell'Ottocento le economie europee avevano davanti gli esiti della Rivoluzione industriale e delle trasformazioni gigantesche in atto nelle società: dominava su tutte la realtà di quella che era diventata la capitale del mondo, la città di Londra, cresciuta rapidamente a dimensioni fino allora non immaginabili. A definirla «città mondiale» fu tra i primi Friedrich Engels: la sua descrizione delle condizioni della classe operaia in Inghilterra pose davanti ai lettori scene agghiaccianti di donne e bambini ammalati, affamati e cenciosi, che si affacciavano alla luce del giorno uscendo da cantine umide e sporche dei quartieri popolari ma anche dai fondi dei palazzi delle zone eleganti. Pagine come le sue si sommarono ai romanzi di Charles Dickens, un autore tra i piú popolari all'epoca, che commuoveva milioni di lettori con le sue storie di bambini poveri e abbandonati allo sfruttamento e alla miseria. Engels aveva chiaro in mente quanto la violenza mortifera delle epidemie pesasse come un incubo sulla società: «Le ripetute visite di colera, tifo, vaiuolo ed altre epidemie hanno imposta al borghese britannico la stringente necessità di risanare le sue città»[17]. E quello che veniva fatto sul terreno dell'igiene non aveva a suo avviso altro effetto che «limitare la miseria dei lavoratori». L'igiene poteva tutt'al piú limitarla, quella miseria: non era capace di eliminarla. Un'osservazione lucida e realistica, di elementare evidenza: ma non tutti erano allora capaci di uno sguardo altrettanto nitido. E intanto da quelle denunzie si levava un rombo cupo e inquietante per le classi dominanti: c'era una collera, un vento di ribellione, un'«ira selvaggia degli operai contro le classi elevate» che secondo Engels poteva avere un solo esito: l'inevitabile prossima rivolta degli sfruttati[18]. Il rosso spettro della rivoluzione sociale turbava i sonni di poteri politici e classi dominanti. E l'esperienza degli interventi di risanamento igienico parlava chiaro: i governanti del Regno d'Italia in quello scorcio di secolo ebbero davanti agli occhi l'esito della grande operazione di fognatura della città di Londra che aveva eliminato una causa fondamentale delle epidemie. Operazione gigantesca e risolutiva: agli urbanisti di allora apparve come una metamorfosi che aveva trasformato l'organismo malato della grande metropoli in una specie di creatura vivente e risanata, capace addirittura

[17] F. ENGELS, *La condizione della classe operaia in Inghilterra*, reprint dell'edizione Mongini (Roma 1899), Edizioni Samonà e Savelli, Roma 1972, p. VII.

[18] *Ibid.*, p. 93.

di trasformare le proprie feci in ricchezza e nutrimento, come il mitico serpente Uroboro.

Né la ricchezza di mezzi dei governi inglesi, né l'efficace controllo politico di quelle operazioni di risanamento trovarono riscontri nel neonato Regno d'Italia. Qui si ripresentarono a ondate le malattie epidemiche. Il flagello del colera che si era abbattuto nel 1836-37 su Napoli aveva inciso drammaticamente sul numero degli abitanti di quella che era stata un tempo la piú grande città europea. E già allora era apparso chiaro che il problema del contagio risiedeva nell'acqua, scarsa e infetta, a disposizione della sete del popolo: acque sporche di un acquedotto che scorreva allo scoperto, vasche di raccolta esposte a ogni abuso. «Putride acque raccolte dalle piogge», acque «guaste per malintesa domestica architettura», come aveva scritto Salvatore De Renzi[19]. E intanto, lo vedremo, si avanzava minacciosa la pellagra, non solo nelle fertili terre padane.

Tutte le carenze di abbandoni secolari e di emergenze sociali nuove si presentarono all'appuntamento col nuovo Regno d'Italia. C'era la questione della povertà endemica dei popoli delle campagne e delle plebi urbane, c'era quella dei conflitti di lavoratori coi datori di lavoro, e c'erano infine la minaccia ricorrente del colera e quella diffusa e costante della malaria e di altre malattie che insidiavano le classi povere. Il tutto si riassumeva dunque in due questioni: quella della giustizia sociale e quella dell'igiene, che si fondevano nel problema di come garantire agli italiani acque potabili, alimentazione adeguata e case non malsane. Sui regimi alimentari dei popoli di quell'Italia è stata richiamata l'attenzione da molti studi specifici[20].

In materia di igiene le intenzioni dei governi italiani si erano manifestate fin dall'inizio. La legge sanitaria del 1865, ispirandosi al criterio dell'accentramento nelle mani del potere esecutivo secondo il modello sabaudo della legge Rattazzi del 1859, aveva collocato la sanità pubblica tra le incombenze del ministero dell'Interno. Non era stata una soluzione efficace. Com'è stato osservato, «ogni potere decisionale veniva infatti accentrato», dal ministero alle autorità periferiche gerarchicamente subordinate. «Erano previsti inol-

[19] DE RENZI, *Topografia e statistica medica* cit., p. 303. De Renzi è citato anche da A. FORTI MESSINA, *Il colera a Napoli nel 1836-1837*, in «Mélanges de l'École française de Rome», LXXXIII (1976), n. 1, pp. 319-66, la quale calcola che a Napoli morirono il 39 per mille degli abitanti.

[20] Si segnalano quelli dello storico che piú ha esplorato questo campo con le sue ricerche e con quelle della sua scuola, Franco Della Peruta. Cfr. per esempio le pagine sui regimi alimentari e le abitazioni dei ceti subalterni nella raccolta già citata di DELLA PERUTA, *Società e classi popolari* cit., pp. 34 sgg.

tre consigli e commissioni sanitarie, composti anche da tecnici, ma le loro funzioni rimanevano preparatorie e consultive»[21]. Quanto all'opera degli enti locali, era difficile attendersi interventi a favore della salute dei lavoratori dai poteri di un'élite di proprietari. L'inefficienza del sistema si manifestò quando, davanti al dilagare dei malanni e delle epidemie, tutta la macchina statale si concentrò in una ossessiva volontà di controllo che finí col penalizzare medici e farmacisti, cioè l'ultimo e piú delicato anello della catena. Nel sistema centralistico del nuovo Stato, le responsabilità dirette sul territorio furono affidate ai Comuni controllati dai prefetti, restando al governo centrale tutti i poteri, incluso quello della nomina dei sindaci. I Comuni dovevano rispondere ai prefetti anche in materia di sanità. Solo pochi di essi, però, risultavano essere all'altezza del problema. E c'era una vasta gamma di realtà da censire nelle statistiche sanitarie per individuare le radici del male e per procedere coi rimedi: c'erano i dati di natura – clima e stagione, età della vita individuale – e c'erano soprattutto quelli di carattere sociale e storico – luoghi e case di abitazione, mezzi di sussistenza. Intanto, nella cultura diffusa, l'opera divulgativa svolta da singoli autorevoli personaggi come Paolo Mantegazza, di cui si dirà ampiamente in seguito, e dalla Società italiana d'igiene – costituitasi nel 1879 sotto la presidenza di Alfonso Corradi e diramatasi da Milano in varie sedi locali, da Modena a Pisa a Torino – doveva fare i conti con gli scarsi mezzi e con le resistenze religiose davanti all'incipiente moda del naturalismo.

Il punto d'incontro tra le iniziative delle autorità di governo e la mentalità prevalente nella corporazione sanitaria si può definire con due parole: igiene sociale. Ma non è facile ricomporre, per un orizzonte variegato come il nostro, la diversità e la complessità delle immagini e delle realtà che queste parole evocavano a quella data.

C'era da un lato la società umana: un gigantesco corpo vivente, per la maggior parte in condizioni di povertà e di totale subalternità alle classi dominanti, insidiato dall'aggressione di agenti patogeni e dal pesante fardello di carenze igieniche e di malattie ereditarie. E c'era dall'altro una classe dirigente impaurita dalla minaccia di un'umanità sfruttata e spinta alla resistenza e alla rivolta – un'umanità pericolosa. Anche perché quell'élite sociale e politica aveva sprecato l'unica grande occasione per saziare una fame che era anche piú forte di quella del pane: la fame di terra. «La grande occasione – è stato notato – fu quella della vendita

[21] C. PANCINO, *L'organizzazione pubblica della sanità* in ISAP, *Le riforme crispine*, vol. IV, *Amministrazione sociale*, Archivio n.s. 6, Giuffrè, Milano 1990, parte III, p. 500.

dei beni nazionali»: l'esproprio dei beni fondiari delle congregazioni religiose e la loro redistribuzione avrebbero potuto calare nella realtà italiana il tipo ideale del contadino proprietario, «un mito funzionale alla stabilizzazione politica e sociale delle campagne» secondo il modello della Francia postrivoluzionaria; invece nella realtà le terre migliori impinguarono la grande proprietà fondiaria. Fu cosí che i contadini diventarono italiani ma solo di nome[22].

C'era, però, una voce di speranza che si levava da una precisa categoria professionale: i medici. La fiducia nella scienza positiva li spingeva a tentare la via della medicalizzazione della società: l'igiene come scienza offriva un sapere in grado di alzare barriere efficaci contro la minaccia dell'infezione sanitaria ma anche contro quella delle plebi cenciose, sporche e affamate. Ai confini di quel mondo si schierava la corporazione dei medici condotti, convinti di possedere i titoli per influire sulle scelte governative e gli strumenti per modificare la realtà del paese. Nelle tante occasioni che ebbero per rendere pubbliche le loro convinzioni e le loro proposte quella che si percepisce è soprattutto la loro fiducia nella scienza e nel progresso, diventati tutt'uno nella nozione di progresso scientifico. Se ne ha testimonianza in un libro del dottor Alfonso Ragnisco, già medico condotto di Procida e Pozzuoli e nominato rappresentante a Napoli del ministero della Marina mercantile:

> Nel progresso scientifico dell'Italia nostra non ottiene oggi l'ultimo luogo una parte della medicina, forse la piú utile, l'Igiene [...]. Questa branca della scienza medica, poco studiata finora, ché i tempi avevano fatto del nostro paese come una casa «senza ventilazione», è diventata in pochi anni adulta mercè l'impeto concorde di giovani menti[23].

L'idea che il dottor Ragnisco si era fatto dell'igiene sociale era molto ottimistica: consisteva nel far entrare nella società italiana

> quei solenni modificatori fornitici dalla natura in sostegno del nostro organismo, vale a dire, dell'Aria e degli Alimenti («circumfusa et ingesta») ai quali due capi può ridursi l'Igiene speciale di un luogo [...] Gl'individui lasciati in cattive condizioni igieniche se non vanno infermi addiventan cagionevoli, ed allora, se pur sentono la lor dignità personale, meno animosamente cimentarsi possono con gli usurpatori dei loro diritti[24].

[22] Cosí ROGARI, *Agricoltura e contratti agrari* cit., p. 16. Diversa l'opinione di V. CASTRONOVO, *Storia economica d'Italia. Dall'Ottocento ai giorni nostri, nuova edizione riveduta e aggiornata*, Einaudi, Torino 2013, p. 22. Sul modello francese, cfr. E. WEBER, *Da contadini a francesi. La modernizzazione della Francia rurale (1870-1914)* (1976), il Mulino, Bologna 1989.

[23] A. RAGNISCO, *Sguardo igienico sulla città di Pozzuoli*, Stabilimento tipografico di Gennaro De Angelis, Napoli 1872, p. 5.

[24] *Ibid.*, p. 6.

Non furono molti a rendere cosí esplicita l'idea di igiene come comprensiva del diritto di tutti al cibo necessario. E anche nella cultura dei medici, dove si era pur consapevoli che non di sola aria per quanto pura poteva vivere l'uomo, molto spesso la teoria dell'igiene sociale si librò alta sulle esigenze primarie delle classi popolari. Di fatto quella dell'igiene divenne l'ossessione politica e culturale dell'epoca; tanto assillante da dare impulso a iniziative istituzionali e a una vasta fioritura di carattere sanitario e scientifico, con forme di divulgazione ai diversi livelli della società che si mossero in direzioni varie e spesso opposte stimolando impulsi di solidarietà sociale ma anche dando voce a un dottrinarismo social-darwiniano dagli esiti razzistici. L'igiene finí con l'assumere i caratteri di una vera e propria utopia di purezza e sanità sociale. E alla campagna igienistica e di sensibilizzazione alla disinfezione, un forte impulso fu dato anche dalla vittoria del «paradigma microbiologico», cui si è fatto cenno[25]: la batteriologia prometteva obiettivi importanti nella battaglia contro malattie micidiali e specialmente diffuse tra le classi popolari, come la malaria, il colera, la tubercolosi.

Intanto, comunque, la corporazione dei medici condotti non perdeva occasione per segnalare le condizioni miserabili di vita degli abitanti delle campagne soprattutto per quanto riguardava l'alimentazione e la salute. Bisognava agire contro quelle pratiche che tante relazioni dichiaravano ancora cosí diffuse nel mondo contadino: l'assenza di separazioni tra gli ambienti delle persone e quelli degli animali, l'abbandono di rifiuti e di escrementi vicino all'abitazione, la mancanza di acqua potabile e l'esposizione a un'aria malsana.

Eppure le campagne restavano in secondo piano rispetto agli interventi indispensabili per le città, come gli acquedotti e la costruzione di reti fognarie, nonostante intanto avanzasse il problema della malaria (oltre al diffondersi della pellagra, che vedremo essere il segno inconfutabile del male di vivere contadino): quando, col 1870, anche l'Agro Romano si affacciò alla ribalta con un'epidemia malarica, si raccolsero testimonianze come quella del sindaco di Citerna: lavoravano la terra uomini condannati a «vita infelicissima, perché male ricoverati in capanne di paglia, costretti a mangiare polenta e bevere acqua di fosso»[26].

Mentre l'azione dei governi si limitava a consolidare l'apparato amministrativo e le reti di controllo sociale, il panorama sociale si complicò: le prime organizzazioni di solidarietà e di resistenza delle

[25] La definizione è di POGLIANO, *L'utopia igienista* cit., p. 596.

[26] Lettera del sindaco di Citerna al sottoprefetto di Velletri, 1882, citata in CARACCIOLO, *Il movimento contadino nel Lazio* cit., p. 56.

classi popolari dettero vita ad azioni di protesta contro le quali si scatenò la repressione di uno Stato espressione delle classi dominanti. La borghesia illuminata e le tradizioni di un paternalismo cattolico vivo tra i proprietari toscani – come Gino Capponi e Raffaello Lambruschini – furono all'origine di esperimenti per sostituire al conflitto la collaborazione tra le classi. Tante buone intenzioni, ma risultati sporadici e poco incisivi. Citiamo un solo caso, quello della colonia agricola Bonafous, dove gli ospiti del collegio (orfani e figli abbandonati) furono «rivestiti, nutriti, destinati dapprima ad occupazioni agricole, e successivamente ad officine» – dimostrando quali trasformazioni positive poteva avere il corpo umano se debitamente curato[27].

Ma il trionfo di una sensibilità diffusa in materia di igiene pubblica recava con sé le tracce di razzismo cui si è accennato e tendenze di tipo eugenetico. Non fu per caso se all'appuntamento della Prima guerra mondiale una propaganda bellicista scatenata dalla paura della rivoluzione sociale esaltò la guerra come «igiene del mondo». Di fatto, quelle nozioni di razza e di clima che le scienze dell'uomo del Settecento avevano usato per leggere la realtà degli esseri umani e dell'ambiente servirono allo scientismo ottocentesco per creare e dare dignità di scienza a immaginari decisamente razzistici. I musei e gli istituti di antropologia dell'epoca dedicati ai pazzi, ai delinquenti, alle differenze umane di colore ne furono l'esito divulgativo e il nuovo secolo se lo trovò davanti pronto per l'uso.

[27] Il caso è ricordato da POGLIANO, *L'utopia igienista* cit., pp. 589-631; cit. alle pp. 589-90. Gli aspetti utopici e le loro degenerazioni sono stati sottolineati da A. PICHOT, *La société pure. De Darwin à Hitler*, Flammarion, Paris 2000; e P. A. TAGUIEFF, *Il progresso. Biografia di una utopia moderna* (2001), Città aperta, Troina (EN) 2003.

Capitolo ottavo
La rete italiana dei medici condotti

Intanto però lo Stato dovette affidare compiti fondamentali alla scienza positiva dei medici. E fu cosí che, come osservò acutamente Antonio Gramsci, se il clero svolgeva funzioni di «intellettuale organico» nel rapporto di dominio sociale, accanto a quella del parroco si venne configurando un'altra categoria di intellettuali. E questa era «la piú importante forse dopo quella "ecclesiastica", per il prestigio e la funzione sociale che ha svolto nelle società primitive – la categoria dei *medici* in senso largo, cioè di tutti quelli che "lottano" o appaiono lottare contro la morte e le malattie»[1]. L'acutezza dell'osservazione finora non è stata adeguatamente colta. Vale la pena di ricordare che l'opera del medico e del chirurgo era rimasta distinta e autonoma rispetto a quella del sacerdote anche perché la Chiesa aveva posto un secco altolà davanti al pericolo di scivolamento del clero dalla cura d'anime alla cura dei corpi. Tra le molte funzioni del parroco una gli era stata esplicitamente vietata: quella di medicare malattie e ferite. L'antica opposizione ai sacrifici cruenti dei pagani aveva lasciato una interdizione canonica a ogni contatto col sangue e a ogni rischio di scivolare nella categoria dei guaritori e dei maghi. A questi antichi precedenti l'epoca della Controriforma aveva aggiunto un altro motivo di allarme: il divieto a ogni contatto coi corpi e con le persone da curare nei loro letti, che poteva mettere a rischio la condotta morale di un clero obbligato al celibato.

Non fu per caso che Gramsci formulò l'osservazione sulla categoria dei medici: gliela suggerí la lettura in carcere della *Storia della medicina* di una eminente personalità della scienza medica italiana dell'Ottocento, Arturo Castiglioni. Ed è un fatto che proprio in quella fase storica venne emergendo la figura del medico. Fu quest'ultimo che operando nel mondo delle classi popolari vi apparve nelle vesti di un sacerdote di nuovo tipo: era l'uomo che lottava contro la morte e proteggeva la salute del corpo, lasciando

[1] GRAMSCI, *Quaderni del carcere* cit., vol. III, p. 846.

al sacerdote il compito di portare i sacramenti agli infermi e preparare il morente alla sua sorte. Da qui la definizione di «sacerdozio» per l'ufficio del medico. Anche perché il fatto stesso dell'ingresso nelle case portava a renderlo il confidente dei segreti piú intimi, colui al quale si doveva dire la verità e dal quale si poteva attendere non l'assoluzione ma certamente l'aiuto per sanare malanni e ferite non solo fisiche. Naturalmente anche il solo potere di lenire i dolori conferiva al medico una posizione di assoluto rispetto nella gerarchia morale delle classi popolari. I piú sospettosi apologeti della religione antica avvertirono però nella cultura di quei dottori l'allarmante sentore di naturalismo e di materialismo: e non mancò qualche penna maledica pronta a lanciare l'accusa di «medicina atea»[2].

Di fatto ci fu anche un altro terreno, meno intimo, sul quale l'opera del medico condotto doveva assumere caratteri simili a quella dei parroci: proprio a lui venne affidato il compito di redigere informazioni sulle condizioni sanitarie degli abitanti dei Comuni (era stata dei medici, del resto, fin dalle prime esperienze statistiche, la responsabilità di rilevazione dei dati sanitari, come si è visto). Cosí si venne costituendo un patrimonio di dati parallelo rispetto a quello che intanto si depositava negli atti delle visite diocesane grazie alle informazioni del parroco al vescovo in visita. E questo è solo un esempio di come nelle condizioni date della cultura dell'Ottocento, scienza e fede erano destinate a incontrarsi e a scontrarsi. Si può parlare di collaborazione necessaria e di conflitto potenziale fra le due categorie. Certo, la sfida lanciata dai rappresentanti della medicina come scienza rimase a lungo sommessa, nascosta dietro profferte e richieste di aiuto reciproco. Era un riconoscimento dovuto a chi deteneva la chiave di accesso ai cuori e alle menti del popolo delle campagne; ma anche una spartizione delle rispettive province – le anime al prete, i corpi al medico. Sempre che fosse possibile distinguere l'una dall'altra. E intanto l'ambiente culturale e sociale dei medici fu importante anche perché nelle loro case, austeramente arredate ma spesso ricche di libri, avveniva la prima formazione dei figli, i quali si incontrano poi nella storia della cultura. Anche di quella letteraria: si pensi a Giosue Carducci e Renato Fucini, figli entrambi di medici. Per la scienza medica basterà fare il nome di Luigi Pagliani, grande studioso e figura di primo piano nella sto-

[2] Fu Niccolò Tommaseo a lanciarla contro Jacob Moleschott: cfr. G. COSMACINI, *Medicina, ideologie, filosofie nel pensiero dei clinici*, in *Storia d'Italia. Annali 4. Intellettuali e potere* cit., p. 1168.

ria dell'igiene come scienza e nell'impegno politico e civile, anche lui figlio di un medico condotto. Per la funzione storica svolta dalla categoria, la si potrebbe accostare al corpo dei pastori protestanti in Germania e in generale nel mondo europeo della Riforma – un mondo verso il quale i medici erano spinti da letture e scambi scientifici e del quale condivisero spesso idealità e valori. I pastori protestanti avevano figli legittimi e li allevavano a una severa moralità, non diversa da quella impartita da Carducci padre. Niente del genere poteva accadere nella canonica del parroco cattolico, che pure con la casa del medico aveva in comune la presenza di una biblioteca.

E non si deve dimenticare l'esistenza di un terzo protagonista, il proprietario terriero: il quale poteva anche condividere col medico la fiducia nella scienza positiva, ma aveva bisogno della Chiesa per garantirsi la soggezione del popolo. Figure eminenti della cultura cattolico-liberale, come Gino Capponi, gran difensore della mezzadria, teorizzarono e praticarono forme paternalistiche di gestione dei rapporti di proprietà. Ma il padrone non dimenticava mai che era la religione la barriera piú sicura contro la rivolta sociale nelle campagne. Al minimo accenno di un mutamento i proprietari correvano a rinsaldare l'alleanza con la struttura ecclesiastica. Lo si vide quando nel tardo Ottocento la nascita di leghe contadine e la protesta contro la tassa sul macinato resero inquieti i sonni della borghesia liberale. Anche i proprietari terrieri liberali che della religione tradizionale avevano scarso rispetto non rinunziarono a servirsi dell'aiuto del clero per tenere a freno il popolo delle campagne. Del resto, quando il pericolo sembrò incombente ricorsero all'imposizione della religione come materia d'obbligo nella scuola pubblica. Significativa la confessione di uno di loro destinato a lunga carriera politica tra liberalismo e fascismo:

> Noi, borghesia volterriana [...] alle plebi che chiedono la *poule au pot*, perché non credono piú al *di là*, ritorneremo fuori a parlare di Dio, che ieri abbiamo negato? Non ci prestano fede: parlo delle plebi delle città e de' borghi: le rurali, di un Dio senza chiesa, senza riti, senza preti, non sanno che farsi[3].

E fu esattamente ai proprietari terrieri e ai parroci che i medici si trovarono costretti a rivolgersi quando tentarono di intervenire nella vita quotidiana dei contadini. Il che accadde sempre piú a partire dal momento storico in cui prese forma l'assetto del governo dell'Italia unita e vi si dovette regolare la forma del controllo sanitario della società. Lo strumento ordinario fu la statistica.

[3] Lettera di Ferdinando Martini a Giosue Carducci, 16 ottobre 1894, in F. MARTINI, *Lettere (1860-1928)*, Mondadori, Milano 1934, pp. 291-92 (la sottolineatura è nell'originale).

La nazione italiana nacque nell'epoca della concezione dello Stato come aggregato di dati statistici. Era largamente diffuso allora, come abbiamo visto, quello che è stato definito un vero e proprio entusiasmo per la statistica: una scienza che offriva alla conoscenza e all'azione politica la certezza dei numeri e aveva il merito di sfuggire all'occhiuta censura della Restaurazione[4]. Fu cosí che nell'avvio del nuovo Stato si registrò un forte impulso dato alla misurazione dei fatti sociali, e si venne creando un deposito unitario destinato a diventare straordinariamente ricco di dati statistici e di fonti per la conoscenza della realtà sociale della nazione neonata: com'è stato osservato, fu una delle poche forme in cui si manifestò la coscienza dell'unità nazionale[5]. Già nel 1858 era cominciato a uscire a stampa l'«Annuario statistico italiano» compilato da Cesare Correnti come continuazione della serie inaugurata da Piero Maestri. Il metodo a cui intendeva ispirarsi era quello delle scienze naturali e «positive» trasportato «nell'ordine morale e storico». E doveva essere il grande maestro della nuova disciplina, Angelo Messedaglia, a sottolineare anche lui l'ispirazione galileiana della nuova scienza nella «prelezione» al corso libero di Filosofia della statistica del 1872, in cui faceva anche i nomi di Bacone e di John Herschel: per lui era importante avere presente il carattere non meramente descrittivo ma inventivo di un sapere che dai fatti raccolti doveva riuscire a risalire alla legge che sintetizzava «l'azione delle varie cause»[6]. Intanto la Divisione di statistica, istituita nel 1861 e dal 1862 posta sotto la direzione di Pietro Maestri, ispirò la sua azione a una speciale attenzione alle differenze regionali e ai problemi sociali. E l'apporto di Cesare Correnti alla Giunta centrale di statistica dette a questa impostazione un contributo fondamentale. La suddivisione dell'Italia in 18 compartimenti statistici – poi sostituiti dalle Province – mise in evidenza una volontà di rispecchiare le differenze tra quelle che solo faticosamente vennero prendendo forma di Regioni[7]. A capo della cel-

[4] L'«era of Enthusiasm» per la statistica secondo Harald L. Westergaard furono gli anni dal 1830 al 1849; lo ricorda il fondamentale studio di S. PATRIARCA, *Numbers and Nationhood. Writing Statistics in Nineteenth-Century Italy*, Cambridge University Press, Cambridge 1996, p. 1. E si veda anche il successivo lavoro di D. MARUCCO, *L'amministrazione della statistica nell'Italia unita*, Laterza, Roma-Bari 1996, che abbraccia un piú ampio periodo.

[5] L'osservazione è di ROMANELLI, *L'Italia liberale* cit., pp. 8-9. Si veda il fascicolo speciale dedicato dalla rivista «Quaderni storici», XV (1980), n. 45, al tema *L'indagine sociale nell'unificazione italiana*, a cura di R. Romanelli e il saggio introduttivo dello stesso R. ROMANELLI, *La Nuova Italia e la misurazione dei fatti sociali. Una premessa*, ivi, pp. 765-78.

[6] Cfr. C. PAZZAGLI, *Statistica «investigatrice» e scienze «positive» nell'Italia dei primi decenni unitari*, ivi, pp. 779-822.

[7] Lo sottolinea G. PESCOSOLIDO, *Agricoltura e industria nell'Italia unita*, Edizioni Nuova

lula elementare della costruzione, il Comune, fu insediato un sindaco, non elettivo ma di nomina regia. Le conseguenze di queste scelte dovevano essere fin da allora oggetto di denunzie. È noto il giudizio negativo di Antonio Gramsci, secondo il quale concepire il Comune come un «piccolo Stato» fu il frutto di una esaltazione retorica dell'eredità medievale dell'Italia centro-settentrionale con le sue «cento città», ignorando del tutto i caratteri reali e storici del Meridione e delle isole[8].

Ma intanto resta il fatto che, nel disegno centralistico del nuovo Stato, il Comune fu l'unica istituzione di raccordo effettivo tra le direttive statali trasmesse dal prefetto e la popolazione. Non lo poteva essere la Provincia, il cui Consiglio per i modi della sua elezione e del suo funzionamento godeva di limitatissima autonomia e incidenza reale, e se capitava che vi si affrontassero problemi piú generali e socialmente piú importanti di quelli relativi ai ristretti interessi dei rappresentanti, non si andava al di là di un superficiale paternalismo[9]. La conseguenza fu che sulla testa dell'amministrazione comunale piovvero moltissime incombenze – in modo speciale quelle relative all'organizzazione sanitaria e alla questione dell'igiene – e un diluvio di richieste di dati: numero di abitanti, distribuzione per età, sesso, condizioni sociali, loro attività, risorse disponibili nell'agricoltura e nelle attività produttive (o «industrie»). La statistica, lo abbiamo visto, si legò fin nel suo sviluppo iniziale con le informazioni offerte dalla storia e dalla geografia, producendo una scienza integrata dei luoghi, la topografia. E, poiché tra i dati fondamentali continuarono a esserci naturalmente quelli sanitari, il risultato maggiore si raggiunse con le topografie sanitarie, genere letterario già allora familiare alla cultura dei medici italiani. Ne abbiamo incontrati e ne incontreremo ancora non pochi esempi.

Con la costituzione di un fittissimo reticolo di Comuni e Province la figura del medico venne acquistando sempre piú un ruolo pubblico decisivo. Intanto nasceva l'Associazione medica italiana (1862) e si infittiva la presenza dei medici nel paese e in Parlamento. Questa ascesa che portava l'Italia a gareggiare con le piú antiche realtà statali europee avveniva nel segno di una forte

Cultura, Roma 2009. Fondamentale A. AQUARONE, *L'unificazione legislativa e i codici del 1865*, A. Giuffrè, Milano 1960.

[8] Per Gramsci, si vedano i passi indicati nell'indice analitico dei *Quaderni del carcere* cit.: fondamentali le pagine del Quaderno 19 (*Risorgimento italiano*), pp. 2025-46, e del Quaderno 22 (*Americanismo e fordismo*) (*ibid.*, vol. III, pp. 2142-47).

[9] Lo sottolinea G. B. FURIOZZI, *Introduzione*, in ID., *La Provincia dell'Umbria dal 1871 al 1880*, Provincia di Perugia, Perugia 1990.

consapevolezza del compito sociale che la medicina era chiamata a svolgere. Ne è rimasto un documento significativo nella prolusione del professor Alfonso Corradi all'inaugurazione dell'anno accademico dell'Università di Modena, tenuta il 9 gennaio 1860. Qui la medicina venne da lui definita «scienza eminentemente civile» perché da lei dipendevano la salute fisica dei cittadini e «la conservazione e stabilità degli stati», quanto dire la salute politica della nazione[10]. Tornando sull'argomento in un articolo di pochi anni dopo, Corradi teorizzò il compito dell'igiene come scienza di «cooperare con la scienza politica alla miglior esistenza e convivenza sociale»[11]: ragion per cui essa doveva utilizzare specialmente le topografie mediche o sanitarie per individuare le «leggi della popolazione», cioè impadronirsi della conoscenza «sistematica e particolareggiata di tutto quello che concerne il vivere sociale, l'economia, il clima e la cultura dei diversi territori»[12]. E lui stesso dette personalmente esempio di come intendesse questo dovere. I suoi «Annali delle epidemie occorse in Italia», editi a partire dal 1865 per quasi un trentennio, furono il monumento di una storiografia medica che conciliava l'orientamento storicistico dell'epoca con la sistematica classificazione positiva dei fatti della salute.

In quell'insieme aggregato di dati con cui la statistica rappresentava lo Stato unitario, fondamentali fra tutti apparvero fin dall'inizio quelli che mostravano come la povertà e la pessima qualità dell'alimentazione e delle condizioni di vita dei popoli influissero sulla salute e sulla durata dell'esistenza. Furono le statistiche a sfornare le informazioni sintetiche, fatte di numeri di cui si sono visti alcuni esempi, sullo stato precario di salute degli italiani.

Il compito di governare il territorio dei dipartimenti in cui fu divisa all'inizio l'Italia venne dunque affidato agli Uffici di igiene. E l'anello destinato a connettere l'apparato sanitario dello Stato con la popolazione, come si è detto, fu il medico condotto, figura non nuova, presente in gran parte del paese ben prima dell'Unità, anche se in forme diverse e con diversi nomi. In Sicilia c'era l'antica istituzione del protomedicato risalente al Quat-

[10] A. CORRADI, *Necessità d'un ordinamento e d'una dottrina in medicina e del miglior modo di provvedervi*, in «Annali Universali di Medicina», CLXXIII (1860), pp. 3-18. Sull'ascesa professionale e politica dei medici ha richiamato l'attenzione M. CONFORTI, *Fisiologia e fisionomia della nazione. Il protagonismo e le «storie» dei medici*, in *Storia d'Italia. Annali 26. Scienze e cultura dell'Italia unita*, a cura di F. Cassata e C. Pogliano, Einaudi, Torino 2011, pp. 599-622, in particolare pp. 600-9.

[11] A. CORRADI, *Dell'igiene pubblica in Italia e degli studi degli italiani in proposito in questi ultimi tempi*, in «Annali Universali di Medicina», CCIV (1868), pp. 330-31. Riprendo l'indicazione dal saggio di PANCINO, *L'organizzazione pubblica della sanità* cit.

[12] PANCINO, *L'organizzazione pubblica della sanità* cit.

trocento che si articolava in presenze di protomedici in ogni Comune e che subentrò nel 1862 ai disciolti Consigli degli ospizi in base alla legge sulle Opere pie[13]: il protomedico aveva il dovere di curare gratuitamente i «miserabili», cioè la categoria dei piú poveri, ma poteva in compenso esigere un compenso dalle classi piú ricche. In Lombardia nel 1842 si poteva tranquillamente affermare «non esservi in tutta l'estensione della terra lombarda cassinaggio benché piccolo, sia esso in pianura o su d'alpestre roccia, che non fruisca d'un esercente sanitario tenuto a prestarsi alla gratuita assistenza de' suoi poveri»[14]. Nel Lombardo-Veneto e in Toscana da secoli la condotta era l'atto o il contratto con cui si «conduceva» qualcuno a esercitare un ufficio pubblico – medico o maestro o altro ancora. Ora si tese a renderla sistematicamente presente, se ne precisarono i compiti, l'accesso all'incarico e la retribuzione. Il compito riguardava la cura della salute dei singoli e l'attenzione alla salubrità dei contesti, servendosi dell'opera di figure istituzionali come il farmacista, il flebotomo – «chirurgo minore» – e la levatrice.

Nel tendenziale generalizzarsi su tutto il territorio nazionale della condotta, chi usciva dall'università col titolo di medico o di chirurgo dovette prendere in considerazione anche quel tipo di carriera. I bandi di concorso emanati dai municipi specificavano nei dettagli i termini del contratto e l'importo del compenso. Magro compenso, dicevano molti: ma pur sempre competitivo rispetto alla durezza del lungo lavoro in ospedale prima che si aprisse l'orizzonte della carriera professionale con clientele danarose. Lo stipendio per le condotte variava a seconda del luogo di destinazione e dei mezzi richiesti al medico per raggiungere i suoi pazienti: il cavallo, la carrozza. Si capisce cosí che, se non ci fu un grande entusiasmo da parte dei candidati per quella carriera, non fu grande nemmeno la diligenza dei Comuni nel bandire i relativi concorsi. Secondo una statistica del 1882[15], erano solo 4154 i Comuni a «condotta piena», cioè in condizione di provvedere al servizio medico gratuito per l'intera popolazione, mentre altri 3518 provvedevano al servizio solo per i poveri, lasciando alle classi agiate il compito di

[13] Cfr. M. GANCI e C. VALENTI, *L'organizzazione sanitaria in Sicilia nel primo decennio dopo l'Unità*, in M. DI ROSA (a cura di), *Salute e malattia nella cultura delle classi subalterne del Mezzogiorno*, Guida, Napoli 1990, pp. 134-42.

[14] Riportato in FORTI MESSINA, *I medici condotti* cit., p. 157. Sulla differenza tra contadi e città quanto a presenza di medici nella Lombardia del XVIII secolo cfr. E. BRAMBILLA, *La medicina del Settecento. Dal monopolio dogmatico alla professione scientifica*, in *Storia d'Italia. Annali 7. Malattia e medicina* cit., pp. 5-147.

[15] E. RASERI, *Le condotte mediche in Italia*, in «Annali di statistica», s. III, I (1882), pp. 115-36.

Figura 5.
Oreste Da Molin, *Angosce*, olio su tela, 1897.

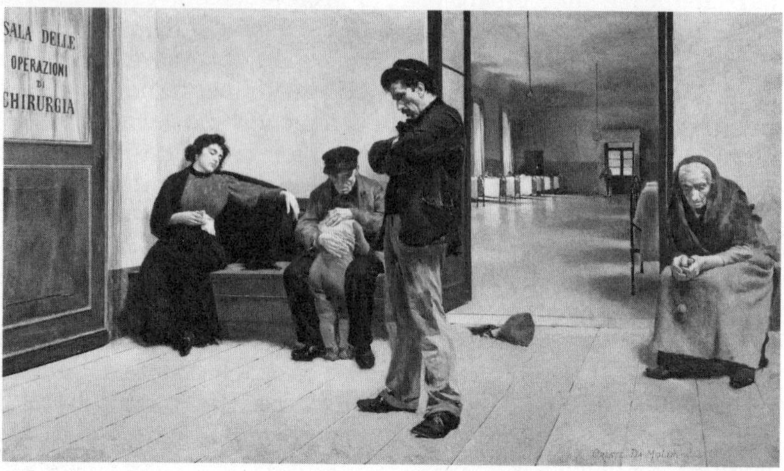

ricorrere a un libero professionista. In sintesi, si calcolava che a ogni medico condotto spettasse il compito di provvedere a un territorio di 23 chilometri quadrati; ed erano ben cinque le regioni dove il personale medico scarseggiava in rapporto alla superficie. E all'altezza dell'inchiesta sulle condizioni igieniche e sanitarie del paese del 1886, i Comuni che avevano uno o piú medici residenti erano 5666, mentre 2592 ne erano privi (alcuni di questi ultimi ricorrevano ai servizi di un Comune vicino)[16].

Di fatto, al di là di leggi, regolamenti e controlli, per entrare a fondo nell'esperienza viva di questa figura sociale bisognerebbe leggere le tante lamentele e denunzie che presero la via delle gazzette o si accumularono negli archivi comunali dell'Ottocento. Un solo esempio: in un memoriale a stampa, indirizzato al presidente e ai membri del Consiglio di sanità pubblica di Pisa, il titolare della condotta comunale, dottor Antonio Feroci, fece un circostanziato resoconto del carico di lavoro gravante su chi accettava quel tipo di incarico. Il medico assumeva la condotta

> dopo aver sacrificato nelle Sale di Anatomia, negli Spedali la parte piú bella della sua vita, dopo aver assistito a non poche scene di dolore negli anni piú ridenti della giovinezza, dopo aver sacrificato nello studio arido e sconfortante dei libri della sua scienza quella parte di tempo che i prediletti della

[16] Cfr. DIREZIONE GENERALE DELLA STATISTICA, *Risultati dell'Inchiesta sulle condizioni igieniche e sanitarie dei comuni del Regno. Relazione generale*, Tipografia nell'Ospizio di San Michele, Roma 1886, pp. CL-CLIII.

fortuna sprecano in balli, teatri, gite di piacere, baldorie, gozzoviglie d'ogni genere [...] È doloroso al certo il vedere dove troppo spesso vada a terminare una nobile intelligenza, un cuore generoso, un uomo che in un altro ambiente avrebbe utilmente servito la Scienza e la Patria[17].

E faceva esempi concreti dei rischi e della durezza della professione: il titolare della condotta, obbligato com'era a curare gratis tutti i «poveri miserabili» dell'area comunale, si trovava davanti a situazioni come quella della Maremma, dove una moltitudine di agricoltori si affollava durante l'estate in villaggi provvisori di quattro o cinquecento abitanti, infestati dalla malaria; o come quella di Vecchiano nelle pianure intorno a Pisa, tutte impaludate; o quella di Barga sulle montagne con strade impraticabili e una popolazione di circa dodicimila abitanti dispersa in zone inaccessibili e pericolose. Erano luoghi dove il numero dei miserabili era molto alto. Ma era pur vero che i contadini si rivolgevano al medico solo per i casi gravi e per i morenti. Il che riduceva il carico di lavoro, dato che «ad un infinito numero di piccoli incomodi non si dà importanza dai campagnoli, perché talora non solo piccoli ma gravi disturbi si trascurano, chiamando il medico quando non vi è piú rimedio». Senza dire che i malanni dei bambini venivano «curati per lo piú dalle massaie». E quanto ai malati cronici «il medico se ne sbriga con una visita alla settimana seppure non la riduce a una visita al mese»[18]. Di fatto il memoriale del dottor Feroci dava espressione a un sentimento di appassionata e convinta dedizione a una missione del cui valore morale e civile era profondamente convinto. E trovava motivo di orgoglio nazionale nel fatto che le campagne italiane potevano contare su di un numero di medici condotti piú alto di quello delle campagne della Francia: un dato confermato dagli studi storici.

Testimone della presenza e della diffusione di questa figura sociale, la letteratura del tempo ne fece un personaggio di commedie, epigrammi e racconti che ne misero in evidenza tratti fra l'eroico e il caricaturale: un'arte, quella del medico condotto, mal pagata, esposta a tutti i rischi e le fatiche di chi era costretto a cavalcate notturne per quella minoranza di clienti che pagava, magari in mezzo alla neve e al fango di sentieri di montagna. Un'arte povera, anzi la peggiore, secondo i versi di un facile poetante veneto, Arnaldo Fusinato: «Arte piú misera, arte piú rotta | Non v'ha del medico che va in condotta»: versi la cui fortuna fu direttamente

[17] A. FEROCI, *Sulla condotta medico-chirurgica di Riglione, Putignano ec.*, Tipografia Pieraccini, Pisa 1876, p. 11.

[18] *Ibid.*, pp. 16-17.

proporzionale ai sentimenti di frustrazione della categoria[19]. Quei versi li doveva citare in un suo racconto autobiografico Renato Fucini, figlio di un medico condotto, come sappiamo. Ma il piú sconsolato commento sulla condizione della categoria lo si legge nella confessione del dottor Michele Mauro in un libro di fine secolo: «Quello che sia veramente il medico condotto comunale s'ignora completamente da medici e non medici nelle province meridionali; e la sua nobile divisa riesce qui spregevole e disonorante»[20]. Tuttavia, nessuno dei nostri scrittori riuscí nemmeno lontanamente a cogliere le dignitose strettezze e il desolato paesaggio sociale della vita di un medico condotto come fece Flaubert: il quale guardò a quello scenario attraverso lo specchio dei sentimenti di Madame Bovary, la moglie del dottor Charles Bovary.

Nell'Italia unita la categoria del medico condotto doveva conoscere un forte impulso di crescita numerica e di organizzazione istituzionale. L'offerta di un impiego pubblico si legò all'incremento dei laureati in Medicina. Anche giovani di classi popolari arrivarono cosí alla laurea, tanto da suscitare critiche e deprecazioni da parte di chi rimpiangeva i fasti accademici dei luminari del passato e lamentava la decadenza dei tempi. Ma intanto emergeva la coscienza del legame profondo che il medico poteva costruire col popolo. «Egli è l'uomo del popolo nello stretto significato e la voce del popolo decide della sua sorte, egli non deve quindi sdegnare i mezzi che valgono a volgerla a suo favore»: questo il ricordo e il consiglio che nel 1856 venne rivolto ai giovani laureandi all'Università di Pavia[21]. Uomo del popolo talvolta anche per le origini sociali; ma uomo che col popolo doveva comunque instaurare rapporti di protezione e di solidarietà, come vedremo meglio. Del resto, non fu per caso se alla fine dell'Ottocento si registrò tra i medici una diffusa tendenza politica socialista[22].

Certamente i medici furono una speciale ricchezza italiana se confrontati con quelli di altri paesi. C'erano sei dottori per ogni diecimila abitanti, una percentuale pari a quella inglese, oltre che di gran lunga superiore a quella tedesca e, come si è ricordato, a quella

[19] FEROCI, *Sulla condotta medico-chirurgica* cit., p. 11.

[20] M. MAURO, *Topografia medico-igienica del Comune di Trinitapoli in provincia di Capitanata, Luglio 1879*, Tipografia editrice V. Vecchi e soci, Barletta 1879, p. 75 (l'opera è stata ristampata a cura di Pietro di Biase, da parte della Società di storia patria per la Puglia nel 1993).

[21] Della *Dissertazione inaugurale* di G. Mangiovini, Pavia 1856, riprendo la citazione da FORTI MESSINA, *I medici condotti* cit., p. 109.

[22] Cfr. T. DETTI, *Medicina, democrazia e socialismo in Italia tra '800 e '900*, in «Movimento operaio e socialista», II (1979), pp. 3-50.

francese[23], anche se il tema delle condotte, a cui la categoria dei medici guardava con speciale attenzione, non godeva dell'attenzione politica necessaria. Intanto però l'associazione nazionale della categoria si dotò di propri organi di stampa per rivolgersi all'opinione pubblica e tenere aperta la questione dell'igiene.

Dallo speciale rapporto instaurato con il popolo, deriva l'inevitabile collaborazione – ma anche concorrenza – del medico con il parroco. Parroco e medico si sentivano ambedue chiamati a occuparsi della realtà del mondo contadino, che però guardavano con occhi diversi. Ed era una divaricazione destinata ad allargarsi.

Va detto però che la qualità del lavoro nelle campagne stava rapidamente mutando proprio in quegli anni. Perfino nella descrizione che ne faceva monsignor Luigi Martini, cosí nostalgicamente dominata dalla memoria della figura paterna, abbiamo colto diffidenze e timori per qualcosa che stava accadendo. Dalle relazioni e dalle proposte dei medici su quell'area dell'Italia padana venne emergendo un quadro grave e preoccupante, molto diverso da quello dipinto da Martini. Il sacerdote mantovano aveva descritto un mondo contadino ideale, fatto di buoni sentimenti e di placida serenità patriarcale, dove le uniche macchie preoccupanti si riducevano a qualche segno di pratiche moralmente negative. Invece lo sguardo dei medici in quei primi anni postunitari colse in quelle stesse campagne una gravissima situazione di povertà e di malattie diffuse. Se ne ha un'idea leggendo quello che ne scriveva nel 1864 un medico che abbiamo già incontrato: il dottor Ercole Ferrario. In epigrafe a una sua comunicazione letta nell'adunanza del 7 luglio 1864 dell'Istituto lombardo di scienze e lettere pose questo passo di Carlo Cattaneo: «La maggioranza degli agricoltori giace ancora in sí negletta e barbara condizione, che fra poco si dovrà per essi introdurre l'idea d'un quinto stato nella società»[24]. E alla lettura della memoria era presente Cattaneo stesso che non solo approvò calorosamente l'oratore ma volle abbracciarlo e baciarlo in pubblico. Il titolo – *Intorno allo stato materiale, intellettuale e morale de' contadini di una parte della Lombardia* – apriva un orizzonte tanto vasto idealmente quanto ben delimitato dal punto di vista geografico: il tema era la condizione del popolo dei lavoratori delle campagne nelle sue dimensioni non solo oggettive ma anche soggettive all'interno di un ambito delimitato da Ferrario con lombarda concretezza. E un'eco del suo Cattaneo si avverte fin dal tema proposto, quello dello stato materiale, intellet-

[23] Cfr. FORTI MESSINA, *I medici condotti* cit., p. 160.

[24] E. FERRARIO, *Intorno allo stato materiale, intellettuale e morale de' contadini di una parte della Lombardia*, in «Memorie del R. Istituto lombardo di scienze e lettere», s. III, vol. X (1867), pp. 1-24.

tuale e morale «dei contadini». Qui si ha un esempio della visione che un medico aveva della realtà sociale dei lavoratori dei campi ma anche del giudizio che dava della loro economia morale.

Ferrario credeva nella bontà del popolo delle campagne: «Ha indole naturalmente buona, è paziente, laborioso, rassegnato, né manca di intelligenza»[25]. Eppure molti comportamenti gli sembravano poco «morali»: come spiegare il fatto che si rallegrassero «della morte de' loro pargoli dicendo *che la croce* (il funerale) *gli ha ajutati*»?[26]. E perché poi non assistevano i genitori anziani? Perché si sposavano non per amore ma ricorrendo a un «paraninfo», cioè a un sensale? Con queste domande il dottor Ferrario invitava il colto pubblico borghese e cittadino a capire la morale «loro» (dei contadini) a partire dalla differenza con «la nostra», in modo da penetrare davvero all'interno della prospettiva di quel mondo. Si trattava di capire, ad esempio, come per i contadini la durezza della vita si manifestasse proprio nel far propria l'antica saggezza del detto che «muor giovane chi al cielo è caro». E anche sulla religione dei contadini ci sono dei passaggi notevoli per l'acutezza con cui Ferrario analizzava l'intreccio fra la ritualità esteriormente cattolica e le convinzioni degne di una setta catara medievale:

> La religione poi in essi non è affatto spenta, ma grandemente pervertita e falsata. Non amano Dio, ma lo temono assai: del paradiso poco lor cale; hanno invece grande spavento e vero orrore dell'inferno, e credono di schivarlo con pratiche sterili, con preghiere ripetute piú volte al giorno, o, a meglio dire, con borbottamenti di parole, che dovrieno essere latine, e non sono di alcuna lingua, ai quali né il cuore, né la mente partecipa, con frequenti confessioni e facili penitenze, senza cangiar mai tenore di vita. Insomma, *tengono pratiche religiose da idolatri, ed operano come gli increduli*[27].

Al fondo di tutto quello che gli appariva incomprensibile o criticabile dell'economia morale contadina, riconosceva almeno una causa grave e incancellabile: la miseria.

> Chi è travagliato dalla povertà, e peggio ancora chi geme e langue nella miseria, perde ogni sentimento di sé stesso, ogni dignità di uomo. Per potere adunque rifar uomo il nostro contadino, è mestieri in prima trarlo dalla miseria, e procacciargli un campamento meno stentato, meno indegno di uomo. Se fia possibile conseguir ciò, il miglioramento delle masse campagnuole non può fallire[28].

Ma qui le risorse della cultura umanitaria e soccorrevole della classe colta lombarda si rivelavano assai scarse. Come si potesse

[25] Ivi, p. 9.
[26] Ivi (corsivo nell'originale).
[27] Ivi, p. 10 (corsivo mio).
[28] Ivi, p. 15.

porre rimedio a quello stato di cose non era chiaro per l'autore: a meno di non imboccare la strada delle fantasie pedagogiche, tutte concordi nell'individuare la necessità di educatori benevoli che si dedicassero a dialogare coi contadini portando loro un sapere concreto fatto di regole di buona condotta ma anche di nozioni agronomiche. Tali educatori il Ferrario li vedeva nelle due figure obbligate ad apparire sempre in questi casi: il buon prete e il buon padrone. Perché, ad esempio, i padroni, invece di avviare tutti i figli alle professioni liberali, non ne formavano uno nelle scienze agronomiche per farlo diventare amministratore dell'azienda agraria paterna? E invece i preti e i padroni davano cattivi esempi quando venivano in quelle terre «a villeggiare». E cosí l'insegnamento vero, che restava nella mente dei contadini era proprio quel cattivo esempio. Accadeva col popolo delle campagne quanto accade quando si rimproverano dei ragazzi – e che altro erano i contadini, se non dei ragazzi per ingegno e maturità? A chi li rimproverava per certi comportamenti, quelli ribattevano appellandosi all'esempio di signori e preti: «Se costoro che hanno studiato si comportano in questo modo, è segno che è buono!»[29].

Piú concreto e piú efficace diventa lo scritto del dottor Ferrario quando affronta l'esame delle condizioni materiali del popolo delle campagne. La sua base di esperienza era costituita da quello che aveva visto e conosciuto nelle terre tra Milano e Como. Diceva di esser nato in mezzo a loro e di averci passato molti anni, anzi di viverci ancora al presente. Vi distingueva quattro classi di agricoltori: i proprietari di grandi tenute, i fittavoli, i piccoli proprietari coltivatori, i nullatenenti. Era su quest'ultima categoria che si concentrava il suo esame. Scorrendo le sue pagine ci si imbatte in descrizioni che già abbiamo letto, veri e propri stereotipi: case «poco sane, male esposte, peggio riparate [...] sucide né di rado fetenti»; cortili «occupati da ammassi di concime» e ombreggiati da alberi e pergolati di viti che impedivano la circolazione dell'aria; abiti, biancheria, materassi di rado lavati, perché tra i contadini «la pulitezza della persona è assai poco curata». Il dottor Ferrario registrava quei dati materiali senza ricavarne sentimenti di disprezzo e senza ritrarsi a schifiltosa distanza: quel che era chiaro per lui era la causa primaria di tutto, la povertà. Era quella a puzzare: glielo diceva la saggezza popolare del proverbio secondo il quale «"la povertà puzzerebbe se fosse salute". Or che dev'essere quando non solo v'ha povertà, ma vera miseria, resa piú squallida dalle malattie?»[30].

[29] Ivi, p. 14.
[30] Ivi, p. 5.

Ma vediamo intanto qualche aspetto oggettivo della miseria. In primo luogo l'alimentazione. Quella dei contadini rimane limitata a quanto censito dalle indagini precedenti: «frumentone cotto in polenta», con poche aggiunte di patate e verdure condite con olio di ravizzone e un po' di lardo; «pochissimi ponno alcune rare volte nell'anno gustare un po' di carne vaccina [...] Anzi i piú non conoscerebbero il sapor delle carni, se al Natale non comperassero alcune ossa di porco e di vacca» per ricavarne tanta copia di un brodo che non si distingue quasi dall'acqua. Il pane di frumento le donne lo possono assaggiare solo quando partoriscono. Ferrario ricorda che quando le autorità religiose davanti all'imperversare del colera avevano dato il permesso di mangiare grasso, i contadini avevano commentato che forse, oltre alla licenza del clero, ci sarebbero voluti anche un po' di soldi. Non che la pietà e la solidarietà umana impedissero al medico di reagire là dove si alzava per lui la barriera dell'igiene: per esempio, l'abitudine di fiutare o peggio masticare tabacco gli sembrava una «sozzura» speciale fra le tante dei contadini; ma era lo spettacolo di quei contadini, in genere robusti e sani, che quando si ammalavano giacevano «stesi sur un lurido giaciglio», a mostrargli «lo squallore della miseria [...] nella sua piú ributtante mostruosità». Cosí pure trovava incomprensibile e dannoso il costume di passare i mesi invernali senza far nulla, chiusi nelle stalle a respirare l'aria umida, mai rinnovata e piena di miasmi delle feci dei bovini, causa secondo lui – e non era il solo, lo abbiamo visto –, sia del cattivo stato di salute sia dell'abbrutimento morale e intellettuale di chi vi partecipava. Era lí che venivano messi in circolazione tanti «sciocchi racconti» capaci solo di diffondere le superstiziose credenze in streghe e malocchio. E però quelle restavano pur sempre delle persone che lavorando fino allo sfinimento «fanno strazio di loro stessi, e di rado riescono a sfamarsi».

Lo scritto del dottor Ferrario rivela anche uno sguardo attento ai cambiamenti nel breve periodo: fu lui a notare che con l'avvento del nuovo regime politico i contadini avevano peggiorato la loro condizione. Colpa della natura, ma soprattutto degli uomini di governo: le tasse dei Comuni erano aumentate, la presenza di quei medici condotti che aveva chiamato «benemeriti dell'umanità» gli appariva in crisi[31]. Era venuta a mancare la filatura del co-

[31] «Ai contadini non manca per solito la visita del medico», aveva scritto Ferrario; ma si era corretto in nota osservando: «Dovrei dire "non mancava", perché ora, per l'incomprensibile trascuranza governativa di ciò che si riferisce alla pubblica sanità, e per altre brutte cagioni, anche questo beneficio va mancando ai miseri contadini». E mancava ancor piú la disponibilità di ospedali: se per i malati non gravi il Comune non

tone e per di piú la malattia delle viti aveva ridotto gli introiti del vino. Cosí, mentre si accendeva il contrasto politico tra la nuova Italia e il papato, i contadini avevano cominciato a rimpiangere il passato regime austriaco perché allora avevano conosciuto migliori condizioni di vita e minori gravami. Ferrario notava segni concreti del peggioramento, come il disgregarsi della famiglia patriarcale e l'incapacità delle nuove coppie di affrontare i tanti impegni della vita. E registrava anche il fallimento dell'educazione scolastica e del tentativo di imporre ai giovani il fiorentino di Manzoni. Un esame delle lettere dei coscritti alle famiglie gli mostrava l'inevitabile regressione alla sola lingua che conoscevano, il dialetto. E, in mancanza di misure adeguate che migliorassero le condizioni economiche dei contadini e diffondessero tra loro cultura e moralità insieme a vere cognizioni della moderna agricoltura, c'era di che temere lo scoppio di quella «guerra sociale» prevista da Cavour ed evocata profeticamente nella citazione che Ferrario inserisce al termine del saggio.

Ritornando a distanza di anni a trattare della moralità dei contadini in uno scritto col quale concorse a un premio bandito dall'Istituto lombardo per un libro «diretto al miglioramento morale de' campagnuoli», il dottor Ferrario riprese alcuni temi di quel saggio richiamando ancora l'attenzione sulla povertà e sulla fame dei contadini:

> Il nutrimento de' contadini è scarso, non variato, né sempre sano e di buona qualità. Il frumentone o granone cotto in polenta o ridotto in focaccie e pane, con o senza mistura di segale, i pomi di terra, alcuni legumi, e specialmente fagiuoli e cavoli, le rape ed un po' di riso condito con lardo o olio di ravizzone ed aglio ed cipolle, oppure le paste grossolane cucinate allo stesso modo, forniscono ai piú quasi l'intero alimento[32].

E ribadiva con nuovi argomenti l'urgenza di interventi per riformare la mentalità e la moralità di quei popoli; un compito che secondo lui spettava non tanto all'opera delle scuole, dove i giovani imparavano tutt'al piú i rudimenti di una lingua italiana che non capivano e non usavano, ma all'intervento di educatori dotati di autorità ai loro occhi: il clero, naturalmente, ma anche i proprietari e i fattori. Sono pagine scritte con viva partecipazione morale dell'autore, che sulla base della sua esperienza si sentiva partico-

voleva assumersi la spesa del trasporto, ancor meno era disposto a farlo per quelli gravi (ivi, p. 5 e nota).

[32] ID., *Qual'è la moralità de' campagnuoli, e come possa migliorarsi*, Stabilimento Tipografico Ditta Giacomo Agnelli, Milano 1875; cit. a p. 16. Il premio al saggio fu deciso da una commissione presieduta da Cesare Cantú (cfr. P. REDONDI, a cura di, *Un best-seller per l'Italia unita. Il Bel Paese di Antonio Stoppani*, Guerini e Associati, Milano 2012, p. 178).

larmente amico dei contadini, lo si è visto, ma anche preoccupato come cittadino della via che poteva prendere un popolo lasciato in quelle condizioni.

Un fatto è certo: nella seconda metà dell'Ottocento, mentre il processo dell'unificazione italiana si realizzava e il nuovo ordine politico si traduceva in nuovi assetti della società, erano in atto importanti trasformazioni nell'economia dell'Europa occidentale. E il loro influsso si faceva avvertire anche nelle campagne italiane. Fu in un contesto di grandi mutamenti politici e di trasformazioni negli assetti sociali – contesto reso ancor piú drammatico dall'aggressione di gravi e ripetute epidemie di colera – che il latente conflitto tra medici e clero divenne sempre piú evidente. All'ordine del giorno della nuova Italia unitaria si posero i problemi delle condizioni sanitarie delle classi popolari, quelle delle campagne come quelle di borghi e città. La minaccia delle epidemie sollecitava l'attenzione dell'apparato di governo e della rete sanitaria sulle cause che predisponevano la popolazione – specialmente quella piú povera – all'aggressione di devastanti flagelli. E nel caso del colera, lo spettro che si presentò ripetutamente in Europa nel corso dell'Ottocento, era evidente che la mancanza di igiene funzionava come un acceleratore dell'epidemia. Nel triennio 1835-37 gli Stati italiani si erano trovati divisi davanti al problema di come far fronte all'epidemia del colera; e si era manifestato allora il ritorno di fiamma della convinzione che ci fosse una congiura tesa ad avvelenare il popolo. La diceria del «colera veleno» scatenò tumulti e moti di piazza in Sicilia e nel Mezzogiorno. Non per caso la sindrome della congiura analizzata da Manzoni nella sua *Storia della colonna infame* fu evocata da monsignor Luigi Martini nello sforzo di illuminare le menti dei suoi lettori. Il problema si ripresentò con nuove ondate di colera nel biennio 1854-55 e in forma ancor piú grave negli anni 1865-67. In questa seconda epidemia la percentuale delle vittime raggiunse il 29 per cento in provincia di Palermo, in una situazione in cui mancavano non solo i farmaci ma perfino i cimiteri[33]. Inevitabile che tornassero a circolare le stesse voci inquietanti, nel contesto di duri scontri sociali e politici. Il Mezzogiorno era allora agitato dalle insorgenze dei «briganti» e dalle congiure borbonico-papaline, contrastate con una vera e propria guerra guerreggiata da una dirigenza sabauda sorda e cieca nel suo fanatico culto del centralismo. Ma anche in altre parti del paese la medicina ufficiale, divisa sulle teorie e sulle terapie, non

[33] GANCI e VALENTI, *L'organizzazione sanitaria* cit., pp. 139-41.

ebbe vita facile non solo nel confronto con ciarlatani e guaritori popolari ma anche nei rapporti col clero, ostile allo Stato liberale e sempre pronto a offrire ai popoli terrorizzati l'antico richiamo della devozionalità. Processioni affollatissime si tennero dovunque. Ma intanto si avviava il lavoro dei Consigli provinciali e circondariali di sanità, predisposti per opera del governo. Nella città portuale di Ancona dove il colera fece molte vittime, rimase memorabile l'intervento del Consiglio provinciale di sanità guidato da un medico di grande qualità, Girolamo Orsi: i medici che ne fecero parte si prodigarono nell'opera, in alcuni casi fino al sacrificio della vita[34].

Le epidemie preoccupavano le autorità del paese anche per le fiammate di disperazione che alimentavano la disaffezione dal nuovo ordine e la nostalgia per quello antico: sentimento, quest'ultimo, che trovava alleati non solo tra i reazionari ma anche nel radicalismo politico e sociale di stampo mazziniano o socialista. Meno significativi ma pur esistenti erano i rivoli letterari tendenti all'evasivo idoleggiamento di uno scomparso «buon tempo antico», fatto di ordine religioso e sociale, come quel Narciso Feliciano Pelosini che lo espresse attraverso il modulo dei «dormienti di Efeso»: la storia di un ipotetico falegname e maestro di un borgo toscano addormentatosi nel mondo pacifico e ordinato del Granducato e risvegliatosi dopo sette anni in una realtà politico-sociale sovvertita, corrotta e incomprensibile[35].

Ma non c'era solo la minaccia delle epidemie: c'erano le trasformazioni in atto nell'agricoltura. Qui il fenomeno internazionale dell'aumento del prezzo del grano e gli esiti della rivoluzione agraria attiravano capitali e appetiti di nuovi protagonisti verso lo sfruttamento intensivo delle terre. Nelle regioni di agricoltura ricca, come nella Valle Padana, le famiglie contadine vedevano il loro rapporto coi proprietari passare dal paternalismo tradizionale a una cultura imprenditoriale tesa al guadagno. Alla stabilità di un vincolo che garantiva lavoro e sussistenza durante tutto l'anno si sostituiva la precarietà di casa e lavoro: col ricorso al reclutamento

[34] Cfr. A. PONGETTI, *Società e colera nell'Italia del XIX secolo. L'epidemia di Ancona del 1865-67*, Codex, Milano 2009. Nella vasta letteratura sulla storia del colera si incontrano numerosi scritti di medici (cfr. G. COSMACINI, *Storia della medicina e della sanità in Italia. Dalla peste europea alla guerra mondiale, 1348-1918*, Laterza, Roma-Bari 1987). Pionieristica la già ricordata opera del professor Alfonso Corradi, dell'Università di Palermo: *Annali delle epidemie occorse in Italia dalle prime memorie fino al 1850*, tipografia Gamberini e Parmeggiani, Bologna 1865-95 [presentati alla Società Medico-Chirurgica di Bologna nella Sessione 24 agosto 1863].

[35] Si veda la novella *Maestro Domenico*, edita con lo pseudonimo di Giovan Paolo d'Alfiano nel 1871, ora in A. BORLENGHI (a cura di), *I narratori dell'Ottocento e del primo Novecento*, vol. I, Ricciardi, Verona 1971, pp. 281-336.

di braccianti e salariati molto piú vantaggioso per l'imprenditore, i contadini dovevano cercarsi altri lavori per sopravvivere nei mesi invernali. Era qualcosa che si era già visto nelle campagne inglesi per effetto della rivoluzione agraria. E dall'Inghilterra giungevano nella Pianura Padana non poche innovazioni tecniche nell'agricoltura ma anche il modello di una rivoluzione industriale che si proponeva all'Italia, ultima venuta nel concerto delle nazioni europee, come un modello da imitare.

Davanti alle sfide che investivano i rapporti di produzione nelle campagne, le classi dominanti delle altre parti della penisola appaiono distratte e spesso ostili. Nelle campagne del Meridione il latifondo restava in vita e si rafforzava inglobando dove possibile i beni degli enti religiosi soppressi. Venivano cosí frustrate le speranze della divisione delle terre che avevano accompagnato e favorito l'impresa di Garibaldi.

Capitolo nono

Tra scienza medica e questione sociale: l'epidemia della pellagra

Prima e durante l'avvio dell'esistenza del nuovo Stato unitario, i problemi delle plebi che vivevano nelle campagne si fecero avvertire con gli esiti di epidemie devastanti di antichi aggressori, ma anche con l'avanzata di malattie misteriose. Le cinque ondate successive delle epidemie di colera che erano iniziate nel 1835 e che continuarono anche dopo l'Unità, costarono un numero di vittime calcolato approssimativamente in circa mezzo milione[1]. Ma le carenze di vario genere - acqua potabile, alimentazione, cure sanitarie - si rivelarono anche in altri modi, fra i quali un capitolo a parte merita la pellagra.

Una verifica dell'incupirsi del quadro offerto dalle campagne italiane ce la offre proprio quel territorio padano che abbiamo visto descritto da monsignor Martini come un luogo di concordia e di serenità sociale, ma che nei resoconti dei medici appare in una luce drammatica e angosciosa. È come se vedessimo dei fotogrammi di una realtà in movimento. E non solo nel Mantovano. Nel Trentino, ad esempio, la già citata *Topografia sanitaria* del dottor Lupis del 1831, offre una dettagliatissima descrizione delle malattie, anche se non parla di pellagra, di cui solo nel 1843 si incontra la menzione nella successiva topografia per la stessa area del dottor Perini[2].

E c'è invece un'opera che permette di verificare non solo le condizioni sanitarie in generale delle terre bresciane prima dell'Unità d'Italia, ma anche l'insorgenza e lo sviluppo della pellagra in quella zona: si tratta di una topografia e statistica medica pubblicata dal dottor Wilhelm (Guglielmo) Menis (1796-1850), originario di Artegna, medico provinciale di Brescia. Suddito dell'im-

[1] I dati del fondamentale volume di L. DEL PANTA, *Le epidemie nella storia demografica italiana*, Loescher, Torino 1980, sono stati oggetto di attenzione e aggiornamento: cfr. G. ALFANI, *Le stime della mortalità per colera in Italia. Una nota comparativa*, in «Popolazione e storia. SIDeS», XV (2014), n. 2, pp. 77-85.

[2] Lo nota GRANDI, *La popolazione rurale trentina* cit., p. 46, rinviando a C. PERINI, *Breve prospetto di topografia patologica del Trentino*, Tipografia Penada, Padova 1843.

peratore d'Austria-Ungheria, la grafia del suo nome oscillò tra il «Wilhelm» tedesco e il «Guglielmo» italiano, seguendo il percorso di un impegno professionale che si svolse in diversi territori soggetti all'Austria. Ma le sue opere furono compiutamente italiane, sia per la forma linguistica sia per i problemi affrontati. Tuttavia nella sua funzione di medico dell'I. R. Regno Lombardo-Veneto non si arrischiò a parlare in generale dei problemi dell'«agricoltore italiano», come doveva fare di lí a poco il suo collega e successore Lodovico Balardini. Ma la lettura del suo impegnativo e voluminoso *Saggio di topografia statistico-medica* pone il lettore davanti a un disegno molto ricco e dettagliato della condizione deplorevole in cui era costretto a vivere l'«industre agricoltore» bresciano. Menis lo dette alle stampe nel 1837 rielaborando e ampliando un precedente rapporto analitico relativo all'epidemia di colera nel Bresciano che si era appena conclusa[3]. Era stata un'esperienza tragica che aveva rinnovato i terrori e i disastri già sperimentati al tempo della grande carestia mondiale del 1816-17. Ancora una volta, fra il 1835 e il 1836, la carestia era stata la premessa dell'epidemia. Il dottor Menis era allora medico provinciale di Brescia e di quella epidemia fornì un resoconto dettagliato, collocando nell'appendice del volume precisi e abbondanti dati analitici. Il suo *Saggio di topografia statistico-sanitaria* apparteneva a quel genere letterario che godeva all'epoca di largo credito perché poneva la scienza della statistica al servizio della salute come problema collettivo. Era lo strumento conoscitivo fondamentale per esercitare una buona «polizia sanitaria». Offrendo, in linea con il canone, la descrizione dell'ambiente e l'indicazione del numero e della condizione degli abitanti sommate a molte altre informazioni su attività, prodotti, assetto degli ospedali, malattie, cause di morte e altro ancora, la popolazione dell'area bresciana vi era analizzata nella sua composizione, nelle attività, nelle forme degli insediamenti, e soprattutto nel rapporto tra le condizioni sociali e le malattie. Mentre l'ambiente naturale e il clima erano secondo Menis «uno dei meglio costituiti, e piú omogenei alla vita», lo stato della popolazione che su quelle terre faticava e di quelle terre viveva gli apparve miserabile.

Tutti i temi emersi nella topografia del dottor Menis per l'area bresciana si ritrovano, pochi anni dopo, in uno studio sulle condizioni dei lavoratori rurali della provincia di Padova che ne docu-

[3] W. MENIS, *Saggio di topografia statistico-medica della provincia di Brescia, aggiuntevi le notizie storico-statistiche sul cholera epidemico che la desolò nell'anno 1836*, 2 voll., Tipografia della Minerva, Brescia 1837.

mentava la grave miseria collettiva, con ricchezza di informazioni sulle diverse categorie: i fittavoli schiacciati dall'usura, gli «obbligati» condannati a salari da fame, lo stato miserabile e umidissimo delle abitazioni, i cibi scarsi oltre ogni limite, la diffusione di malattie gravi come la pellagra[4].

Dal complesso delle condizioni registrate si affaccia un caso evidente di quelle «predisposizioni morbose dipendenti dalle arti e dai mestieri»[5] su cui aveva attirato l'attenzione Bernardino Ramazzini. Ecco le cause prevalenti di malattia e di morte: la miseria, la poverissima e malsana alimentazione costituita da quel mais che era anche il principale prodotto delle campagne, le abitazioni miserabili, la fatica di un lavoro logorante a cui non sfuggivano nemmeno i figli di età infantile. Anche per il dottor Menis il lavoro minorile era la causa della mala crescita e della precoce mortalità di «tanti fanciulli che vengono condannati al trasporto del minerale fuor delle gallerie scavate nell'interno delle montagne metallifere della Valtrompia»[6]. Perfino nei primi anni di vita si era vittime degli effetti della povertà. E a questo riguardo il medico segnalava in particolare gli esiti negativi di una tradizione che come abbiamo visto era già stata segnalata da Ramazzini: «l'abitudine che hanno le donne della campagna e i fanciulli di starsi racchiusi la maggior parte del giorno e della notte nelle stalle degli animali a riparo del freddo per ben sei mesi l'anno»[7]. Nella sua disamina delle condizioni di vita il dottor Menis distingue tra le varie componenti del paesaggio bresciano, la pianura, il pedemonte e la montagna. Era nella pianura che si concentrava la maggior parte dei fattori di cattiva salute. E un posto speciale spettava qui alle forme dell'abitare. Le case erano per lui tra le cause principali delle patologie. Le rendevano tali «la scarsa ventilazione, il difetto di luce, l'umidità tramandata dal suolo per mancanza di pavimenti, le fetide esalazioni, provenienti dai lettamai e dalle immondizie che si ammucchiano ne' cortili, il facile accesso dell'aria e della pioggia dai tetti e dalle finestre, e la non curata pulizia e nettezza». Nella parte montana del territorio andava anche peggio: qui si trattava di vere capanne dove «le

[4] F. CAVALLI, *Studi economici sulle condizioni naturali e civili della provincia di Padova*, in *Scritti raccolti e pubblicati dalla Società d'incoraggiamento per la provincia di Padova*, vol. I, Sicca, Padova 1851. Sugli echi che ve ne furono nella pubblicistica locale dell'epoca cfr. A. LAZZARINI, *Contadini e agricoltura. L'Inchiesta Jacini nel Veneto*, Franco Angeli, Milano 1983, p. 35.

[5] MENIS, *Saggio di topografia* cit., vol. I, p. 116.

[6] *Ibid.*, p. 117.

[7] *Ibid.*, p. 121.

abitazioni dell'uomo sono spesso comuni alle bestie»[8]. Il medico riscontrava quel dato certamente non nuovo, che da allora in poi però doveva essere sempre piú oggetto di sanzioni sanitarie e, prima ancora, di rigetto sociale: non c'è distinzione tra esseri umani e animali cosí come non c'è pulizia. Manca la separazione tra i rifiuti e lo spazio del vivere, qui come in tutte le altre realtà rurali del paese.

Che cosa mangia l'«industre agricoltore» bresciano? E che cosa beve? Il principale alimento della sua famiglia è la polenta, che però non solo viene cotta poco e male ma anche condita con «olio cotto d'infima qualità»[9]. Integratore del magro vitto sarebbe il vino, ma per economia si beve acqua. Che è generalmente malsana: nella parte pianeggiante del territorio «si difetta di buone sorgenti»: è qui, dunque, che «trovansi spesso riunite intorno agli abituri de' poveri agricoltori tutte le cause di insalubrità», prima fra tutte «la mancanza di buone acque potabili [per cui] denno aver ricorso ad acque stagnanti, putrescenti e fangose». Le persone rivelano la loro fragilità nell'«aspetto macilento»: di fatto «invecchiano e muoiono innanzi tempo»[10]. E in quello sguardo pietoso sui «poveri agricoltori», sugli uomini e sulle donne, sull'«infelice condizione» dei fanciulli c'è l'espressione dei sentimenti personali di un medico che non è solo lo scienziato in cerca delle cause dei malanni ma l'agente sociale che si sente chiamato in prima persona a illuminare i governi sui rimedi necessari.

Le malattie prevalenti che si affacciano dai dati statistici raccolti dal dottor Menis sono la tisi, la piú diffusa, e la scrofola. Ma quello che rende ancora piú interessante la topografia di Menis è che rileva anche una presenza nuova, preoccupante: la pellagra. È un nome che ben presto dominerà nelle statistiche e nelle preoccupazioni delle autorità sanitarie. Per il dottor Menis, tisi, scrofola e pellagra sono «malattie della miseria». È vero che il suo rapporto riserba ancora alla pellagra una collocazione minore, perché non gli appare come la piú distruttiva delle malattie, tuttavia ne descrive attentamente le forme. L'aggressione del male ha fasi diverse, c'è una pellagra incipiente, che può diventare «confermata». Quando diventa «conclamata» assume aspetti terribili: «il delirio, l'apolessia, la diarrea coliquativa [...] venendo talvolta colti gli ammalati negli intervalli del delirio da profonda e cupa malinconia che spesso, degenerando in *idromania*, li spinge a gettarsi nell'acqua per

[8] *Ibid.*, p. 114.
[9] *Ibid.*, p. 107.
[10] *Ibid.*, pp. 115, 108.

trovare un ristoro alle loro pene». Questa malattia, per quanto sapeva il dottor Menis, si era presentata in Lombardia circa mezzo secolo prima e «s'attacca principalmente agli abitanti della campagna, e quegli individui predilige che sono piú esposti ai disagi del clima, che si nutrono di cattivi alimenti, e lottano nella miseria»[11]. C'era un legame tra malattia e alimentazione, provato secondo lui da quello che era accaduto durante l'epidemia del 1816-17: allora «province intiere [...] erano divenute pellagrose», ma poi, migliorata la disponibilità di alimenti, l'epidemia era andata a poco a poco scemando fino a scomparire quasi del tutto. Nel 1830 il Bresciano contava circa 7000 pellagrosi, nel 1833 si erano ridotti a circa 5000[12].

I dati erano questi. Da qui il dottor Menis ricavò la sua tesi: era

> causa predisponente della pellagra tutto quel complesso di critiche circostanze che affliggono gli abitatori de' campi della classe infima e in particolar modo l'uso di alimenti di prava natura, il cattivo vestito, il succidume, le mal riparate abitazioni, l'umidità del suolo, l'abuso di cibi vegetabili poco nutrienti e segnatamente del grano turco, la deficienza di vino e l'uso troppo generalizzato di pesce salato e d'olio acre per condimento del cibo, che per l'ordinario consiste in sola polenta[13].

Era, insomma, una malattia di classe. Non ne venivano colpiti quegli altri bresciani che pure vivevano nelle stesse campagne, almeno in certe stagioni dell'anno: erano «i signori ed i proprietari di ampli poderi» che per antica tradizione «costumano di trasferirsi nelle villeggiature annesse alle loro possidenze sparse per il territorio. L'autunno li fa tutti scomparire dalla città, e molti non sanno resistere agli inviti della primavera per recarvisi a godere gli ozi beati della campagna»[14].

Va detto che quelle campagne non erano solo svago per i proprietari: lo sfruttamento delle terre e del lavoro dei contadini costituiva da gran tempo la base fondamentale della ricchezza e del prestigio delle classi dominanti. Era stato pur sempre coltivando i campi del Bresciano che uno sperimentatore particolarmente acuto, Camillo Tarello, aveva scoperto nel Cinquecento quel meccanismo della rotazione triennale che permetteva di abolire il maggese e di fornire foraggi per il bestiame senza ridurre la produzione cerealicola. Quando nelle campagne inglesi del Settecento quella scoperta era stata messa in pratica ne era nata una grande svolta storica: la rivoluzione agraria[15].

[11] *Ibid.*, p. 135.
[12] *Ibid.*, pp. 137, 140.
[13] *Ibid.*, pp. 138-39.
[14] *Ibid.*, vol. II, p. 156.
[15] Cfr. C. TARELLO, *Ricordo d'agricoltura*, a cura di M. Berengo, Einaudi, Torino 1975.

Ma alla metà dell'Ottocento nelle campagne bresciane e piú in generale nelle fertili terre dell'area padana la rivoluzione aveva preso l'aspetto di una drammatica questione sanitaria per i lavoratori: la pellagra. Il problema doveva assumere forme di sempre maggiore gravità, tanto da sollecitare l'impegno intellettuale e professionale dei medici. Ma, se era vero che si trattava di una «malattia della miseria», come pensava il dottor Menis, il problema da sanitario diventava sociale e politico: era all'attenzione dei governanti che si poneva la domanda del che fare.

Fu proprio mentre era in corso l'unificazione politica del paese che le campagne di molte regioni italiane, oltre alla Pianura Padana, conobbero l'avanzata rapida e devastante della pellagra. Ricostruire geografia e storia del processo ha significato per i molti studiosi che se ne sono occupati mettere in luce non solo

> le discronie con cui il peggioramento delle condizioni di vita e di lavoro e l'impoverimento dei ceti rurali si dispiegarono nella penisola [ma anche] le sfasature cronologiche che caratterizzarono la diffusione e l'affermazione di quei mutamenti strutturali dell'agricoltura e dei rapporti sociali nelle campagne strettamente intrecciati a quei processi[16].

Si trattava di una malattia che nella sua diffusione mondiale doveva portarsi dietro, come vedremo, un nome italiano: quello tratto dall'uso popolare che il medico milanese Francesco Frapolli all'inizio dell'Ottocento mise in circolazione nella cultura sanitaria. L'Italia di quel secolo fu il luogo dove l'impatto sociale del fenomeno si rivelò particolarmente devastante. Non è stato solo per questo che insieme al nome della malattia si diffusero nella cultura scientifica i nomi dei medici italiani che avevano affrontato il problema: due in particolare, Cesare Lombroso e Lodovico Balardini.

In realtà erano stati assai piú numerosi i medici che a partire dalla fine del secolo XVIII in poi avevano discusso intorno alle cause della pellagra e che si erano dedicati alla ricerca di rimedi, evidenziando subito il legame tra la malattia e i rapporti di forza sociali. Il dottor Giovanni Maria Zecchinelli, ad esempio, aveva dedicato al problema delle «riflessioni sanitario-politiche» dove metteva in evidenza le responsabilità della classe padronale nell'aggressione a quella che definí «la piú preziosa parte della

[16] DE BERNARDI, *Il mal della rosa* cit., pp. 20-21. A questo volume si fa riferimento anche come punto d'arrivo e bilancio di una intensa stagione di ricerche storiche, tra cui quelle di Sorcinelli, Porisini, Olmi e altre ancora.

popolazione, i lavoratori della terra»[17]: un tema che doveva accompagnare la discussione sul problema e legarla alle lotte sociali fino alla scomparsa finale della malattia nel decennio 1950-60[18]. Un altro caso è quello del dottor Carlo Nardi, che nella sua ricerca sull'argomento pubblicata nel 1836 aveva registrato con cura i sintomi rilevati nelle migliaia di contadini curati nel suo reparto. Nardi aveva riconosciuto i caratteri sintomatici del malanno:

> si conosce per la risipola, per la squamazione della cute, per l'alterazione della bocca, pel ptialismo, per li capogiri, per l'ipocondriasi, per li dolori colici, per le diverse maniere di flussi ventrali, per la soppressione de' mestrui, per le ragadi della vagina, per la paralisi delle estremità inferiori, per la propensione a gettarsi nell'acqua[19].

Non era contagiosa, secondo lui. L'unico dato certo era il nesso con l'alimentazione a base di mais. Ma la fonte del malanno non era il cibo: era la povertà, il «cattivo e scarso nutrimento». E c'era una sola cura: bisognava

> allontanare tosto gl'individui dalle campagne, tenerli in casa di quiete, ed usar loro quel trattamento che le loro circostanze esigono. Sollevati dal peso delle fatiche della campagna, difesi dall'azione del sole, ed al tempo debito provveduti di un sano e vigoroso alimento, condizione la piú importante, in poco tempo si ristabiliscono in forze[20].

Ne era cosí convinto da elaborare un complicato e macchinoso progetto di esperimento sociale, da affidare a medici, parroci e proprietari terrieri. Eccone qualche dettaglio: bisognava costruire case contadine fornite di vasche per i bagni necessari contro la pellagra e impedire ai coltivatori della terra di superare rigidi limiti orari di lavoro, secondo uno schema che richiedeva però una complessa organizzazione sociale:

> Dalla metà del mese di maggio a quella di settembre dalle ore dieci antimeridiane alle due pomeridiane nei giorni di molto caldo, deve essere ingiunto ai contadini di abbandonare le campagne e stare ritirati in casa [...] a quel segno della campana dato dall'agente comunale, o da altra persona a ciò destinata, devono all'istante lasciare il lavoro, devono tutti essere tenuti presentarsi allo stesso agente comunale in luogo stabilito e comodo [...]. La pena per i disubbidienti dovrà cadere sopra i capi delle famiglie rispettive. [...] Vi sarà in chiesa un luogo fissato, che si dirà luogo di gastigo[21].

[17] G. M. ZECCHINELLI, *Alcune riflessioni sanitario-politiche sullo stato attuale della pellagra nelle due province di Belluno e di Padova confrontato collo stato in cui era in addietro*, Stamperia del Seminario, Padova 1818, p. 7.

[18] Lo segnala alla fine della sua monografia FINZI, *«Sazia assai ma dà poco fiato»* cit.

[19] NARDI, *Delle cause e cura della pellagra* cit., pp. 1-2.

[20] *Ibid.*, pp. 192-93.

[21] *Ibid.*, pp. 254-55.

La descrizione delle norme è lunga e dettagliata. Siamo davanti a un disegno che sembra uscito dagli scritti di Charles Fourier. Solo nella *Città del sole* di Campanella o nel *Cristianesimo felice nelle missioni de' padri della Compagnia di Gesú nel Paraguay* di Ludovico Antonio Muratori si erano lette descrizioni di società perfette, dotate dello stesso misto di disciplina tirannica e di benessere collettivo, come quella del macchinoso sistema ideato dal dottor Nardi. Che tuttavia proprio per la scelta di sfociare nell'utopia testimoniava l'allarme con cui un medico assisteva allo sfruttamento della fatica contadina.

Inutile dire che né parroci né proprietari dettero segni di interesse per la proposta. Né c'è da stupirsi se nemmeno i tanti medici che affrontarono il problema della pellagra dedicarono qualche segno di attenzione all'opera del dottor Nardi. Davanti all'utopia sociale c'era come sempre pronta a levarsi l'obiezione del buon senso: come si potevano curare i contadini «con ciò che non hanno»?[22]. La società liberale rispondeva indicando le bronzee catene della miseria e della subalternità sociale.

Ma il problema c'era e bisognava affrontarlo. Lo si poteva ignorare o minimizzare, come aveva fatto nella sua topografia sanitaria del Bresciano il dottor Menis, il quale aveva scritto che il malanno «da mezzo secolo circa ha cominciato ad aver nome in Lombardia»[23]. Invece, quali fossero le cause del peggioramento divenne una questione molto discussa. Si riaffacciò innanzitutto l'opinione che ci fosse un rapporto tra la malattia e l'alimentazione a base di mais: fin dal 1776 un proclama dei provveditori di Sanità della Repubblica di Venezia aveva denunciato i nefasti effetti alla «salute dei piú poveri abitanti» delle campagne causati dal «cattivo alimento dei sorghi turchi immaturi e guasti» recuperati dai terreni dopo alluvioni e rotte di fiumi[24]. E su questo si era concentrata l'attenzione, ad esempio, del nonno materno di Gaetano Cantoni, il dottor Gaetano Strambio (1782-1831), il quale, come si è già accennato, si era dedicato ai pellagrosi e, prima come medico dell'ospedale di Legnano e poi come primario dell'Ospedale Maggiore di Milano, aveva denunciato gli effetti della cattiva alimentazione dei contadini e in particolare

[22] Se lo era chiesto G. M. Albera, nel suo *Trattato teorico-pratico sull'insolato di primavera, volgarmente detto della pellagra* (Varese 1784): lo ricorda A. DE BERNARDI, *Pellagra, Stato e scienza medica*, in *Storia d'Italia. Annali 7. Malattia e medicina* cit., pp. 681-704; cit. a p. 687.

[23] MENIS, *Saggio di topografia* cit., vol. I, p. 135. Sul mais in Italia, cfr. F. CAZZOLA, *L'introduzione del mais in Italia e la sua utilizzazione alimentare (secc. XVI-XVIII)*, in D. FOURNIER e F. SIGAUT (a cura di), *La préparation alimentaire des céréales. Rapport présentés à la table ronde* (Ravello, aprile 1988), in «PACT», 1991 [ma 1992], n. 26, pp. 109-27.

[24] Il documento è citato da DE BERNARDI, *Pellagra* cit., p. 681.

del pane di mais «mal cotto, d'insopportabile agrezza, di pronto ammuffamento»[25].

Dopo questo, che è stato definito il primo periodo delle ricerche pellagrologiche, ne seguí un secondo dal 1840 al 1870, caratterizzato da un «significativo incremento degli studi» ma anche da un forte incremento della malattia «in concomitanza con il graduale peggioramento delle condizioni di vita e di alimentazione della popolazione rurale»[26].

E fu col successore del dottor Menis nel ruolo di medico provinciale di Brescia, il dottor Lodovico Balardini (1796-1891), che la questione venne di nuovo posta all'ordine del giorno. Nato a Breno come suddito dell'imperatore d'Austria, ma morto in tarda età nella Brescia italiana, a ripercorrerne la biografia si scopre che l'uomo nell'esercizio della sua professione non si era tirato indietro nemmeno davanti agli impegni piú pericolosi, come quando aveva guidato una commissione di sanitari nella lotta contro un'epidemia di colera in Galizia[27]. Tornato nel suo paese, si trovò impegnato nell'emergenza sanitaria della pellagra nelle campagne. Sulla questione pubblicò una memoria presentata nel 1844 al sesto Congresso degli scienziati italiani a Milano[28]. E ne ribadí gli argomenti piú e piú volte fino all'ultimo saggio del 1871[29]. La certezza di avere individuato la causa del malanno spicca fin dai primi scritti del dottor Balardini. La ribadí in piú occasioni, e, in particolare, ritroviamo le sue argomentazioni di nuovo edite in un opuscolo che vide la luce a cavallo tra la fine dello Stato lombardo-veneto e la formazione del nuovo Stato na-

[25] G. STRAMBIO e G. AMBROSOLI, *Igiene*, in AA.VV., *Milano e il suo territorio*, Pirola, Milano 1844, vol. I, p. 263, citato in C. G. LACAITA, *Prefazione*, in *Campagne e contadini in Lombardia durante il Risorgimento. Scritti di Giovanni Cantoni*, SugarCo, Milano 1976, pp. IX-X. Di Strambio si ricordano le sue *De pellagra. Observationes in regio pellagrosorum nosocomio factae* e la *Dissertazione sulla pellagra* del 1794; cfr. la voce di D. ANGETTER, *Strambio Gaetano*, in *Österreichisches Biographisches Lexikon*, vol. XIII (2009), p. 353.

[26] Cosí C. BERTOLOTTI, *La pellagra. Bibliografia degli studi dal 1776 al 2005*, Istituto mantovano di Storia contemporanea, Mantova 2009, p. 12.

[27] Lo sottolinea A. FAPPANI, *Balardini, Lodovico*, in *Enciclopedia bresciana* (http://www.enciclopediabresciana.it), *ad vocem*.

[28] La memoria si intitolava: *Argomenti e fatti dimostranti essere il grano turco la vera ed unica causa della pellagra, e mezzi per arrestare i progressi di tale endemica malattia nelle nostre provincie*; fu pubblicata l'anno successivo: L. BALARDINI, *Della pellagra, del grano turco quale causa precipua di quella malattia, e dei mezzi per arrestarla*, in «Annali Universali di Medicina», vol. CXIV (1845), pp. 5-56, 241-316. Cfr. BERTOLOTTI, *La pellagra* cit., pp. 31-32. FOPPANI, *Balardini* cit., data al 1843 la prima notizia della scoperta in uno scritto dato alle stampe da Balardini.

[29] L. BALARDINI, *Progressi della questione della pellagra dopo l'anno 1855 in Italia e in Francia*, e *Conclusioni sulla eziologia, sulla profilassi e sulla cura di tale malattia*, in «Annali Universali di Medicina», CCXVII (1871), pp. 70-107. Questi scritti sono segnalati anche da F. GIACANELLI, *Il medico, l'alienista*, in LOMBROSO, *Delitto genio e follia* cit., pp. 18-19.

zionale italiano. Piccola l'opera ma di indiscutibile importanza per il contenuto, che insisteva sul nesso proposto fin dal titolo fra igiene, pellagra e coltivatori[30].

Fu precisa ambizione del dottor Balardini quella di venire riconosciuto come colui che per primo aveva individuato la causa di quel male nell'alimentazione dei contadini. Ma tra i suoi sentimenti piú forti c'era anche una passione diversa dall'ambizione scientifica. La si coglie fin dai primi annunci. Qui il suo tono non è quello dello scienziato in cerca di gloria scientifica ma quello di una persona che avendo individuato la fonte di una minaccia grave, invita tutti a operare con urgenza per arrestare i progressi della terribile malattia.

In questi scritti Lodovico Balardini dimostrava di avere imparato la lezione di Ramazzini: operava nella stessa area, ne condivideva la sensibilità per il mondo del lavoro e guardava con viva partecipazione alle sofferenze del popolo delle campagne. E già nella scelta delle parole si avverte subito un tono diverso da quello di monsignor Martini: il medico parla non del contadino ma della «classe dei lavoratori». Era per loro – cosí afferma Balardini – che aveva scritto quelle pagine. Ma non si rivolgeva direttamente a loro perché sapeva che non lo avrebbero ascoltato: mettere un libro «nelle mani del villico, il quale non sa leggere, o non vuole perché non abituato», sarebbe rimasto «vuoto d'effetto»[31]. Condivideva l'opinione di Ramazzini, secondo il quale, come abbiamo visto, era non solo inutile ma addirittura ridicolo dare consigli ai contadini, vista la loro abitudine di non consultare i medici e di non mettere in atto i suggerimenti che eventualmente ne ricevevano[32]. Ma c'era una differenza nella realtà che i due medici avevano sotto gli occhi. Al tempo del dottor Balardini, c'era una minaccia grave che incombeva sulla popolazione delle campagne. Per questo egli aveva ritenuto necessario e urgente rivolgersi all'attenzione di chiunque godesse di autorità intellettuale e politica: cioè a quella «dei reverendi Parrochi, de' Medici condotti, de' Maestri delle scuole comunali». Ma anche e soprattutto a quella del potere politico e dei padroni: i «signori Sindaci e possidenti o proprietarj di fondi»[33]. Era qualcosa di simile all'appello di Carlo Nardi, sia

[30] L. BALARDINI, *Igiene dell'agricoltore italiano in relazione specialmente alla pellagra* [...] *Seconda edizione notevolmente emendata, eseguita per decreto 7 giugno 1862, n° 600 del Ministero dell'Interno*, Società per la pubblicazione degli Annali Universali delle Scienze e dell'Industria, Milano 1862² (la prima edizione è del 1859).

[31] *Ibid.*, *Dichiarazione*, p. 3.

[32] [RAMAZZINI], *De morbis artificum* cit. (trad. it. cit., vol. I, p. 216).

[33] BALARDINI, *Igiene dell'agricoltore italiano* cit., *Dichiarazione*, p. 3.

pure senza la componente utopistica. Del resto, una volta accantonata l'idea di rivolgersi ai contadini, restavano aperte solo le strade della carità paternalistica e della lungimiranza governativa. E l'appello doveva aver trovato almeno un minuscolo segno di risposta. Lo si deduce dal frontespizio della seconda edizione del suo lavoro che infatti aveva visto la luce grazie a uno speciale decreto del ministero dell'Interno. Il che significa che qualcuno a livello governativo ne aveva condiviso il senso di pericolo. Balardini era convinto che ci fosse bisogno di un intervento immediato per arginare la minaccia di quel male gravissimo: un male che colpiva specialmente «la classe d'uomini piú produttiva, cioè quella degli agricoltori, fiaccandone le braccia e togliendoli anche di vita innanzi tempo»[34].

Di quel «funesto malanno» che era la pellagra, detta anche «salso» tra i contadini, nel suo scritto il dottor Balardini forní un resoconto dettagliato: cause, ambiente sociale e geografico, manifestazioni. Un primo punto da lui chiarito fu che si trattava di una malattia recente: a riprova ricordò che Bernardino Ramazzini non la conosceva (silenzio che però era stato variamente interpretato da altri medici). A lui ne risultava una prima segnalazione solo a fine Settecento. Due altri punti doveva sottolineare, molto importanti. Il primo era che non si trattava di una malattia contagiosa, qualcosa di simile alla peste o al colera, dunque non si poteva parlare di epidemia per contagio. Il secondo punto riguardava la speciale caratteristica della malattia di mietere vittime in una fascia sociale ben individuata e solo in quella: i lavoratori dei campi. Inoltre colpiva una specifica area geografica: la vasta zona delle pianure lombarde, venete e piemontesi, cioè «tutta la superiore e centrale Italia». Era qui che viveva «la classe d'uomini» da cui dipendeva la «nazionale prosperità»[35], ragion per cui la pellagra doveva essere considerata come una grave minaccia per il benessere della totalità della nazione.

Questo era l'argomento che doveva risvegliare l'attenzione delle «superiori autorità». Un tempo – scriveva il dottor Balardini – la classe degli agricoltori era stata la «piú robusta e sana dell'umana famiglia»[36], capace di offrire la forza lavoro delle campagne ma anche il nerbo degli eserciti. Un tempo, ora non piú. Era intervenuta una penosa metamorfosi: per descriverla Balardini concentrava una attenzione partecipe su esperienze e sensa-

[34] *Ibid.*, p. 7.
[35] *Ibid.*
[36] *Ibid.*

zioni del coltivatore quando la malattia cominciava a palesarsi. Era un momento preciso quello in cui l'uomo un tempo robusto, capace di lavorare dall'aurora al tramonto sfidando senza paura la sferza del sole, all'improvviso si cominciava a trasformare, diventava a poco a poco irriconoscibile. Al termine della metamorfosi al suo posto compariva un uomo «degenerato [...], infiacchito, malfermo»[37], condannato oramai a finire all'ospedale, al manicomio, e presto al cimitero. Un uomo solo? No, molti, moltissimi: una vera moltitudine. Non si poteva certo parlare di un numero limitato di casi: a titolo di prova, il dottor Balardini esibiva una statistica sanitaria della Lombardia relativa alla fine del 1856. Qui su una popolazione complessiva di 2 470 636 abitanti si contava un numero di malati di pellagra di 21 140 uomini e 16 488 donne. A questi c'erano da aggiungere altri 1149 esseri umani pellagrosi ricoverati in ospedali e manicomi lombardi, oltre a diverse decine di suicidi. Questo era un punto d'arrivo finale del percorso della malattia. L'inizio scattava con l'equinozio di primavera. Proprio quando era l'ora di riprendere i lavori nei campi l'agricoltore avvertiva un improvviso senso di debolezza associato a una insolita depressione morale. Si sentiva «melanconico e triste», incapace di resistere alla fatica consueta. Poi ecco che sul dorso delle mani e sulle altre parti del corpo esposte al sole la pelle diventava lucida, si arrossava, si faceva secca e se ne staccavano squame bianche, «a guisa di forfora». Quei sintomi sparivano in autunno, per riaffacciarsi però di nuovo con la bella stagione. Allora ritornavano ma piú gravi, complicandosi con altre manifestazioni fisiche e morali: diarrea forte, «veglia notturna, [...] tristi sogni e visioni spaventose [...] vertigini [...] tremore agli arti con tendenza a cadere all'innanzi», delirio, attacchi di follia furiosa, «invincibile malinconia», tale da fargli desiderare la morte e perfino da spingerlo al suicidio[38].

E qui il medico affrontava la questione della causa del male. Cominciava con l'escludere nettamente il «miasma», l'antico paradigma capace di spiegare ogni forma di contagio che per qualcuno era ancora valido, ossia un qualche principio «sparso nell'atmosfera» che fosse la causa di vaste epidemie[39]. Per il dottor Balardini invece la causa primaria era la povertà. E tornava a piegarsi sulla condizione umana del lavoratore delle campagne. Che qui si tro-

[37] *Ibid.*, pp. 7-8.

[38] *Ibid.*, pp. 10-11.

[39] Cfr. C. M. CIPOLLA, *«Miasmas» and Disease. Public Health and the Environment in the Pre-Industrial Age*, Yale University Press, New Haven (Conn.) 1992.

vassero tutte e sole le vittime del male era ormai noto. Lo aveva sottolineato fra gli altri anche il dottor Nardi che di quei contadini ne aveva visti tanti nell'ospedale milanese dove li sottoponeva alla cura dei bagni. Ma la pagina di Balardini merita di venir letta per intero, tale è la viva partecipazione umana di chi scrive per le persone di cui scrive:

> Piú generale sentenza si è, doversi la pellagra alla misera condizione del villico e del bracciante, all'estrema sua povertà, alla depressione d'animo indotta dal giogo quasi servile sotto cui vuolsi che gema in alcuni paesi, allo scarso e poco sostanzioso alimento non proporzionato al grande dispendio di forze e di umori, cui il cultore dei campi soggiace, all'alimentazione sua attuale del tutto mutata dall'antica dopo l'introduzione e la generale coltura del formentone o grano turco, che costituisce ora la massima parte del cibo di cui suole satollarsi il povero colono, il quale non rifiuta pure quello della peggiore qualità perché meno costoso[40].

Quel granturco era spesso malsano, coperto da una muffa chiamata «verderame». E qui Balardini narrava in breve la storia dell'introduzione e della coltura di quella granaglia. Ma poi si concentrava su una scena vivente e invitava il lettore a guardare con lui la famiglia contadina riunita a pranzo nella rustica abitazione. La sua descrizione è una pittura cupamente realistica, degna delle figure di contadini fiamminghi dipinte dal Van Gogh degli inizi:

> Si vedrà ivi, posata nel mezzo, solitaria regina della mensa, un'ampia polta gialla, e tagliata a gran falde mangiarsela ingordamente l'intiera famiglia in corona, con pochi legumi o verdure che la stagione consente, talora con aglio solo o cipolle, e di rado con qualche magro caseoso, con un pezzetto di majale salato, o con pesci fritti con olio di lino rancido [...]. E l'avanzo di quella polta, posta in serbo, si riprende freddo e spesso inagrito per la merenda, e alla sera per la cena, con qualche magra minestra condita per lo piú con semplice sale e qualche olio rancido: e di solito non beversi dietro che dell'acqua, non sempre pura nemmen essa, e assai di rado un po' di vino[41].

Da quel cibo «l'affamato bifolco [...] ben poco ed insalubre nutrimento ne ritrae a riparazione delle giornaliere perdite, bastando appena a far tacere l'imperioso senso della fame, col distendere meccanicamente il ventricolo e premerne le pareti»[42].

Dunque se il mais è il colpevole indiziato, lo è a pari merito con molte altre avversità della vita del contadino. La causa fondamentale resta la miseria congiunta con la fatica e con tutti i suoi corollari – alimentazione, acqua, aria, abitazione:

[40] BALARDINI, *Igiene dell'agricoltore italiano* cit., p. 17.
[41] *Ibid.*, p. 23.
[42] *Ibid.*, p. 24.

La miseria, l'uso frequente di olii neri ed irritanti, specialmente se cotti, di lino, di ravizzone, di colza [...] le cipolle e l'aglio [...] i pesci salati, i formaggi guasti [...] l'uso abituale dell'acqua impura [...] e massime l'abitare e peggio il dormire in istanze terrene, umide, con aria morta: il sostare il verno a lungo nelle stalle, ove l'aria vaporosa troppo calda e corrotta dal respiro di tante bestie e persone, e dalle esalazioni degli escrementi, rendesi insalubre e mal respirabile; l'immondezza della persona e degli indumenti: le pozzanghere nelle aie delle case campestri, e gli ammassi di concime: gli stagni di acque immonde in vicinanza dell'abitato [...] il protratto lavoro a corpo scoperto sotto la sferza del sole: il precoce assoggettamento al lavoro dei fanciulli, dei convalescenti, delle puerpere [...] i gravi patemi d'animo per infortunii sopravvenuti alle famiglie, tali da abbattere profondamente il morale del povero[43].

La cura proposta era semplice, almeno in apparenza: bisognava che i contadini si nutrissero di pane di frumento ben cotto e che carne e latte entrassero nella loro alimentazione. I malati di pellagra dovevano essere curati in speciali «ricoveri o case temporarie di salute»: e qui dovevano fare anche una cura di bagni. Ma il ricovero doveva avvenire «non tanto per un corso di bagnature, quanto per un buon trattamento alimentare, consistente in una buona minestra, una porzione di carne, e pane di frumento; il che in qualche comune del contado bresciano si comincia ora a praticare»[44]. E intanto, una cosa era chiara: una breve cura ospedaliera non avrebbe risolto il problema. Il contadino rimandato a casa vi avrebbe ritrovato intatte le cause della sua malattia.

Lo scritto del dottor Balardini confermava alcune osservazioni del suo concittadino e predecessore Wilhelm (Guglielmo) Menis (che però non viene citato): di nuovo c'era la registrazione della gravità e diffusione del male e una – o meglio due – diagnosi delle cause. Oltre alla causa generale, d'ordine sociale, la povertà del contadino, quello su cui Balardini volle attirare l'attenzione fu l'individuazione del fattore scatenante: il mais guasto. E questo contro i dubbi e le disquisizioni di un Carlo Nardi (anche lui non citato). E cosí la pericolosa verità sociale della sua scoperta finí col venire messa in ombra da una questione adatta a stimolare solo un discorso specialistico per pochi. Nella fitta serie di dibattiti sulla pellagra che durarono a lungo oltre la fine del secolo, mentre il malanno si aggravava, certamente il merito di averne individuato il veicolo gli doveva venire riconosciuto da voci autorevoli, come – innanzitutto – quella di Cesare Lombroso. Ma i riconoscimenti tributati all'opera del dottor Balardini in realtà finirono per oscurare la portata delle sue ricerche. Lo sguardo del medico

[43] *Ibid.*, pp. 42-43.
[44] *Ibid.*, pp. 50 sgg.

bresciano si era spinto al di là del puro accertamento del veicolo del male per abbracciare la concreta sostanza di quelle esistenze avvilite dalla fatica e dalla mancanza di cibi sani e di abitazioni decenti. Cosí da discorso di scienziato, da osservazione oggettiva e distaccata di medico, il suo si era trasformato in un appello politico e sociale: c'era urgenza di un intervento per porre rimedio allo stato di abbandono dei miserabili delle campagne. Erano quelle vite umane che bisognava curare, si doveva eliminare il mal di vivere per cancellare alla radice la minaccia della pellagra. E la domanda da allora in poi per chi guardava alla situazione delle campagne padane finí con l'essere proprio questa: si doveva o no affrontare seriamente la questione della povertà dei contadini? Oppure ci si doveva contentare di far fronte all'epidemia della pellagra con rimedi sanitari?

Com'è stato osservato, «il nocciolo della questione era tutto qui. [...] La pellagra si presentava in sostanza come una malattia "incurabile" perché ogni profilassi, come ogni terapia, se non altro nei primi stadi del suo tragitto morboso, si scontrava con le dimensioni sociali della sua eziologia»[45]. I rapporti di forza nella società italiana erano fissati da tempo e non c'era nessuna possibilità di successo per chi avesse voluto rovesciarli: anche perché le classi dominanti oltre al potere economico e politico potevano contare sulla tradizionale disposizione all'obbedienza, profondamente radicata nelle plebi contadine e alimentata dal messaggio religioso e sociale del clero.

Ma l'immobile paesaggio tradizionale mostrava segni di improvvise alterazioni. La stessa diffusione della pellagra ne fu in qualche modo un indizio, prima di diventare causa di eventi minacciosi. Come fu detto nel corso del processo veneziano del 1886 che vide alla sbarra i colpevoli di sciopero, «i contadini stanno indubbiamente peggio che prima del 1866. Prima non c'era la pellagra»[46].

Vale la pena di segnalare l'ampiezza e i toni accesi della discussione che sulla natura del flagello e sul modo di combatterlo si aprí allora in Italia. Si raccolsero dati, si confrontarono terapie. Quello che si verificò allora nel nostro paese fu un episodio importante sul piano scientifico, ma lo divenne anche su quello delle strategie politiche e sociali del popolo e della classe dirigente: gli echi della questione dibattuta nel mondo scientifico sulla natura del malanno,

[45] DE BERNARDI, *Pellagra* cit., pp. 681-704; cit. a p. 687.

[46] Riportato in R. SALVADORI (a cura di), *La Boje! Processo dei contadini mantovani alla Corte d'Assise di Venezia*, Edizioni Avanti!, Milano 1962, p. 22.

per quanto non in stretta correlazione con l'appello di Balardini, attraversarono i confini del sapere dei dotti. Ci fu una dimensione politica e sociale assunta dal problema che investí anche la corporazione dei medici e dette uno speciale colore all'impegno che dimostrò nel prendersene cura.

I medici, come singoli e come corporazione, si trovarono davanti alla divaricazione fra causa sociale della pellagra – «malattia della povertà» – e causa propriamente medico-scientifica. Bastava eliminare il mais guasto per cancellare il flagello della pellagra o era necessario migliorare le condizioni di vita dei contadini, dare loro case, cibi e condizioni di lavoro tali da risolvere alla radice il problema? Di fatto, le scelte che dalla scienza medica vennero proposte alle autorità politiche dell'Italia liberale seguirono l'una o l'altra delle due opzioni, risultando molto diverse tra di loro. Da un lato si propose di integrare o correggere la composizione chimica dell'alimentazione contadina, dall'altro si sottolineò l'urgenza della questione sociale, con l'implicito riconoscimento che quelli da correggere erano i rapporti di classe nella società italiana.

E qui dobbiamo far rientrare in scena quel personaggio che, con le sue teorie e l'instancabile pratica professionale di medico legale, l'opera di scrittore e la direzione di istituzioni manicomiali, dominò il paesaggio scientifico italiano anche – ma non solo – per la questione della pellagra: Cesare Lombroso (1835-1909). «Un genio che mancava di talento» – come lo definí in privato un erede del suo pensiero –, ma anche un nome destinato a ritornare periodicamente nella storia culturale, non solo italiana, come quello di un cattivo maestro o di un rimorso[47].

Col suo nome varchiamo la soglia del museo di orrori e di mostri a cui fu dedicata l'opera assidua di una vita specialmente laboriosa. Nelle esperienze di medico di Cesare Lombroso la questione della pellagra appare a ogni passo: tale è il numero di persone sofferenti di questa malattia che si sottoposero ai suoi controlli e cosí continua è la traccia delle sue riflessioni sull'argomento. Va detto che non si trattò solo di una sua scelta, ma anche dell'emergere rapido della gravità del problema su cui fu per lui inevitabile concentrare la lente deformante dei suoi presupposti teorici. Perché uno degli effetti della pellagra a uno stadio avanzato era la demenza e molti uomini e donne pellagrosi finivano nei manicomi, e nei ma-

[47] La definizione è di Enrico Ferri (cfr. L. RADZINOWICZ, *Adventures in Criminology*, Routledge, London 1999, p. 1, segnalato da R. VILLA, *Le scienze del crimine*, in *Storia d'Italia. Annali 26. Scienze e cultura dell'Italia unita* cit., pp. 777-803; cit. p. 793). Cfr. anche C. POGLIANO, *Il periodico ritorno di Lombroso*, in «Belfagor», LI (1996), n. 6, pp. 708-15.

nicomi criminali, istituzione prediletta da Lombroso: è qui che, tra i pazzi, i devianti e i delinquenti oggetto delle sue ricerche, incontrò i pellagrosi allo stadio terminale della loro malattia, la follia. Alla pellagra Lombroso dedicò innumerevoli interventi in articoli, contributi analitici e raccolte di dati statistici: era come ossessionato dallo spettacolo di quelle folle di pellagrosi e di affetti da cretinismo, presenti a decine di migliaia nell'area padana, suo territorio di studio e di ricerca, diffusi «negli umili casolari delle nostre vallate, nei popolosi villaggi delle nostre verdi pianure [...] Due tristi flagelli; la pellagra, vo' dire, ed il cretinismo»[48]. Quegli esseri lo attraevano per la loro mostruosa difformità dal resto dell'umano consorzio e per la vicinanza a quell'altra umanità arcaica e mostruosa del manicomio criminale. Di lui si leggono numerose relazioni su casi clinici di malattia mentale di sospetta origine pellagrosa.

Ma Lombroso non si limitò a rivolgersi ai cultori della scienza medica: cercò di raggiungere direttamente il mondo dei contadini componendo e dando alle stampe i *Dialoghi sulla cura della pellagra, dedicati ai contadini*[49], dove spiegò come si potesse curare la malattia ricorrendo all'acido arsenioso: era, com'è stato notato, la via per riservare la soluzione del problema «alla competenza specialistica del medico»[50]. Nella forma piú elaborata, il suo pensiero sull'argomento venne consegnato a un robusto volume edito nel 1892[51]. Vi si raccoglieva – scrisse Lombroso – il risultato maturo di ventinove anni di studi non facili, «continuati in circostanze spesso dolorose» per le critiche e le ostilità che aveva sperimentato. La sua penna indugiava in una descrizione di gusto veristico dei pellagrosi, che

> vedete farvisi innanzi, crollando la testa e barcollando le gambe come ubriachi, o quasi spinti da una invisibile forza, cadere da un lato, rialzarsi, correr in linea retta, come il cane alla preda, e ricader ancora, dando in un riso sgangherato [...]; pochi giorni dopo [...] sentite buccinare [...] come quel poveretto siasi affogato entro una magra pozza d'acqua [...], come egli abbia freddato, senza alcuna ragione, i figli e la moglie[52].

Piú della descrizione fisica è la conclusione del profilo a rendere evidente la convinzione dell'autore: il pellagroso è un essere

[48] LOMBROSO, *Delitto, genio, follia* cit., pp. 124-25. Il passo è tratto dalla prelezione al corso di Clinica di malattie mentali nella R. Università di Pavia, pubblicata in «Gazzetta medica italiana – Lombardia. Appendice psichiatrica» nel 1863.

[49] *Dialoghi sulla cura della pellagra, dedicati ai contadini*, Grossi e Comp., Pavia 1870.

[50] PANSERI, *Il medico* cit., pp. 1135-55; cit. a p. 1147.

[51] C. LOMBROSO, *Trattato profilattico e clinico della pellagra*, Fratelli Bocca, Torino 1892.

[52] *Ibid.*; passo riportato anche in LOMBROSO, *Delitto genio follia* cit., p. 125.

che la malattia fa regredire allo stadio primitivo, quello che caratterizza il delinquente nato. Infatti il manicomio è l'istituzione necessaria per ambedue. Anche il medico mantovano Achille Sacchi (1827-1890), colui che era stato fra i promotori della mazziniana «congiura di Belfiore» e che cercò di non mancare a nessuno degli appuntamenti rivoluzionari del secolo (Garibaldi, che lo vide all'opera, lo definí «il medico che si batte»), scrisse in una sua relazione del 1878 sulla provincia di Mantova, che la pellagra, manifestatasi all'inizio come una sorta di ebetudine e «malinconia» poteva condurre alla pazzia e «prorompere subitanea e vestire tutte le forme dal gaio e loquace esaltamento maniaco alla piú cupa e feroce lipemania con tendenza al suicidio, all'incendio, all'omicidio»[53]. Ma la sua conclusione era che per debellare la malattia occorreva risolvere il problema della miseria e di una deprivazione alimentare che colpiva specialmente le donne (perché rinunciavano alla parte migliore del poco cibo per i loro uomini). Ci voleva «una piú equa distribuzione dei prodotti», anzi una vera e propria limitazione del diritto di proprietà della terra: i padroni di vaste tenute dovevano affittare al minor prezzo possibile piccoli appezzamenti di circa un ettaro a ogni famiglia di braccianti. Tesi «audace ed eversiva», non c'è dubbio[54]. Sacchi, amico fraterno di Agostino Bertani dal 1854 (quando aveva collaborato con lui durante l'epidemia di colera di Genova), e di Jessie White Mario, non varcò il confine tra la democrazia radicale e il socialismo, seguendo anche in questo l'esempio del compagno di lotte. Ma lo ritroveremo a Venezia fra i testimoni al processo del 1886, su cui si tornerà piú avanti, seguito al clamoroso arresto nel Mantovano di decine di manifestanti che avevano protestato contro i padroni al grido di «La Boje!» («La Boje! E de boto la va fora», ossia «Bolle! E di colpo trabocca»). In quella occasione Sacchi volle salutare nei fatti di quella agitazione la «manifestazione di un primo svegliarsi della coscienza dei nostri contadini alla dignità umana»[55].

La relazione era il frutto dell'inchiesta che la Deputazione provinciale di Mantova avviò nel 1874, motivandone la necessità con l'aumento dei ricoveri in manicomio di pellagrosi. E l'al-

[53] Riprendo la citazione da G. BAROZZI, *Prefazione: quasi un dialogo*, a BERTOLOTTI, *La pellagra* cit., p. 8. La relazione è stata pubblicata a cura di Rinaldo Salvadori: A. SACCHI, *La Pellagra nella Provincia di Mantova, Relazione della Commissione provinciale*, Tip. Operaia, Mantova 1966. Su Achille Sacchi si rinvia al saggio già citato di RINALDI, *Achille Sacchi* cit. Cfr. ora anche M. BERTOLOTTI, *Sacchi, Achille*, in *DBI*, vol. LXXXIX (2017), *ad vocem*.

[54] BERTOLOTTI, *La pellagra* cit., p. 15.

[55] Citato in SALVADORI (a cura di), *La Boje!* cit., p. 167.

lora presidente del Consiglio dei ministri, Benedetto Cairoli, se ne congratulò con Sacchi, suo antico commilitone al seguito di Garibaldi.

Le conclusioni di quell'inchiesta furono criticate dal dottor Francesco Bonservizi, medico provinciale di Mantova, in una sua dettagliata relazione che ne rovesciò la conclusione, sostenendo che «la pellagra non è prodotta dalla miseria, dalla fame», ma dall'intossicazione da mais guasto[56]. Era questa la tesi di Cesare Lombroso che, elogiando Bonservizi nella prefazione al testo, si richiamò all'autorità di Balardini, da lui definito «grande pellagrologo»[57]. Invece Lombroso si era dichiarato subito in disaccordo con Achille Sacchi in uno dei suoi tanti interventi sulla questione. La sua intensa attività pubblicistica trovò ascolto nel provvedimento governativo che nel 1884 vietò il commercio del mais guasto e introdusse l'uso di essiccatoi pubblici insieme ad altre misure igieniche. Era il risultato di una campagna condotta da Lombroso con la pubblicazione su riviste mediche di referti e diagnosi di malati di pellagra e di affetti da cretinismo, soprattutto lombardi, come si è detto: indimenticabili certi suoi ritratti di donne gigantesche e deformi, immerse in una follia che le rendeva voraci di cibo e di sesso. Nel richiamarsi alla tesi del dottor Balardini – che cioè la causa della malattia fosse l'alimentazione a base di mais guasto – Lombroso volle contestare decisamente la tesi della pellagra come malattia della povertà, o, come lui la definí, della «pretesa insufficienza alimentare». Era il mais guasto la causa unica della pellagra, una tesi che andava contro una percezione ormai diffusa del legame stretto esistente fra pellagra e povertà. Per fare solo un esempio, in un periodico della sua Torino fu pubblicata una carta della diffusione della malattia che mostrava, secondo gli editori, come essa fosse il «termometro della povertà»[58]. Invece Lombroso tenne a dimostrare sulla base della tabella alimentare quotidiana di un bracciante ferrarese che non c'era alcun bisogno di arricchirne l'alimentazione per evitare la minaccia della pellagra. Secondo lui, il rimedio consisteva in un apporto di acido arsenioso, che poteva essere fornito con semplici integrazioni farmaceutiche, oppure riducendo la porzione di polenta e sostituendola con piú pasta, piú pane, piú formaggio (parmigiano). E soprattutto negò che ci fosse bisogno di ricorrere a

[56] F. BONSERVIZI, *Inchiesta sulla pellagra in provincia di Mantova, con prefazione del prof. Cesare Lombroso*, tipografia Aldo Manuzio, Mantova 1899, p. 38. (Debbo a Maurizio Bertolotti l'avere potuto leggere questo testo).

[57] *Ibid.*, p. 3.

[58] Cosí si legge nell'articolo dell'ingegnere A. RADDI, *Malaria e pellagra in Italia*, in «L'Ingegneria sanitaria», VII (1896), n. 9, pp. 161-62.

quella cura del riposo e dell'abbondante nutrizione con proteine nobili che veniva proposta dai medici convinti che tutto nascesse dalla povertà alimentare. Secondo Lombroso, un'alimentazione a base di mais non era affatto meno nutriente di altre piú varie e piú costose. Il valore nutrizionale del mais calcolato su base scientifica gli risultava inferiore solo a quello dei fagioli. Se poi lo si metteva a confronto con alimenti come il pesce e la carne fresca di porco o di montone che costavano assai di piú, si scopriva che era quasi pari. Dunque, i contadini potevano continuare a mangiare polenta. Dovevano solo accertarsi che si trattasse di polenta fatta con farina ricavata da mais non muffito e debitamente macinato. Potevano e dovevano, dato che erano poveri. Che lo Stato dovesse occuparsi di curarli col riposo e con cibo scelto e abbondante era follia anche il solo pensarlo[59]. Non che avesse torto chi sosteneva che i contadini si ammalavano di pellagra a causa della loro povertà. Questo era vero – ma di una verità inefficace, anzi pericolosa, scrive Lombroso:

> Dire, infatti, come si pretese da molti, al colono che, se vuol premunirsi dalla pellagra, bisogna che mangi bene e beva meglio, è un affermare una verità, certamente, ma *una verità inutile, dannosa anzi*, e che piuttosto potrebbe dirsi una crudele ironia. Il poveretto, a cui noi dal comodo seggiolone diamo questo consiglio, non può metterlo in pratica, e, se lo potesse, non aspetterebbe, no certo, il nostro suggerimento.
>
> Se non che, intanto, da questa idea preconcetta e diffusa nasce un grandissimo detrimento; ed è, che quegli infelici smarriscono l'unica via attuabile per premunirsi dal male, e quando una volta ne sono colpiti, abbandonano ogni pensiero di cura, sapendo che quella unica, della buona dieta, non è alla loro portata, cosicché in molti paesi, dov'io sono andato a studiare i pellagrosi, ho trovato i medici condotti ignorare, perfino, l'esistenza dei pellagrosi del loro villaggio, i quali si rivolgevano, per soccorso, non piú all'arte medica, ma alla limosina del pubblico e del sacerdote[60].

L'immagine del «comodo seggiolone» era venuta in mente a un altro medico, fermamente convinto che per guarire dalla pellagra ci fosse solo la via di una buona alimentazione. Si chiamava Antonio Maria Gemma (1831-1894), il quale alla tesi di Lodovico Balardini aveva ribattuto nel 1874 con queste parole:

> Eh! C'è da star allegri, e stropicciandosi le mani seduti sull'elastico canapè di velluto, col nostro zigaro in bocca, facendo il chilo, diremo al contadino: Ecco il frutto delle nostre elucubrazioni, noi ti daremo il frumentone torrefatto, o bollito nell'acqua di calce, alla Messicana, per togliere i tuoi malanni e con esso diventerai bello e grasso come un tacchino.

[59] Cfr. C. LOMBROSO, *La pellagra in Italia in rapporto alla pretesa insufficienza alimentare*, Celanza e comp., Torino 1880; e FINZI, *«Sazia assai ma dà poco fiato»* cit.

[60] LOMBROSO, *Trattato profilattico* cit., p. 249 (corsivo mio).

Altri i rimedi che ci volevano, secondo lui: istruzione, meno fatica, alimentazione adeguata negli istituti di cura («somministrare giornalmente una razione di carne, e di acquavite, praticare una doccia»). Era qui che secondo il dottor Gemma si collocava la differenza tra «la falsa e la vera igiene del contadino»[61]. Falsa quella di Balardini (dietro il quale appare l'ombra di un Lombroso prudentemente non citato); vera quella proposta da lui.

Esisteva dunque una «buona dieta» capace di allontanare la minaccia della pellagra. Ma non lo si doveva dire: lo scienziato, impassibile divulgatore delle sentenze di una natura non piú retta dalla provvidenza divina, invitava a nascondere le scoperte pericolose per l'ordine sociale. Piú della minaccia della natura gravava sul contadino quella degli intoccabili rapporti di proprietà. Cosí non è certo un caso se al termine della pagina di Lombroso riportata sopra si affaccia la figura del sacerdote. Quello era l'antagonista inevitabile per un medico positivista e darwiniano: che però non esitava a rinviare il povero alla carità religiosa come un rifugio obbligato, dato che la società liberale retta dalla legge della lotta per la sopravvivenza del piú forte non era tenuta a offrire alternative alla miseria.

Quei poveri erano stati considerati per secoli una presenza inevitabile, anzi provvidenziale. Allora il povero era stato visto come una figura di Cristo, creata perché il cristiano potesse esercitare la virtú della carità. Ma adesso, con la vendita dei beni comuni e dei patrimoni delle confraternite, le risorse tradizionali a disposizione dei poveri erano confluite nel bottino di accaparratori privati creando una classe di nuovi ricchi.

D'altra parte quel modo di porsi davanti alla questione della pellagra non fu un caso isolato per Lombroso. Prendiamo ad esempio il problema dell'ignoranza e dell'analfabetismo. Ebbene, nei suoi scritti ci troviamo davanti a una chiusura simile a quella di monsignor Martini. Se per il prete mantovano i figli dei contadini non dovevano perdere tempo in studi che non riguardavano il loro mestiere, per lo scienziato positivista l'educazione scolastica era pericolosa in sé specialmente per le classi subalterne. Gli studi classici e quelli di storia familiarizzavano i giovani con idee pericolose. Da Bruto a Cola di Rienzo a Robespierre, l'educazione umanistica era una continua glorificazione della violenza. E cosí lo scienziato concordava con la tesi del prete manto-

[61] A. M. GEMMA, *Fisiologia ed igiene del contadino di Lombardia e del Veneto*, Premiata tipografia F. Sacchetto, Padova 1874, pp. 79 sgg. Sul dottor Gemma, medico e poeta, volontario nella guerra di liberazione del Veneto nel 1859 e prolifico autore di saggi scientifici e di poesie, si rinvia ad A. FAPPANI, *Gemma, Antonio Maria*, in *Enciclopedia bresciana* cit., *ad vocem*.

vano: bisognava consigliare ai giovani contadini di seguire solo le scuole agrarie[62].

Resta il fatto che il successo della teoria lombrosiana intorno alla pellagra fu completo. E non tanto per «l'imponente apparato di ricerca» con cui veniva presentata, quanto perché le sue tesi – ha osservato Roberto Finzi – «non ponevano in discussione [...] i rapporti sociali nelle campagne, come invece tentavano di fare i sostenitori della tesi ipoalimentarista»[63]. Non ci fu la temuta epidemia, che apparve allora come un equivalente settentrionale del colera napoletano. Ma una classe dominante abituata a contare sull'obbedienza umile e il rispetto assoluto della santa proprietà da parte dei contadini fu scossa e impaurita da eventi che le apparvero come i rossi bagliori della rivoluzione. A quella cultura padronale la formazione di società di mutuo soccorso fra i contadini, create dall'opera di agitatori sociali venuti anche dalla città e da reti di propaganda, la diffusione di opuscoli e giornali di protesta, lo scoppio di scioperi (vietati dalla legge) sembrarono le avvisaglie di moti piú violenti. Perciò si fece appello ai carabinieri contro i contadini scesi in sciopero, come per il movimento «La Boje!» del 1885 nel Mantovano: nelle udienze del processo veneziano l'anno successivo, tra le imputazioni mosse a organizzatori e protagonisti della manifestazione ci fu l'aver creato e diffuso un giornale intitolato «Il pellagroso». La pellagra in quella zona – doveva raccontare poco dopo il deputato mantovano Mario Panizza – era stata a lungo assente o poco diffusa: vi aveva fatto la sua comparsa all'epoca delle tremende carestie del 1815-17, quando le polveri disseminate dall'eruzione del vulcano Tambora nell'arcipelago indonesiano avevano cancellato l'estate e i raccolti. Da allora in poi la pellagra si era diffusa sempre piú diventando epidemica dopo il 1880. E fu proprio l'onorevole Panizza a denunziare in un discorso alla Camera dei Deputati del 27 febbraio 1885 che «dove l'agricoltura è piú florida, piú elevata la rendita, piú grande il profitto dei conduttori di fondi, il contadino si trova in condizioni peggiori»[64]. L'osservazione era esatta: era la modernizzazione capitalistica che impoveriva e affamava il popolo contadino. L'impulso dato da proprietari e affittuari allo sviluppo produttivo delle grandi aziende dell'Italia settentrionale portava a rendere precarie le condizioni dei lavoratori, sempre

[62] Cfr. C. LOMBROSO, *Le crime. Causes et remèdes*, Felix Alcan, Paris 1907, con dedica *À Max Nordau*, in particolare pp. 134-38, 363 e cap. VI, *Contre les dangers de l'instruction*.

[63] Riprendo le osservazioni di FINZI, *La pellagra* cit., pp. 32-33. Ma si veda anche sulla questione l'ampia e puntuale sintesi in ID., *«Sazia assai ma dà poco fiato»* cit.

[64] Riportato in SALVADORI (a cura di), *La Boje!* cit., p. 37.

piú minacciati dal rischio di vedersi trasformati in braccianti o in disoccupati. Invece la mezzadria dominante in Toscana lasciava una relativa tranquillità e margini di sopravvivenza a un popolo contadino che si affidava con fiducia al paternalismo di sapore cattolico del padronato; e quanto al Sud, erano la stessa immobilità sociale e l'assenteismo dei latifondisti laici o ecclesiastici a rendere meno intollerabile la povertà delle classi subalterne perpetuando e aggravando la condizione di arretratezza che il regime borbonico aveva lasciato in eredità all'Italia unita[65].

Di fatto, la pellagra fu il prodotto di una proletarizzazione del mondo contadino nell'area padana. La diffusione della malattia fu accompagnata da una svolta significativa della vita politica e da forme di associazione e di lotta che culminarono negli scioperi e nelle proteste, di cui si è fatto cenno. E ne nacquero anche forme di solidarietà nuove.

L'esperienza della fame e della povertà estrema non era una novità: la carestia era un flagello periodico, un dato di natura davanti a cui si reagiva con preghiere e processioni, invocando la misericordia di Dio e la protezione di santi e madonne. L'Ottocento aveva conosciuto emergenze durissime, tanto che in Italia durante le carestie del 1815-17 si arrivò a mangiare l'erba dei campi, e perfino «fusti di pannocchie macinati e conditi con erba senza sale»[66]. Ma adesso si trattava di fare fronte a un flagello di tipo nuovo: la violenza sociale di un padronato teso alla massimizzazione dei profitti al prezzo della vita della famiglia contadina.

Ma c'è un punto sul quale vale la pena di richiamare ancora l'attenzione: il problema dell'igiene. Se ci fu una questione su cui si trovarono d'accordo fautori della tesi del mais guasto e sostenitori dell'opposta tesi della «malattia della povertà» fu proprio quella della fondamentale importanza delle condizioni igieniche della casa e della vita del contadino. Ne abbiamo un esempio proprio nella dettagliatissima relazione di Francesco Bonservizi che abbiamo ricordato. L'autore vi raccontò l'esperienza di una visita al comune mantovano di Roverbella, un luogo dove i medici condotti avevano sempre sostenuto che non vi erano quasi tracce del terribile malanno. Il dottor Bonservizi scoprí che la causa dell'assenza della pellagra risiedeva nell'alto livello di igiene: le abitazioni poggiavano su fondamenta asciutte, avevano il pavimento del

[65] Su questa eredità come precondizione del permanente divario Sud-Nord ha richiamato di recente l'attenzione E. FELICE, *Perché il Sud è rimasto indietro*, il Mulino, Bologna 2013, cap. 1, pp. 17-90.

[66] DELLA PERUTA, *Società* cit., pp. 32-33, ma si veda tutto il capitolo.

pianterreno di mattoni e le case erano «tenute con una nettezza tale, da non trovar riscontro che nelle abitazioni dei contadini di qualche parte della Toscana [...] Una cosa meravigliosa: si tratta addirittura di pulizia olandese». In quelle case il mais, riposto solo quando era ben secco, si conservava all'asciutto[67].

La scomparsa definitiva della pellagra si ebbe solo quando le condizioni generali di vita mutarono. Il che avvenne col Novecento, quando il malanno guarí silenziosamente nel perdurare dei dibattiti fra i suoi studiosi. Lo notò Luigi Messedaglia, grande studioso di medicina sociale sulla linea di Ramazzini, il quale, contestando la teoria lombrosiana, sostenne che la pellagra era una «patologia da carenza»[68]. Il cambiamento fu prodotto da miglioramenti generali, dall'emigrazione e dall'avvio di misure concrete. Come quelle della Commissione pellagrologica di Padova, su cui riferí il presidente, dottor Aristide Stefani. I dati esposti dimostrano il rapido regredire del numero dei malati grazie all'opera congiunta di cucine addette all'essiccazione del mais e di luoghi di ricovero con bagni e alimentazione variata e ricca. Nella sua relazione sull'opera svolta nell'anno 1910, il dottor Stefani puntualizzò lo stato della questione indicando le tre teorie sulla pellagra: quella che la faceva derivare dall'insufficienza alimentare, quella che ne denunziava l'origine da mais tossico, e quella che la riteneva frutto di infezione da microrganismi. Poi riferí sul risultato di un'inchiesta in cui si chiedeva ai medici della provincia

> se la pellagra si verifica solamente nei poveri, o meglio nelle persone la cui alimentazione è deficiente per quantità e per qualità, e se si manifesta, eventualmente, anche in persone agiate che mangiano abbastanza bene, e se oltre alla alimentazione possano essere in rapporto colla pellagra le abitazioni e le acque[69].

[67] BONSERVIZI, *Inchiesta sulla pellagra* cit., p. 85.

[68] Citato in DE BERNARDI, *Pellagra* cit., p. 701. Di Luigi Messedaglia si segnala specialmente *Il mais e la vita rurale italiana. Saggio di storia agraria*, edito dalla Federazione Italiana dei Consorzi Agrari, a Piacenza nel 1927. Su di lui cfr. L. BONUZZI, *Messedaglia, Luigi*, in *DBI*, vol. LXXIII (2009), *ad vocem*. Sulla questione della vittoria sulla pellagra sono da vedere R. FINZI, *Quando e perché fu sconfitta la pellagra in Italia*, in M. L. BETRI e A. GIGLI MARCHETTI (a cura di), *Salute e classi lavoratrici in Italia dall'unità al fascismo*, Franco Angeli, Milano 1982, pp. 411-29; e ID., «*Sazia assai ma dà poco fiato*» cit. La sintesi di carattere antropologico di R. MARIANI-COSTANTINI e A. MARIANI-COSTANTINI, *An outline of the history of pellagra in Italy*, in «Journal of Anthropological Science», LXXXV (2007), pp. 163-71, riassume i dati scientifici sottolineando comunque che la causa fondamentale fu la «extreme frugality, tending to seasonal starvation, of the lower classes» (ivi, p. 164).

[69] COMMISSIONE PELLAGROLOGICA PROVINCIALE DI PADOVA, *Relazione del presidente prof. Aristide Stefani sull'opera della commissione nell'anno 1910*, stabilimento tipogr. L. Penada, Padova 1910, pp. 19-20. (Ringrazio Maurizio Bertolotti anche per questo documento).

Molte altre domande venivano poste ai sanitari: si cercava di capire se fosse possibile individuare un nesso tra certi luoghi e la pellagra, se ci fosse traccia di ereditarietà familiari nei pellagrosi, quali fossero le condizioni igieniche ed economiche dei contadini e se ci fosse un nesso tra la malattia e l'alcolismo. Si chiedeva, infine, quale fosse l'opinione dei medici maturata sulla base della loro esperienza in merito alla causa della malattia: se fosse un veleno contenuto nel mais guasto o il veicolo di un parassita infettivo o l'insufficienza di una alimentazione a base esclusivamente di mais. La maggior parte delle risposte (35 su 72) sottolineò le carenze alimentari (e ci fu chi segnalò la speciale frequenza del malanno all'interno di categorie particolarmente miserabili, come i bovari): una nutrita minoranza (30) indicò un veleno contenuto nel mais tossico come concausa sommata all'insufficienza alimentare; altri segnalarono nessi con l'alcolismo o si dissero convinti dell'esistenza di veicoli di infezione. Ma su una cosa non c'erano dubbi, che le vittime fossero sempre e solo i contadini poveri.

Questa era anche la convinzione del dottor Stefani. La espresse molto chiaramente nella relazione introduttiva articolandola nei tre punti seguenti:

1. Che la pellagra si verifica solo nelle campagne, dove il mais costituisce il cibo, quasi esclusivo, del contadino, almeno per la maggior parte dell'anno, e non nelle città.
2. Che la pellagra colpisce specialmente i contadini piú poveri, e piú esattamente i contadini che mangiano peggio, il cui vitto è costituito da sola, o quasi, e scarsa polenta.
3. Che la pellagra si guarisce migliorando l'alimentazione[70].

Malattia contadina, della fame e delle condizioni di lavoro e di vita. Il suo limite geografico era quello delle mura della città; quello sociale era disegnato dal cerchio della fame e della fatica. Nessun contagio, dunque. Piuttosto, la possibilità del suo rinascere ogni volta che si fossero create le stesse condizioni. Proprio mentre cominciava a lasciare l'Italia la pellagra fece la sua comparsa nel paese dall'agricoltura piú ricca del mondo, al di là dell'Atlantico. L'epidemia che colpí nel Novecento la parte meridionale degli Stati Uniti fu una vicenda esemplare, degna di figurare in quella storia generale comparata dei contadini nel mondo che un giorno si dovrà scrivere: «pellagra» fu una parola italiana, come si è detto, proprio come la parola «mafia»...

[70] *Ibid.*, p. 14.

In America morirono di pellagra piú di centomila individui di cui due terzi donne. Quando ne apparvero i primi casi nel 1907 in un manicomio della Louisiana l'attenzione fu scarsa. Era un'umanità spregiata, invisibile per l'opinione pubblica e per le autorità: coltivatori afroamericani delle piantagioni di cotone, manodopera impiegata in condizioni di semischiavitú. Si nutrivano solo di mais. L'iniziale trascuratezza durò a lungo. È stato solo in tempi recenti che la presa di coscienza di problemi sociali come la discriminazione razziale e la questione femminile ha spinto a ricostruire la storia di quella vicenda[71]. All'epoca, davanti al rapido propagarsi del malanno in Virginia, nel Mississippi e perfino nell'Illinois si prese lentamente atto della natura speciale di sintomi inizialmente trascurati: l'eritema sulle mani e sulle braccia, l'epidermide secca e come morta, la diarrea, i bruciori di stomaco, la ricerca spasmodica di immergersi nell'acqua, il rapidissimo declinare verso la follia e la morte. E quando qualcuno se ne interessò, fu proprio la vicenda italiana a offrire un importante punto di riferimento.

Sulla scorta di una loro recente esperienza di viaggio in Italia due autorevoli personaggi della Carolina del Sud si convinsero che ci si trovava davanti a un fenomeno identico a quello che avevano visto in alcuni ospizi italiani: in ambedue i paesi si trattava di persone sottoalimentate che consumavano quasi soltanto cibi a base di mais. I loro sospetti furono confermati da un medico inglese, il dottor Fleming M. Sandwith, che aveva studiato la diffusione della pellagra in mezzo ai contadini egiziani, italiani e sudafricani[72]. Ma la questione ebbe comunque poca eco, soprattutto per via della marginalità delle vittime della malattia. Poi, con la Prima guerra mondiale, ci fu una riconversione rapida dalla monocultura del cotone alla produzione di alimenti destinati all'esercito e l'incidenza della malattia diminuí. Restò una realtà strisciante e poco conosciuta. Ne pagò intanto le spese la già malvista immigrazione italiana: considerata un pericolo di contagio, fu colpita da uno specifico divieto d'ingresso per i migranti pellagrosi[73].

Le analogie del caso americano con quello italiano sono evidenti anche sul piano sociale: agli schiavi africani degli Stati Uniti

[71] Su razza e genere nella vicenda della pellagra ha richiamato l'attenzione H. M. MARKS, *Epidemiologists Explain Pellagra. Gender, Race, and Political Economy in the Work of Edgar Sydenstricker*, in «Journal of the History of Medicine», LVIII (2003), n. 1, pp. 34-55.

[72] Cfr. E. W. ETHERIDGE, *The Butterfly Caste. A Social History of Pellagra in the South*, Greenwood Publishing Company, Westport (Conn.) 1972, pp. 15-16. Del caso americano dà conto FINZI, *«Sazia assai ma dà poco fiato»* cit., pp. 91 sgg.

[73] FINZI, *«Sazia assai ma dà poco fiato»* cit., p. 25.

solo giuridicamente liberati, corrispondevano in Italia i contadini poveri diventati teoricamente cittadini ma costretti dai salari da fame a nutrirsi solo di mais per di piú guasto. Due colori della pelle, una stessa razza.

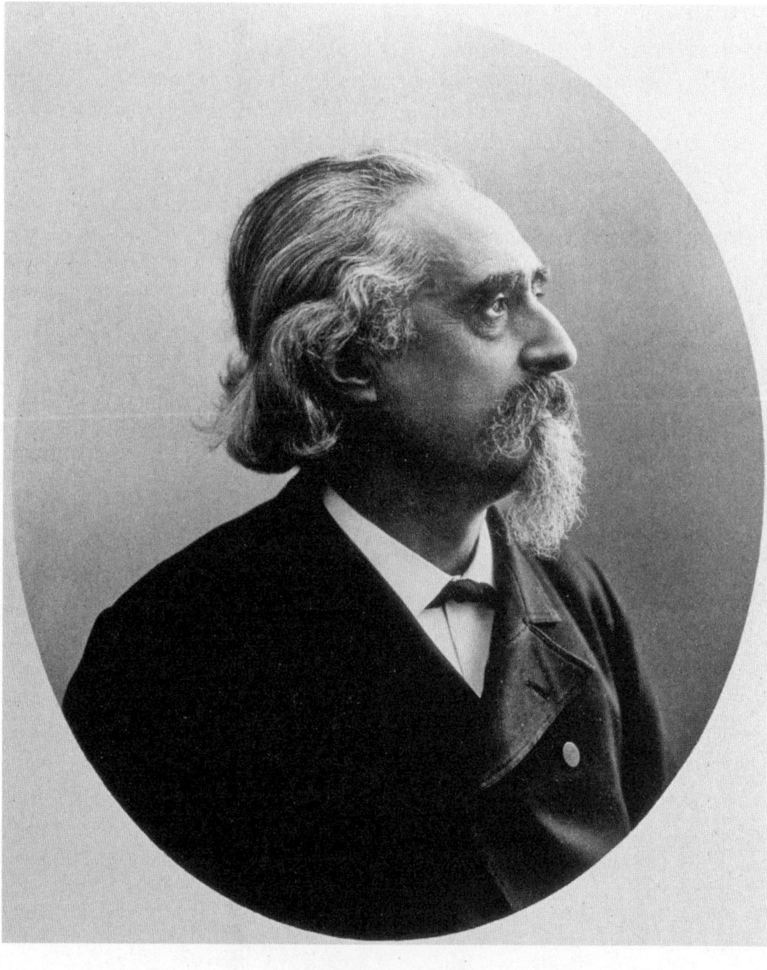

Figura 6.
Ritratto dell'antropologo Paolo Mantegazza, 1880-90.

Capitolo decimo

Igiene: vangelo borghese della salute o differenza di razza. Paolo Mantegazza e Cesare Lombroso

Nell'Italia dell'Ottocento «igiene» fu la parola che garantí un successo strepitoso a un medico che non era di quelli «condotti» – un medico il cui nome godette allora di una fama che il rapido oblio in cui è caduto rende difficile immaginare. Quella di Paolo Mantegazza (1831-1910)[1] fu una celebrità costruita dall'intelligenza e dall'abilità di un medico capace di intercettare al volo le occasioni offertegli dai tempi e dalle mode. Lo si vide alla prima occasione, quando ancor giovane fu capace di fiutare l'importanza dell'*Origine delle specie* di Charles Darwin. Fu il primo a segnalarlo ai lettori italiani guadagnandosi l'aureola del grande scienziato. E instaurò in tal modo un rapporto personale con l'autore conquistandosi la fama di primo seguace italiano del darwinismo. Tanti i settori dove si avventurò. Come scrisse un velenoso Carlo Dossi, «Mantegazza è velocissimo nello scrivere: si direbbe che scriva ancor prima di pensare»[2]. Ma il suo campo prediletto fu quello della divulgazione dei segreti dell'igiene e del sesso. Dotato di una penna scorrevole e di facile e affascinante parola, conquistò un successo inaudito: lo attestano cifre come quella dei diecimila lettori che corsero ad acquistare ancora fresco di stampa il suo libro *Gli amori degli uomini*. Il che, in un paese col 75 per cento di analfabeti, era pur sempre un dato ragguardevole: e tale resta nel presente di un paese dove il popolo dei lettori abituali è un'assoluta minoranza e dove persiste quella carenza della divulgazione scientifica che Antonio Gramsci riscontrò nel confronto con la Francia[3].

Lo sguardo che portò sull'Italia fu quello di un esploratore di popoli sconosciuti curioso di classificare i dati fisici delle «stirpi

[1] Su Mantegazza cfr. l'ottima voce di G. ARMOCIDA e G. S. RIGO, *Mantegazza, Paolo*, in *DBI*, LXIX (2007), *ad vocem*.

[2] C. DOSSI, *Note azzurre*, a cura di D. Isella, Adelphi, Milano 2010, p. 561.

[3] Il giudizio di Gramsci è relativizzato e attenuato da P. GOVONI, *Dalla scienza popolare alla divulgazione. Scienziati e pubblico in età liberale*, in *Storia d'Italia. Annali 26. Scienze e cultura dell'Italia unita* cit., pp. 65-81.

italiche». Come presidente della Società italiana di antropologia e di etnologia, nel 1872 indirizzò a tutti i sindaci del paese un questionario di sedici domande, relativo all'altezza, al colore degli occhi e dei capelli e altre caratteristiche analoghe di uomini e donne. L'obiettivo era simile a quello della «carta igienica» di Lombroso. Mantegazza però non voleva curare malanni: intendeva confrontare l'etnia italica con quella tedesca, su cui intanto si era svolta una ricerca analoga. I criteri erano poco rigorosi: se per gli uomini si faceva riferimento a caratteri registrati all'età della leva militare, per le donne si chiedevano dati «di qualunque età». Quanto a chi dovesse raccoglierli, si faceva conto sull'opera di medici condotti e maestri elementari. L'esito però fu assai deludente: ad anni di distanza, invece delle piú di ottomila schede che si attendevano ne erano arrivate solo 540, per di piú incomplete. Non per questo Mantegazza rinunziò a sfruttare quel manipolo di dati. Ne ricavò una sistemazione delle «razze italiche» in base all'altezza – la maggiore in Toscana e nel Veneto, la minore in Sardegna – e perfino la «scoperta» che rispetto alla situazione del 1861 invece dell'atteso aumento della statura media della popolazione si sarebbe avuta piuttosto una lieve diminuzione[4].

Ma fu soprattutto predicando il «Vangelo della salute» (come lo chiamò in uno dei suoi moltissimi saggi), che Paolo Mantegazza si costruí una fama e una popolarità diffusa. Fu un vero manager di se stesso, tale da dare lezioni agli infiniti quanto inconsapevoli imitatori dell'epoca successiva alla sua. Gli fu dedicato in vita un ritratto biografico che rispondeva alla curiosità dei tanti lettori dei suoi racconti di viaggi esotici e degli abbonati alle sue dispense di istruzioni igieniche. La curiosità con cui guardava al futuro era un segno della sua vitalità e della volontà di guadagnarsi fama duratura in un mondo che credeva destinato a grandi progressi civili e scientifici. Lo mostra il modo in cui si addentrò nel nuovo filone della fantascienza con un romanzo utopico, pubblicato nel 1897, dove immaginava il futuro lontano dell'anno 3000[5].

Il filo narrativo che lega la sua opera è quello del viaggio. Mantegazza fu un viaggiatore dotato di intelligenza pronta e di sguardo attento. I suoi racconti di esplorazioni nel remoto esotismo dell'America Latina o in quello prossimo della Sardegna coltivarono il piacere dell'avventura e dello spaesamento in una piccola borghe-

[4] «Annali di statistica», s. II, VIII (1879), pp. 5-124.

[5] P. MANTEGAZZA, *L'anno 3000. Sogno*, Fratelli Treves, Milano 1897. È stato riedito a quasi un secolo di distanza: prefazione di A. Capatti, Lubrina, Bergamo 1988 (da cui si cita).

sia provinciale che da lui imparava a guardare fuori casa. Lo si vide fin dall'inizio. La sua prolifica penna annunciò molto presto i temi con cui si propose a un grande pubblico di lettori, non solo italiani: titoli come *La fisiologia del piacere* ne danno un'idea. E i suoi primi racconti di viaggi dettero prova delle sue doti di osservatore e di narratore. Fu lui a innovare per il pubblico colto della nuova nazione unita quel genere della letteratura di viaggio che aveva goduto di una grande stagione nella cultura italiana ai tempi di Gian Battista Ramusio e delle scoperte geografiche. Mantegazza fece dei suoi viaggi lo strumento di una sprovincializzazione della borghesia colta italiana. Contribuí al suo successo la speciale vena esotico-erotica che fu capace di sfruttare. L'interesse per i costumi sessuali e per l'igiene intima fu la sua corda prediletta. E le scoperte raccontate nei suoi libri di viaggi si spinsero fino al tema dell'uso della cocaina.

Cosí anche per immaginare il lontano futuro dell'anno 3000 raccontò un viaggio: quello di due giovani, che partono da una Roma capitale degli Stati Uniti d'Europa e visitano altre grandi città del mondo per raggiungere alla fine il luogo delle nozze, la città ideale di Andropoli, capitale degli Stati uniti planetari. Qui governa il sistema un supremo consesso che ha abolito la guerra e instaurato la pace perpetua. Superati i conflitti fra conservatori e socialisti, al potere si è insediata una eletta aristocrazia degli spiriti. I due giovani viaggiano a bordo dell'«aereotachi», una navicella mossa dall'elettricità capace di raggiungere i 150 chilometri l'ora. Si nutrono di succhi e frullati di sostanze nutritive, respirano profumi di fiori e di frutta, bevono elisir stimolanti (noi diremmo droghe) che favoriscono il pensiero, il movimento e naturalmente l'amore.

Registriamo *en passant* le opinioni letterarie dell'autore: un irritato giudizio negativo su quel «gran nevrastenico»[6] di Gabriele D'Annunzio, ad esempio, che cominciava evidentemente a suscitare la sua gelosia. E quelle politiche: un vaporoso e inoffensivo socialismo che gli faceva decretare memoria imperitura a Filippo Turati (una delle città del suo mondo futuro si chiama «Turazia»).

Restando libero chi vuole di sorridere delle illusioni e delle speranze di questo italiano di successo di fine Ottocento, vale la pena di cedere per un attimo alla tentazione di paragonare le speranze di quell'Italia liberale e socialista e la disillusione tragica delle guerre del Novecento, ancora celata nelle ombre del domani. Nel gioco del confronto tra futuro sperato e futuro avverato si scoprono i

[6] *Ibid.*, p. 150.

programmi sociali e le idee politiche di Paolo Mantegazza. In quel sogno di società perfetta Mantegazza vi immaginava realizzata l'abolizione del dolore fisico, ma anche la legalizzazione dell'eliminazione di neonati difettivi, fossero mostri o creature recanti i segni dell'appartenenza alla razza dei delinquenti nati. E vi proiettava la realizzazione di un sogno speciale: il prolungamento della vita media, ai suoi tempi tra i 28 e i 36 anni, alla misura esaltante di 72 anni (e in certe regioni privilegiate perfino di 85 anni). Poi, naturalmente, stuzzicava il represso di lettori e lettrici prevedendo l'avvento della poligamia sia maschile che femminile.

In quell'orizzonte di fine Ottocento che vedeva affacciarsi il Partito socialista, era dunque Turati la figura alla quale Mantegazza guardava come al portatore di una civiltà nuova. A rendere il clima in cui prese forma questo scritto aiuta un'altra opera di proiezione fantascientifica nel futuro uscita contemporaneamente alla sua. L'aveva composta Roberto Puccini, un saggista e sociologo cattolico legato al professor Giuseppe Toniolo, che – fingendo di narrare le visioni di un sogno – aveva descritto con colori spaventosi il mondo del futuro anno 2000 per effetto della vittoria del socialismo ateo[7]. Invece la città futura di Mantegazza era figlia di un'utopia che apprezzava i buoni sentimenti dei «socialisti per pietà», come l'autore definí Edmondo De Amicis, ma diffidava sia del dirigismo sistematico dei «socialisti della scienza» (leggi Karl Marx) sia della pedante erudizione tedesca dei «socialisti della cattedra», riservando appena un sorriso autoironico per i «socialisti della letteratura», fautori della liberazione degli scrittori dalla tirannia degli editori[8].

Ma quella che profetizza e in cui ripone tutte le sue speranze è una dittatura dei medici per il bene dell'umanità. I medici nel 3000 sono immaginati dominare il mondo dal maestoso edificio di Igeia, eretto sulla collina piú alta di Andropoli in mezzo a statue monumentali dedicate a Ippocrate, Avicenna e Galeno e a tutta una schiera di benemeriti della salute umana. Qui, in compagnia di Jenner, Pasteur, Lister, sono previsti altri immaginari scienziati tra cui spicca l'auspicato inventore del rimedio per la malattia piú diffusa e temuta in quello scorcio del secolo XIX: la tisi.

Nel bravo mondo futuro i medici erano destinati, secondo lui, a diventare i signori della vita e della morte, capaci di scorgere fin dal primo esame dei neonati, grazie a una macchina portentosa, se

[7] R. PUCCINI, *Nel 2000 ossia del futuro socialismo. Esame critico popolare, con due lettere del prof. G. Toniolo*, Scuola tipografica salesiana, Firenze 1897 (ristampato nel 1898).

[8] MANTEGAZZA, *L'anno 3000* cit., p. 43.

nella «speciale e fatale organizzazione delle loro cellule cerebrali» c'era il germe di un destino di delinquenti nati o di portatori di tisi[9]. In tal caso i medici dovevano essere inflessibili e strappare i neonati difettosi dalle braccia delle madri piangenti per eliminarli senza pietà. Questo tributo alle idee del suo collega e amico Cesare Lombroso dovette costare un po' a Mantegazza, amante della vita e dei piaceri e desideroso di rallegrare i suoi lettori con una scienza amabile. Ma l'eugenetica come strumento di selezione per tutelare la purezza di quella razza umana del futuro era l'esito inevitabile dell'ossessione per l'igiene del mondo.

La fantascienza ha due registri narrativi, l'incubo del terrore e il sogno di felicità, lo scenario dell'Apocalisse e quello del Millennio. Paolo Mantegazza non ebbe dubbi nella scelta: tutta la sua opera appare soffusa di un colore piacevole, e tutta la sua scienza fu investita in un'opera scrittoria tesa alla divulgazione solleticante dei segreti del corpo e del mondo. Se potessimo condensare in un succo da bere il contenuto dei suoi scritti, quel succo sarebbe un elisir di lunga vita oppure una droga ricca di piaceri sconosciuti. Ma il fine ultimo da raggiungere era il controllo totale della salute dell'ambiente e delle persone. Una valle ridente, nelle vicinanze di Andropoli (seppure a tre chilometri di distanza) sarà dunque il luogo della città dei morti. Qui, tra alberi secolari e gli immancabili cipressi (però inghirlandati di fiori), ci sarà un tempio, identico all'antico Partenone, dominato da una statua e illuminato da una fiaccola sempre accesa. Nella casa dei morti sarà permesso «ogni metodo di distruzione e di conservazione dei cadaveri umani, purché non sia nocivo alla salute»[10]. Quello prediletto sarà la dissoluzione del corpo nell'acido nitrico. Altrimenti sarà possibile accedere al «tempio crematorio» dove regnerà quel fuoco purificatore a cui Ghisleri levò un inno all'ingresso del cimitero di Livorno.

Medici e igiene, aria e acqua purissime, viaggi e piaceri: questi i temi e queste le proposte che Paolo Mantegazza venne ripetendo in un tambureggiante imperversare di iniziative autopromozionali e di pubblicazioni divulgative, aiutato dall'aspetto gradevole, dalla barba curata di vero scienziato e dalla oratoria dotta e rassicurante, capace di conquistare le folle degli ascoltatori. La piccola borghesia italiana, le famiglie delle città, i ceti proprietari delle campagne, i professionisti, i banchieri, i partecipanti al gioco degli affari e della politica, erano attirati dal messaggio ambiguo, solleticante e trasgressivo di uno sguardo sui piaceri del sesso e sulla

[9] *Ibid.*, p. 71.
[10] *Ibid.*, pp. 121-22.

fisiologia dell'amore. Le trame delle grandi banche e quelle dei tradimenti coniugali riempivano le cronache del tempo, agli aristocratici salotti intellettuali fiorentini criticati da Leopardi succedevano quelli dei nuovi ricchi della cronaca romana di cui si scandalizzava trucemente la poesia di Giosue Carducci e su cui si spostava l'attenzione dei narratori siciliani Verga e De Roberto. L'epica eroica delle guerre e delle congiure si allontanava velocemente nelle nebbie del passato e si avanzava una feroce lotta per la divisione delle ricchezze e del potere.

In quella Italia, Mantegazza fu l'uomo che intuí e coltivò le attrattive di una nuova offerta di divulgazione scientifica su temi alla moda, intorno alla domanda di saperi e di piaceri. E il filone dominante e ininterrotto della sua creatività letteraria fu quello di pubblicazioni divulgative in materia di igiene pubblica. Citiamo alla rinfusa un *Codice igienico popolare contro il cholera* (1865); gli studi sull'«igiene dell'amore» (1878); la scoperta della miniera inesauribile delle enciclopedie popolari. Un suo «Almanacco igienico popolare», si articolò in una serie di volumi che dal 1866 fino al primo Novecento, insieme con l'*Enciclopedia igienica popolare*, affrontarono tutti gli aspetti dell'igiene del corpo umano – monografie dedicate al sangue, alla pelle ecc. – e scoprirono un tesoro sconosciuto sul tema dell'ambiente e della casa. Sfogliamo a titolo d'esempio l'*Igiene della cucina* e l'*Igiene della casa* in una delle tante edizioni che ne vennero stampate ben oltre la vita dell'autore.

«Si mangia perché si vive»: questo l'attacco, che dà un'idea dello stile, facile, sbrigativo, di normale e sciolta conversazione quotidiana. Si capisce subito che quella dell'autore non ha niente in comune, nemmeno stilisticamente, con *La Scienza in cucina e l'Arte di mangiar bene* di Pellegrino Artusi. Qui si offre alla lettrice il ricettario della cucina medio-piccolo borghese garantito da una scienza da medico condotto. L'autore vi si rivolge in apparenza a tutti, parla anche della dieta dell'operaio e di quella del contadino, ma lo fa di straforo, aprendo una finestra sul cortile della famiglia borghese. Oltre quel cortile ci sono i contadini, coloro che mangiano poco e male. Ma non è il caso di farsene motivo di inquietudine. Il contadino mangerà poca o niente carne, ma agli occhi del borghese di città ha un invidiabile vantaggio: lavora all'aria aperta, dunque la carne non gli serve. «Il contadino, che respira spesso un'aria salubre e lavora a campo aperto, ha minor bisogno di una dieta animale dell'operaio, che lavora in un'officina chiusa e vive in una casa povera d'aria e di luce»[11]. Banalità immediatamente

[11] P. MANTEGAZZA, *Igiene della cucina, Igiene della casa*, Madella, Sesto San Giovanni

persuasive, destinate a diventare senso comune e a proteggere la serenità delle coscienze dei benestanti. Si potrà sempre chiedere alla natura – quella dei cieli sereni, dell'aria pura, dell'acqua sorgiva – di saldare il conto delle differenze di classe e di godimenti. Tuttavia il dottor Mantegazza è troppo accorto per cavarsela cosí: lui non ci sta a passare per sordo e cieco davanti all'esistenza di classi povere. Ma la sua scienza medica gli offre la carta vincente:

> So benissimo – scrive con piglio sbrigativo – che il povero mangia male perché ha pochi quattrini; so benissimo che una borsa piena, sarebbe la migliore prova d'igiene; ma finché il progresso della civiltà non può dare a tutti un pane ed una casa, la scienza può però insegnare a mangiare cibi piú nutrienti e piú salubri ed egualmente economici di altri che si usano dal popolo per consuetudini ereditate dai padri, per ignoranza, per pregiudizi. I fagiuoli, i ceci, l'orzo, la segale, sono piú nutrienti del riso e della polenta e costano poco, e fra noi sarebbe opera santa il favorire ed estendere la coltura dei legumi e farli entrare in gran copia nell'alimento del povero[12].

Fagioli – o meglio fagiuoli: come non pensare all'immancabile protagonista del genere falso-popolare, il Bertoldo del cantastorie di San Giovanni in Persiceto, colui che muore «con aspri duoli per non poter mangiar rape e fagiuoli»? Del resto, pure Cesare Lombroso aveva cercato di spiegare con plumbea dottrina che i fagioli erano nutrienti come la carne – o quasi. Mantegazza preferisce ricorrere alle certezze dell'atteso, immancabile progresso. Un linguaggio tranquillizzante per chi non aveva fame.

Quei contadini però ritornano in queste pagine su casa e cucina come un rimorso, come un vizio assurdo: e vi sono sempre chiamati «i poveri contadini». Mantegazza sa che mangiano pane secco di frumentone vecchio di due settimane o anche di un mese. E si preoccupa di spiegare che «quell'alimento, già tanto povero per fabbricare un buon sangue, diviene piú duro, e nelle stagioni umide si ammuffisce e si fa acido; lento veleno». Secondo lui non è vero «che l'uso continuo della polenta e del pan giallo valga a produrre la pellagra», però è vero che «questo brutto malanno può ben nascere quando si mangia del frumento guasto dal "verderame"»[13]. Sono tutte questioni dibattute negli anni della discussione sulla pellagra. L'amabile scienza di Mantegazza le riversa nella mente dei lettori: alla scienza e al progresso spetterà dare casa e cibo ai poveri, per ora non si può. Quello che si può fare è bere l'acqua, ma che sia quella giusta, non quella stagnante di palude e nemmeno quella

(MI) 1912, p. 7. La prima edizione del volumetto nella serie dell'«Almanacco igienico popolare» uscí a Milano nel 1866.

[12] *Ibid.*, p. 17.

[13] *Ibid.*, p. 18.

purissima di montagna che è priva di sali. Bisognerà controllare i pozzi di città minacciati da infiltrazioni di sostanze organiche putrefatte, ma dare anche un'occhiata a quella raccolta dalla pioggia.

E tuttavia quando si passa dall'igiene della cucina a quella della casa vediamo affacciarsi ancora lo spettro del contadino, quello che col suo apparire evoca sempre il pensiero della capanna coperta di strame – che per lui è la casa –, della stalla dove cerca calore e rifugio nell'inverno, del letame ammucchiato sotto la finestra, del porco, della vacca e della pecora che «vivono, mangiano e fanno il resto dove vive e mangia e dorme una famiglia»[14]. L'autore, che scrive da Milano, guarda con ribrezzo a quella vita bestiale. Preferisce argomenti piú lieti: abbandona la cupa materia contadinesca e chiede al lettore di avvicinarsi a lui e di guardarlo affacciato alle finestre della sua casa milanese.

Era con Milano che il mito della grande città si avanzava a disperdere le «succidezze» contadine. «Le grandi città oltre all'esser sempre ben provvedute d'ogni grazia di Dio, hanno chi pensa a fornirvi anche le piú piccole cose»[15], scriverà di lí a poco Pellegrino Artusi in una pagina di quel suo manuale di cucina destinato a raccogliere un successo «dapprima esiguo, poi gradualmente ascendente» e infine «travolgente», come ha commentato il suo grande editore e geniale storico Piero Camporesi. Che ne ha giustamente sottolineato il carattere borghese e ha ricordato il contesto di quel successo: a fronte del godimento del cittadino, i contadini veneti «continuarono a mangiare la polenta di sempre» cosí come fecero i braccianti del Sud con «le olive, le fave e i pomodori»[16].

Si capisce perché il dottor Mantegazza, volendo cogliere il fiore profumato del successo, esibisse ai lettori le comodità della sua casa milanese dove aria e luce entravano a vivificare la sua salute. Si guardava bene, invece, dall'aprire una finestra sull'altra Italia, quella dei campi e del Sud. Meglio offrire ai lettori la merce di moda dell'esotismo: e a questo provvedeva con la descrizione delle sue tante traversate dell'oceano. Ma anche lí era lui che si esibiva nell'atto di inalare a pieni polmoni l'aria libera dei grandi spazi mentre camerieri e marinai si dovevano contentare di tutt'altro.

Lo stile di Paolo Mantegazza in questi dialoghi in prima persona coi lettori è sciolto e gradevole anche se dietro di lui si profila sem-

[14] *Ibid.*, p. 103.

[15] P. ARTUSI, *La Scienza in cucina e l'Arte di mangiar bene*, a cura di P. Camporesi, Einaudi, Torino 1970, p. 236.

[16] P. CAMPORESI, *Introduzione*, *ibid.*, pp. XIII-XIV.

pre la solenne immagine della scienza a ricordare i precetti dell'igiene. Tuttavia, piú d'ogni altra ricordanza igienica e di tutti i consigli e gli ammaestramenti di cui è ricca la sua facile prosa, vale la pena di rilevare l'improvviso gorgo retorico di perifrasi e di allusioni dotte in cui si immerge nel descrivere il cesso per avere prova del minaccioso tabú che domina la vita della casa borghese. Leggiamo:

> Abbiate pazienza, miei lettori: non inorridite, mie lettrici, ma dopo avervi parlato della poesia della casa, delle pure e fresche aure io devo con voi visitare quell'oscuro e celato cantuccio della vostra abitazione, dove il superbo figlio di Prometeo sagrifica alla dea Cloacina e dove una fatale uguaglianza non meno inesorabile di quella della tomba, livella sotto la stessa forca caudina principi e plebei; ricchi e poveri; vecchi e bambini[17].

Se per millenni era stato lo spettro della morte a minacciare ogni illusione di felicità umana – «Et in Arcadia ego» si leggeva su di una celebre tavola del Guercino – ora ce n'era un altro piú minaccioso che si era installato nel cuore dell'interno borghese: il cesso. L'orrore del «succidume» non era stato vinto: ostracizzato e respinto nel mondo dei poveri delle campagne e nei quartieri miserabili delle città, nelle campagne e nei borghi, aveva trovato sede nell'«oscuro e celato cantuccio» che costituiva il piú segreto mistero ma anche la piú consolante certezza dell'igiene borghese. Quella del luogo innominabile dei bisogni corporali era una fessura appena visibile nella costruzione dell'igiene diventata – da pubblica che era stata – una privata ossessione del cittadino. Ma, proprio come la fessura della casa degli Usher di Edgar Allan Poe, la piccola falla aperta di quel luogo segreto fa intravedere al lettore del tempo futuro la marea di rifiuti privati destinata a rovesciarsi sulla collettività. Quello doveva diventare il prezzo da pagare quando il costume della città borghese avrebbe invaso tutta la società fino a toccare le antiche dimore dei contadini, diroccate o mascherate da agriturismi. Solo allora, davanti ai boschi invasi da televisori e frigoriferi in disuso, alle devastanti alluvioni di torrenti fuoriusciti da letti invasi dal cemento, ci si sarebbe ricordati dell'opera svolta da quel popolo di contadini che ripuliva fosse e torrenti e si preoccupava di aprire ai viandanti strade campestri ben tenute. E nelle valli del Po e del Reno qualcuno si sarebbe ricordato della sapienza racchiusa nei proverbi contadini, l'immemoriale sapienza della «classe oggetto»: come quello che diceva: «Fossi e cavedagne benedicon le campagne»[18].

[17] *Ibid.*, p. 94.

[18] È forse inutile ricordare che questo è anche il titolo di un bellissimo libro di Carlo Poni (il Mulino, Bologna 1982).

In quell'Italia da poco unificata dietro la retorica dell'Unità c'era la realtà della disunione del paese e delle differenze che attraversavano cose e persone delle sue tante province. In primo luogo era necessario individuare le diverse carenze e i diversi bisogni. La proposta di Cesare Lombroso fu, come abbiamo ricordato all'inizio di queste pagine, la costruzione di una mappa: la «carta igienica d'Italia». Ma invece di fare riferimento alla statistica civile ancora ai suoi primi inizi, Lombroso propose di affidare la raccolta dei dati di tipo sanitario ai medici mi-

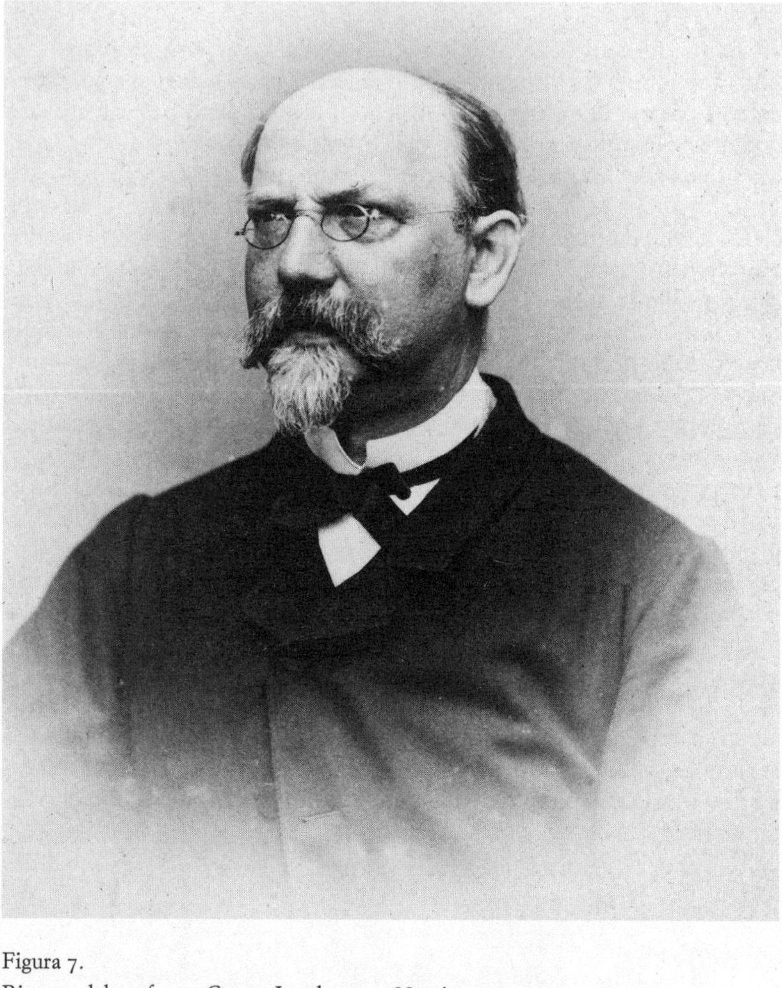

Figura 7.
Ritratto del professor Cesare Lombroso, 1885 circa.

litari, quelli che facevano parte delle commissioni di leva e che avevano la responsabilità degli ospedali dell'esercito. Il che in quei primissimi anni dell'Italia unita era quanto di piú realistico si potesse immaginare. Come abbiamo visto, era stato proprio dal ministero della Guerra che era venuto l'invito ai prefetti a riunire e trasmettere dati antropometrici e sanitari raccolti dalle commissioni di leva. E non si può escludere che quella circolare ministeriale fosse nata proprio in conseguenza dell'articolo di Lombroso del 1863.

Nella sua mente, la «carta igienica» doveva registrare le osservazioni e i dati sulla mancata o rinviata accettazione della nuova recluta per realizzare una mappatura precisa della diffusione di malattie o affezioni che mietevano allora vittime in Italia: dalla tisi alla malaria, dalla pellagra al gozzo, al cretinismo e cosí via. Questo era il progetto che Lombroso aveva affidato all'attenzione dei medici militari italiani. Erano loro che avrebbero potuto compilare una statistica dettagliata delle condizioni sanitarie dei giovani che si presentavano alla visita di leva o che erano ricoverati negli ospedali militari. Facendo cosí avrebbero raccolto informazioni precise tali da permettere di conoscere quale rapporto ci fosse tra l'ambiente di provenienza dei giovani e determinate malattie. E sicuramente c'era un collegamento tra l'aria, l'acqua, il cibo, l'igiene e le malattie: di questo Lombroso si diceva certo. Glielo confermava la quantità di note, articoli e statistiche pubblicati già allora da medici sulle malattie diffuse nei luoghi piú diversi: il lungo e minuzioso elenco di scritti a stampa da lui riportato nel rendere conto della straordinaria fioritura degli studi e delle ricerche in materia, era un documento della cultura e del senso di responsabilità professionale della corporazione dei medici. Di alcuni di questi testi si è già avuto occasione di parlare nel corso di questo libro, di altri usciti nel cinquantennio postunitario si farà cenno piú avanti. Ma vederli cosí squadernati sul tavolo di lavoro di uno di loro è un'occasione unica per avere un'idea della densità e compattezza del materiale. Vi trova conferma ancora una volta e in un preciso settore culturale la validità del ricorso alle categorie di geografia e storia proposto in anni lontani da Carlo Dionisotti per la letteratura italiana. A quella data iniziale della ricomposizione dei frammenti politici della penisola in un solo corpo, la testimonianza dei medici autori di quei saggi recava con sé la voce dei mille luoghi dispersi e dei mille mali dell'umile Italia ma anche qualcosa di piú: la prova dell'esistenza di una comunità scientifica e civile legata da una fitta rete di scambi.

Alla lettura di quei testi Lombroso doveva sommare l'esperienza personale maturata percorrendo tante parti della penisola e registrando luogo per luogo le affezioni degli abitanti. Nel corso degli anni visitò molti ospedali militari. E lo fece per misurare i diametri cranici: la sua ipotesi, anzi la sua certezza era «che le differenze dei diametri cranici [avessero] una causa principalissima nelle diversità di razza e di regione». Le cifre raccolte lo avevano convinto che vi si rivelasse «la storia etnografica d'Italia, il segreto del genio dominante in ciascuna regione, e quello delle vicende che il tipo nostro ebbe a subire dalle varie mistioni di razza e dalle trasformazioni telluriche»[19]. Affiorava in questa versione scientista e razzista la voce antica dei localismi italici, espressione profonda e incancellabile di una realtà regionale che aveva reagito in molti modi alla visione centralistica e tutta romana della realtà della penisola. Era stata di volta in volta la rivendicazione dell'«antiquissima Italorum sapientia», o l'annuncio profetico di un destino speciale (come accadde a fine Quattrocento con le famose falsificazioni del domenicano Annio da Viterbo per il suo piccolo centro laziale), e ora nelle elucubrazioni di Lombroso si esprimeva l'ultimo rifugio dell'ipotesi federale e regionalista battuta dal centralismo sabaudo[20].

Ma intanto era sulla base di quelle ossessive misurazioni dei crani che Lombroso avanzava l'ipotesi di come sarebbe apparsa la topografia sanitaria nazionale. Una mappa delle patologie poteva servire a indirizzare meglio una «piú adatta legislazione igienico-preventiva» dell'Italia: un paese da poco unificato ma al quale Lombroso si dichiarava legato da un vincolo profondo. E proprio per questo l'obiettivo gli sembrava di cosí alto valore che era pronto a impegnarvisi: «Io confesso – esclamava – che per poter compire o solo iniziare una opera simile, sacrificherei le piú care dolcezze della vita»[21].

Parole come queste offrono un'esibizione di sentimenti patriottici certo non insoliti negli scritti a stampa di italiani colti di quel periodo. Ma c'è anche l'espressione della particolare coscienza professionale di un medico davanti ai problemi del paese. Un medico tuttavia un po' speciale che offre qui un saggio dello sti-

[19] Il saggio riportato in LOMBROSO, *Delitto genio follia* cit., col titolo *Psichiatria sperimentale e tecniche manicomiali* (pp. 175-83; cit. a p. 178), è tratto da ID., *Medicina legale delle alienazioni mentali. Parte III. Craniometria dei sani e degli alienati*, in «Gazzetta medica italiana - Provincie venete», VIII (1865), n. 28.

[20] Cfr. L. GAMBI, *Le «regioni» italiane come problema storico*, il Mulino, Bologna 1977.

[21] LOMBROSO, *Per una geografia medica dell'Italia unita* cit., ora in ID., *Delitto, genio, follia* cit., p. 95.

le inconfondibile in cui si esprimeva. Lombroso non fu solo quel severo scienziato, dedito al culto della verità positiva quale volle sempre essere considerato; fu anche uno scrittore notevole, dotato di una straordinaria capacità di immergere i suoi lettori in un'atmosfera speciale, quella di un mondo abitato da presenze umane abnormi e carico di oscure, angosciose minacce.

L'appello di Lombroso ai medici militari riguardava proprio questo mondo malato e folle che lui voleva snidare dai suoi nascondigli, portare alla luce e curare – sia pure a modo suo, cioè rimuovendolo e segregandolo: separandolo dalla parte sana. Dai lavori di altri medici si era fatto un'idea delle malattie degli italiani. Ma ora, «compiuta da sí poco tempo la nostra sospirata unità», aveva avvertito l'urgente bisogno di un «trattato completo di geografia medica di tutta Italia, una vera ed intera forma patologica di questa penisola, ch'è finalmente nostra»[22].

E i medici militari, formati con gli stessi metodi di studio degli autori delle ricerche, erano in grado di distinguere «nelle malattie l'influenza del clima da quella della razza»[23]. Prendessero coscienza dunque della grandezza dell'opera che potevano compiere. Occorreva un impegno collettivo della loro corporazione per raccogliere ogni informazione utile. L'Italia aveva tante zone dal clima diverso, era abitata da popolazioni di molte «razze»: una «zona delle vallate», comprensiva di valli lombarde, liguri e calabresi, dove si contavano alti numeri di affetti da gozzo e cretinismo (solo in Lombardia, Lombroso affermava di aver contato 1306 «cretini»); una zona marittima (coste liguri, calabro-sicule e romagnole) dove la tisi scarseggiava e invece abbondavano altre patologie; una zona vulcanica in cui erano diffuse le malattie di petto e di cuore; una zona miasmatica (maremme, paludi, risaie); e infine una zona del granturco estesa dalla Toscana all'Emilia al Piemonte e culminante nella Lombardia «in cui [la pellagra] assume le piú terribili proporzioni». Di fatto, le zone di Lombroso appaiono qui aureolate dalle proiezioni di una fantasia visionaria alimentata da esperienze personali o dall'uso di dati privi di ogni sistematicità. Tipico il caso di una «zona minerale» che gli era venuta in mente perché facendo delle escursioni in cerca di cretini e gozzuti sulle Alpi lombarde e liguri aveva scoperto che gli abitanti di paesi dotati di rinomate sorgenti minerali soffrivano proprio di malattie curate di solito con quelle acque[24].

[22] *Ibid.*, p. 89.
[23] *Ibid.*
[24] *Ibid.*, pp. 90-95.

E accanto a questa suddivisione del territorio italiano in base a un misto di dati reali – patologie umane riscontrate personalmente o da altri, conformazione e collocazione naturale dei luoghi – e di congetture talvolta dettate da acri passioni ideologiche (su Roma, ad esempio, è «la ieratica mano [del papato che] funesta fino l'atmosfera») c'era poi da mappare la linea confinaria tra zona italica e zona straniera, anche laddove si intrecciavano e si confondevano, come accadeva per quegli stranieri d'origine italianizzati «dal clima e dal tempo»[25]. Il grandioso progetto lombrosiano non si arrestava alla fase della mappatura: la conoscenza scientifica doveva per lui tradursi in azione: singoli ma anche interi gruppi umani affetti da malanni dovuti all'acqua che bevevano – i gozzuti e i malati di cretinismo, innanzitutto – si potevano curare spostandoli in luoghi piú adatti. Come un novello Procuste, Lombroso ritagliava sulla carta la popolazione e immaginava di poterla spostare nei luoghi confacenti alle esigenze della salute. Per esempio, se si fosse scoperto che la tisi migliorava sulle coste della Sicilia, o che vicino al mare il gozzo e il cretinismo regredivano, si potevano creare stabilimenti *ad hoc* e ricoverarvi i malati provenienti da altre regioni. E cosí questa «carta igienica d'Italia» finiva col prospettare un territorio nazionale punteggiato da sanatori e luoghi di contenimento e di cure coatte, come quei manicomi per i quali, non è da dimenticare, Lombroso nutriva una speciale attrazione.

Quel progetto del 1863 di una topografia sanitaria dei tipi umani abitanti in Italia e delle loro malattie gli stava particolarmente a cuore. Vi tornò sopra anche in seguito in altre sedi, con quel metodo del riprendere e rielaborare di continuo scritti e interventi che – è stato osservato – rende magmatica l'opera sua[26].

Nel saggio già citato in cui propose un elenco di misure di crani raccolte da lui personalmente nel corso di viaggi per monti e valli, in mezzo ai borghi e alle campagne ma soprattutto visitando i ricoverati degli ospedali militari, aveva condensato una vasta sequenza di cifre che indicavano il diametro cranico di piú di duemila alienati: che cosa ci poteva essere di piú scientifico dei numeri? La rilevazione dettagliata di circonferenze e curve lo aveva convinto che dentro i confini di ciascuna provincia italiana i dati oscillavano intorno agli stessi valori, mentre si diva-

[25] *Ibid.*, pp. 91, 94-95.

[26] Lo ha osservato L. MANGONI, *Introduzione a «Eziologia di una nazione»*, in LOMBROSO, *Delitto genio follia* cit., pp. 685-709, in particolare pp. 685-86.

ricavano nel confronto tra le diverse provincc. La media della Sardegna era di 1165 mm, quella del Napoletano di 1190 mm, e cosí via. E da queste diversità Lombroso ricavava diagnosi sulla maggiore o minore capacità intellettuale. I Gramsci del futuro erano avvertiti.

Non sarebbe utile né saggio seguire qui le tappe dell'allucinato viaggio di Lombroso nel mondo della follia, della malattia e del delitto, o soffermarci sulle sue perizie di medico ai malati di pellagra. Anche perché dietro le sue parole di compassione per le sofferenze e le privazioni della povertà si avverte una torbida attrazione per l'umanità animalesca e deforme e per la sguaiata e indecente sensualità di enormi femmine pellagrose e di uomini spaventosamente gozzuti. Sono questi, del resto, gli esseri che allora e per molto tempo ancora furono destinati, nel caso migliore, a venire offerti ai visitatori paganti dei baracconi delle fiere paesane insieme alle donne barbute e alle scimmie. Vista dalla prospettiva delle classi popolari italiane, quindi, possibili vittime della sicumera scientifica di questo instancabile e molto rispettato medico, quel progetto non era quanto di meglio potessero augurarsi. Le cartelle cliniche dei manicomi criminali dell'epoca recano tracce terribili di tante vite stravolte dalla violenza che vi fu esercitata su uomini e donne.

Ma va ricordato che l'epoca ebbe altre vittime anche fuori d'Italia e che il popolo delle campagne italiane descritto da Lombroso ha qualcosa in comune con quei tranquilli, pacifici e pigri «yeomen» inglesi, sradicati dalle rivoluzioni agraria e industriale e diventati operai delle manifatture, a cui Friedrich Engels dedicò pagine indimenticabili. Ma mentre Engels aveva concentrato la sua attenzione sul formarsi dei primi legami di classe nelle azioni di protesta e di difesa, pur non celandosene la fragilità e registrandone le ripetute sconfitte davanti alla forza del capitale, nelle ricerche del medico italiano si affaccia, invece, il panorama di un mondo di alieni da schedare e rinchiudere, diagnosticando nelle esplosioni di violenza un esito della follia, quando non addirittura la prova dell'appartenenza a una razza arretrata e pericolosa rimasta bloccata a livello primitivo nel processo dell'evoluzione della specie.

Ci si chiede tuttavia in quale misura la sordità della classe dirigente italiana e delle istituzioni dell'Italia liberale abbia contribuito a favorire l'indirizzo scientista e la deformazione sanitaria delle proposte di quella piccola ma importante élite sociale che fu la categoria dei medici. Come abbiamo visto, anche Cesare Lombroso, pur ammettendo la possibilità di risolvere il problema dei malanni dei contadini migliorandone l'alimentazione e le condizioni generali di vita, dette per scontata l'impossibilità dell'impresa e ripiegò su altre soluzioni. Vediamo ora quali erano i percorsi battuti in quegli anni dai governi italiani.

Capitolo undicesimo

Iniziative statali. Dall'osservatorio di un piccolo comune

Il popolo italiano come popolo infetto, da osservare e curare: è questa l'immagine che si affaccia dal diluvio di circolari ministeriali, di inchieste e di interventi prefettizi che si abbatterono anno dopo anno sulle amministrazioni comunali italiane nella seconda metà dell'Ottocento. Le ragioni non mancavano: epidemie di colera, casi di tifo e di vaiolo, la piaga della malaria e quella della pellagra erano tante realtà che certo tenevano in allarme le autorità del giovane Stato. Qui le ambizioni e le retoriche di vecchie e nuove classi dirigenti si scontravano con la dimensione di uno Stato attraversato da moltissime differenze e gravato da problemi enormi: vi predominavano le tante ragioni di disagio e di conflitto che avevano la loro radice in una quotidianità delle classi subalterne fatta di miseria e di malattia. A cui si aggiunse, inasprendo una situazione sempre piú intollerabile, il peso del rapace fiscalismo del nuovo potere statale. Un fiscalismo iniquo: com'è stato osservato, all'altezza del 1876

> i tributi indiretti [...] il cui onere grava prevalentemente sulle classi meno abbienti, costituiscono ormai il 65% dell'entrata tributaria; particolarmente esosi sono il tributo sul sale che dà da solo 75 milioni, e quello sul macinato (cereali alimentari) con un gettito di 83 milioni, che colpiscono due consumi indispensabili delle grandi masse.

E c'erano poi i tributi diretti, dove l'imposta fondiaria colpiva i piccoli proprietari contribuendo «alla loro espropriazione ed alla concentrazione della proprietà fondiaria», laddove l'imposta di ricchezza mobile contribuiva in misura ridotta alle casse statali anche grazie a un fenomeno che doveva diventare tipico della fiscalità italiana – l'alta evasione dei contribuenti piú ricchi[1]. Quelli piú poveri invece dovevano privarsi di sale e di cereali per evitare le tasse.

Bisognava occuparsi di quei problemi, non solo per il paternalismo cattolico o laico di frazioni delle classi dominanti, ma anche perché da quel basso mondo di contadini e di lavoratori poveri cominciavano ad arrivare segnali inquietanti. Passati gli anni in cui

[1] E. SERENI, *Il capitalismo nelle campagne (1860-1900)* (1947), Einaudi, Torino 1968, p. 63.

l'unità del paese era apparsa in grave pericolo per le insorgenze del Meridione, domate da quella vera e propria guerra civile che l'esercito del Nord combatté contro i «briganti», si affacciavano davanti ai poteri statali i problemi delle gravi minacce della malaria e delle ricorrenti epidemie. Quella del colera era un'aggressione sanitaria, ma venne vissuta anche come frutto del criminale complotto di un potere politico ostile. E c'era un'altra malattia che si andava trasformando in fonte di agitazioni e di conflitti sociali e politici, come si è visto: in molte province del paese, specialmente (ma non solo) al Nord la diffusione della pellagra alimentava l'inquietudine sociale in mezzo a un popolo dove, col formarsi di un proletariato industriale, trovavano sempre piú ascolto idee e messaggi sociali che preoccupavano i governi liberali.

Alle misure di polizia lo Stato liberale aggiunse il ricorso alla raccolta sistematica di dati come mezzo di governo: cosí la statistica è diventata lo strumento di conoscenza fondamentale che ancor oggi permette a chi cerca di indagare quell'epoca storica di scoprire cose che restano invece frammentarie e nascoste a chi si spinge piú indietro nel tempo. Con le debite eccezioni: anche in epoca preunitaria c'erano stati precedenti importanti, come abbiamo avuto occasione di vedere. C'erano state le serie climatologiche che nel nostro paese risalgono al Settecento, nonché le indagini sulla composizione delle collettività per impulso della Rivoluzione francese e per volontà di Napoleone.

La statistica come istituzione nel nuovo Stato italiano fu civile e militare. Quella civile era nata ancor prima dello stato unitario con la fondazione dell'«Annuario statistico italiano» nel 1858, che con l'etichetta «italiano» precedette l'unità nazionale e la anticipò, forzando con chiara volontà politica l'abituale riferimento a una generica italianità di lingua e di memoria. Del resto, gli iniziatori dell'impresa, come si è già visto, furono Pietro Maestri e Cesare Correnti – il quale ci riporta alle lotte risorgimentali (le cinque giornate di Milano) e alle successive battaglie parlamentari del nuovo Stato italiano.

Tuttavia non fu la statistica civile quella su cui si appuntarono le attenzioni, bensí quella che le commissioni per la leva militare vennero costruendo nel corso del loro lavoro: l'obbligo del servizio militare fu, accanto alla fiscalità del nuovo Stato, e forse ancor piú e prima, il banco di prova del senso diffuso dell'appartenenza dei sudditi. Quando si parla dell'unificazione dell'Italia si dovrebbe sempre riflettere su quanto ne fossero superficiali le radici nelle coscienze al di là della retorica ufficiale e delle convinzioni di una minoranza colta. Vale la pena di insistere su questo punto: la nascita del Regno d'Italia fu un evento internazionale e specialmente europeo debitamente registrato dalle cancellerie statali. Ma perché entrasse nelle coscienze e nelle abitudini della popolazione della penisola e delle isole che presero quel nuovo nome, ci fu bisogno di tempo, di sofferenze e del superamento di resistenze profonde. Un semplice dato locale basterà a darne un'idea: nel circondario di Spoleto la renitenza alla leva toccò il 49 per cento dei coscritti, per scomparire del tutto solo nel 1872; in quello di Perugia nello stesso arco di anni passò dal 31 per cento all'1,42 per cento[2].

Di fatto, lo si è detto, solo il servizio militare obbligò la popolazione a prendere coscienza del cambiamento politico intervenuto: con l'amara sorpresa di gran parte dei nuovi sudditi dei Savoia, tutte le famiglie dovettero fare i conti con l'esperienza di un «servizio» imprevisto e spesso molto gravoso che le privava dell'apporto prezioso dei giovani figli maschi, spediti in luoghi remoti da cui non sempre tornavano vivi – come Giovanni Verga raccontò nei suoi *Malavoglia*.

Ma la verifica statale sui giovani in età di leva rivelò quanto fossero diffuse le deficienze fisiche e sanitarie della popolazione. Anche per questo il controllo sulle condizioni igieniche non si limitò alla verifica della visita di leva. Furono i Comuni a vedersi incaricati di una sistematica rilevazione periodica di dati: un impegno che ne mise a dura prova le scarse potenzialità. Per tutta la seconda metà dell'Ottocento fu una grandinata di richieste di dati e informazioni che non si limitarono ai temi della leva militare. A quelle periodicamente rinnovate relative alla consistenza della popolazione e alle attività e ai mestieri che si praticavano nei luoghi si sommarono inchieste sul contesto ambientale: la potabilità delle acque, la presenza di personale sanitario – medici, levatrici diplomate –, l'esistenza o meno di latrine nelle abitazioni, le condizioni dei cimiteri e cosí via. Quella che viaggiava con le missive in arrivo dal prefetto e con le responsive del sindaco era la fotografia per dettagli della realtà quotidiana di un popolo, dell'ambiente in cui viveva, delle forme precarie della sua sussistenza, dei pericoli e delle insidie gravanti sulla sua esistenza quotidiana. Una realtà dai mille aspetti e dalle infinite differenze, quella delle campagne e della moltitudine di borghi dispersi nelle valli e sulle montagne del nuovo Stato.

Proviamo a mettere a fuoco la dinamica delle domande e delle risposte attraverso le carte d'archivio di uno dei circa ottomila Comuni in cui era diviso il territorio italiano in quei primi anni postunitari. Quella prescelta è una delle piccole tessere che componevano il mosaico del Regno d'Italia, il Comune toscano di Cerreto Guidi. I documenti dell'archivio storico del Comune in questione sono ricchi e ben conservati, risalendo con solo qualche lacuna alla data della

[2] FURIOZZI, *La provincia dell'Umbria* cit., p. 5.

prima redazione dei suoi statuti (1420). Il sondaggio ha riguardato le carte degli anni Settanta-Ottanta dell'Ottocento. Prendiamo ad esempio la circolare ministeriale a stampa del 12 maggio 1870: vi si chiedevano precise notizie circa le condizioni del Comune. Siamo all'epoca in cui Firenze è la sede provvisoria della capitale del Regno, e il Comune di Cerreto Guidi aveva in Firenze anche la sua provincia. La risposta alla circolare recava la data 17 maggio e si articolava in nove punti, qui riassunti (in corsivo le citazioni originali):

1. *Che la presente condizione economica della popolazione di questo Comune e segnatamente della classe operaia è poco propizia.*

   In realtà di classe operaia intesa come operai di fabbrica non ce n'era proprio. Il comune era agricolo e qui si intende prestatori d'opera nelle aziende agricole diversi dai mezzadri nonché attività manifatturiere collaterali rispetto al lavoro dei campi.

2. *Che lo stato attuale delle varie industrie* [risulta essere] *in cattive condizioni*. Ancora un termine che suona stranamente moderno, benché l'«industria» cui si faceva riferimento era ancora poco piú di quella antica, che alludeva alla dote umana per cui una persona era definita «industriosa»[3]. Si intendeva parlare di prodotti del lavoro dei campi destinati non al consumo domestico ma a essere venduti: per esempio, il vino. La parola però basta a ricordarci quanta parte dell'attività manifatturiera era investita allora nella trasformazione di prodotti dell'agricoltura[4]. Lo diceva la gerarchia simbolica delle competenze dei ministeri («Agricoltura, Industria e Commercio») che corrispondeva a una realtà dove a lungo la funzione dell'industria fu concepita come quella di trasformare i prodotti dell'agricoltura[5].

3. *Che le condizioni economiche della popolazione rurale differiscono di poco da quelle dei centri*. Nei «centri», o come diremmo oggi nei borghi del circondario, abita una popolazione assai ridotta. Questo lo dice con chiarezza la proporzione indicata al punto successivo.

4. *Che la proporzione fra gli addetti alla coltivazione del suolo e delle industrie manifatturiere, e quella degli altri abitanti sono per cinque sesti pei primi e un sesto per gli altri*. La proporzione fa capire un fatto molto importante: la dipendenza del «centro» dalla periferia campagnola. La popolazione che vi abitava era fatta di un nucleo di artigiani – ciabattini, fabbri, sarti, magnani, riparatori di ombrelli, falegnami, maniscalchi... – che ricavava la sua sussistenza lavoran-

[3] Cfr. R. ROMANO, *Industria: storia e problemi*, Einaudi, Torino 1976.

[4] Lo ha ricordato in apertura del suo libro F. CAZZOLA, *Lo sviluppo del capitalismo italiano (1860-1914)*, La Nuova Italia, Firenze 1977, p. 4.

[5] «L'Agriculture qui produit, l'Industrie qui confectionne, et le Commerce qui procure un débouché aux produits confectionnés» (*Dictionnaire de l'Industrie, manufacturière, commerciale et agricole*, Meline, Cans et compagnie, Bruxelles 1837, vol. I, *Introduction*, p. v).

do per le famiglie della dispersa popolazione agricola. E c'era anche tra loro gente senz'altro possesso che quello delle proprie braccia o di quelle della loro prole, persone disponibili per un magro salario quando ce n'era bisogno nei lavori stagionali dell'agricoltura – raccolta delle messi, fienagione, vendemmia – o quando i proprietari e i mezzadri avevano necessità di braccia in piú. Queste famiglie, sia «cittadine», sia rurali, appartenevano alle diverse categorie sociali che definivano i prestatori d'opera – braccianti, camporaioli, lavoratori a giornata. E c'era infine una categoria a sé, quella di chi non contava su nessun reddito o disponeva di guadagni cosí scarsi da non poter dare da mangiare alla famiglia. Come vivessero coloro che non avevano mestiere alcuno lo dice la definizione di «miserabili»: un termine che non aveva nessun colore di commiserazione o di disprezzo ma aveva la funzione di indicare i destinatari del piccolo sussidio periodico comunale previsto per loro. Questo era il sostituto laico delle provvidenze delle antiche «opere pie», confraternite parrocchiali o associazioni di carità. Soppresse dallo Stato liberale dopo l'Unità avevano visto incamerati e dispersi i loro beni con fenomeni di accaparramento e di costituzione di un nuovo ceto di maggiorenti che aveva scatenato proteste vibrate da parte del clero e dei maggiorenti devoti, legati all'ordine antico. Insieme alla cancellazione delle opere pie era andata di pari passo quella dei tradizionali beni comuni, esito locale di un processo piú generale dagli effetti negativi sulla condizione contadina. Tracce archeologiche ne sono tuttora la tenace sopravvivenza delle «partecipanze agrarie» nella pianura padana, cosí come la residuale persistenza nel parlato di comuni rurali toscani dell'espressione «il comune» per indicare un'area anticamente di libero pascolo e raccolta di legname. È noto il caso dell'Agro Romano dove negli anni successivi alla presa di Roma e al completamento del disegno di unità nazionale, l'abolizione dei tradizionali diritti di usi comuni su prati e boschi aggravò la condizione dei contadini poveri, col risultato che si registrò anche lí l'arrivo della pellagra, quale esito evidente del peggioramento delle condizioni di vita e di alimentazione dei contadini[6]. Era la conseguenza indiretta di una politica economica orientata alla difesa e alla promozione della proprietà privata.

5. Nella statistica informativa del 1870 un posto centrale lo aveva ovviamente l'elenco dei prodotti dell'attività fondamentale – l'agricoltura. Li si ricavava da viti, olivi e piante d'alto fusto.

6. Quello che vi si produceva serviva in gran parte all'autoconsumo. Ma restavano margini di lavoro e di tempo per produrre qualcosa da vendere, come sottinteso al punto 2, un impegno che riguardava soprattutto la parte femminile della famiglia: era il lavoro delle donne nelle ore serali. Avviare le bambine ai ricami di corredi da

[6] Cfr. CARACCIOLO, *Il movimento contadino nel Lazio* cit., p. 56.

sposa era una tradizione legata alla rinomata cultura materiale della vicina montagna pistoiese: a Cerreto, ad esempio, si produceva la paglia per cappelli, grazie alla moda dei cappelli di paglia di Firenze[7]. Nei campi, invece, i contadini producevano le primizie da vendere sul mercato – i piselli, i carciofi.

7. Nelle campagne *la mezzadria è quella che prevale; l'affitto si esercita su piccola scala*. Dove i campi sono coltivati *a economia*, cioè con l'opera di braccianti salariati, questo consente di *migliorare le condizioni del suolo*, anche se *danneggia quelle dei coloni costretti a divenire semplici lavoratori di terre con guadagni assai miti*. Dunque, in poche parole, la situazione andava cambiando e aggravandosi per i lavoratori della terra. Aumentava lo sfruttamento del lavoro umano, miglioravano gli incassi delle fattorie padronali mentre peggiorava la realtà dei piccoli proprietari che diventavano mezzadri o braccianti.
8. Alla richiesta di informazioni sulle condizioni igieniche, la risposta era genericamente positiva: le condizioni sono definite *buone*. In particolare si informa che *le acque potabili contenute nei pozzi sono bastantemente salubri*.
9. All'ultimo punto si affrontava la questione dello stato della pubblica istruzione, la quale *si residua attualmente a due scuole maschili e ad una femminile*, per un totale di 120 allievi e 45 allieve, piú una scuola serale per adulti con 60 allievi[8]. Il dato va rapportato al numero degli abitanti che nei periodici censimenti oscillava allora intorno ai seimila: alla data del 14 settembre 1872 il comune risultava abitato da 6019 persone[9].

Quanto allo stato morale della popolazione, in una risposta per la prefettura essa veniva definita con una espressione lapidaria: «rassegnata alla sofferenza»[10]. Non era un lamento né voleva essere una dichiarazione di malcontento. Al contrario: la rassegnazione alla sofferenza era esattamente ciò che la prefettura – il cane da guardia del potere centrale – sperava e desiderava di sentirsi dire.

[7] Documenti dell'epoca sulle vicende di questa produzione sono illustrati e riprodotti nello studio di A. BENELLI GANUGI, *La manifattura della paglia e l'estrazione della materia greggia attraverso i documenti degli Accademici Georgofili nell'800*, Polistampa, Firenze 2006.

[8] Archivio storico comunale di Cerreto Guidi (Firenze), fondo «Corrispondenze», n. 819 (1870). La documentazione sulle scuole del Comune precedente al 1900 risulta perduta (cfr. V. VESTRI, a cura di, *L'archivio storico del Comune di Cerreto Guidi*, Olschki, Firenze 2004, p. 132).

[9] Archivio storico comunale di Cerreto Guidi, fondo «Conti e bilanci», n. 7 (1871).

[10] Ivi, fondo «Corrispondenze», busta 9 (1873).

Capitolo dodicesimo

Settembre 1870: una circolare sull'igiene

A poca distanza dalla circolare ministeriale – cui davano riscontro le risposte del Comune di Cerreto Guidi –, dove la questione dell'igiene aveva ancora un posto non diverso da quello delle altre materie, si tornò su questo argomento con una circolare per i prefetti di ben diversa ampiezza. La firmava il segretario generale del ministero dell'Interno, l'avvocato Gaspare Cavallini (1817-1903).

Di Cavallini non sappiamo molto: dall'annuario del Senato apprendiamo che era nato a Mede (Pavia) e che era entrato come deputato nel Parlamento subalpino di Carlo Alberto, passando poi da lí in quello italiano. La sua carriera si concluse col titolo di senatore. Fu legato da un rapporto personale di fiducia con Giovanni Lanza, l'importante uomo politico della Destra storica lungamente presidente del Consiglio dopo l'Unità. Secondo il senatore Giuseppe Saracco, a cui toccò la commemorazione rituale *post mortem* di Cavallini nell'ottobre 1903, era stato solo in virtú di quella amicizia che l'avvocato lombardo aveva accettato di assumersi l'oneroso ufficio di segretario generale del ministero dell'Interno. È un fatto, comunque, che nell'esercizio di quelle funzioni l'uomo sembra aver portato una speciale attenzione al problema dell'igiene pubblica. Nell'ambito degli atti con cui i governi del nuovo Stato italiano dettero impulso al funzionamento del reticolo amministrativo del paese, spiccano due sue circolari dedicate proprio a stimolare la creazione di norme e l'avvio di interventi in questo campo. Fu dalla provvisoria capitale Firenze, pochi giorni prima della scaramuccia di Porta Pia, che Cavallini indirizzò ai prefetti le due circolari. La seconda, molto lunga, recava diverse disposizioni destinate al rinnovo e all'aggiornamento dei regolamenti municipali in materia[1]. Ne vedremo piú avanti il contenuto. La prima in ordine di tempo era datata 1° settembre 1870[2] e aveva per oggetto un problema

[1] Si articola in 224 articoli ed è riprodotta in A. PORRO, *Il prefetto e l'amministrazione periferica in Italia. Dall'intendente subalpino al prefetto italiano (1842-1871)*, Giuffrè, Milano 1972, pp. 443-92.

[2] Anche questa circolare è riprodotta *ibid.*, pp. 436-43.

non nuovo ma al quale si pensava di aver trovato la soluzione: si trattava di una raccolta di dati destinata a consentire al ministero un disegno completo delle condizioni sanitarie del paese, qualcosa di simile alla lombrosiana «carta igienica d'Italia».

Il documento si apriva col riconoscimento di ritardi e di aspetti da correggere nel modo di governare la questione dell'igiene. Al ministero si era insoddisfatti per come erano stati riveduti e aggiornati i regolamenti comunali di igiene pubblica in seguito all'unificazione italiana. Era la larvata ammissione di una deficienza nata dall'ossessione centralistica e dall'impianto tutto sabaudo imposto al nuovo Stato. Come abbiamo visto, era sui Comuni che l'amministrazione statale aveva calato l'incombenza di vedere e provvedere, ma solo pochi di essi – osservava la circolare – risultavano essere all'altezza del compito. Che era quello di affrontare «le molteplici cause di insalubrità delle popolazioni, di favorire ed accrescere lo sviluppo delle loro forze fisiche, e di mantenerle in salute». Si trattava di individuare «in quali condizioni igieniche di clima, di stagione, di domicilio, di dimora, di alimentazione, di temperamento, di età, di professione, si manifestano, e serpeggiano in mezzo alle popolazioni le malattie che le traggono anzi tempo al sepolcro». Di fatto, la circolare del 1870 si apriva proprio col riconoscimento di una sconfitta. Agli occhi del ministero i Comuni non risultavano capaci di realizzare l'obiettivo a loro affidato: «allontanare le molteplici cause di insalubrità delle popolazioni». Troppo diverse le collocazioni geografiche e climatiche, troppo vaste le disuguaglianze tra un Comune e l'altro. È vero che si erano raggiunti buoni risultati nella lotta contro pubbliche calamità e pestilenze. Ma restavano ancora gravi le perdite umane per affezioni diffuse come la tisi, la sifilide, la scrofola, la rachitide, la pellagra. E la mortalità infantile restava eccessiva, tale da non reggere il confronto con quella di paesi come Inghilterra, Belgio e Francia. Di questi insuccessi il ministero declinava ogni responsabilità. Non era il potere centrale che poteva occuparsi di queste cose. L'opera sua consisteva nel controllo delle frontiere per garantire la difesa dello Stato dai «morbi esotici», dalle «grandi epidemie». E qui la circolare si soffermava sulla vicenda delle epidemie di colera per mostrare come in quel caso l'azione del governo fosse riuscita efficace. Certo, in quelle circostanze non era mancato «il concorso dei piú intelligenti cittadini», a prova di come in circostanze eccezionali scattasse la solidarietà generale; ma su questo non si poteva contare in tempi normali, quando le cause di mala salute derivavano dalla «trascuranza dei mezzi igienici» da parte della «gran maggioranza delle classi meno agiate». In parole povere, niente ci si poteva attendere dalla solidarietà dei ricchi («i piú favoriti dalla fortuna») verso le «classi meno agiate». E vale la pena di notare che la differenza sociale era attribuita all'arbitrio dell'antica dea bendata.

Al di là dell'analisi dei rapporti tra le classi, affiorava in queste pagine il difetto di origine di un sistema di governo centralistico, posto tutto nelle mani di un potere esecutivo sul quale poco o nulla potevano incidere organismi consultivi come i Consigli di sanità. Ma la circolare finiva col dare nuova prova dell'ottica tutta burocratica e accentratrice con cui il governo guardava alla tutela della salute dei popoli. La premessa di partenza era che quella salute fosse la «causa precipua della prosperità, cosí degli individui come delle nazioni». Perciò ci si era mossi a operare con un intervento generale deciso dal centro. Erano due i capisaldi del progetto: si doveva obbedire ai «precetti della igiene» e si doveva disporre di una vasta e onnicomprensiva «statistica sanitaria». Una volta conosciuta la realtà delle situazioni locali grazie ai dati risultanti dalla statistica, si doveva ricorrere alla sistematica messa in atto di quei precetti. A questo punto il regolamento abbandonava l'asciuttezza del linguaggio prescrittivo e si apriva a una specie di dialogo con ipotetici interlocutori. Era la statistica sanitaria con la sua «logica inesorabile» che poteva mostrare a colpi di cifre gli effetti nefasti della trascuratezza dell'igiene pubblica: applicate le norme dell'igiene – diceva la circolare – e vedrete che chi sta discretamente migliorerà ancora, non osservatele e vedrete come si possa precipitare in basso anche in quei luoghi dove un ben ordinato sistema di igiene pubblica aveva arginato gli effetti della povertà e della cattiva posizione naturale dei luoghi. Dunque il meccanismo era quello giusto. Bisognava solo farlo funzionare meglio. E questo era il compito che spettava al Comune, mentre al medico condotto, figura di cui abbiamo già ampiamente ricordato gli oneri, toccava il compito di curare i malati e di illuminare le menti dei suoi assistiti intorno ai precetti dell'igiene.

La montagna delle deficienze aveva partorito il topolino. Il medico condotto finiva con l'essere da un lato il responsabile (perché assente o perché incapace) delle inefficienze del sistema e dall'altro il demiurgo destinato a portare l'igiene pubblica dovunque, abolendo cosí le cause della cattiva salute degli italiani.

La circolare del settembre 1870 rappresentò dunque una specie di palinodia. Vi si legge una profusione di riconoscimenti intorno ai meriti del medico condotto, il quale se non riusciva a operare era per colpa degli enti locali, perché «non pochi sono i Comuni che ne difettano e che trovansi per soprappiú sprovvisti di una officina farmaceutica [...] Talvolta un solo medico è costretto a prestare l'opera sua a piú Comuni»: il che accadeva proprio là dove la dispersione degli abitanti e la difficoltà delle strade ne avrebbero richiesto un numero adeguato. Critiche ai Comuni, dunque e tante lodi tributate agli eroici operatori della sanità pubblica. Secondo l'avvocato Cavallini, nel «Medico Condotto» si doveva ammirare un personaggio di grandi meriti e virtú. Era lui il «fondamento principale» di tutto l'ordinamento sanitario. Un eroe ingiustamente misconosciuto, «condannato a campare stentatamente la vita» restando privo di ogni prestigio sociale. La gente vedeva in lui solo «l'uomo mercenario anziché il benefico consigliere e l'amico». Dunque, bisognava correggere quell'opinione: ed ecco la circolare ministeriale celebrare e ringraziare il medico condotto come l'uomo votato al sacrificio umile e silenzioso, colui che per aiutare gli altri rinunziava perfino agli amati studi. Era l'affanno degli impegni per la salute dei suoi concittadini che gli toglieva tempo e mezzi per applicarsi alla scienza medica. E invece quegli studi gli erano necessari: erano gli unici che potevano aiutarlo a individuare le cause delle malattie che decimavano il popolo e a riconoscere in quali condizioni igieniche si annidassero le cause che lo traevano «anzi tempo al sepolcro», come enfaticamente recitava la circolare.

Ma era suo compito anche ammonire le classi povere, come abbiamo visto. E qui l'enfasi di domande retoriche apriva scenari definibili a buon diritto deamicisiani, per illustrare come si potesse svolgere tale azione pedagogica:

> Chi infatti se non il Medico Condotto operoso e istruito potrà impartire con amorosa sollecitudine utili insegnamenti igienici alle classi meno fortunate perché per quanto è possibile si riparino e si difendano dai danni che loro arrecano la dimora in angusti e mal costrutti[3] abituri, circondati bene spesso da pantani e paludi, incessante fomite di micidiali malori; i viziati o poco nutritivi alimenti; le abitudini delle quali nessuno scopre loro il pericolo; e le fatiche che l'industria va ognor moltiplicando, senza preoccuparsi se o meno siano proporzionate alla limitata tolleranza della fisica costituzione?

Qui si parla dei contadini. Ma ce n'era anche per gli operai (i tempi erano ormai quelli dell'industrializzazione italiana):

> Chi se non il medico igienista potrà contribuire nelle località industriali a mantenere sane e vigorose le popolazioni consigliando i genitori a non esporre anzi tempo i loro figli a troppo gravosi e protratti lavori nelle officine, dove la tenera età viene irreparabilmente affralita, e spesso ancora troncata sul fiore?

[3] L'edizione della circolare in PORRO, *Il prefetto e l'amministrazione periferica* cit., pp. 436-43; cit. a p. 439, legge «costruiti»; seguiamo, qui, invece, la lettura palesemente piú fedele data del documento nell'edizione coeva in appendice all'opera di G. FERRETTI, *Topografia medica del Comune di Terra del Sole e Castrocaro in provincia di Firenze*, Tipografia Eredi Botta, Torino 1873 (copia presso la Biblioteca comunale dell'Archiginnasio di Bologna).

In queste righe si può cogliere tutta la drammatica inadeguatezza dell'iniziativa ministeriale: pensare che i problemi della povertà e dello sfruttamento potessero venire affrontati con l'opera demiurgica del medico condotto era segno di impotenza, o peggio, del potere politico. Chi viveva in abituri miserabili, in mezzo a pantani e acque stagnanti, si nutriva poco e male e si faceva sfruttare, anche se minorenne, oltre i limiti della sopportabilità, sapeva benissimo di che cosa avrebbe avuto bisogno. I genitori potevano facilmente immaginare che sottoporre i figli «a troppo gravosi e protratti lavori nelle officine» esponeva quella loro tenera età al rischio di venire «irreparabilmente affralita, e spesso ancora troncata sul fiore». Ma l'unico riparo esibito dall'alto del ministero restava il medico coi suoi «autorevoli consigli ed utili insegnamenti». Per il resto, il ministero suggeriva alle «classi meno fortunate» che «per quanto è possibile si riparino e si difendano». E alludeva all'immediato riscontro economico che si sarebbe avuto dall'applicazione di quei consigli: l'esempio dei municipi dove funzionava l'assistenza medica domiciliare mostrava che lí si era visto «accrescersi le giornate utili al lavoro». Affiorava qui la dura realtà dell'economia, quella privata delle famiglie ma anche quella pubblica.

Insomma, toccava ai padri contadini e operai, seguendo i consigli paterni e illuminati del medico, aprire gli occhi sui guai a cui andavano ciecamente incontro nella loro colpevole ignoranza. Ascoltassero dunque le istruzioni del medico: gli uni avrebbero finalmente deciso di cambiare le capanne fatiscenti con autentiche case e gli alimenti poco nutrienti e forse pericolosi con diete sane e abbondanti; e gli altri di non mandare piú i figli minori nelle fabbriche, di cui evidentemente ignoravano i danni per i loro pargoli.

Ignorante – vero o finto non importa – qui appare piuttosto l'avvocato Cavallini: mostrava di voler ignorare che per i poveri la necessità non aveva legge; e ignorava o fingeva di ignorare la violenza di cui era capace la classe dei «favoriti dalla fortuna» (eppure poco prima ne aveva denunziato sordità e cecità davanti alle condizioni delle classi «basse»). Da una pagina come questa risulta quanto falsa coscienza si avesse tra gli illuminati membri del governo intorno alla realtà sociale del paese e quanto fosse pelosa la carità di quei paterni consigli inviati alle classi popolari per il tramite dei medici condotti. Ma una cosa è certa: a quella data l'antico stereotipo del contadino ignorante e superstizioso che non ascolta il medico cominciava a non essere piú sostenibile.

Dunque al ministero restava il solo appiglio del medico condotto. E questo presupponeva una condizione fondamentale: che la sua presenza fosse garantita in ogni Comune, cosa che in molti casi non avveniva, come abbiamo visto, e si aveva un medico per piú Comuni. Inoltre il medico non sempre poteva contare su di una adeguata farmacia (o piú precisamente su di una «officina farmaceutica») in grado di procurare i rimedi indispensabili in situazioni di emergenza. Ma il ministero prometteva tra le misure piú urgenti una «radicale riforma [...] della attuale organizzazione delle condotte mediche» in modo da creare una migliore condizione di vita e un adeguato prestigio sociale per il medico condotto.

Intanto, però, quella che arrivava sul tavolo delle prefetture e da lí su quelle dei sindaci era una autentica valanga di obblighi e di adempimenti. La sola lettura dell'elenco lascia allibiti. Ecco le incombenze da affidare ai medici condotti:

1. Indagare le cause delle malattie endemiche del rispettivo distretto, ed indicare con quali mezzi o provvedimenti se ne potrebbe ottenere la eliminazione, od almeno una notevole diminuzione.
2. Sviluppandosi malattie contagiose nel distretto, o quando il medesimo è minacciato da qualche malattia epidemica suggerire alle Autorità Municipali i mezzi di frenarne la diffusione, o di preservarne le popolazioni, e scriverne la storia da inviarsi al Consiglio di sanità, da cui dipende.
3. Fare oggetto di studi, di suggerimenti igienici tanto all'Autorità municipale che alle popolazioni, le acque potabili e le sorgenti minerali e termali, gli alimenti, tanto se prodotti dal suolo o importati sui pubblici mercati, quanto se provenienti per mezzo del commercio da altre regioni.
4. Prescrivere le cure indispensabili alla conservazione dei neonati, e non permettere la inumazione degli individui, dei quali o personalmente, o per dichiarazione d'altro medico curante non sia stata accertata la morte.
5. Vegliare su tutte le cause d'insalubrità, sulla buona tenuta igienica delle scuole, degli ospedali e degli altri istituti di beneficenza mantenuti o sussidiati dal Comune, e provvedere che le camere mortuarie corrispondano realmente allo scopo cui sono destinate.
6. Compilare la *statistica medica* del suo distretto, e dentro i primi due anni di residenza la *topografia medica* del medesimo, dei quali lavori il Comune trasmetterà poi copia autentica al Consiglio Provinciale di Sanità[4].

Ci si trova qui davanti a una accelerazione imposta all'amministrazione statale periferica che faceva leva su di un apparato sanitario della cui precarietà e rarefatta presenza territoriale si era appena finito di lagnarsi. Ci si chiede che cosa ne sia nato nella realtà. E incuriosisce soprattutto l'ultima richiesta, pensando a quale impulso dovesse dare all'attività scrittoria dei medici.

[4] PORRO, *Il prefetto e l'amministrazione periferica* cit., p. 442 (corsivi nell'originale).

Dopo tanti riconoscimenti e promesse, veniva la richiesta ultimativa, di autorità. Quel vizio originario del centralismo si vede affiorare nel disegno della circolare Cavallini e nella catena di comando a cui era demandato il progetto: dal ministro, assistito dal Consiglio superiore di sanità, al prefetto, coadiuvato dal Consiglio provinciale di sanità, al sindaco del Comune che doveva trasmettere al medico condotto l'incarico di redigere una topografia sanitaria della popolazione.

Vedremo piú avanti quale sia stato l'esito della circolare. Ma intanto, bisognerà scorrere le allegate e lunghissime *Disposizioni di pubblica igiene*[5].

Un'esposizione per quanto sommaria della lunga serie di articoli di questo documento prenderebbe troppo spazio. Basti qui richiamare l'attenzione sulla sua singolare natura: si volevano offrire suggerimenti per la compilazione dei regolamenti municipali. Ma quasi subito le paterne considerazioni generali si trasformarono in precise e tassative norme di legge. Norme disparate che andavano da quelle relative ai piú minuti aspetti dei comportamenti individuali – come lo sputare per terra, il gettare dalla finestra liquidi o solidi (pudicamente non meglio definiti ma immaginabili se si pensa all'assenza di cessi nelle case delle classi povere) –, fino a quelle che toccavano questioni di grande importanza sociale, come il lavoro dei minori e delle donne. Realtà troppo eterogenee tra di loro; e anche tanti, troppi articoli, che non hanno forza di legge, affidati come sono alla volontà e capacità di governo delle amministrazioni provinciali e comunali.

Si tratta di un documento che entra nel merito delle questioni e non si limita a prescrizioni d'imperio, ma dà precise e accurate indicazioni in materia di pubblica igiene. L'interlocutore e l'oggetto erano sempre la stessa persona: il medico condotto. Intanto, in via preliminare l'«Esercizio dell'arte salutare» – che includeva medicina, veterinaria e ostetricia – veniva rigidamente vincolato al possesso di un attestato di università o scuola statale: tutti i futuri concorrenti all'esercizio pubblico di medicina, chirurgia, ostetricia o flebotomia erano obbligati a tenerlo presente. La condizione obbligatoria per essere ammessi ai concorsi era disporre di diploma o patente rilasciati da una università o una scuola statale e farli registrare presso l'ufficio municipale. Lo stesso obbligo era imposto alle levatrici. Nell'atto stesso in cui si delimitavano i campi dell'esercizio della medicina si faceva divieto assoluto ai curatori empirici, detti anche «ciarla-

[5] *Disposizioni di pubblica igiene da tenersi presenti nella compilazione dei regolamenti municipali*, *ibid.*, pp. 443-93.

tani», di praticare sulle pubbliche piazze alcuna forma di cura – il salasso, l'estrazione di denti, la rimozione di calli... – o di dedicarsi alla vendita di «segreti» e sostanze medicamentose d'ogni tipo. Si trattava di pratiche antichissime, quanto lo erano i «libri di segreti» con la loro scienza dei rimedi naturali di erbe e pozioni: «segreto» o anche «secreto» (da «secernere»), cioè estratto da chi scopriva o credeva di avere ricavato da erbe e prodotti naturali una sostanza efficace in certe affezioni e se ne impadroniva per agire sulla natura dei malanni, ma intanto ne celava la composizione (da qui l'altro significato di «segreto») per sfruttare il prodotto. Le ricette per comporre i rimedi, finite a stampa col Cinquecento, alimentarono un proficuo commercio e dettero fama e successo a chi ne compose libri a scopo di divulgazione, come fecero in quel secolo Leonardo Fioravanti o Isabella Cortese. Alla loro origine si incontra una compilazione del medico e astrologo bolognese del XV secolo, Girolamo Manfredi, che fu intitolata *Il Perché*, traduzione parziale dei *Problemata* pseudoaristotelici, che è da considerare «praticamente il padre dei libri di segreti»[6]. Lo si ricorda per far presente che ciò che la scienza positivistica condannava come frutto di superstizione e di ignoranza era pur sempre il veicolo di saperi antichi, di origine pagana o araba, dei quali si alimentava la cultura orale delle classi subalterne. D'altra parte – va detto – quella condanna non bastò a far scomparire la medicina dei «segreti» ma nemmeno ciarlatani e cantambanchi, da tempo oggetti di bandi minacciosi e tentativi di regolamentazione e di controllo. La figura del ciarlatano declamante in pubblico il proprio miracoloso «specifico», messa in scena anche da Gaetano Donizetti col suo melodramma *L'elisir d'amore* del 1832, rimase a lungo una presenza abituale delle giornate di mercato e di fiera paesana. Ma con la vittoria della scienza positiva e l'avanzata dello Stato liberale il ciarlatano doveva abituarsi a trovare davanti a sé l'antagonista ufficiale nel dottore e nel veterinario, due figure legittimate alla professione dal titolo di studio e dotate del valido supporto di un farmacista operante legalmente quale pubblico servizio[7]. Al farmacista spettavano in esclusiva la vendita di sostanze medicinali e il potere di preparare medicamenti, previa regolare ricetta emessa da medico o veterinario patentato. La ricetta diventa-

[6] Cosí lo definisce M. FERRARI, *I secreti medicinali*, in AA.VV., *La cultura popolare in Emilia Romagna. Medicina erbe e magia*, A. Pizzi, Cinisello Balsamo (MI) 1981, pp. 82-97 (cit. a p. 89), che ricorda come Manfredi e Giovan Battista Della Porta presentino «quasi lo stesso contenuto esposto però in modo diverso». Su Girolamo Manfredi e la fortuna del *Liber de homine* (*Il Perché*), cfr. A. L. TROMBETTI BUDRIESI, *Manfredi, Girolamo*, in *DBI*, vol. LXVIII (2007), *ad vocem*.

[7] Cfr. P. CAMPORESI, *Speziali e ciarlatani*, in AA.VV., *La cultura popolare in Emilia Romagna* cit., pp. 138-60.

va un documento avente valore giuridico: il farmacista era obbligato a conservarla, rilasciandone eventualmente copia all'acquirente.

Cosí lo Stato moderno ereditava e portava alla sua conclusione la lunga battaglia del mondo universitario contro la chirurgia dei barbieri e dei cavadenti, contro i ciarlatani e i venditori di «segreti» medicinali[8]. Era una scienza positiva e protetta dal sigillo universitario; ma era anche un sapere maschile che muoveva contro i saperi femminili e le pratiche tradizionali sul corpo delle donne[9].

Da qui in avanti, la circolare disegnava a colpi di prescrizioni tutta quella congerie di realtà su cui aveva invitato il medico condotto a vigilare. In particolare, un capitolo IV era dedicato alla salubrità delle abitazioni: materia fondamentale su cui insisteva da tempo la dottrina diffusa dell'igiene. Al fondamento della quale c'era la radicata convinzione che solo la libera circolazione dell'aria potesse mettere al sicuro dalle minacce viaggianti coi miasmi. All'epoca della circolare, la nozione ufficiale condivisa dal governo del paese in materia di salute e malattia aveva accolto da tempo la convinzione della cultura medica per cui l'aria libera era salute, l'aria chiusa era fonte di malattia. Sulla base di questo principio la circolare fissava i criteri relativi all'assetto delle case: la questione delle abitazioni e delle condizioni igieniche dell'abitare era un problema gravissimo ed era evidente per il ministero che la salute delle persone dipendeva dalle condizioni abitative. Era noto quanto fosse normale per la maggioranza degli italiani vivere in case «umide, sucide, buie, mal ventilate, non capaci di difendere dall'intemperie atmosferiche, esposte ad emanazioni malsane». Ed era altresí chiaro che non si poteva impedirlo a suon di divieti, visto che tali erano quasi sempre le case dei poveri e soprattutto le case dei contadini. E tali dovevano restarlo ancora a lungo. Si pensi che alla metà del secolo scorso una su cinque delle case rurali nei comuni emiliano-romagnoli risultava essere «in condizioni di totale deficienza igienica»[10]. Intanto, però, le disposizioni ministeriali ordinavano che per il futuro non si costruissero piú case di abitazione che non avessero almeno latrine coperte e pozzi neri da cui non uscissero né esalazioni né infiltrazioni nel terreno a poca distanza dai pozzi delle acque potabili. Una norma speciale riguardava le manifatture: il proprietario era tenuto a costruirvi le latrine per gli operai. E molto precise e

[8] Sulla divaricazione fra medici e barbieri, cfr. G. POMATA, *Barbieri e comari*, *ibid.*, pp. 162-83.

[9] Cfr. A. BIONDI, *La signora delle erbe e la magia della vegetazione*, *ibid.*, pp. 186-203.

[10] Cosí L. GAMBI, *La casa dei contadini*, in AA.VV., *Cultura popolare nell'Emilia Romagna, Strutture rurali e vita contadina*, A. Pizzi, Cinisello Balsamo (MI) 1977, pp. 161-89; cit. a p. 184.

dettagliate erano le regole da seguire per le case da dare in affitto: bisognava che fossero dotate di cessi e di acquai, e che le acque chiare residuate dagli usi domestici e le acque nere venissero incanalate e raccolte in luoghi separati. C'erano norme dettagliate anche su come doveva essere fatto il focolare: luogo ordinario, antichissimo, dove si concentrava la vita della famiglia. Al focolare presiedevano gli spiriti degli antenati. E non per caso erano i Lari che davano il nome al luogo e agli appoggi di metallo o di pietra su cui collocare paioli e pentole (*ad Lares*, «alari»). Ci si raccoglieva intorno al fuoco per scaldarsi d'inverno o per cuocere il cibo quotidiano, ma anche per riconoscersi come comunità di memoria e di affetti e per raccontarsi storie: le fiabe si raccontavano in casa, come scrissero i fratelli Grimm (*Hausmärchen*, «fiabe del focolare»)[11]. Ma intanto per il ministero la preoccupazione igienica era quella di regolare le cose in modo da evitare i danni del fumo: perciò le case (da costruire o da affittare) dovevano avere in dotazione cappe e tubi conduttori dei camini in modo che il fumo non restasse nell'interno dell'abitazione. Una precisa disposizione riguardava infine una presenza abituale nella vita sociale delle campagne italiane: gli animali. Tori, maiali, mucche, capre, pecore, oche da ingrasso potevano essere tenuti solo in case coloniche poste in aperta campagna; un'eccezione poteva essere fatta per animali lattiferi – capre, pecore, mucche, asine – purché venissero tenuti in una stalla ben aerata e in luoghi non fittamente abitati. Igiene voleva dire separazione, e in primo luogo separazione fra persone e animali, cosí da mettere sotto accusa la tradizione delle veglie d'inverno nelle stalle, al caldo grazie alle presenze di animali domestici. Non che la si potesse proibire del tutto: il freddo invernale nelle case o capanne dei contadini non aveva alternativa che il ricorso alle presenze indispensabili e amate che popolavano le stalle – ricorso che peraltro trovava conforto nelle immagini di un sant'Antonio eremita col suo porco o nella tradizione francescana e medievale del presepe, da secoli diffusa nelle culture popolari d'Italia. Ma le disposizioni ministeriali con un preciso articolo (il numero 24) imponevano: «I proprietari o conduttori di fondi rustici non potranno ammettere altre persone diverse dalla famiglia a passare le serate d'inverno nelle loro stalle». E bisognava ancora che il letame di quelle stalle venisse cambiato ogni giorno e che i letamai fossero collocati a debita di-

[11] Ad esempio, *Fiabe del focolare* è intitolata la prima traduzione italiana completa di Claudia Bovero dell'opera dei Grimm, nelle edizioni Einaudi (Torino 1951). In Italia, cfr., ad esempio, T. SBIB, *I racconti del focolare*, Bemporad & figlio, Firenze 1920.

stanza dalle case. Tutto questo discendeva dal principio di garantire la salubrità dell'aria.

Ma c'era da tenere conto anche del secondo pilastro dell'igiene, l'acqua. Cosí, dove l'insistenza del regolamento sanitario si faceva martellante era proprio nel capitolo v, quello dedicato all'acqua in tutte le sue forme – canali, fonti, pozzi, cisterne. I divieti, numerosissimi, disegnano in negativo tutti i cattivi usi: proibito bagnarsi in cisterne o depositi di acque destinati a usi potabili, proibito costruirvi vicino latrine e pozzi neri, proibito gettare carogne (ma anche animali vivi) in acque pubbliche o private. E cosí via. L'acqua appare qui come la vittima di abusi pericolosi quanto diffusi.

E ancora: capitoli su capitoli per fissare le regole dell'igiene relative a scuole, chiese, teatri e alberghi, caserme e carceri, ospedali, bagni termali o marini.

Seguivano le disposizioni sul lavoro dei minori e delle donne: e dai divieti si può ricavare il dato di ciò che era consentito. Per le donne, ad esempio, si vieta di farle lavorare per piú di dodici ore o, come si diceva allora tra le classi popolari fra Ottocento e Novecento, «da sole a sole», dall'alba al tramonto. Per i bambini, il limite d'età per il lavoro era fissato a nove anni, dopodiché potevano lavorare per otto ore ma non consecutive: occorreva un intervallo di un'ora. Dopo i dodici anni era invece consentito farli lavorare per dodici ore. Ma quanto la materia fosse ardua da controllare e sanzionare appare evidente quando si legge un articolo conclusivo che lasciava al sindaco del Comune la possibilità di controllare se qualche minorenne venisse danneggiato nella salute da un lavoro troppo pesante impostogli dalla famiglia. Non si vedevano (non si volevano vedere) altre difese o altri colpevoli per una pratica dilagante regolata dall'arbitrio dei datori di lavoro. Piú facile era arginare la povertà escludendo dalla vita sociale malati, vagabondi e accattoni: come già era accaduto nel lontano passato della crisi italiana tra Cinquecento e Seicento, il rimedio proposto fu quello del ricovero coatto in ospedali o «lazzaretti» per i malati di malattie contagiose e dell'invio «al confine» per i sani indesiderati (articolo 167).

L'igiene torna in primo piano nei successivi quaranta articoli dedicati dal capitolo viii in poi alla pulizia dei luoghi pubblici come le strade: era lí che si gettavano dalla finestra acque «impure», ma anche spazzature, avanzi, rottami; si vendevano per strada pezzi di carne sospesi a bastoni; si orinava «fuori dei luoghi a ciò appositamente destinati»; si praticava l'industria conciaria nell'abitato; si ammassavano larve e residui della lavorazione dei bachi da seta senza riguardo al luogo. Qui, infine, si parla anche della macerazione del lino e della canapa che si imponeva avvenisse solo in aperta campagna, lontano da cisterne e canali dell'acqua potabile. Quest'ultimo punto merita una chiosa. La questione delle marcite richiama quella delle risaie: erano ambedue grandi imputate tra le cause di cattiva salute. Se ne era discusso molto fin da subito nell'Italia dopo l'Unità. Nel 1866 era stata approvata una legge sulla risicoltura elaborata da una commissione mista di avvocati e medici. Ma la legge aveva lasciato ogni potere nelle mani delle amministrazioni locali, dominate dai padroni. Era stata un regalo agli imprenditori del settore, l'esito di uno scontro tra forze ineguali, «l'economico e l'igienico», o anche «il guadagno e la salute» secondo un commento dell'epoca. La parte perdente era stata quella della gente «che ammala e muore». E l'illustre dottor Paolo Mantegazza che aveva fatto parte della commissione, aveva poi definito quella legge «una bestemmia vivente contro la pubblica igiene»[12]. Sulla stessa linea si collocò il regolamento imposto dalla circolare Cavallini. L'articolo 98 fissò come norma da osservare l'obbligo per i Comuni di ispezionare le case coloniche piú vicine a risaie e marcite per accertare se le stanze del pianterreno fossero o no fornite di pavimentazione e sollevate abbastanza dal suolo da proteggere gli abitanti dal freddo umido della notte e se i pozzi non fossero inquinati da infiltrazioni delle acque stagnanti. Tante buone intenzioni, in realtà prive in partenza di efficacia: se le case non erano adeguate che cosa poteva fare il Comune? Di fatto, la famiglia contadina avrebbe pagato con la salute.

Altro tema importante di cui si parla nel regolamento Cavallini sono le norme per gli alimenti. Qui il protagonista è il pane: vietate la segale cornuta e la melica (o mèliga), cioè saggina; il frumentone o *Zea mays*, se malsano, non doveva finire tra gli alimenti; vietato mettere in vendita pane muffito, specie se fatto di segale; e in generale, divieti ripetuti di usare per la panificazione cereali guasti e avariati; era anche vietato ai mugnai, vermicellai e panettieri tenere in negozio allume, solfato di rame, gesso ecc., tutte sostanze «che possono essere adoperate alla sofisticazione delle farine, del pane e delle paste». E cosí abbiamo un'idea di quello che i consumatori poveri potevano comprare a buon prezzo nella bottega dei fornai e venditori di pasta. I quali potevano vendere non solo pane di frumento ma anche panc misto di farine varie (di segale o di melica, per esempio): bastava scriverlo su di un cartello esposto all'ingresso.

[12] La definizione è in C. LIVI, *Della coltivazione del riso in Italia*, in «Nuova Antologia», VI (1871), n. 17, pp. 253-54, citato in PANCINO, *L'organizzazione pubblica della sanità* cit., p. 504.

Seguono dettagliate normative su modi di vendita e di controllo amministrativo relative agli alimenti di origine vegetale – frutta, funghi, legumi, erbe – o animale. Siamo qui davanti al tentativo di imporre norme igieniche nel vasto campo della fabbricazione e vendita di alimenti d'ogni genere: tentativo legittimo e doveroso nella misura in cui si doveva garantire l'igiene di locali, persone, procedimenti. Tuttavia, come per le altre disposizioni del documento, i divieti amministrativi possono essere letti anche alla rovescia, deducendone quello che avveniva nella realtà. E cosí ci troviamo davanti, ad esempio, a macellai che vendevano carni di animali morti di malattie pericolose anche per gli esseri umani – peste bovina, rabbia, carbonchio, trichina e cosí via. Esattamente quello che le statistiche sanitarie da tempo avevano documentato a proposito della poca, povera e infetta carne che arrivava sulle tavole dei lavoratori della terra.

Situazione analoga è quella che ci si para davanti nei successivi paragrafi del regolamento, dal numero 156 al numero 163, tutti dedicati alle bevande. Abbiamo piú volte registrato come quello dell'acqua fosse – insieme alla salubrità dell'aria – il problema capitale per la cultura dell'igiene. Si può immaginare pertanto quale sforzo avesse compiuto l'avvocato Cavallini o l'eventuale commissione ministeriale per elaborare le regole da seguire in materia di acqua. Premesso che si dovesse considerare salubre solo l'acqua «limpida, leggera, grata al palato, spumeggiante col sapone, [...] atta alla cottura dei legumi», si dovevano poi fare i conti con una realtà italiana in cui l'acqua disponibile non garantiva affatto tali caratteri. C'erano sorgenti e fonti da cui l'acqua raggiungeva l'abitato percorrendo canali scoperti; c'erano serbatoi esposti a infiltrazioni di scoli da strada o di letamai e pozzi neri, o di risaie e marcite. E qui bisognava piegarsi alla forza di una realtà che non si poteva o non si voleva modificare. Perciò ci si affidava a casi storicamente noti e di lunga durata, come quelli del condotto sotterraneo dei bottini di Siena e di Chiusi o alle tradizioni di grandi regioni. Ma in Lombardia e in Romagna si sapeva per certo che l'acqua dei pozzi era inquinata da infiltrazioni di pozzi neri e altro, per non parlare dei tanti casi di prossimità di risaie, marcite e maceratoi di canapa e lino. E si citavano al riguardo casi di febbri durevoli che solo l'uso dell'acqua potabile aveva guarito. Che fare? La questione si poteva risolvere solo con la creazione di acquedotti igienicamente isolati per portare l'acqua dalle sorgenti o dai pozzi fino alla popolazione. Il ministero non lo ignorava. Ma non se ne fa verbo nel regolamento dell'avvocato Cavallini. Vi si riconosce la causa di febbri intermittenti per chi era costretto a bere acque stagnanti vicine a risaie e marcite; e tuttavia il rappresentante dello Stato si lavò per cosí dire le mani da ogni responsabilità con una singolare dichiarazione di principio. Si parte da una premessa: essere «desiderabile che tutti facciano uso di acqua pura e salubre». Ma non lo si poteva trasformare in obbligo: «Non si può pretendere di imporre a questo riguardo un vincolo alla libertà dei privati cittadini che contro il loro stesso interesse preferissero l'acqua cattiva alla buona»[13]. Libertà della scelta personale, dunque. Un dogma, contro l'incombente minaccia del socialismo. Resta paradossale l'idea dell'ufficio ministeriale che in Italia si bevesse acqua cattiva perché cosí desideravano i privati cittadini.

In realtà, gli italiani poveri venivano costretti in quel modo a continuare a bere acque mefitiche e pericolose. L'unica eccezione riguardava l'eventuale presenza di fontane o depositi comunali di acqua potabile di uso pubblico: in quel caso c'era l'obbligo per il Comune di far analizzare l'acqua per garantirne la potabilità. E allo scopo si segnalava l'esistenza di esami facili e non costosi per raggiungere una approssimativa sicurezza al riguardo.

Chiudevano il lunghissimo regolamento le disposizioni per fare fronte a eventuali epidemie o epizoozie: e qui si scopre che la libertà tanto apprezzata e rispettata nel caso del diritto di scegliersi l'acqua che si preferiva veniva meno quando si trattava di impedire ai singoli di far entrare nelle proprie case o stalle vagabondi o accattoni, possibile veicolo di infezione.

Le contraddizioni che emergono dal dettato ministeriale non fanno che confermare un dato da tempo accertato in sede storica: la frattura tra «paese legale» e «paese reale». Bisogna precisare tuttavia che l'espressione, nata nella Francia della Restaurazione per indicare l'esclusione di gran parte dei cittadini dal diritto di voto, assunse nell'Italia liberale un significato ben piú pesante. Qui si trattò di una frattura consapevole e deliberata tra le leggi e la realtà del paese, tra l'orientamento dei governi e le necessità vitali della grande massa degli abitanti – una massa che fu di sudditi, non di cittadini.

Va detto tuttavia che in quel regolamento in materia di igiene fu posto almeno un limite alla libertà: una norma impose il divieto assoluto di ammissione ad asili, scuole o fabbriche per le famiglie o i singoli che non presentassero la documentazione di una avvenuta vaccinazione (articolo 183). Almeno sul fronte della lotta contro il vaiolo la scienza medica aveva ormai scoperto il mezzo per vincere; e su questo punto si poteva, anzi si doveva, ascoltare la sua voce. Nessuno nell'Italia liberale di allora poteva immaginare che

[13] PORRO, *Il prefetto e l'amministrazione periferica* cit., p. 475.

a piú di un secolo di distanza quella norma in quello stesso paese venisse contestata in nome della libertà.

Resta il fatto che quel documento imponeva ai sindaci di applicare una lunga e precisa serie di regole per la tutela della sanità pubblica. Lo stile è quello di chi può e vuole dare norme agli altri. Ci si aspetta quasi di vederlo siglato con l'antica formula del comando: *Sic volo, sic iubeo, sit pro ratione potestas*. Ma piú volte si è dovuto rilevare il carattere formale e non sostanziale del provvedimento, l'ipocrita finzione di chi nascondeva le gobbe di una realtà deforme sotto il cappotto delle buone intenzioni dell'autorità politica – il potere impotente di un governo centrale che si affidava e si rimetteva ai poteri locali dei sindaci e delle loro commissioni di sanità. E ci si chiede se e quando tutto quell'insieme di desideri e velleità si sarebbe tradotto in realtà effettuali. Una domanda che si aggiunge a tante altre via via sommatesi finora.

Tuttavia c'era almeno un punto della circolare dell'avvocato Cavallini che sembrava garantire una risposta nei fatti a breve scadenza: l'ordine ai medici condotti di redigere topografie sanitarie dei Comuni dove operavano. Rendeva credibile tale richiesta o imposizione non solo l'essere quei medici inseriti nella struttura amministrativa del Comune ma anche e soprattutto un carattere inerente alla loro professione: la volontà e disponibilità dei medici come categoria sociale a ricorrere a quel tipo di documento. Ne abbiamo incontrato non pochi esempi e altri ancora ne vedremo piú avanti. La medicina dell'Ottocento aveva fatto sua un'etica professionale nutrita dalla convinzione che la sola via per guarire gli individui fosse quella di curare la società.

Adesso anche alle autorità centrali dello Stato italiano quello appariva ormai come l'unico rimedio per affrontare la questione della pubblica igiene: disporre di una raccolta generale di tante topografie e statistiche sanitarie quanti erano i Comuni. In materia di igiene pubblica il governo non scopriva all'improvviso né l'esistenza del problema né la necessità di una informazione esatta sullo stato del paese. Ma davanti all'impresa di una ricognizione con investimenti adeguati, esposta a prevedibili resistenze della classe dominante e della sua ideologia liberale, tentava con la circolare Cavallini di cavarsela senza spese, affidando il compito alle forze dei medici condotti: dai frammenti di informazioni locali che se ne attendeva, come incollando tanti francobolli o componendo il disegno completo con tante tessere di un puzzle, ci si prometteva di ottenere la «carta igienica d'Italia». Era un progetto realistico? Che cosa ne nacque?

PARTE TERZA
La questione contadina fra topografie sanitarie e inchieste parlamentari

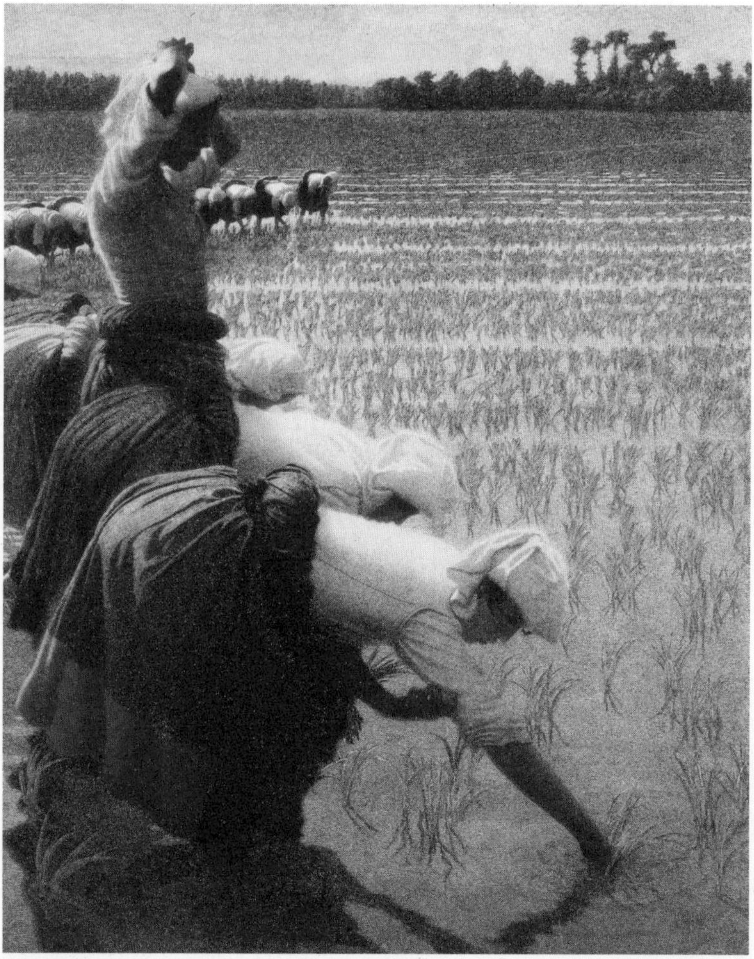

Figura 8.
Angelo Morbelli, *Le mondine*, olio su tela, 1898-1901.

Capitolo tredicesimo

Topografie sanitarie: l'urgenza di un problema

Il tentativo del ministro dell'Interno con la circolare Cavallini non raggiunse l'obiettivo. Fosse scarsa efficacia della circolare o piuttosto il sopravvenire di altre e piú urgenti cure col trasferimento della capitale da Firenze a Roma, sta di fatto che nelle biblioteche comunali si è trovato un solo esempio di topografia scritta in obbedienza all'invito. Ne parleremo piú avanti. Ma né all'Archivio centrale dello Stato né fra i documenti dell'Istat è dato reperire traccia alcuna delle relazioni richieste con tanta urgenza[1]. La cosa non stupisce: abbiamo già visto l'esito di progetti analoghi, come quello di Lombroso rivolto ai medici militari e quello di Paolo Mantegazza sui caratteri fisici della popolazione nazionale. È facile immaginare che la distrazione o la mala volontà diventassero una difesa istintiva contro il diluvio di circolari e di questionari che piombavano sulla testa dei sindaci o direttamente su quelle di medici e maestri di scuola. Non sappiamo quanti medici condotti abbiano reagito in qualche modo a quell'appello oltre quell'unico di cui parleremo. Ma una cosa è certa: se fallimento ci fu, non dipese da scarsa disponibilità o mancanza di convinzione da parte dei medici condotti. Quanto fosse urgente il problema delle condizioni di vita dei lavoratori dei campi e come lo si vivesse da parte dei medici lo mostrano le pagine appassionate del libro pubblicato nel 1874 da Antonio Maria Gemma citato sopra a proposito del dibattito sulla pellagra[2]. Ma qui è necessario riprenderlo in esame nel contesto degli anni in cui uscí perché si tratta di uno scritto animato da forte passione, una denunzia delle condizioni dei contadini. Quella che vedeva nelle marcite del milanese e nelle risaie lombarde e venete era una «popolazione dei villaggi, giallognola, sparuta, idroemica, sfiaccolata, cascante», obbligata a vivere un'esistenza miserabi-

[1] Oltre alle personali indagini dello scrivente, ne dà conferma l'accurata ricerca svolta dal dottor Enzo Calabria sui fondi dell'Archivio centrale dello Stato. (Ringrazio per la mediazione l'amico Marzio Barbagli).

[2] GEMMA, *Fisiologia ed igiene del contadino* cit.

le. L'empito della passione non gli impediva di distinguere con precisione i problemi dei mezzadri da quelli dei bifolchi e nello stesso tempo di segnalare l'incipiente declassamento che portava il mezzadro, sempre piú indebitato col padrone, a diventare bracciante. Ma dove le sue pagine si fanno particolarmente vive e acute è nell'analisi scientifica unita all'esperienza dal vivo di pratiche antiche e nuove del mondo contadino, dalla vita notturna nelle stalle fino agli atteggiamenti davanti alla malattia e alla morte. Chi entra nelle stalle vede uomini «sdraiati sopra umida paglia, o sul letame, che putre e fermenta, delle loro bestie [...] bimbi, cenciosi, seminudi, mocciosi, mondezzai viventi [...] Là insieme cogli uomini vivono e respirano, le vacche, i buoi, l'asino, il mulo, e talvolta anche il maiale». Qui, tra i giovani si formano legami amorosi, cresciuti fra l'incenso delle messe domenicali e il letamaio del bestiame: o, come meglio scrive il dottor Gemma, «arrota e avventa nei loro corpacci i suoi strali un amore nato nella greppia e in sagrestia, dal puzzo dello sterco e dall'incenso dei turiboli». Vi si svolge un teatro vivente che dura dal crepuscolo alla notte alta, con discorsi e commenti che riguardano spesso «le prediche udite dal lor prete, sull'inferno, sulla vita avvenire, sui demoni, sulle streghe»: temi che impressionano e agitano i presenti e riecheggiano nei loro pensieri e nelle loro emozioni quando dalla stalla illuminata e calda escono fuori all'aperto nelle notti buie e fredde. Passando a parlare del lavoro diurno, il dottor Gemma denuncia come piú gravoso il «rondolare», cioè l'estirpazione delle erbe selvatiche dalle risaie. Questo, che è per i contadini «il piú ingrato e faticoso», va sommato poi a tanti altri: zappare, vangare, mietere, battere, per non parlare di allevare i bachi da seta, estirpare gli steli del lino e cosí via. Su questi corpi devastati dalla fatica e denutriti si esercita poi una violenza speciale, quella dei salassi. Il dottor Gemma ne indica dati statistici ma si sofferma anche su casi individuali: c'era per esempio Lucia Piccolboni, contadina ventisettenne di Erbé nel Veronese, che aveva subíto ben 27 salassi pur avendo sofferto solo di una forma di polmonite. E Maria Ronchini, pure di Erbé, era stata salassata 50 volte, senza avere avuto alcuna malattia.

Sono pagine in cui l'attenta analisi dei dati scientifici – quantità d'aria disponibile in una stalla, temperatura interna e temperatura esterna, perfino l'analisi chimica del sudicio untume sparso su porte, finestre e mura delle stalle – si unisce a statistiche dettagliate sul cibo che appare sulla tavola dei contadini delle varie categorie – poveri, di mediocre condizione, agiati –, non dimenticando di accertare le differenze tra uomini e donne[3]. Ma l'osservazione del dottor Gemma scende nel profondo della costituzione morale delle persone quando ne analizza gli affetti interni alla famiglia: legami intensi e antichi, ma sui quali il peggiorare delle condizioni economiche aveva causato pesanti alterazioni. Perché, ad esempio, le contadine «troppo facilmente» si rassegnano alla morte dei neonati e spesso maledicono «la troppa prolificità delle loro viscere»? Ecco una bella domanda. Al fenomeno, consueto all'epoca, della morte perinatale corrispondeva un rito funebre rovesciato rispetto ai funerali degli adulti: non un lutto ma quasi una festa per il ritorno nell'aldilà dei piccoli «angeli» biancovestiti da poco discesi sulla terra (e a lungo ci fu nelle campagne un «suonare ad angelo» delle campane per quei funerali). E che dire poi dei mercati di figli come quella che in Lombardia si chiamava «fiera di San Giovanni»? Mercato singolarissimo: qui si recavano

> i piú poveri genitori tra i contadini [...] Prendono con loro uno o due dei loro ragazzi che hanno raggiunto gli otto o dieci anni e li conducono nel viciniore paese di mandamento. Colà li dispongono in una piazza come tanti bruti, e là vanno li acquirenti ad assumerli in qualità di famigli [...] Ecco, o umanitari d'Italia che vi commovete alla pittura della schiavitú dei negri, eccovi un nuovo genere di schiavitú [...] Prima di piangere su tant'altre sventure pensate alla fiera di san Giovanni, che tutti gli anni si rinnova in uno dei piú civili paesi, la Lombardia[4].

Va detto che da tempo si era scoperto che i bambini dei contadini erano in vendita in Italia: nel 1868 in un romanzo strappalacrime di un Giuseppe Guerzoni era stata narrata la «tratta dei bianchi» praticata da genitori delle montagne calabresi, proprio mentre il fenomeno veniva denunziato da una «società italiana di beneficenza» e si prendevano misure sulle compagnie di bambini musicanti, come quelli di Viggiano[5].

Va detto che di rado la denunzia dei medici ebbe toni cosí veementi come quelli del dottor Gemma. Quando le loro osservazioni venivano calate dentro il genere letterario della statistica sanitaria assumevano l'asciutta severità della scienza. Tuttavia, il senso dell'urgenza di quel tipo di inchieste era condiviso nel loro ambiente. La loro cultura positivista unita a una vocazione pro-

[3] *Ibid.*, pp. 24-27.

[4] *Ibid.*, pp. 19-20.

[5] G. GUERZONI, *La tratta dei fanciulli. Pagine del problema sociale in Italia*, tipografia Polizzi, Firenze 1868. Ma la «tratta» in quanto tale non fu condannata (cfr. F. CINNIRELLA, G. TONIOLO e G. VECCHI, *Lavoro minorile*, in VECCHI, *In ricchezza e in povertà* cit., pp. 131-58, in particolare a p. 134).

fessionale a lottare contro le cause di malattie e di morte li predisponeva a quel tipo di indagine[6]. L'igiene pubblica e la scienza dei medici avevano trovato lo strumento operativo necessario nella statistica combinata con la topografia come scienza dei luoghi: bisognava raccogliere tutte le informazioni possibili sulla diffusione delle malattie e sulle condizioni di vita della popolazione locale. C'erano dei nessi tra l'ambiente di lavoro e di vita e la presenza di determinate malattie. Lo strumento si chiamava statistica: una scienza recente ma già diventata da tempo una branca fondamentale del rapporto tra governanti e governati.

Fu proprio intorno alla cerniera degli anni Settanta che la statistica ottenne un riconoscimento decisivo da parte del governo e trovò l'uomo adatto per guidarne gli sviluppi: accadde quando nel 1872 l'onorevole Luzzatti suggerí il nome del professor Luigi Bodio (1840-1920) come segretario della Giunta centrale di statistica[7]. Di formazione giuridica, Bodio aveva già lavorato nell'elaborazione delle istruzioni per il censimento del 1871 e aveva proposto la sua concezione di un sapere statistico come strumento di conoscenza scientifica indispensabile nel governo del paese. Asceso in pochi anni, dal 1883, alla carica di direttore generale della Statistica, dette all'istituto un impulso straordinario potendo contare sull'ampia disponibilità delle strutture statali grazie all'appoggio del potere politico.

Fu in questo decennio che si ebbe lo sviluppo parallelo di due forme di indagine sulle condizioni di vita degli italiani e specialmente sulla realtà del mondo contadino: da un lato quella organizzata centralisticamente dalla Direzione di statistica, dall'altro quella sviluppata luogo per luogo da volenterosi medici condotti con le loro topografie sanitarie.

Quanto fosse desiderata l'iniziativa dal centro per promuovere e saldare le esplorazioni delle realtà locali lo mostra una lettera aperta indirizzata nel 1875 a Luigi Bodio dal medico napoletano Eugenio Fazio[8]. Lo scritto riassumeva lo stato della questione e avanzava la proposta di sottoporre a tutti i medici un modello unico di questionario. Secondo Fazio, quello era il solo

[6] Lo riassume bene il titolo della dissertazione di A. J. WIRTH, *For Nation, Society, and Profession. Positivist Physicians in Post-Unification Italy*, Brandeis University, History Department, Alice Kelikian Advisor, August 2014.

[7] Su Luigi Bodio, cfr. F. BONELLI, *Bodio, Luigi*, in *DBI*, vol. XI (1969), *ad vocem*.

[8] E. FAZIO, *Sulla importanza di una statistica medica italiana*, in «Annali di medicina pubblica, igiene e idrologia medica», X (1875), pp. 141-60. Il testo, di non facile reperimento, è conservato come estratto presso la Biblioteca nazionale Vittorio Emanuele di Napoli. Ho potuto reperirlo e leggerlo grazie alla gentilezza della dottoressa Livia Iannucci, della Biblioteca di Medicina e Chirurgia dell'Università di Pisa.

modo per uscire dal disordine e dall'incertezza delle definizioni di malattie e cause di morte circolanti negli attestati sanitari in uso nelle varie località italiane. Il dottor Fazio dichiarava di avere le carte in regola per fare questa proposta: nei suoi studi sulla prostituzione e sull'alcolismo aveva dimostrato quante malattie e quante cause di morte avessero la loro origine in alcune diffuse piaghe sociali e come si dovesse intervenire per eliminarle[9]. Negli anni successivi doveva pubblicare resoconti sulle epidemie nel Sud Italia, oggetto principale dei suoi interessi. In quella lettera aperta del 1875 si appellava al modello di statistica sanitaria proposto al Reichstag di Berlino per sostenere che anche in Italia si doveva procedere con altrettanta decisione politica in quella materia. Il suo fu dunque uno dei tanti riflessi del trionfo tedesco di Sedan nella cultura italiana. Il dottor Fazio aveva ammirato in quel modello la scelta di uno schema rigido da proporre ai medici, per evitare la confusione di linguaggi e la varietà di termini che rendevano inutilizzabili le informazioni accolte. Secondo lui, soltanto seguendo quella procedura si potevano ottenere dati corretti e comprensibili da una inchiesta per ricavarne un colpo d'occhio complessivo su diffusione di malattie e carenze di assistenza. Ricordava poi che in Italia da molto tempo si progettava una statistica medica: c'era stato un preciso articolo della legge sulla sanità pubblica del 20 marzo 1865 che aveva affidato ai Consigli provinciali e circondariali di sanità la raccolta di dati in collegamento con la Giunta centrale di statistica. Ma solo in pochi grandi Comuni la cosa aveva avuto seguito. Poi c'erano stati i frutti di indagini statistiche di singoli studiosi. Fazio citava Andrea Verga sull'alienazione mentale, Pietro Castiglioni sulla prostituzione e la diffusione della sifilide, Cesare Lombroso sulla pellagra, sui delitti, sull'antropometria di delinquenti; e naturalmente «il popolarissimo Paolo Mantegazza». Ma secondo il dottor Fazio era mancato sino ad allora un riconoscimento politico dell'importanza della questione. Finalmente, pochi mesi prima c'era stato un fatto nuovo: l'allora ministro dell'Agricoltura Gaspare Finali aveva nominato una commissione composta di personaggi autorevoli in materia statistica e medica, come Cesare Correnti, Pietro Castiglioni e Alfonso Corradi, per dare vita a una «inchiesta agraria e sulle condizioni della classe agricola». Sembrava dunque ormai prossima l'attesa e lungamente auspicata iniziativa politica destinata a sostenere e a mettere in pratica quello che i medici proponevano. Era questa legittima-

[9] E. FAZIO, *L'ubriachezza e le sue forme*, Tip. Trani, Napoli 1875.

zione del loro ruolo ciò che la corporazione dei medici chiedeva da tempo. Si poteva dunque sperare che si procedesse davvero sulla strada giusta: «Una statistica medica è della piú alta importanza per l'Igiene pubblica non meno che per la Patologia»[10]. Bisognava lasciarsi alle spalle il «cieco empirismo» e affrontare col metodo del calcolo sperimentale la diffusione dei morbi nelle collettività, studiando clima, composizione del suolo, abitudini sociali, professioni, arti e mestieri. Certo, si pubblicavano statistiche sull'andamento delle morti e sulle loro cause, ma era necessario che tra i dati della statistica medica e le regole dell'igiene pubblica si creasse il piú stretto rapporto: tale rapporto poteva diventare efficace solo registrando l'igiene della popolazione con criteri rigorosi, tenendo conto di fattori come i mestieri e le professioni, il clima, l'assetto del suolo. Era cosí che si poteva scoprire la legge che governava l'andamento della mortalità. Per parte sua il dottor Fazio proponeva uno schema di catalogazione delle cause di morte articolato in tredici classi.

Non sappiamo se di questo suggerimento si tenne conto nella commissione nominata dal ministro Finali e presieduta da Bodio. In materia di inchieste sanitarie e di provvedimenti per l'igiene c'era abbondanza di pareri e di proposte. E nel mondo dei medici era diffusa una forte convinzione di essere i portatori del progresso. In quello stesso anno 1875 lo aveva sostenuto nella sua prolusione per l'apertura dell'anno accademico all'Università di Torino il professor Giacinto Picchiotti. Parlando dell'avvenire della medicina in Italia lo aveva proiettato nella prospettiva di quella certezza del progresso che allora ci si attendeva come il frutto della scienza. Sulla base del generico darwinismo sociale diffuso all'epoca, ci si aspettava un continuo miglioramento dell'umanità per effetto della legge naturale della lotta per l'esistenza e delle scoperte della medicina. Secondo Picchiotti, i medici costituivano una categoria particolarmente importante nell'assetto contemporaneo della scienza. Spettava a loro svolgere una nobile funzione all'interno dell'organismo sociale. Lo sguardo degli scienziati della salute era in grado di raggiungere le grandi città come le piú remote campagne, il loro udito era capace di percepire il lamento dei sofferenti e dei bisognosi dovunque vivessero. Posti nella fase di passaggio da un passato di servitú al futuro della libertà, erano testimoni del crollo delle antiche autorità e vedevano spuntare l'alba di un'epoca nuova[11].

[10] *Ibid.*, p. 5 dell'estratto.

[11] G. PICCHIOTTI, *Il programma della medicina in Italia*, s.e., Torino 1875. Cfr. WIRTH, *For Nation* cit., pp. 46-47.

Da testimonianze come queste appare evidente che un medico condotto, obbligato a confrontarsi ogni giorno coi problemi delle malattie e delle precarie condizioni di vita delle classi popolari, era come un testimone in cerca di chi lo ascoltasse. Quello che accomuna le tante e autorevoli voci che si levarono allora dall'ambiente medico è un vivo senso di urgenza. Dopo la proposta lombrosiana della «carta igienica d'Italia» tanti altri colleghi dell'illustre scienziato intervennero nei congressi e sulle riviste per chiedere una inchiesta sanitaria estesa a tutta la nazione. La materia occupava grande spazio negli altri paesi europei e cosí fu naturale rivolgere lo sguardo agli esempi inglesi e francesi, ma anche e soprattutto tedeschi.

Sulla questione dell'igiene e dei contadini si dovevano ascoltare in quello scorcio di secolo ancora molte voci dell'ambiente medico. Basti segnalare al riguardo due prolusioni pronunziate nell'inaugurazione dell'anno accademico. Particolarmente autorevole per l'autore e per la sede universitaria fu quella del professor Giuseppe Sormani, rettore dell'Università di Pavia, letta per l'apertura dell'anno accademico 1887/88. Eccone un passaggio:

> Come la scoperta ed il perfezionamento del telescopio apriva all'Astronomia nuove regioni inesplorate sull'immensità dello spazio, come l'invenzione del microscopio applicata allo studio dei nostri tessuti creava una nuova scienza... cosí i progressi della statistica sanitaria e le conquiste della teoria microparassitaria diedero all'Igiene Pubblica, in questo ultimo mezzo secolo, una base piú sicura ed un piú rapido svolgimento[12].

Dalle stelle alle stalle: quello che era il telescopio per lo studio degli sterminati spazi celesti poteva diventarlo la statistica sanitaria per indagare la realtà infinitesimale dei microbi e i luoghi marginali e nascosti del disagio sociale e della miseria. Per il professor Sormani era possibile intravedere un grande rivolgimento sociale in arrivo: il riscatto del popolo di miserabili aggredito dai microbi, vittima di un ambiente immondo, di bevande e cibi poverissimi e infetti. L'Igiene era la scienza positiva che illuminava come una nuova stella l'orizzonte della società italiana, promettendo di superare quell'antitesi tra falsa e vera igiene di cui aveva scritto il dottor Gemma.

Il progetto era davvero grandioso: nell'enfasi dell'illustre medico si avverte tutto il senso di un vasto impegno e di una straordinaria opportunità offerta alla scienza medica. L'igiene pubblica era diventata una scienza esatta, era il sole del nuovo mondo di

[12] G. SORMANI, *L'igiene pubblica ed il progresso sociale in Italia*, prolusione per l'inaugurazione dell'anno accademico 1887/88 dell'Università di Pavia, citato e commentato in M. VIGLIETTI e G. TACCHINI, *La sanità pavese dalla nascita del Regno d'Italia alla prima guerra mondiale*, Italian University Press, Genova 2010; cit. a p. 21.

salvezza e di salute che si annunciava all'orizzonte. E i medici erano e si sentivano i protagonisti di una grande missione salvifica.

Da questo punto di vista la prolusione del professor Eugenio Di Mattei, docente di Igiene sperimentale e importante studioso di malariologia specializzatosi a Monaco di Baviera, letta per l'inaugurazione dell'anno accademico 1893/94 dell'Università di Catania, si segnala per l'accorata testimonianza sulla condizione di quelli che definí nel titolo con i termini preferiti anche da Agostino Bertani, «i lavoratori della terra»[13]. Li descrisse con dati risalenti all'inchiesta pubblicata da Panizza di cui si parlerà piú avanti. Le pagine del suo discorso, fitte di dati, si aprivano col ricordo della grande Rivoluzione francese e della proclamazione dell'uguaglianza come diritto di tutti gli esseri umani per poi concentrarsi sulla realtà italiana come vivente negazione di quel diritto. Con l'alta retorica che si conveniva alla cattedra, il professor Di Mattei svolse una lunga e appassionata requisitoria politica e sociale. Ne stralciamo qualche passo:

> Una grande parte delle classi lavoratrici italiane soffre per insufficiente alimentazione [...]. Occupandoci delle masse lavoratrici, noi studiamo con piú amore la grande classe dei lavoratori della terra [...]. I mezzi di sussistenza di questa massa sono ben meschini. In genere l'alimento costa del pane e del companatico: il primo è formato di farine di cereali, legumi, castagne, patate, l'altro comprende alimenti vegetali, in massima parte legumi, frutta, erbaggi, e una scarsissima quota di alimenti animali, formaggio, latte, uova, carne [...]. La carne, specialmente in Sicilia, si vede assai raramente sul desco del lavoratore della terra.

Seguivano nel suo discorso descrizioni dei minatori delle zolfatare siciliane e dei braccianti della Valle Padana, coi malanni che li colpivano: tra cui gran risalto fu dato alla pellagra diffusa tra i contadini del Canavese e della Brianza.

Prima che si giungesse a queste estreme e piú solenni testimonianze dell'etica civile che si respirava nel mondo dei medici c'era stato il tempo perché le loro voci si rendessero percepibili grazie allo strumento della topografia sanitaria. La prova di quanto la classe medica fosse pronta a impegnarsi su questo terreno è offerta dai tanti opuscoli e saggi che uscirono dagli studi dei medici condotti dedicati alla realtà dei comuni dove operavano. Questa letteratura, finora mai oggetto di un'indagine sistematica, è di non facile reperibilità data anche la mancanza di bibliografie

[13] E. DI MATTEI, *I lavoratori della terra e l'igiene sociale*, ora in *Lezioni inaugurali 1861-1999*, a cura di G. Giarrizzo, *Parte seconda (1885-1926)*, Università degli Studi di Catania, pp. 422-34.

della produzione medica dell'Ottocento. Ma quando c'è stata la casuale scoperta e riproposta di qualcuno di tali scritti l'interesse che si è acceso è stato qualcosa di piú del piacere «antiquario» (come lo definí Friedrich Nietzsche) del culto delle memorie del proprio borgo: quella che è scattata è stata l'emozione di una vera scoperta davanti al paese straniero sepolto con tutta la sua miseria e le sue sofferenze nel passato dei luoghi piú familiari. E proprio la differenza in meglio del presente da quel passato ha dato a queste letture il sapore confortante della fede nel progresso: il presente di un'Italia diversa, libera dalla fame e dai malanni endemici di epidemie e carestie, si è volentieri rispecchiato nelle cronache di allora e nei tentativi dei medici condotti dell'epoca di combattere proprio quei problemi[14].

In quel secondo Ottocento ci fu il trionfo delle topografie sanitarie, nella convinzione della funzione nazionale di quelle ricognizioni locali, idealmente sorrette dal desiderio di contribuire alla formazione di una specie di archivio diffuso di conoscenze intorno alla dispersa e varia realtà sociale italiana. Ne prenderemo in esame alcuni esempi, senza pretendere di esaurirne la casistica che fu nutrita.

Particolarmente operoso in questo campo fu proprio quel medico condotto che rispose alla chiamata ministeriale del settembre 1870 e che poi dette alle stampe la sua relazione: si chiamava Gisberto Ferretti, operava non lontano dalla Firenze del ministro e del prefetto – e forse anche questo ebbe a che fare con la sua pronta risposta. A quella data era medico-chirurgo condotto del Comune di Terra del Sole e Castrocaro: da lí doveva passare al Comune di Borgo San Lorenzo. Fu a quei due luoghi dell'Appennino tosco-romagnolo che dedicò accurate indagini di carattere igienico-statistico. Nella prima, relativa a Terra del Sole e Castrocaro, riprodusse in appendice la circolare dell'avvocato Cavallini[15].

La lettura di questo libro e dell'acclusa circolare apparve allo scrivente molti anni fa come il possibile indizio dell'esistenza di una serie compatta di testi dello stesso tipo, in grado di permettere la ricostruzione degli assetti sociali e delle forme di vita quotidiana dei piccoli comuni italiani all'altezza degli anni Settanta dell'Ot-

[14] Nel salutare la riscoperta della *Topografia medico igienico statistica del Comune di Romentino provincia di Novara pel Dottor Gnocchi Giuseppe* (Tipografia della Rivista di contabilità, Novara 1881), l'articolo di S. MARCHETTI, *La vita di un paese nei bollettini dell'800 del medico condotto*, in «La Stampa», 17 marzo 2017, ha sottolineato il fatto che le miserie ottocentesche del piccolo centro si sono rispecchiate nella nuova realtà del «piccolo centro dell'Ovest Ticino, 6 mila abitanti, arricchito negli Anni 80 dalla scoperta del petrolio».

[15] FERRETTI, *Topografia medica del Comune di Terra del Sole e Castrocaro* cit.

tocento. Cosí non è stato, ma in compenso è emersa la diffusione di questo genere letterario nella produzione a stampa dei medici italiani di quel secolo. Un genere letterario legato a contesti locali assai diversi tra di loro. Entrando nel borgo tosco-romagnolo raccontato dal dottor Ferretti dopo aver letto il libretto del dottor Gemma sui contadini del Veneto e della Lombardia si ha l'impressione di entrare in un altro mondo.

Il dottor Gisberto Ferretti (1845-1886), nato a Scandiano, si era laureato a Bologna. Della cultura universitaria carducciana e anticlericale di fine secolo lasciò tracce negli scritti suoi usciti nel corso degli anni Settanta e Ottanta. Fu uno dei tanti medici impegnati a studiare e celebrare le proprietà delle numerosissime sorgenti di acque minerali che costituiscono un patrimonio speciale dell'Italia[16]. Ma la sua cultura professionale si formò soprattutto con la lettura di statistiche e topografie mediche di altri autori, a cui volle richiamarsi nell'introduzione al suo libro su Terra del Sole e Castrocaro. Altre ne doveva ricordare anche nei suoi lavori successivi. Conosceva e ammirava in particolar modo quella dedicata da Salvatore De Renzi a Napoli (letta nell'edizione del 1845) nonché quella di Giuseppe Ferrario su Milano, da lui definita «colossale»; e ancora quella su Valle del Liri di Achille Spatuzzi e quella di Antonio Feroci su Pisa[17]. E volle rendere omaggio ai maestri da cui aveva imparato dedicando il libro a Paolo Mantegazza, Scipione Giordano, Gaetano Pini, Luigi Casati. La sua era una cultura seria, fatta di studi e letture. Si sentiva orgoglioso di appartenere a quella tradizione di medici che avevano degnamente esercitato il «nobile ministerio» a cui si appellava la circolare ministeriale del settembre 1870. Ferretti dichiarava di essersi sentito obbligato a dare risposta all'invito del ministro. Voleva dimostrare coi fatti quale larga messe si potesse raccogliere «nel vasto campo dell'igiene civile». Ne era cosí convinto che tornò ancora piú volte sull'argomento, come vedremo.

[16] Tra i molti lavori suoi presenti nelle biblioteche italiane si ricordano: G. FERRETTI, *Castrocaro e le sue acque salsoiodiche sulfuree e marziali*, Tip. sociale democratica, Forlí 1872, e ID., *Nuova guida ai bagni d'igiene salso-iodo-bromica di Castrocaro*, Tip. sociale democratica, Forlí 1873 (copie presso la Biblioteca comunale dell'Archiginnasio di Bologna e la Biblioteca comunale Estense di Modena).

[17] L'elenco comprende anche quelle di Alfonso Ragnisco su Pozzuoli, Alfonso Ademollo su Grosseto, Oscar Giacchi sul Casentino, Francesco Onetti su Sanremo, Giovan Battista Ughetti su Catania, Ferdinando Turchi su San Severino Marche, Enrico Galletti su Cannara, Michele Mauro su Trinitapoli (G. FERRETTI, *Topografia e statistica medica del Comune di Borgo San Lorenzo, Provincia e circondario di Firenze*, G. T. Vincenzi e nipoti tipografi-editori, Modena 1882, p. 5).

I suoi densi libretti costituiscono una testimonianza della fase piú matura dell'ideale ottocentesco dell'igiene come filtro per guardare alla condizione contadina. Nella premessa allo scritto del 1872 il dottor Ferretti si dichiarò favorevole senza riserve alla redazione di statistiche e topografie mediche: solo raccogliendo e registrando con scienza positiva i tanti fattori della realtà fisica e naturale, ma anche di tipo culturale, si potevano individuare le diverse cause che incidevano sulla salute delle persone. Bisognava tenere conto di precisi dati materiali e culturali da cui dipendevano vite e caratteri degli individui:

> Cibi, bevande, temperatura, umidità, venti, aria respirata, costumi, pregiudizi, educazione, istruzione, ecc., grandemente variando nelle singole parti di un qualsiasi esteso territorio, rendono differenti le attitudini, le costituzioni, e per conseguenza anche le malattie, i temperamenti, negli individui sui quali si esercitano cosí diverse influenze[18].

Questa convinzione del legame umano con le condizioni dell'ambiente apparteneva a tutta la cultura medica del tempo: una cultura che faceva sentire la corporazione sanitaria padrona di una scienza decisiva non solo per la vita e la salute dei singoli ma per quella della nazione intera. Fu sulla base del modello proposto da Giuseppe Ferrario nella sua *Statistica medica di Milano* che il medico condotto di Castrocaro riempí ordinatamente le sue tabelle di dati su popolazione, nascite, morti, matrimoni. Del collega milanese aveva presente probabilmente anche l'elogio della statistica medica nell'intervento al Congresso degli scienziati italiani di Pisa nel 1839.

Il libro su Castrocaro si apriva con una prima sezione dedicata alla composizione del suolo, all'altitudine e alla meteorologia come fattori primari e decisivi degli influssi dell'ambiente sulla salute degli abitanti. Si passava poi all'esame degli «agenti estrinseci naturali e artificiali» (strade e fabbricati, illuminazione e riscaldamento, alimenti) per concentrare le ultime due parti sulle «varietà antropologiche degli abitatori» (censimento al 31 dicembre 1871, movimento nel numero di malati, morti o in servizio militare nel biennio 1871-72), e sugli «agenti modificatori della salute» derivanti dai modi di funzionamento della società (allevamento dei bambini, educazione e istruzione, religione e beneficenza, scienze, lettere e arti, associazioni). Una ordinata serie di tabelle offriva al lettore informazioni precise sull'andamento delle piogge, sulla composizione salso-iodobromica delle sorgen-

[18] FERRETTI, *Topografia medica del Comune di Terra del Sole e Castrocaro* cit., *A lettori*, pp. 7-8.

ti di Castrocaro, sull'andamento demografico e sulle differenze interne alla società locale quanto a mestieri, religione, malattie. La maggioranza assoluta era costituita da agricoltori, divisi tra proprietari (8), mezzadri (1490), vignaioli, braccianti e cavatori di pietre (366). Era una popolazione distribuita nei due centri e nelle campagne circostanti. Pochi i membri di età avanzata (sopra i 60 anni). «Difficile tra noi il giungere a tarda vecchiaia», commentava il dottore[19]. Gli emigranti superavano il numero degli immigrati. Alta l'incidenza della mortalità infantile, quasi il 12 per cento; alto anche il numero dei nati morti (l'8,73 per cento) che però non distingue i nati morti a termine dagli aborti. E qui il medico lamentava la mancata distinzione perché vi leggeva la volontà di occultare la piaga delle gravidanze interrotte, che invece bisognava individuare a suo parere «per dar campo a studiarne le cause ed a combatterle possibilmente»[20]. Molti i dichiarati inabili al servizio militare per mancanza di statura adeguata e per gracilità di costituzione (nel 1872 ben il 38 per cento).

Quella del dottor Ferretti era una cultura dal fondamento umanistico, attenta alla storia e alla politica contemporanea, pur nella salda adesione alla radice positivistica della scienza. Si parte, come abbiamo visto, dall'analisi del suolo; si descrivono le colture dominanti – cereali, ortaggi e frutta in pianura, vigneti in collina, gelsi per i bachi da seta da cui padroni e contadini ricavano «vistosissimi guadagni». Dopo la terra, le acque: torrenti di origine appenninica, col principale – il Montone – che nell'inverno è causa di piene e di fiumane; ma anche tante sorgenti di acque semplici, salate e minerali. La «costituzione atmosferica» predominante è quella umida. Da qui, secondo Ferretti, le malattie piú diffuse: rachitide, scrofola, febbri intermittenti.

Quanto alle attività, l'unificazione italiana aveva cancellato di colpo la principale e piú lucrosa che per secoli aveva impegnato gli abitanti: il contrabbando. Grazie al confine politico tra una Castrocaro dello Stato della Chiesa e un borgo di Terra del Sole creato dal Granducato di Toscana, molta gente aveva trovato nei traffici illegali di granaglie e nel banditismo una risorsa fondamentale, talvolta la via facile alla ricchezza. Il dottor Ferretti probabilmente conosceva le glorie di famiglie come quella degli Spada che con le ricchezze ricavate dal contrabbando erano riuscite in breve tempo a vedere uno dei loro rivestito delle finissime trine e del rosso cappello cardinalizio immortalati nel bel ritratto del Guercino.

[19] *Ibid.*, p. 48.
[20] *Ibid.*, p. 57.

Ma adesso, dopo la svolta per loro rovinosa dell'unificazione, agli abitanti del luogo non erano rimasti che il lavoro dei campi e l'allevamento dei bachi da seta. Di fatto la società locale, accanto a pochi proprietari e a un artigianato di borgo dai cento poverissimi mestieri, contava quasi solo mezzadri e braccianti.

Lo sguardo del medico registrava uno per uno i vizi degli uomini, bevitori insaziabili di vinacci adulterati, e guardava con pena al lavoro bestiale delle donne, alle loro gravidanze avvelenate dalla fatica e dal peso di una tradizione fatta di pregiudizi e di ignoranza. E si preoccupava per l'igiene pubblica: si beveva acqua salata e solforosa, si mangiava la «péda» (o piada, la versione romagnola della pizza) per calmare i morsi della fame, si lavava la biancheria alla fontana pubblica inquinata da scarichi di liquami, si cucinava in pentole di rame velenose perché stagnate male, si faceva lume alla sera col petrolio respirando miasmi velenosi in stanze senza via d'uscita per il fumo. Le donne, prigioniere della tradizione che le voleva remissive e chiuse in casa, non conoscevano l'esercizio del camminare respirando aria libera e quando partorivano, invece del medico chiamavano la mammana; i neonati erano destinati all'incuria e ai rimedi di balie ignoranti; e la mortalità infantile era alta. Le malattie indotte dal vino, dal tabacco, dagli agenti patogeni delle bevande e della cattiva alimentazione, ma anche dalla fame, portavano a morte in età precoce. Il dottor Ferretti guardava con spirito anticlericale al perdurare nello Stato liberale della presenza del prete, e notava con amarezza che le feste del santo patrono erano oggetto del massimo impegno da parte della popolazione. Anche la sepoltura dei morti era regolata dal clero e avveniva a poca distanza dal decesso, ignorando le disposizioni statali. Insomma, in barba ai regolamenti sanitari e alle leggi dello Stato le cose andavano malissimo. Le pagine scritte e pubblicate dal dottore erano ricche di proteste e di proposte, con l'immancabile sigla dell'amara saggezza dantesca – «le leggi son, ma chi pon mano ad esse?»

Questo suo libro offre una buona occasione per accostarci ancora una volta alla cultura dei medici condotti. Anche perché, al di là delle citazioni di Dante e di Machiavelli, quella che si affaccia in queste pagine è una moralità in apparenza rispettosa della religione cattolica ma in sostanza fortemente critica della funzione svolta dalla Chiesa e dai preti nella storia e nel presente della società. Per il dottor Ferretti niente distingueva le superstizioni di chi credeva alle streghe e al malocchio o si curava con decotti e medicine di ciarlatani dalle devozioni delle donne che affollavano la chiesa per la prima messa. In ambedue i casi vedeva solo rischi per la salute. Ma il suo giudizio si faceva severo davanti all'arretratezza e all'ignoranza del popolo: lo attribuiva alla responsabilità della Chiesa. Era stata la «mano del clero che pesava grave su queste popolazioni» a conservarle per secoli in uno stato di ignoranza e di obbedienza al potere[21]. Ancora ai suoi tempi la percentuale degli analfabeti era altissima, senza che le due scuole maschili delle due località del Comune potessero fare qualcosa di serio per cambiare la realtà. Gli analfabeti costituivano la maggioranza assoluta della popolazione: le persone che sapevano leggere (non scrivere) si riducevano a un maschio e due femmine; una sola persona, di sesso maschile sapeva leggere e scrivere, a fronte di 287 maschi e 286 femmine che non sapevano né leggere né scrivere.

Il dottor Ferretti si augurava che finalmente le cose potessero cambiare e che le famiglie potessero mandare i loro figli alle università di Bologna e di Firenze. E tuttavia un medico condotto non poteva prescindere dal clero parrocchiale nel rapporto con la comunità. Lo si vede dal fatto che il dottor Ferretti ritenne di dover riportare un passo dalla lettera inviatagli dall'arciprete di Castrocaro, don Edoardo Sangiorgi, che gli sottoponeva in tono confidenziale la seguente considerazione su religione e moralità popolare: «L'unica cosa da cui parrebbe dovesse seguire una pubblica igiene molto maggiore in cotesta povera terra è la moralità»[22]. Ma il medico si sottraeva al tentativo di coinvolgerlo quando il prete spiegava che la moralità dei castrocaresi «si fonda in modo speciale sulla cattolica religione che professano». Il che era provato da don Sangiorgi con l'elenco delle numerose feste di santi che vedevano la popolazione partecipare concorde e contribuire a proprie spese all'organizzazione[23]. L'uomo di chiesa provava cosí a dirottare verso la pulizia delle anime la minaccia di una igiene che rappresentava la porta d'ingresso di una scienza razionalista e materialista. Ma qui il medico non poteva seguirlo. Anche se la inconcussa fedeltà del popolo alla tradizione religiosa è un dato debitamente registrato nelle tabelle del libro (quasi il 100 per cento di cattolici, con un segno dubitativo su due maschi), Gisberto Ferretti, di convinzioni laiche, non nascondeva le sue molte riserve. Non per caso: alla radice del programma di igiene pubblica c'era un progetto che aveva ben poca simpatia per la religione ufficiale, vista come forza di conservazione. Meglio avrebbe fatto quel popolo – scriveva Ferretti – se invece di

[21] *Ibid.*, p. 78.
[22] *Ibid.*, p. 77.
[23] *Ibid.*

finanziare le feste religiose avesse destinato le sue offerte a fini di beneficenza. Ma la realtà era quella descritta dall'arciprete e con quella bisognava fare i conti: da qui la garbata condiscendenza al dialogo. Il compromesso raggiunto tra il medico razionalista e il sacerdote cattolico nel piccolo borgo toscano lascia già intravedere il futuro Patto Gentiloni.

Scritti come quelli di Gisberto Ferretti mostrano l'ambizione della classe medica di rivolgersi a un pubblico di lettori piú ampio di quello che incontravano nei luoghi soggetti alla loro cura. A Castrocaro il dottor Ferretti doveva contentarsi di partecipare agli scambi di idee all'interno di una piccola élite: c'era il gruppo politicizzato che si raccoglieva nella Società democratica denominatasi «Gran Brettagna», c'erano le due Società di mutuo soccorso e la Società agraria industriale, elogiata qui per aver acquistato due trebbiatrici meccaniche. Ma il libro a stampa mirava piú in alto: il suo autore contava sulla corporazione di cui era membro oltre che sull'ascolto del potere. Non poteva immaginare che un giorno scritti come il suo avrebbero suscitato un interesse fatto del piacere regressivo di riconoscersi «come eravamo» e rispecchiarsi in quei piccoli universi locali, per reazione davanti ai processi di globalizzazione.

Ma vediamo almeno quale fosse la diagnosi della situazione dell'igiene a Castrocaro. Intanto a quanto pare, il Regolamento d'igiene del Comune, formalmente in vigore dal 1868, era rimasto lettera morta per ciò che riguardava tre articoli fondamentali: il primo, che imponeva l'obbligo di dotare tutte le abitazioni di aperture verso l'esterno in modo che non vi fosse «difetto d'aria»; il nono, che vietava depositi di letame, spazzature, cenci o «altre materie facili a fermentare», nonché la stagnazione di «acque insalubri dalle quali emanino fetide od immonde esalazioni»; l'undicesimo, dove si stabiliva che tutte le abitazioni fossero fornite di pozzi neri adeguatamente isolati e di scarichi delle acque chiare nelle pubbliche fogne. Passando poi ad altri articoli del regolamento, il medico osservava che l'immondizia ingombrava ancora le strade, le stalle non venivano ripulite, si orinava e si defecava in giro – e cosí via. Un miglioramento c'era stato nelle case sparse nel contado, grazie anche al terremoto del 1870 che aveva accelerato la scomparsa delle catapecchie «tanto frequenti nella piú gran parte delle campagne d'Italia»[24]. Le carenze, però, erano soprattutto nel campo dell'alimentazione e colpivano la classe piú miserabile, quella dei braccianti:

[24] *Ibid.*, p. 25.

Molto raramente il povero bracciante si permette il lusso di far la *piéda* di schietta farina di grano, e solo nelle ricorrenze solenni vi aggiunge poche uova e poco lievito. Che se la miseria lo stringerà da vicino, egli non esiterà ad impastar la sola farina di frumentone con acqua salata in mancanza di sale comune. Non è a dirsi quanto debba essere indigesto cosí fatto nutrimento[25].

[25] *Ibid.*, p. 30.

Capitolo quattordicesimo

Dal villaggio al mondo

1. *Nuovi progetti di Gisberto Ferretti.*

Il caso del dottor Ferretti mostra come la topografia sanitaria, aderendo alla realtà materiale di una piccola circoscrizione amministrativa, finisse col diventare storia patria e cronaca della vita quotidiana di un paese e del suo territorio. Ma è proprio dagli scritti successivi dello stesso medico che si vede come le ambizioni potessero crescere e proiettarsi ben oltre quei ristretti orizzonti. La convinzione del valore della scienza come mezzo per riscattare l'umanità dalla soggezione ai flagelli delle malattie faceva intravedere la possibilità di un futuro diverso che si trattava solo di saper creare. Cosí poteva accadere che la scienza dei paesi si trasformasse in utopia.

È quel che accadde al dottor Gisberto Ferretti. Abbiamo già visto quali fossero le sue idee in materia. Ma il medico emiliano non si limitò a quel libro sul Comune di Castrocaro e Terra del Sole. Il suo robusto senso dei fattori materiali della salute ma anche la sua volontà di fare quel che poteva per cambiare in meglio la realtà lo spinsero a mettere in circolazione con la stampa altre esperienze e a lanciare piú vaste iniziative.

Quella che propose nella riunione del 1° marzo 1880 presso la sede modenese della Società italiana d'igiene fu una nuova versione dell'assillo fondamentale della cultura medica italiana dell'epoca: la «carta igienica» immaginata da Lombroso all'inizio dell'Italia unita e poi piú volte riproposta[1]. L'idea era quella di stimolare e avviare uno sforzo concorde dell'intera categoria professionale dei medici condotti per la realizzazione di una carta sanitaria della nazione. Secondo il dottor Ferretti quello era un obiettivo da raggiungere procedendo per gradi. Bisognava partire dalla cellula base, il Comune: sommando i risultati di tante topografie sanitarie comunali si sarebbero ottenute delle topografie regionali. Poi, unificando con lo stesso procedimento questa elaborazione di se-

[1] *Topografia e statistica medica della città e dintorni di Modena proposta dal dottor Gisberto Ferretti*, Stabilimento Giuseppe Civelli, Milano 1881.

condo livello si poteva realizzare la desiderata Carta sanitaria nazionale. Un sogno già fatto da altri: ma il dottor Ferretti aveva ambizioni piú grandi. Secondo lui non ci si doveva arrestare qui. Quello che aveva in mente era un progetto davvero grandioso: la costruzione di una carta geografico-medica mondiale. Fu questa la proposta che avanzò a Modena in quella riunione della società medica cittadina. Non fu un auspicio generico ma un disegno argomentato e dettagliato. Per costruire la Carta mondiale era necessario un lavoro collettivo, il cui successo era legato alla rigorosa fedeltà di tutti i collaboratori a un identico questionario. Solo cosí ogni dato registrato sarebbe stato comparabile e sommabile con tutti gli altri producendo alla fine una precisa fotografia della diffusione delle malattie nel mondo. Che questo fosse lo strumento di cui l'umanità aveva bisogno gli era venuto in mente leggendo un autorevole trattato francese, quello di Marc Boudin[2]. Si era convinto che fosse del tutto «deplorabile la mancanza di un'opera compiuta di geografia medica, la quale offra il modo di confrontare, con autorevoli documenti, lo sviluppo e l'andamento d'una stessa malattia ne' diversi paesi del globo». Soltanto quando si fosse arrivati a disporre della Carta mondiale delle malattie si sarebbe stati finalmente in grado di studiare su documenti fededegni «lo sviluppo e l'andamento di una stessa malattia in tutti i paesi del globo»[3]. E se l'obiettivo poteva apparire troppo ambizioso, niente paura: a quell'esito finale e supremo si doveva arrivare gradualmente. L'importante era partire col piede giusto. Il primo passo era la stesura di una topografia medica nazionale. Ciò che era stato fatto fino ad allora appariva al dottor Ferretti molto limitato e poco utile. L'opera andava costruita con metodo e con pazienza, organizzando e coordinando l'attività di moltissimi collaboratori in modo da rendere comparabili le informazioni e tali da proiettarle su larga scala.

Non era la prima utopia che nasceva dalla mente di un medico, anche se prevedere un piano di collaborazione mondiale nell'età del nazionalismo ruggente e dell'imperialismo era davvero andare contro corrente. Ma questo era il punto d'arrivo della fiducia nella scienza coniugata con la coscienza del ritardo italiano rispetto alle nazioni piú evolute: la sfida impossibile era la via di fuga.

[2] *Ibid.*, p. 1. Lo scritto citato era quello di Jean-Christian-Marc Boudin, *Traité de géographie et de statistique médicales et des maladies endémiques comprenant la météorologie et la géologie médicales, les lois statistiques de la population et de la mortalité, la distribution géographique des maladies et la pathologie comparée des races humaines*, J.-B. Baillière et fils, Paris 1857.

[3] «Giornale della società italiana d'igiene», III (1881), pp. 304-11.

Gisberto Ferretti non si era limitato a progettare l'iniziativa: aveva fatto appello al patriottismo cittadino dei modenesi quando aveva proposto di costruire a Modena la pietra angolare di una costruzione grandiosa. Qui c'erano le persone giuste secondo lui: e indicò nomi precisi, come quelli di Antonio Cuoghi Costantini, autore di uno studio sulle acque minerali cittadine, e di Carlo Sacerdoti, che aveva collaborato al questionario della giunta per l'Inchiesta agraria sulle condizioni della classe agricola in Italia (Inchiesta Jacini). L'obiettivo era quello di creare un'opera campione, una «vera e propria topografia e statistica medica d'una città». A tal fine propose ai membri della Società medica modenese una scheda per la raccolta dei dati e un dettagliato «regolamento per la compilazione della Topografia e Statistica medica della città e dintorni di Modena»[4]. La proposta fu accolta. Il dottor Ferretti si occupò della stesura del questionario standard e del regolamento, che vennero proposti e approvati in una seduta successiva. Furono create quattro sottocommissioni e vennero distribuiti i questionari. Al dottor Ferretti fu affidato il compito di raccogliere i primi fascicoli e di comporli in un volume da presentare solennemente in pubblico in occasione della riunione dell'Associazione medica nazionale, in programma a Modena nel settembre 1882.

Cosí non fu. Non solo l'obiettivo del grande disegno non venne raggiunto ma non fu posta nemmeno la prima pietra dell'immenso edificio.

Va detto tuttavia che quel progetto non fu un sogno privato, un desiderio coltivato in solitudine. Pochi anni dopo questa pubblicazione, il dottor Salvatorangelo Ledda, nella sua *Topografia medico-storica* del comune sardo di Sanluri di cui si parlerà piú avanti, ricordò che in tante occasioni ufficiali era stato lanciato l'appello a tutti i medici perché compilassero la statistica del loro comune. Forse il dottor Ledda aveva presente il progetto di Gisberto Ferretti, ma non lo citò in modo esplicito. Però quello che aveva in mente era lo stesso disegno di una proiezione mondiale: pensava anche lui che, una volta completata da ciascuno la sua parte dell'opera, dalla sintesi delle relazioni degli 8259 comuni italiani si sarebbe potuta comporre «la Topografia e Statistica medica italiana, e, colle topografie e statistiche di tutte le singole nazioni, la Geografia medica mondiale». Sull'importanza e l'utilità di una simile impresa a detta dell'autore non c'erano dubbi, «avendo la pratica e l'esperienza chiaramente addimostrato, potente essere l'azione

[4] *Ibid.*

della topografia sullo stato fisiologico e patologico dell'organismo, ed essendo la storia e la statistica divenute i due perni fondamentali delle scienze applicate e delle arti utili»[5].

Dunque furono almeno due i medici italiani che indipendentemente l'uno dall'altro e sulla base di un progetto discusso nelle sedi della loro professione si dedicarono a redigere relazioni sullo stato dei loro comuni avendo in mente un obiettivo di dimensioni mondiali.

Nell'immediato, all'infaticabile dottor Ferretti, passato intanto alla condotta del Comune toscano di Borgo San Lorenzo, si offrí questo nuovo ambiente come campo di verifica della bontà del progetto. Fu cosí che in tempi molto brevi prese forma la topografia e statistica sanitaria di quel comune, pubblicata a Modena nel 1882[6].

Qui l'ambiente naturale e il tipo di popolazione cambiano; e cambia anche il tono dell'autore. Se prima aveva avuto a che fare con due comuni di pianura e collina, abitati da una popolazione in buona parte di tipo urbano, qui si trovò immerso nei problemi di un mondo di contadini e di pastori. Conobbe cosí la difficoltà di modificare i comportamenti e le culture di una popolazione analfabeta e superstiziosa, che non ascoltava gli avvertimenti del medico e si rivolgeva piú volentieri a ciarlatani e streghe, vivendo (e morendo) nella completa ignoranza dei precetti dell'igiene. Nelle dense e dettagliate pagine del suo libro Gisberto Ferretti appare di continuo in atteggiamento di conflitto e di rigetto nei confronti dei suoi assistiti; il che non gli impedí di dare espressione a sentimenti di pena e di irata pietà nel guardare agli errori popolari e a chi ne era vittima. Ma il suo dovere era dire la verità, anche se sgradita. Glielo imponeva la professione di medico condotto, «la piú benemerita delle classi dei sanitari [...]. I medici condotti diran sempre ai privati, ai sindaci, ai prefetti e al governo la verità intera [...] Essi la diranno essendo sul luogo del quale discoprono le vergogne»[7]. Il tono di questa dichiarazione preliminare fa capire quanto poco piacevole la sua ricognizione fosse destinata a risultare per le autorità e per il popolo.

Dati primari e immutabili subito descritti furono naturalmente composizione geologica dei luoghi, altitudine, clima e meteorologia.

[5] S. LEDDA, *Topografia e statistica medico-storica del Comune di Sanluri in provincia di Cagliari*, Tipografia A. Alagna, Cagliari 1884, p. 7. Su questo scritto si veda piú avanti.

[6] FERRETTI, *Topografia e statistica medica del Comune di Borgo San Lorenzo* cit. Va ricordato che questo lavoro è dedicato «al sacerdote Luigi Fratini di Borgolavoro a cui [il libro] egli efficacemente collaborò».

[7] *Ibid.*, p. 4.

Era sempre la solita triade – luce, aria e acqua – a determinare le condizioni della buona salute. L'aria dei luoghi, di per sé buona, non penetrava in «molte povere case, specialmente del contado, prossime di ogni sorte d'immondezze»[8]. Per quel che riguarda l'acqua, invece, le sorgenti della montagna non erano tutte potabili; e quelle potabili erano lontane e faticose da raggiungere. Naturalmente sono anche qui «le giovani donne (quelle a cui) incombe per lo piú di provveder l'acqua pe' bisogni della famiglia». E poiché ci vanno d'estate scalze e sudate ne riportano qualche malanno «in causa dell'improvvisa soppression de' sudori e de' mestrui»[9]. Di fatto, si usavano acque poco potabili, attingendo nel borgo a condotte mal tutelate e incanalate. Ma se ne faceva poco uso nel bere e ancor meno nel lavarsi. Perché ci si lavava ben poco tra i contadini e le loro donne:

> La pulizia della persona nelle classi meno agiate, non è fra noi soverchia. I bagni generali non si fanno da molti campagnoli, se non son ordinati dal medico, e nell'estate scusano il loro odio per l'acqua adducendo il continuo loro stato di traspirazione! Il viso e le mani si lavano certo la domenica per andare in chiesa, ma non asseriremmo che lo facciano gli altri giorni. È poi facile comprendere come [...] s'incontrino qui spesso persone, quasi coperte di quegli schifosi animaletti il cui solo nome ripugna, e de' quali il medico e il parroco portano talora qualcuno a casa propria[10].

Dalla mancata pulizia nasceva la rogna. Non diversi i costumi dei figli: eppure vanno a scuola dove sarebbe necessario «instillare nelle tenere menti [...] quelle elementari nozioni d'igiene e di medicina domestica» visto che danno prova di appartenere «a famiglie che odiano l'acqua per principio»[11]. Quanto alle donne il dottor Ferretti nutre per loro ben poca stima: gli appaiono vanitose nella ricerca di qualche abitino colorato, e quando vede le contadine coprire lo sporco con abitelli da pochi soldi, però colorati e alla moda, non risparmia le sue reprimende, perché «non curano il piú volte che le sottane, la camicia e le calze siano lacere, rappezzate e sudicie»[12]. Le donne pagano cosí piú di altre categorie le spese della riprovazione della sporcizia da parte del medico. Ma il dottor Ferretti provava anche pena per quelle povere donne, schiacciate da lavori pesanti. Caso non raro «veder donne incinte, portar gravi pesi sulle spalle [...] La gravidanza non

[8] *Ibid.*, p. 17.
[9] *Ibid.*, p. 46.
[10] *Ibid.*
[11] *Ibid.*, p. 99.
[12] *Ibid.*, p. 46.

è per esse ragion sufficiente per toglierle alle abituali fatiche»[13]: lo sguardo del medico osserva i costumi di famiglie rozze e tiranniche, vede quelle donne che si arrampicano sulle scoscese fratte della montagna cariche come animali da soma, spesso aggiungendo agli altri pesi quello del figlio in gestazione, onde i frequenti aborti. Che erano tanti: cosí come erano numerosi i nati morti. E c'era anche qualcos'altro che colpiva il medico, attento lettore dei dati statistici: «Nascono piú maschi che femmine [...] fatto rarissimo e perfettamente opposto a quanto riscontrasi in quasi tutte le provincie d'Europa»[14]. Tanto strano da suggerire al dottor Ferretti un'ombra di sospetto. Sulla stranezza del fenomeno la sua attenzione era stata richiamata dalla lettura di un'altra topografia medica, quella dedicata a Pisa e al suo circondario dal dottor Antonio Feroci. Un infanticidio selettivo: questo il sospetto che si intravede dietro le sue circospette osservazioni. Davanti a un identico squilibrio nel rapporto maschi-femmine tra i nati di un piccolo borgo mezzadrile toscano del XVII secolo è stata questa la spiegazione avanzata[15]. Che la durezza di un Seicento di carestie e di peste tornasse ancora a devastare la vita dei contadini fino a riproporre la tragica scelta della soppressione dei neonati di sesso femminile dà la misura di una storia che nell'Ottocento delle classi popolari conosceva solo il regresso. Aborti alla macchia e infanticidi fecero parte allora del segreto delle famiglie, quando non finirono nei registri dei manicomi criminali o negli atti dei processi giudiziari.

Di fatto accanto o al posto dei figli propri la famiglia contadina di Borgo San Lorenzo ne allevava altri, quelli dati a baliatico dall'Ospedale degli Innocenti di Firenze: secondo un meccanismo impiegato diffusamente, le donne, attirate dal compenso, sospendevano l'allattamento dei loro figli per dare il latte all'«innocentino» fino alla scadenza dell'anno. E poi magari, se era sopravvissuto se lo tenevano perché ci si erano affezionate. Ma intanto prendevano per affidamento dall'Ospedale del Bigallo – sempre per lo stesso motivo («ingordigia di ben scarso lucro») – «ragazzi e bambine che aiutano la famiglia nelle faccende domestiche, il che vuol dire generalmente per "guardar le bestie" [...] Ne viene che essi hanno in casa un piccolo schiavo che li serve, e li paga

[13] *Ibid.*, p. 91.

[14] *Ibid.*, p. 81.

[15] G. HANLON, *Vita rurale in terra di Siena nel Seicento. Natura umana e storia* (2007), Pascal, Siena 2008.

per servirli»[16]. L'istituto si affidava al parroco per l'attestato che i piccoli fossero vivi, sani e ben tenuti; e il parroco attestava tutto, senza scomodarsi a controllare una verità dei fatti che poteva portare a sospendere quel guadagno.

Miseria morale e materiale dunque, quella del popolo contadino di Borgo San Lorenzo: quella materiale si misurava coi due parametri consueti, l'alimentazione e l'abitazione. E anche qui si mangiava generalmente

> polenta di farina di frumentone ed il pane. Fra i pigionali o braccianti, quest'ultimo manca sovente. La carne si mangia qualche volta, cioè per le solennità. La mattina si mangia pane o polenta; a mezzogiorno polenta con fagiuoli o senza, condita con cacio o strutto di maiale o fritta coll'olio. La sera polenta o patate, o fagiuoli col pane[17].

Era la ben nota alimentazione a base di farina di un mais quasi sempre raccolto immaturo e poi muffito nei luoghi dove veniva conservato dai contadini, «costretti come sono a tener insaccata la loro parte del cereale nelle umide stanzuccie delle povere loro abitazioni»[18]. E il sospetto che gravava sempre piú su di un simile nutrimento era quello di causare la pellagra che devastava tante famiglie. Quanto alle «povere abitazioni», vediamo apparire ancora temi e termini familiari, quelli che la cultura dell'igiene aveva usato da tempo per descrivere una realtà di case dove il medico entrava turandosi il naso:

> il sudiciume [...] le deturpa tutte [...] Le latrine d'ordinario mancano, facendone le veci le concimaie e le stalle... [Dagli acquai defluiscono] materie liquide che o si soffermano in una pozza fetente, o si disperdono in immondi rigagnoli intorno le case [...] Assoluta mancanza d'igiene della biancheria, delle vesti, della pelle e della alimentazione[19].

Erano stanze senza camino dove d'inverno il fumo rifluiva e ristagnava e le donne ricorrevano alle braci dello scaldino. Quanto agli uomini, la speranza era riposta nelle scuole volute dal governo: che però erano poche e insegnavano poco, leggere e scrivere ai maschi, a far la calza alle femmine. Ma di fatto regnava un analfabetismo generale: in certe parrocchie – attestava il dottor Ferretti – solo due o tre parrocchiani su cento sapevano apporre la propria firma.

Ma quello che accendeva l'ira del medico era la miseria morale del popolo, già emersa dalle sue rilevazioni a Terra del So-

[16] FERRETTI, *Topografia e statistica medica del Comune di Borgo San Lorenzo* cit., p. 95.
[17] *Ibid.*, p. 48.
[18] *Ibid.*, p. 35.
[19] *Ibid.*, p. 43.

le e Castrocaro: ne produceva a titolo di documento non solo un elenco di feste e giochi abituali, tutti elencati con precisione, ma soprattutto la descrizione della quantità di pregiudizi e di superstizioni che spingevano le famiglie a rivolgersi a comari e stregoni per le piú diverse e spesso immaginarie malattie. Per loro il medico condotto era come se non ci fosse: vigeva ancora quello che per l'Italia dei secoli precedenti è stato definito un «pluralismo medico», cioè il ricorso a una quantità di figure di guaritori, tra ciarlatani e stregoni, a cui ci si rivolgeva per interventi spesso assurdi sui corpi[20]. L'elenco dei «mali» veri o presunti riempie intere pagine del libro.

Quanto alle superstizioni, un posto importante vi trovava la credenza nelle streghe. Ecco cosa accadeva se ci si convinceva che qualcuno in famiglia fosse stato stregato: si aspettava che qualcuno si affacciasse alla porta e «la prima persona che vi capita, dev'essere la colpevole della malia, e, senza tante cerimonie, le si impone sotto pena d'esser gettata nel forno ben caldo di lavare con acqua santa il bambino, del quale è cosí assicurata la guarigione»[21]. E c'erano pratiche e credenze che nascevano dalla trasformazione in sacro superstizioso di riti del sacro ufficiale. Per esempio: anche qui si facevano suonare le campane all'avvicinarsi delle burrasche. Si riteneva indispensabile far battezzare i neonati nella pieve anche se avevano già ricevuto il battesimo dalla levatrice. E cosí via. Ma c'era un particolare che riusciva incomprensibile per il medico: quelle famiglie, poverissime, erano capaci di versare spontaneamente ogni anno tutti i soldi necessari per rendere piú splendida la festa del santo patrono. Ebbene, anche quella persistente e radicata devozione per i santi era per il dottor Ferretti una incomprensibile superstizione in un cristianesimo popolare che secondo lui non aveva piú nulla di cristiano. Le confraternite delle parrocchie c'erano e qualche volta funzionavano anche per interventi di aiuto reciproco, come quando uno dei confratelli si ammalava o quando si dovevano fare le «mutature», cioè i traslochi di mezzadri cacciati dal padrone. Ma, al di là di queste elementari forme di aiuto dato per garantirsi un capitale di gratitudine da riscuotere all'occorrenza, c'era la barbarie di un mondo rimasto al di fuori della storia. Di

[20] Di un «Medical pluralism» per l'Italia del Sei-Settecento ha parlato P. BURKE, *The Historical Anthropology of Early Modern Italy. Essays on Perception and Communication*, Cambridge University Press, New York 1987, p. 209.

[21] FERRETTI, *Topografia e statistica medica del Comune di Borgo San Lorenzo* cit., p. 126. La pratica, secondo testimonianze orali raccolte dallo scrivente, era ancora viva nelle campagne toscane degli anni Trenta del Novecento.

fatto le molte pagine in cui il dottor Ferretti descrisse con grande precisione le pratiche di cura per determinate affezioni vere o immaginarie, insieme a credenze, rituali, feste e canti dei contadini di Borgo San Lorenzo, riportano alla memoria del lettore gli elenchi di superstizioni, devozioni e forme di vita popolare dei secoli della prima età moderna. Ma il dottor Ferretti, saldamente ancorato all'antico e al Rinascimento, non era per niente sensibile al vento romantico del Medioevo di saghe e canti popolari, seguendo in questo l'orientamento prevalente della cultura italiana del secolo[22]. Quello che si svolge davanti a lui gli appare come il dramma di un mondo congelato, rimasto fermo nel tempo, deprecabile frutto di una incancellabile ignoranza e di pregiudizi che avevano preso il posto del vincolo sociale necessario.

Quel vincolo il dottor Ferretti lo vedeva vivo e operante in un'altra classe popolare:

> Ma in ben piú vasto campo si aggira, ed è per ciò di gran lunga piú utile e piú benemerita delle ricordate, la «Società di mutuo soccorso» fra gli operai di Borgo San Lorenzo. A dimostrarlo riporteremo alcuni articoli del suo Regolamento: Art. 2. Lo scopo della Società è la fratellanza e il mutuo soccorso degli operai fra loro. Tende a favorire l'istruzione, la moralità e il benessere, affinché possano cooperare efficacemente al bene pubblico[23].

Da queste parole appare chiaro l'esaurirsi delle speranze che il corpo dei medici condotti aveva investito in un riscatto delle plebi contadine o almeno in un loro spostarsi verso la classe operaia. Quanto ai contadini, la barriera dell'igiene sommandosi a quella dell'ignoranza e della superstizione si configurava sempre piú come un muro invalicabile.

2. *Operai e contadini a Pisa.*

Era anche questo un segno di come cambiava la realtà del paese. Cosí le relazioni dei medici finivano con l'essere un termometro delle mutazioni in atto nelle periferie e tra le classi popolari. Ne è un esempio quella topografia sanitaria del dottor Antonio Feroci che il suo collega Ferretti fece in tempo a leggere. Si trattava, come già accennato, di una indagine sulle condizio-

[22] Cfr. A. MOMIGLIANO, *Sull'inesistenza di un filone romantico nella filologia classica italiana del sec. XIX*, in «Annali della Scuola Normale Superiore di Pisa. Classe di Lettere e Filosofia», s. III, XVI (1986), n. 1, pp. 67-82, ora in ID., *Nono contributo alla storia degli studi classici e del mondo antico*, Edizioni di Storia e Letteratura, Roma 1992, pp. 643-56.

[23] FERRETTI, *Topografia e statistica medica del Comune di Borgo San Lorenzo* cit., p. 103.

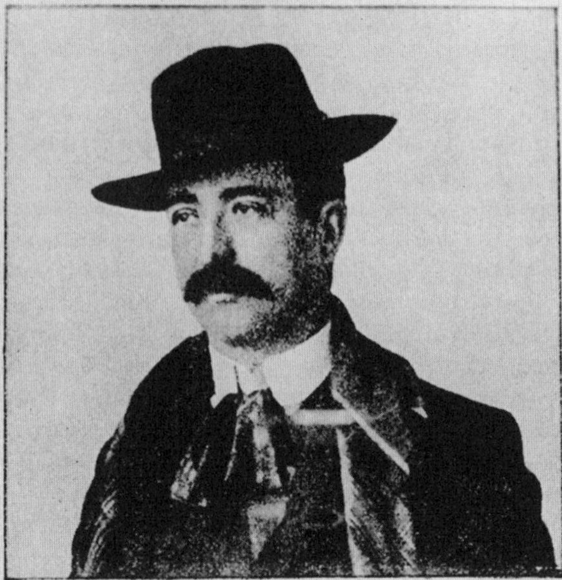

PRIMO MAGGIO

(Aria del coro nell'Opera NABUCO)

Vieni o Maggio, t'aspettan le genti;
ti salutan i liberi cuori;
dolce Pasqua dei lavoratori,
vieni e splendi alla gloria del sol.

Squilli un inno di alate speranze
al gran verde che il frutto matura,
a la vasta ideal fioritura
in cui freme il lucente avvenir.

Disertate, o falangi di schiavi,
dai cantieri, da l'arse officine,
via dai campi, su da le marine
tregua, tregua, all'eterno sudor!

Innalziamo le mani incallite,
e sian fascio di forze fecondo:
noi vogliamo redimer il mondo
dai tiranni de l'ozio e de l'or.

Giovinezze, dolori, ideali,
primavere dal fascino arcano,
verde maggio del genere umano,
date ai petti il coraggio e la fè:

Date fiori ai ribelli caduti
collo sguardo rivolto a l'aurora
al gagliardo che lotta e lavora,
al veggente poeta che muor!

PIETRO GORI.

Figura 9.
Foglio volante distribuito durante il Primo maggio del 1900, con l'inno del Primo maggio e il ritratto del suo autore, Pietro Gori.

ni igieniche di Pisa e del circondario uscita a stampa nel 1873[24]. Vi si raccoglievano informazioni e analisi con le quali l'autore intendeva rispondere alle richieste di circolari che andavano da quella del 1863 del ministero della Guerra a una recente del 1° ottobre 1872 che aveva per oggetto la condizione delle industrie e la salute degli operai.

Il dottor Antonio Feroci (1823-1910) meriterebbe un capitolo a sé: uomo di vasta cultura, attestata da una biblioteca costruita con ampiezza di orizzonti scientifici e di interessi storico-umanistici che volle regalare agli studiosi e alla sua città, si mantenne fedele alla tradizione inaugurata da Bernardino Ramazzini. Lo mostra l'attenzione che dedicò al problema dell'organizzazione del servizio sanitario e alla condizione del medico condotto non solo nell'ambiente urbano ma in quelle zone di montagna e di campagna a cui dedicò il memoriale che abbiamo già visto. Ma nella sua statistica sanitaria di Pisa e del circondario ebbe presente un preciso contesto dove il mondo del lavoro aveva una notevole varietà di forme. Per delinearne le condizioni igieniche mosse intanto da una diligente esposizione di tutti i dati consueti e necessari: assetto del suolo, andamento climatico, precipitazioni, temperature e cosí via. Ma si concentrò soprattutto sulla condizione dei lavoratori. Quelli che aveva davanti a sé erano operai e contadini. Nella realtà di una città di studenti e lavoratori, dove vivaci tendenze anarchiche e nuove organizzazioni socialiste si scontravano con le tendenze liberali e filogovernative, il confronto tra la vita dei campi e quella delle fabbriche fu al centro dello scritto del dottor Feroci. In città e nei borghi vicini la fioritura di fabbriche meccaniche, opifici tessili, fabbriche di mobili e laboratori di abbigliamento doveva dare origine a un mondo operaio dotato di grande vivacità politica e percorso da forti correnti anarchiche. Sullo scorcio del secolo Pisa doveva conoscere l'infiammata oratoria e gli incitamenti allo sciopero e all'«odio di classe» che portarono in galera Pietro Gori (1865-1911) e lasciarono tracce profonde nella tradizione locale. Di fatto, lo sguardo del dottor Feroci sul mondo delle campagne fu piú distratto. Ma non perché i problemi dei contadini gli apparissero trascurabili: solo che, ai suoi occhi, quelli degli operai erano piú gravi. Quanto al colono, per lui è un uomo che respira pur sempre l'aria dei campi.

[24] FEROCI, *Le condizioni igieniche di Pisa e del suo circondario* cit. La copia personale dell'autore è conservata con tutti i suoi libri nel lascito che ne fece alla Biblioteca universitaria di Pisa.

E, dunque,

> molto spesso la sua sorte è migliore di quella del povero operaio che suda nell'officina. Peggiore è bene spesso la condizione dei garzoni e degli operanti; che venendo assoggettati a piú dure e piú penose fatiche, avrebbero bisogno di un vitto riparatore, al quale la misera condizione non permette loro di provvedere.

E gravissima gli appariva la condizione dell'operaio costretto a passare «ore e ore in sale chiuse [...] al riverbero di un fuoco infernale». Al confronto, la vita dei campi e dei boschi portava con sé «la calma dello spirito e la mancanza delle passioni». Il medico conosceva montanari che vivevano «del pane de' boschi e del vino delle nuvole», e potevano vantare sana e robusta costituzione[25].

Tuttavia nemmeno a lui la condizione dei contadini appariva priva di problemi. Ma appena provava a descriverla vediamo ritornare quella serie di questioni igieniche che abbiamo incontrato di continuo. E si configura di nuovo il vecchio stereotipo, quello del «sudicio», magari attenuato con perifrasi ma sempre in grado di offrire il colore di fondo a descrizioni di contesti dove la confusione degli spazi, la mescolanza delle persone, l'aria fetida, riconducono alla categoria ben nota di un mondo residuale, aperto alla minaccia di infezioni.

Nelle campagne – scrive il dottor Feroci – «la nettezza è piú apparente che reale; mancando una latrina, gli escrementi rimangono nelle stanze per molte ore». Nelle case si affolla un «numero spesse volte sproporzionato degli inquilini di contro alle dimensioni degli ambienti. Chi non sa che nella campagna quattro e sei persone dormono tutte nella medesima stanza». E ritorna la critica di un'abitudine malsana: «Un'altra circostanza che nelle campagne cagiona danni ai contadini, si è l'abitudine di tenere i concimi ammassati presso la casa di abitazione». Da lí emanavano miasmi «nocevolissimi da fatto all'umana salute»[26]. E quanto al cibo, quella che si avanza è ancora la dieta contadina a base di pane e acqua: un pane fatto di «gran turco, segale, vecce», anche se da qualche tempo la qualità del pane era migliorata: «Vi sono epoche dell'anno in cui si fa anche di solo grano»[27]. E, infine, un problema ancora piú serio era quello dell'acqua: su 197 località del circondario solo 84 disponevano di acqua di buona qualità. Le altre ne avevano di mediocri e ben 64 disponevano solo di acqua cattiva.

[25] *Ibid.*, p. 68.
[26] *Ibid.*, pp. 62-63.
[27] *Ibid.*, p. 67.

Nella città, quella che aveva sotto gli occhi era invece una società viva e animata da fermenti di novità: accanto a quelli di carattere politico c'erano anche indizi di ricercatezza nel vestire. E qui il medico vedeva insinuarsi la minaccia del lusso. Minaccia grave: se il lusso per il ricco era «un dovere», diventava invece «un danno immenso e una cagione d'innumerevoli mali quando penetra nella famiglia dell'artigiano o del piccolo industriante; sorgente spesse volte unica di disastri economici e di un'immoralità scandalosa»[28]. Dunque anche per il dottor Feroci si presentava qui il problema di come educare il popolo e dargli una norma morale o almeno delle istruzioni per l'igiene. La soluzione per lui era intanto l'istruzione obbligatoria e poi il ricorso alla «diffusione di buoni libri d'igiene, nei quali con forme semplicissime venga il popolo istruito delle principali cagioni delle malattie cui va incontro, e dei provvedimenti e delle precauzioni ch'ei deve usare per evitarle»[29]. Quello a cui pensava era dunque un popolo di lettori, finora mai apparso come realtà nella prospettiva dei medici condotti. Ma Pisa era una città universitaria, con una forte presenza di operai e una vivace passione politica. Aveva il mare vicino, una carta in piú per affrontare i problemi della salute. In un'aggiunta manoscritta alla sua copia personale dell'opera Feroci segnalò l'apertura a Bocca d'Arno nel 1876 di un asilo destinato ai figli del popolo perché potessero «profittare de' benefici del bagno e dell'atmosfera marittima».

3. *Il medico condotto e la violenza dello Stato: Sanluri.*

Con l'opera di un altro medico condotto, il dottor Salvatorangelo Ledda, titolare della condotta del piccolo comune cagliaritano di Sanluri, il dialogo a distanza fra i medici si arricchí di qualcosa di nuovo. La sua statistica («medico-storica» come volle definirla) fu il frutto di un lungo lavoro e di una osservazione attenta dei costumi del paese nel decennio dal 1871 in poi[30]. Alla ricchezza dei dati demografici, sociali e sanitari che vi si leggono si aggiunge l'ampio quadro storico delle vicende del piccolo comune dal Medioevo. Un forte orgoglio isolano e municipale circola nella descrizione dei costumi e della vita sociale del paese, che mette in primo piano la robustezza e la sanità collettiva di

[28] *Ibid.*, p. 77. Cfr. P. MALANIMA, *Il lusso dei contadini*, il Mulino, Bologna 1990.

[29] FEROCI, *Le condizioni igieniche di Pisa e del suo circondario* cit., p. 77.

[30] LEDDA, *Topografia e statistica medico-storica del Comune di Sanluri* cit.

un popolo laborioso e fiero. Per una volta almeno, vi cercheremo invano il *topos* della sporcizia contadina. Al contrario. E non solo per ragioni oggettive – la tradizionale e ben nota cultura dei sardi in materia – ma anche perché il medico è animato da un fortissimo patriottismo municipale. E non sopporta l'ingiustizia quando vede il suo popolo non solo sfruttato ma anche bestialmente punito quando osa protestare e scendere in piazza. Di fatto, se la sua opera ambisce al titolo di topografia storica lo fa non solo perché racconta le glorie medievali del comune sardo (con un doveroso rinvio all'inevitabile testimonianza di Paolo Mantegazza) ma per lo spazio dedicato all'ingiustizia subita nel presente dai suoi abitanti.

Nella Sanluri dei suoi anni era accaduto un fatto importante: il dottor Ledda volle raccontarlo perché era sicuro che negli annali futuri del Comune doveva restarne memoria come di «una pagina indelebile». Sapeva bene che i fatti narrati sarebbero risultati «assai amari» a «persone alto locate ed a talune autorità»[31]. Ma lui decise di raccontarli lo stesso, con un coraggio degno di nota. E davvero la sua Sanluri aveva vissuto una tragica giornata destinata a lasciare il segno nella storia d'Italia: quella del 7 agosto 1881. Quel giorno c'era stata una rivolta popolare contro una fiscalità esosa e vessatoria in una situazione resa drammatica dalla povertà e dalla fame. Svuotato e senza piú mezzi il Monte frumentario, l'antica istituzione per sovvenire di sementi e denaro i coltivatori, l'aggravamento del tributo richiesto dal Comune sotto il governo di un sindaco detestato aveva provocato una manifestazione collettiva dell'ira popolare dagli esiti funesti. Il dottor Ledda ne fece un racconto breve, scarno, tutto fatti: una coraggiosa testimonianza – la prima a stampa – su quella vicenda, che mostra come ben prima della famosa giornata di Milano del 1898 fosse diventato abituale disperdere le manifestazioni popolari col piombo. L'animo del narratore vi si rivela tutto dalla parte dei «pacifici e laboriosi contadini di Sanluri». Erano stati loro che,

> soffrendo da lunga mano ingiustizie inaudite, recentemente vedendo messi in non calo i loro *reclami* contro le prepotenze e le dilapidazioni di taluni che avevano in mani l'amministrazione pubblica, perché *ab alto* sfacciatamente protetti, oppressi da insopportabili balzelli e da una crisi annonaria quale non si era mai conosciuta, irritati contro coloro che invece di sorreggerli di aiuti, di consigli o di appoggi erano a ben altro intenti, pensarono di valersi dei diritti di riunione e di petizione accordati dallo Statuto; per cui nella mattina del giorno suddetto riunitisi in numero di 1000 circa,

[31] *Ibid.*, pp. 15-16.

> inermi e col capo scoperto, si presentarono dinanzi alla casa del sindaco per chiedere dalla superiore autorità la sospensione di una sovraimposta di altre 39 000 lire, causata appunto dalle dilapidazioni di amministratori precedenti e di un delegato regio [...]. Tre carabinieri però, senza invitare la folla a sciogliersi, e dare i tre segni di tromba richiesti dalla legge, fecero fuoco sulla massa rendendo cadavere una donna gravida e gravemente ferendo un contadino[32].

Ma il popolo sardo non sopportava la prepotenza e non fuggiva davanti al fuoco delle armi. Gli spari furono la scintilla della rivolta: la folla «armata di bastoni, di zappe e di tridenti» aggredí e uccise il sindaco dell'epoca del provvedimento di aumento delle tasse, ritenuto responsabile delle malversazioni. Le conseguenze furono durissime. Un battaglione di carabinieri accorso in serata sparò sui sanluresi ancora presenti in piazza e mosse all'assalto con le baionette innestate. Furono fatti arresti indiscriminati: seguí a distanza di tempo un rinvio a processo per un centinaio di sanluresi; sedici di loro furono condannati ai lavori forzati a vita[33].

Questo inserto nella «statistica medico-storica» il dottor Ledda lo volle mettere perché per lui faceva parte sostanziale del suo dovere, quello al quale l'Associazione dei medici condotti aveva richiamato i suoi membri nel suo quarto congresso: «È dovere di ogni medico, che il suo nobile ministerio giustamente apprezzi, il compilare la Topografia e Statistica medico-storica del comune ove esercita».

Al termine della dedica al lettore dove il dottor Ledda riportò questo testo si legge la data: Cagliari, 1° maggio 1884. Difficile dire se la scelta della data fosse del tutto casuale. Quel giorno godeva di una antichissima tradizione speciale di tipo folklorico legata al lavoro dei campi e ai culti della fertilità, su cui la Chiesa aveva innestato una devozione speciale alla Madonna. Di lí a qualche anno l'attrazione esercitata da quella data doveva coagularsi nella scelta di farne il giorno della grande manifestazione del 1° maggio 1886 a favore della giornata lavorativa di otto ore, da cui nacque com'è noto l'appuntamento annuale della Festa del lavoro[34].

Quell'aggressione dello Stato ai lavoratori di Sanluri nel racconto del dottor Ledda appare come una violenza freddamente decisa contro una popolazione pacifica che viveva del suo lavoro

[32] *Ibid.*, p. 16.

[33] Cfr. L. DEL PIANO, *Il processo della fame e il verdetto della paura*, Esa, Quartu Sant'Elena (CA) 1982.

[34] Sul lungo intreccio fra tradizioni folkloriche e innesti cattolici si veda dello scrivente *La Pasqua dei lavoratori. Sulla preistoria del Primo Maggio*, in R. ZANGHERI (a cura di), *Storia del primo Maggio*, Aiep, Repubblica di San Marino s.a., pp. 14-40.

e intendeva tutelare una tradizione antica contro la sopraffazione di un sistema fiscale vessatorio e ingiusto.

Quanto ai problemi igienici e sanitari di Sanluri, dalla sua narrazione non ne emergono di preoccupanti, al contrario. L'igiene – secondo il dottor Ledda – non era per nulla trascurata dagli abitanti. Le loro case erano «di modesto aspetto, ma in generale piuttosto vaste, comode e pulite». Quelle dei poveri «sono senza pavimento di sorta, ma hanno un intonaco formato di sterco di bue, impastato col fior di paglia, che rifanno almeno una volta all'anno»[35]. Problemi di igiene si affacciano invece nella fornitura dell'acqua perché i pozzi sono vicini ai letamai «in quasi tutte le case dei proprietari ed in molte dei braccianti»[36]. Sanluri contava allora 354 agricoltori, 227 braccianti e 193 serventi. Ma della rude vita dei contadini il medico ha una percezione come di un mondo mitico che sopravvive: «Nelle fredde serate invernali, tostoché i contadini riedono dai lavori campestri, tutta la famiglia accede in cucina e qui sta a discorrere del piú o del meno attorno ad un focolare, che potrebbesi dire Omerico, avvolto spesso in una densa nebbia di fumo e da una soffocante ed irrespirabile aria»[37]. Pastori e coltivatori possono contare su di una alimentazione ricca e variata. Sulle loro mense non manca né la carne né il pesce. Una condizione di benessere confermata da Collodi cioè da Carlo Lorenzini in un suo «viaggio per l'Italia», secondo il quale «gli abitanti di Sanluri hanno un modo di vivere e di vestire, tutto loro particolare: e in quanto alle campagne qui all'intorno, posso assicurarti che sono fertilissime di grani, di lino, frutta, vini e ulivi»[38].

Quanto alla igiene personale, «vanno con garbo, puliti e non lasciano trascorrere un giorno senza lavarsi la faccia e le mani. Nella domenica mutano la biancheria della persona ed ogni quindici giorni quella del letto»[39]. Ci sono dei poveri, non molti: però tra i braccianti nelle annate cattive la miseria è grave e cosí molti di loro «permettono che le proprie mogli, con tutta la figliolanza non atta al lavoro, nella stagione invernale specialmente o nelle

[35] LEDDA, *Topografia e statistica medico-storica del Comune di Sanluri* cit., p. 58.

[36] *Ibid.*, p. 31.

[37] *Ibid.*, p. 65.

[38] C. COLLODI, *Il viaggio per l'Italia di Giannettin. Parte terza (L'Italia meridionale)*, Felice Paggi libraio-editore, Firenze 1886, pp. 288-89 (cito dalla ristampa anastatica a cura di A. Grilli, Leading, Bergamo 2006). Singolare questa digressione verso un piccolo centro agricolo in un'opera organizzata secondo il filo conduttore tradizionale delle città. Lorenzini era un attento giornalista e forse questa eccezione fu dovuta ai fatti di sangue di Sanluri.

[39] LEDDA, *Topografia e statistica medico-storica del Comune di Sanluri* cit., pp. 79-80.

vigilie delle piú solenni feste religiose, si presentino nelle case degli agiati, per chiedere l'elemosina»[40]. Ma è con vero orgoglio che il dottor Ledda registra tra le realtà positive del suo paese la vittoria sull'analfabetismo: «Il numero di coloro che sanno leggere e scrivere va tuttodí accrescendosi non solo in virtú della legge sull'istruzione obbligatoria e dell'istituzione delle scuole festive e serali, ma eziandio per lo spirito d'emulazione di apprendere a leggere e scrivere, che sorse negli abitanti». Uno spirito che dava già i suoi frutti: ben dodici giovani sanluresi «si trovano presentemente in Cagliari già avviati nella carriera degli studi»[41]. Mitizzava forse il dottore? No. Basta pensare alla volontà di studiare di un giovane sardo, che doveva nascere nel 1891 ad Ales e crescere poi a Ghilarza, paesi non lontani da Sanluri, e all'importanza che quel liceo di Cagliari doveva avere nella sua vita. Anche se è strano che il caso di Sanluri non venga mai evocato negli scritti di Antonio Gramsci.

Ma intanto quella ingiustizia della sparatoria in piazza il dottor Ledda non vuole rinunziare a ricordarla. E cosí alla fine dell'opera inserisce una lunga nota per raccontare l'esito del processo che intanto si era tenuto, con le grida disperate che accolsero la sentenza e con l'elenco dei giovani e giovanissimi condannati che languirono in carcere[42]. L'elenco dei loro nomi, riportato negli atti del processo, ci mette davanti a 82 persone e ai rispettivi mestieri, quasi tutti contadini a parte due proprietari, una ventina fra braccianti e servi agricoli, un macellaio, due calzolai, un banditore comunale e un becchino[43].

4. *Romentino nella topografia di Giuseppe Gnocchi.*

Dopo i sondaggi che ci hanno portato dalla Lombardia e dal Veneto all'area tosco-emiliana, l'opera del dottor Giuseppe Gnocchi, titolare della condotta del Comune di Romentino in provincia di Novara, ci dà un nuovo saggio di quante differenze fossero concentrate nello spazio della giovane nazione italiana[44]. Differenze fra scrittori, intanto: la sua *Topografia medico igienico statistica* è sicuramente la piú viva e personale fra quelle che abbiamo

[40] *Ibid.*, p. 154.
[41] *Ibid.*, pp. 147-49.
[42] *Ibid.*, pp. 218-22.
[43] Si leggono nell'appendice dello studio di DEL PIANO, *Il processo della fame* cit., pp. 79-91.
[44] *Topografia medico igienico statistica del Comune di Romentino* cit.

scorso finora; e il Comune di Romentino ha mostrato di volerne essere degno creando un sito apposito dedicato all'opera, all'autore e alle informazioni sul contesto storico, nonché promettendone la ristampa. Apprendiamo cosí che Giuseppe Gnocchi era nato a Quintosole Milanese nel 1850 e che a Romentino era arrivato nel maggio del 1876 per restarvi fino al 1883, come medico condotto con lo stipendio annuo di 2000 lire, un alloggio gratuito e l'esenzione dalla ricchezza mobile. Amante di buone letture documentate dalle citazioni che infiorano le sue pagine – Giusti e Voltaire, Petrarca e Virgilio e Dante – Giuseppe Gnocchi fa un uso accorto dell'agilità della sua penna e del ricorso all'ironia e all'autoironia: si permette cosí di denunziare i comportamenti sbagliati dei romentinesi e le continue infrazioni al regolamento sanitario comunale nonché la disattenzione del sindaco: ma lo fa senza alzare la voce. E smorza la virulenza delle denunzie ricordando ai lettori che la sua personale posizione nel Consiglio sanitario era quella umilissima di segretario verbalizzatore. La sua condotta poteva venire revocata senza problemi.

Il suo libro si apre con informazioni di carattere statistico e ambientale. Secondo il dottor Gnocchi, nel piccolo centro del Novarese abitavano 2158 persone, mentre altre 218 abitavano nelle cascine[45]. A una popolazione di agricoltori, per lo piú coltivatori in proprio (proprietari e fittavoli, con pochi braccianti) si sommavano i soliti esercenti e professionisti di un borgo agricolo. Quanto ai luoghi, già teatro di epiche battaglie al tempo dei Romani, ora conoscevano l'assidua fatica degli abitanti: grazie a loro una terra di acquitrini e selve, «voltata e rivoltata dalle braccia vigorose di questi bravi contadini si è trasformata quasi per incanto in una amena ed ubertosa pianura»[46]. Vi si produce frumento, segale, mais, lino: ma anche e soprattutto riso. Il sistema dei navigli del Ticino e il cavo Belletti dedotto dal canale Cavour garantiscono acqua in abbondanza all'irrigazione. Ma quelle acque hanno anche inquinato i pozzi da cui si attinge l'acqua da bere. È uno dei tanti casi in cui dovrebbe intervenire il Comune coi necessari lavori per scavare pozzi piú profondi. E c'è ben altro che richiederebbe attenzione dai poteri pubblici ma anche dagli abitanti. Tra le malattie dominanti c'è la scabbia: la riportano a casa le figlie dei contadini che vanno a lavorare nella cartiera di Serravalle Sesia. Colpa dei padroni, prima di tutto, perché dovrebbero curarsi della salute e dell'igiene degli operai; ma colpa anche dei padri: se quelle figlie se le tenessero a casa, «la morale

[45] *Ibid.*, p. 7.
[46] *Ibid.*, p. 12.

e la salute ne guadagnerebbero»[47]. Nella parte seconda del libro si descrive l'abitato e si analizzano le carenze della nettezza di strade e abitazioni. Gravi carenze, per colpa dei privati che non fanno il loro dovere. E comunque, basterebbe deviare d'estate le acque dei canali irrigui che scorrono accanto alle strade per lavarle bene. Altro ci vorrebbe per la piazza, lordata dai lasciti escrementizi degli abitanti. Vizi umani, come quello della sordida avarizia che impedisce agli abitanti delle sessantasei case del paese di mettersi d'accordo tra vicini per dotare di ringhiere le scale comuni esterne di accesso alle stanze superiori, con gravi pericoli per bambini e vecchi. La descrizione degli interni delle case contadine è accurata quanto inesorabile. Il dottor Gnocchi la fa seguendo i testi dell'autore sommo in materia, Paolo Mantegazza; e quelle camere quasi senza aria, quei letti con biancheria lavata ogni due mesi quando va bene, l'assenza generale di latrine e altri dettagli del genere suscitano la prevedibile riprovazione del medico. Riprovazione che sarebbe durissima per quell'ambiente delle stalle, dove i contadini (come aveva scritto Mantegazza e come ripete il dottor Gnocchi) passano

> buona parte del giorno e le lunghe serate invernali [...] accovacciati nel lurido angolo di uno stallone dove respirano e sbuffano le pingui mandre del padrone, immersi in una atmosfera umida e fetente che pare una nebbia di letame, piú che un'aria destinata ai polmoni dell'uomo [...] lentamente si avvelenano e si fan pallidi e gialli [...] e le emanazioni bovine ed ircine, inzuppando i loro abiti, si mescolano oscenamente agli escrementi della loro pelle quasi soltanto lavate del loro stesso sudore[48].

Sarebbe, ma non lo è: perché il dottor Gnocchi ricorda subito che i contadini non hanno i mezzi per dotarsi di una stufa. E dunque «ogni consiglio igienico riguardo alla dimora nelle stalle, riesce per lo meno ozioso». Non resta che sperare nell'avvenire: «Chi sa che anche nei paesi non si aprano pubblici scaldatoi. Ma per ora è giuocoforza permettere al povero contadino di sgranchirsi nelle stalle». Tuttavia il medico deve almeno richiamare all'osservanza della norma che vieta i letamai presso le abitazioni, osservando che l'aumento dei casi di malattie come il tifo è un segnale d'allarme. Si impegna a farlo ma sa già che troverà scarsa attenzione. E qui il senso della modestia della propria posizione sociale ci fa vedere in lui il collega del dottor Charles Bovary.

Pagine amare su vizi e pregiudizi e ingiustizie le leggiamo quando si tratta delle donne: lavorano di piú, mangiano meno e man-

[47] *Ibid.*, p. 19.
[48] *Ibid.*, pp. 28-29. La citazione fu ripresa con minime varianti dalla quinta edizione (1870) dell'*Igiene della casa* di Mantegazza.

giano peggio degli uomini perché ogni buon boccone è riservato alle «elastiche epe dei cari mariti e dei figli maggiori» che poi, nel giorno di festa, sono capaci di bersi tutto il frutto del lavoro in sbornie e tabacco.

Quanto al cibo, ecco l'inevitabile pane di melica e di segale, le minestre di acqua e latte, e rane e pesci, e verdure; d'inverno ecco apparire carne di maiale e salame d'oca. Nella stagione della raccolta, tutto il paese lavora nelle risaie e da lí si porta a casa «colla provvista del riso, una buona dose di mal aria»[49]. Ma c'è qualcosa di nuovo e di buono, lo si avverte nella cura dell'abbigliamento e dell'igiene personale, e ancor piú nel livello d'istruzione: l'analfabetismo è in ritirata, riguarda solo un terzo della popolazione. Le scuole sono abbastanza frequentate anche se la parte femminile d'estate le salta per andare a pascolare le oche. Quanto ai maschi, anche se dimenticano rapidamente l'imparato poi recuperano durante il servizio militare. Le scuole sono non del tutto in regola coi criteri dell'igiene dettati da Mantegazza, ma raccolgono tanti alunni, hanno insegnanti laici e c'è perfino un asilo infantile grazie alla donazione di una emerita signora, Chiara Beldí.

Molto spazio dovremmo dedicare a un adeguato esame della ricchissima serie di informazioni nonché di commenti alla nutrita serie di tavole statistiche dell'appendice. Basterà dire che si tratta di un ritratto per molti aspetti positivo della condizione dei romentinesi: il buon livello della moralità quotidiana trova conferma nella saldezza dei rapporti familiari e nella mancanza di delitti (un solo caso di omicidio) e di reati contro la proprietà. Notevole l'adesione spontanea ed entusiastica dei giovani alla leva militare, che sembrano accogliere volentieri – secondo quanto dice il medico – e da cui tornano migliorati in tutto. E anche il modo speciale con cui le famiglie contadine regolano i rapporti tra i figli maschi: i quali si avviano all'autonomia coltivando oltre al podere paterno altri terreni che il padre prende in affitto per loro; e se alla morte del padre decidono di dividersi, lasciano al minore il diritto di scegliere la porzione migliore.

C'è poi però il capitolo delle pratiche religiose e delle superstizioni che riconduce il lettore davanti a realtà e a giudizi già noti. Il dottor Gnocchi, dopo il consueto accenno rispettoso ma freddo al clero attivo nel comune, non risparmia critiche alle manifestazioni devote del culto dei santi e specialmente alla festa del santo

[49] *Ibid.*, p. 33.

patrono. Ma intanto inserisce fra le superstizioni i comportamenti collettivi nel caso della nascita di bambini: nessuno va a fare visita alla puerpera se prima il piccolo non è stato battezzato. Tra le altre pratiche superstiziose cita il costume delle scampanate derisorie nei casi di matrimoni fra vedovi (quello che gli antropologi chiamano lo «charivari»). E si esibisce addirittura in un esercizio di enumerazione in ordine alfabetico e senza commenti delle medicine folkloriche. Ad esempio, in caso di epidemie di colera, il rimedio è un beverone a base di aglio, mandorle amare e fuliggine[50]. Ma la condanna dello scienziato è mitigata dall'ironia e dalla tolleranza del saggio, testimone di un miglioramento in atto e in attesa di quello del tempo che verrà.

5. *Abbondanza alimentare e degrado culturale in un comune pugliese.*

Poco prima dell'opera del dottor Gnocchi era stata stampata un'altra topografia sanitaria, che porta il lettore all'altro capo d'Italia. L'aveva pubblicata il medico condotto di Trinitapoli in provincia di Foggia che abbiamo già incontrato: Michele Mauro (1843-1901). Tra le sue numerose pubblicazioni di carattere medico, quella su Trinitapoli – seguita nel 1895 da un'altra topografia dedicata a Barletta[51] – merita un'attenzione particolare non solo per le notizie sul comune pugliese ma anche perché ci pone davanti a un estremo capitolo della storia della «carta igienica d'Italia». Storia o piuttosto utopia, di continuo riproposta all'attenzione della corporazione dei medici condotti. Il dottor Mauro ne era un esponente di una certa importanza, perché era stato delegato a rappresentare il circondario di Foggia al congresso periodico dell'Opera nazionale medici comunali. Dotato di un forte senso della propria responsabilità nonostante fosse ben consapevole della mediocrità sociale della sua condizione e dello scarso potere che gli era riconosciuto, si dedicò a studi su problemi sanitari locali. Ma quando gli giunse nel novembre 1878 l'invito di Agostino Bertani a collaborare all'inchiesta nazionale sulle condizioni igieniche e sanitarie dei coltivatori della terra, lo colse al volo. La lettera circolare di Bertani aveva in allegato il questionario da riempire.

[50] *Ibid.*, p. 64.

[51] MAURO, *Topografia medico-igienica del Comune di Trinitapoli* cit.; ID., *Igiene, sanità e topografia di Barletta nel 1894*, relazione per Michele Mauro, Vecchi, Trani 1895 (di questa pubblicazione non mi è stato possibile reperire copia).

Meno di un anno dopo il dottor Mauro poteva inviare a Bertani la sua *Topografia* a stampa (anche se «non compiuta né perfetta», come volle sottolineare). Gli giunse in risposta una lettera personale del deputato della Sinistra, con un ringraziamento caloroso e commosso. Bertani scriveva di avere rivolto quell'invito a tutti i medici comunali perché li considerava «i veri e dimenticati interpreti della civiltà, ed i soli cittadini atti per istruzione e disinteresse a far argine all'oscuramento pertinace delle campagne». E ora si augurava che i membri di quella categoria trovassero esempio e stimolo «nella finezza dell'analisi, nell'indipendenza di giudizio, nell'elogio parco e sincero, come nella rampogna espressa con parola garbata» nel libro del dottor Mauro. Solo ricorrendo allo studio delle condizioni locali si poteva ottenere «lo sviluppo del progresso igienico sanitario della popolazione» grazie alla guida e ai consigli quotidiani del medico; con la «consuetudine di vita igienica, il magistero dell'educazione e dell'istruzione, emancipato dalle fantasticherie metafisiche», la popolazione italiana poteva diventare un «fattore intelligente e gagliardo della civiltà»[52].

Agostino Bertani condivise dunque le idee e i sentimenti espressi dal dottor Mauro nel suo libro: la forte critica al peso del clero sulla piccola società del suo comune dove c'erano ben trenta preti su di una popolazione di 6662 abitanti, tre confraternite maschili, numerose associazioni religiose femminili, diverse società dedite alla raccolta di fondi per i fuochi d'artificio nelle feste dei santi; e dove «il troppo suonar di campane» e il «continuo sparificio» rintronavano gli abitanti, mentre tante donne passavano gran parte del giorno in chiesa, con pregiudizio del lavoro e della salute: «Quale compassione non fa quel lungo stuolo di devote sparute nel viso, amenorroiche, convulsionarie, che pur si osservano in Trinitapoli...?»[53]. Quanto alle scuole, quelle elementari maschili avevano per insegnanti tre preti e due laici; quelle femminili pubbliche erano affidate alle suore delle Figlie di Carità, ed era lí che le rampolle delle famiglie possidenti si attardavano fino ai vent'anni, per scoprire alla fine «di aver sciupato tutto il tempo in ricami ed altri lavori di minore importanza»[54]. Eppure per le donne sarebbe stato prezioso imparare nozioni di igiene e fisiologia, nonché «lo studio

[52] Il dottor Mauro la riprodusse nel suo nuovo libro *Della statistica delle cause di morte. Studio intorno alle malattie locali*, Tipografia del Reale Ospizio, Giovinazzo (BA) 1880, p. 80 (cito dall'*Introduzione* di Pietro Di Biase all'edizione anastatica di MAURO, *Topografia medico-igienica del Comune di Trinitapoli* cit., pp. III-IV).

[53] MAURO, *Topografia medico-igienica del Comune di Trinitapoli* cit., p. 66.

[54] *Ibid.*, p. 45.

dei cibi igienici e del modo di prepararseli»[55], e qui il dottor Mauro citava modelli di associazioni femminili inglesi.

Ma quali erano le condizioni igieniche di Trinitapoli? Non pessime ma nemmeno molto buone. La descrizione offerta dal dottor Mauro dice che gli abitanti raccolti tutti nel paese, da cui partivano per i lavori delle campagne, godevano di un'alimentazione ricca di carne e pesce e di ottimo formaggio, bevevano il loro buon vino, ma l'acqua la prendevano da pozzi poco profondi dove imputridiva. E l'igiene nelle abitazioni era scarsa: in quelle a pianoterra stavano «i meno possidenti, i lavorieri ed i poveri, e spesso piú famiglie abitano in un solo vano, allevando pure conigli e polli». Le strade erano circondate da «vasti letamai», i morti erano sepolti nell'«orribile e vergognoso cimitero pubblico» che non si osava riformare per pura superstizione, la mortalità tra la nascita e l'adolescenza era altissima, e su tutti incombeva la minaccia di una malaria endemica e sempre risorgente nonostante bonifiche e colmate. Tuttavia la fiducia nel progresso e nell'affermarsi della scienza al posto delle credenze religiose spinge il dottor Mauro a profetizzare la fine delle manifestazioni di quella che definisce «istero-demono-patia», cioè il fenomeno delle indemoniate, radicato secondo lui «nell'ignoranza, nella superstizione, nell'eccesso delle pratiche ascetiche, nello scadimento fisico e morale della razza [...]. Sappia ognuno – scriveva qui alzando il tono il dottor Mauro – d'ora innanzi, che l'apostolato igienico è la bandiera dell'avvenire [...] Oramai l'igiene non va studiata come una volgare e vile paura della morte, ma sibbene come l'arte suprema del viver bene per sé e per gli altri»[56].

Da queste convinzioni nasceva l'invito del dottor Mauro rivolto a tutti i medici condotti che si legge in apertura del libro: dovevano dedicarsi a comporre tutti insieme la «topografia di ciascuna provincia, di ciascuna regione, di tutta Italia», rispondendo finalmente ai tanti inviti che venivano loro rivolti da tempo, sia da parte di singoli scienziati che del governo nazionale. Una volta messo a punto un tale strumento di controllo della realtà del paese si sarebbe potuto verificare a scadenze fisse – per esempio a ogni censimento – quali progressi si stessero facendo nelle condizioni di salute e di benessere sociale della popolazione. Ormai la pratica e l'esperienza avevano dimostrato quanto pesassero le condizioni del clima e dell'igiene nel determinare salute e malattia. E ancora nel corpo dell'opera sentiva il bisogno di ribadire piú decisamente questa sua convinzione: «È sperabile che con

[55] *Ibid.*
[56] *Ibid.*, p. 19.

l'opera solerte di tanti valorosi medici sparsi per tutti i comuni d'Italia abbia a vedere la luce la grande Topografia Medica Generale d'Italia, che da gran tempo si credeva di compilare con la raccolta delle singole topografie dei Comuni rispettivi»[57].

Una fotografia del dottor Mauro con moglie e figlio risalente agli anni di questa opera ne rivela l'alta fronte, l'aria ferma e decisa dietro la gran barba nera[58]; il suo volto esprime il carattere di un uomo dalle forti convinzioni, capace di difenderle senza timore. Che fosse tale lo mostrano le sue parole, dure e ferme nel criticare non solo i pregiudizi popolari ma anche e soprattutto l'inerzia colpevole di un governo che, «in tempi di pieno evoluzionismo, e di grande e universale trasformismo», non aveva ancora imposto per legge l'obbligo della vaccinazione. La legge doveva arrivare di lí a qualche anno. Ma le sue parole restano ancora attuali nell'Italia presente.

[57] *Ibid.*, pp. 30-31.
[58] L'immagine è riprodotta nell'*Introduzione* all'edizione anastatica.

Capitolo quindicesimo
Le condizioni materiali di vita dei contadini nell'inchiesta di Luigi Bodio

Le testimonianze di questi medici appaiono al lettore come i ruderi di un edificio incompiuto. Il progetto di una messa a punto esauriente e completa delle condizioni sanitarie della popolazione italiana e specialmente di quella delle campagne non andò al di là dei buoni propositi generali e delle poche, isolate realizzazioni. Ci voleva altro. E fu qui che l'altra scienza positiva, la statistica, fece sentire la sua voce.

La chiamata nel 1872 di Luigi Bodio alla Giunta centrale della Statistica nazionale fu un segno del nuovo impulso che si voleva dare all'istituzione. E il personaggio era all'altezza del compito. Lo mostrò quando raccolse in un ampio estratto a uso del ministro e poi pubblicò su rivista una grande quantità di dati sui contratti agrari e sulle condizioni materiali di vita dei contadini[1]: erano il condensato delle monografie agricole pubblicate sull'«Italia agricola», l'importante rivista milanese da tempo impegnata nell'aggiornamento scientifico e tecnico dei conduttori di aziende e dei lavoratori della terra. Nelle sue pagine si leggevano anche articoli di carattere divulgativo ricchi di informazioni sulle pratiche e sulle tradizioni delle campagne.

Ma basta leggere le prime righe del centinaio di fittissime pagine a stampa dell'estratto di Luigi Bodio per renderci conto che quello che si ha davanti è qualcosa che fino ad allora non aveva trovato posto nei numerosi tentativi di descrizione del mondo contadino. Qui per la prima volta si dispone di una informazione asciutta e tutta cose non solo sulle consuetudini e sulle norme contrattuali che regolavano i rapporti tra proprietari e dipendenti delle aziende agricole ma anche su come vivessero, abitassero, lavorassero e si nutrissero coloro che coltivavano le campagne italiane.

[1] *Sui contratti agrari e sulle condizioni materiali di vita dei contadini nelle diverse regioni d'Italia,* in «Annali di statistica», s. II, vol. VIII (1879), pp. 125-206. L'importanza del documento è sottolineata da SOMOGYI, *Cento anni di bilanci familiari* cit., pp. 141-46.

Va premesso che in realtà, anche in questo caso il disegno dell'Italia censita appare ben lungi dall'essere completo. Non vi troviamo gran parte della Toscana mezzadrile e del Mezzogiorno: la selezione casuale delle province e dei circondari come anche la frettolosità di certe relazioni lascia incompiuta la statistica, anche se non ne inficia il valore. Bisogna tenere conto del fatto che l'occasione per la messa a punto di quell'estratto fu una proposta di inchiesta agraria ministeriale: e dunque lo si pensò come l'avvio a qualcosa di ben piú approfondito. Del resto, era proprio quello l'appuntamento a cui ci si stava avviando.

Ma intanto proviamo a dare un'idea del disegno seguendo l'itinerario di questo viaggio nell'Italia agricola. Un itinerario che suggerisce una precisa idea della storia e della geografia del paese. Si comincia dal Piemonte e dal circondario di Torino e si scende verso sud; il punto d'arrivo è collocato nelle isole, Sicilia e Sardegna. Lo schema generalmente seguito reca l'indicazione del nome dell'informatore (soprattutto agricoltori esperti, agronomi, proprietari terrieri: assenti i parroci): il testo si apre di volta in volta con l'esposizione dei tipi di contratti agrari vigenti nell'area per entrare poi nel merito delle colture e dei prodotti e soffermarsi infine sulle condizioni materiali di vita dei coltivatori. Al linguaggio qualitativo si preferisce quello quantitativo: dati numerici e conteggi analitici di quanto le famiglie guadagnano e di quanto spendono per vivere (spesso, per sopravvivere).

Ecco il primo esempio: i contratti agrari praticati nel circondario di Torino sono distinti in tre modelli: 1. *mezzadria*, con la divisione a metà del prodotto del suolo, restando a carico del mezzadro l'acquisto del bestiame e degli attrezzi e il costo dell'affitto dei pascoli; 2. *terzaria*: due terzi di spese per bestiame e attrezzi al padrone e due terzi di prodotto a lui; 3. *affittanza* (per piú anni): il fittavolo è padrone di tutto il prodotto. Ci sono poi i contratti per manodopera salariata, come la *boaria* o *schiavenderia* (contratto per lo piú annuale): si tratta di figure che si collocano un poco al di sopra del semplice bracciante.

Ma è soprattutto il bracciante agricolo che attira l'attenzione dell'informatore. Si tratta di una figura diffusa generalmente nelle campagne dove si andava affermando un'economia capitalistica. Quello di cui si analizza la condizione è il bracciante della Valle Padana, un'area dove «il lavoro salariato aveva sostituito in breve volgere di tempo la mezzadria o il piccolo affitto coltivatore»[2]. Il

[2] CAZZOLA, *Lo sviluppo del capitalismo italiano* cit., p. 34.

bracciante viene compensato per il suo lavoro con una quantità di prodotti del suolo e di denaro adeguata alle opere stagionali e alla forza e capacità individuale. Ecco cosa guadagna il tipo ideale del bracciante, un «contadino nella virilità, abile e laborioso» tra i 24 e i 55 anni: da 10 a 11 lire a settimana nei mesi dei grandi lavori – maggio, con la falciatura del fieno, giugno-agosto, con la raccolta delle messi e la trebbiatura; un po' meno tra settembre e ottobre e ancora meno (6,50 lire a settimana) da novembre a gennaio e da febbraio a marzo. Un totale di 408 lire l'anno, che diventa di 384 lire deducendo un tanto per i giorni di pioggia o di malattia. Gli altri maschi di famiglia, sotto i 24 anni o sopra i 55, sono pagati meno, perché o «non ancora rotti a tutti i lavori» oppure «alquanto stremati di forze» per l'età. Costoro contribuiranno al reddito della famiglia solo se «economi all'osso», perché il guadagno basterà appena a mantenere se stessi o poco piú. Poi c'è il lavoro degli adolescenti (14-18 anni) e delle donne, nonché quello dei vecchi se ancora robusti (65-70 anni): «sarà molto se potranno produrre lire 150 annue». Ragazzi e vecchi appartengono a una categoria che non solo non produce ma «vive di quel poco che rimane del prodotto delle altre».

Si dia una famiglia di dieci persone con padre e madre sui 65 anni, due figli maschi «nella virilità», due nuore (una che allatta e dunque non lavora), due figlie di 15 e 20 anni (una si occupa della casa), «due ragazzotti che mangiano come gli adulti e non lavorano». Calcoliamo le spese: affitto di due camere per famiglia numerosa, acquisto di mais, grano, segale, riso, pasta, fagioli, condimento, biancheria e vestiti, pagamento della tassa sul macinato. Non si mette in conto la legna da ardere perché in parte la fornisce il padrone, in parte viene rubata da tutti i membri della famiglia, «sempre impunemente».

A conti fatti potrebbe restare un avanzo di 222 lire. Ma in realtà «questo risparmio non si potrà fare se non si lavorerà assiduamente, non si abbiano incidenti fortuiti, come le malattie ed altri sinistri eventi». E quando, come nel 1873-74, i generi alimentari sono carissimi, quelle 222 lire «sfumeranno, ed anzi si dovranno far debiti».

La conclusione è grave, anche perché secondo l'informatore «questo è ciò che succede in una famiglia campagnuola proletaria, nel circondario di Torino e nella vallata del Po, e non credo errare dicendo che a un dipresso succede su tutta la pianura della vallata stessa, sino all'Adriatico»[3].

[3] *Sui contratti agrari* cit., pp. 126-27.

Una notazione finale, solo apparentemente priva di connessione con quanto è stato detto prima: «Da alcuni anni si va sviluppando un movimento di emigrazione all'estero». E intanto la manodopera si è fatta piú costosa e le campagne producono meno.

Questo per l'assaggio dello stile e il disegno della statistica: un sapere tutto fatti e numeri, dove l'informazione accurata e dettagliata riscopre la ricchezza di osservazioni del fondatore Melchiorre Gioia, tendendo a farsi scienza esatta delle cose e delle condizioni delle persone. Di volta in volta i relatori si soffermano su punti speciali. Per esempio, l'alimentazione dei contadini, le loro abitazioni. Nel circondario di Pinerolo ecco cosa racconta l'informatore (professor Giannetto Besta):

> Pane misto di frumento e segala, polenta di granturco, minestra con fagioli, ceci, lenticchie, patate, cavoli, ecc., condita con lardo; un poco di vino nei mesi caldi, vinello negli altri mesi; poca quantità di carne, spesso di maiale nelle solennità [...] Le abitazioni del contadino lasciano molto a desiderare per rispetto all'igiene, essendo ristrettissime e mancanti di luce.

E anche qui si lamenta «una rilevante migrazione di gioventú verso la vicina Francia e verso l'America»[4].

Ma intanto si affaccia la piccola proprietà di poderi a conduzione diretta: una componente del mondo dell'agricoltura italiana destinata a riaffacciarsi di continuo accanto alle grandi aziende e alle forme diffuse di mezzadria, colonia parziaria e affitto. È un modello che appare prevalente nei circondari di Cuneo e di Asti, dove rende possibile il mantenimento di una popolazione «relativamente piú numerosa, laboriosa, morale, quantunque con pochi capitali»[5]. Scarsi guadagni ma una certa tranquillità nell'orizzonte della famiglia; che invece manca tra i braccianti, come mostrano i bilanci annui di luoghi come l'Astigiano dove, nonostante il lavoro nei vigneti e l'abbondanza del vino, si raggiunge a stento il pareggio tra entrate e uscite. Nelle Langhe il vitto del contadino è «meschino»: pane e carne vi compaiono solo «nelle solennità» e il vino che si beve in zona di produzione è un liquido «dove predomina in grande abbondanza l'acqua»[6]. Invece nel circondario di Vercelli il contadino sta «mediocremente bene» grazie al riso e può bere vino e mangiare carne di maiale. E quelli del territorio di Taggia si permettono perfino di consumare abitualmente caffè. Mentre, nel circondario di Savona, per quanto ci sia come una febbre dell'emigrazione, il relatore rav-

[4] Ivi, p. 128.
[5] Ivi, p. 130.
[6] Ivi, pp. 135-36.

visa anche una spinta al miglioramento che si esprime nel mandare i figli a scuola.

In Lombardia si affacciano nuovi modelli di patti agrari che ci avvertono di una realtà sempre piú evidente: l'Italia non è unita nemmeno in questa materia, i paesaggi agrari e le tradizioni storiche le hanno cucito un vestito di Arlecchino. In Brianza, ad esempio, è diffusa una forma di colonia parziaria basata sul contratto a grano: il colono dà al padrone una certa quantità di grano per ogni pertica di terreno coltivato a vanga e in piú gli corrisponde metà del vino. E se paga un affitto per la casa, per il prato e per il fogliame dei gelsi, può guadagnare qualcosa nell'allevamento del bestiame di stalla e nei bozzoli da seta. Cibo e bevande sono miseri come al solito. E i bilanci di famiglia sono precari, la diffusa frequenza di debiti col proprietario è un problema che in genere apre la via al licenziamento.

Regole particolari riguardano i contadini del milanese residenti nelle grandi cascine. In provincia di Pavia è del tutto scomparsa la mezzadria. Vi domina l'affitto. Qui ci si nutre di riso, frumento, segale, ma il frumento lo si raccoglie con la spigolatura e il riso è solo in parte intero, in parte fratturato o «risino». Invece nel Bobbiese domina la mezzadria e lo stato del contadino fa ritornare sotto la penna ancora una volta l'aggettivo dominante in questo rapporto – «misero». Solo «l'amore al proprio nido» gli impedisce di lasciare «quelle infelici regioni ove la fatica, il sudore, l'abnegazione pare che sfidino la natura al cimento»[7]. Un certo ingegner Trabucco, informando sulla situazione del comune di Ronchetto, descrive nei dettagli le differenze interne alla categoria dei braccianti, tra «giornalieri» e «salariati», i primi pagati a giornata e i secondi con un contratto annuale; differenze marginali, visto che ambedue ricevono dal padrone l'alloggio (due camere, una inferiore, l'altra superiore), la legna da ardere, il riso e il granturco per mangiare. «Ed è molto se nell'autunno i piú agiati possono comperarsi un maiale»[8]. Nel circondario e nel comune di Sondrio la condizione dei contadini sembra migliore a giudicare dall'abbondanza di vino e dalla varietà dell'alimentazione; ben diversa quella dei loro compagni di Martinengo dove ci si ciba «quasi continuamente di polenta e di poca pasta».

Quanto ai contratti, tra le caratteristiche positive di quelli del circondario di Bergamo è sottolineata la tradizione che richiede un preavviso di un anno da parte del padrone per la disdetta, perché

[7] Ivi, p. 142.
[8] Ivi, p. 143.

rispetta una tradizione di «stabilità di dimora e di abitudini» che lega affettivamente il coltivatore alla terra[9].

Monotona la descrizione del contenuto dei pasti ma a Brescia è segnalata l'originalità del «desinare»: l'abbondante colazione a base di polenta che si fa di buon mattino per lavorare poi fino a sera con l'aiuto di un tozzo di polenta fredda o pane di segale, assai raramente affiancati dal vino. In provincia di Cremona – dove domina l'affitto – il colono ha per vitto ordinario la polenta, alternata a minestre di riso, di verdure o di pasta di frumento, e può contare su guadagni integrativi derivati dall'allevamento dei bachi da seta e dalla lavorazione del lino.

Nell'avvicendarsi di scenari simili spicca la novità registrata dalla relazione sul Lodigiano, dove l'azienda rurale ha assunto un carattere di tipo industriale, perché vi si è introdotta la specializzazione delle mansioni e la divisione del lavoro: il «garzone cavallante» cura il bestiame impiegato nei lavori, il «garzone di bergamina» governa la mandria lattifera, il «paesano» lavora i campi usando badile, tridente e falce fienaia. Cosí il lavoro ha assunto qui «l'andamento ed i caratteri di una vera industria, col vantaggio altresí di avere interessato gli operai in alcune speciali coltivazioni». Merito dell'imprenditore agricolo, generalmente «persona alquanto istrutta» che abita di continuo sul fondo e aiuta se necessario il contadino in difficoltà con anticipi e prestiti. Ma se la famiglia ha un carico di ragazzi sotto i dieci anni o di vecchi, allora la situazione si fa pesante. E qui il relatore auspica la diffusione nelle campagne locali di quelle «benefiche società di mutuo soccorso e di previdenza che hanno dato ottimi risultati nelle città piú progredite»[10]. Il modello buono arriva dunque dalla classe operaia e dalle città.

La relazione sul distretto di Mantova è firmata dal professor Enrico Paglia, l'antico allievo di monsignor Luigi Martini che dal 1873 aveva lasciato l'abito sacerdotale per dedicarsi all'insegnamento. Vi si descrive una realtà sociale dove la mezzadria è sostanzialmente assente perché l'estensione delle proprietà richiederebbe famiglie di mezzadri ricche di braccia e invece è in atto un processo di disgregazione parentale che divide figli da genitori e impoverisce il nucleo familiare. È diffuso l'affitto, anche come scelta di piccoli proprietari che prendono tenute vicine solo per «smungerle» a favore della propria. Di fatto sono i fittavoli, secondo Paglia, che costituiscono la classe piú illuminata dei coltivatori. Sono soprat-

[9] Ivi, p. 144.
[10] Ivi, p. 149.

tutto loro che si servono di braccianti. Quanto al bilancio annuale delle famiglie contadine, va male: di rado si sfugge ai debiti. E quanto all'alimentazione «il nostro contadino, guardando piú al volume che al valore nutritivo degli alimenti, si nutre quasi esclusivamente di polenta di maiz: i piú facoltosi vi aggiungono la minestra di riso o di pasta, condita con lardo od olio»[11].

Notizie che si ripetono per il Veneto. In provincia di Verona, domina l'affitto; e il contadino si nutre di mais, anche se talvolta durante l'estate riesce a mangiare perfino pane di farina di grano. A Vicenza si registra il miglioramento portato dalla nascita delle industrie tessili. Ma nel distretto di Thiene la congiuntura di cattive stagioni e di malattie delle viti e dei bachi da seta e il peso delle tasse «hanno ridotto queste popolazioni ad un grado di miseria assai piú sentita di un tempo»: vi si vive di sola polenta mentre l'arrivo della «civiltà» ha creato attese e desideri di un «vivere migliore»[12]. In quello di Marostica la differenza tra piccoli proprietari e fittavoli da un lato e braccianti dall'altro è che i primi mangiano polenta e minestre, i secondi solo polenta. Il conte Giulio Piovene descrive una provincia di Vicenza dove la condizione del contadino è «miserabile» nella parte montuosa anche se si presenta «sotto meno tristo aspetto» in pianura.

Col mutare del paesaggio cambia la forma del rapporto tra padroni e lavoratori della terra. Nel distretto di Adria spicca la categoria dei boattieri: si occupano di mandrie di dodici o quattordici animali, percepiscono un salario in contanti, hanno una casa in dotazione gratuita e un appezzamento di terra da coltivare in proprio. Un gradino piú basso lo occupano i braccianti obbligati che lavorano dall'alba al tramonto per il padrone. In generale qui i contadini vivono in pessime condizioni economiche: per colpa loro, scrive il relatore, perché sono infingardi e lavorano poco. Ignoranti e pigri, hanno tuttavia un merito: «Questa popolazione si può calcolare fra le piú tranquille d'Italia»[13]. Come si vede, il relatore, signor Parpinelli, aveva un preciso punto di vista di classe e non ardeva dal desiderio (che abbiamo visto cosí vivo in Melchiorre Gioia) di veder progredire quella umanità.

A queste relazioni frettolose e sommarie si contrappone quella assai ampia e dettagliata per l'area di Venezia, firmata Pier Luigi Stivanello. Era un avvocato veneziano, si chiamava in realtà Luigi Carlo Stivanello (1845-1907) ed era l'autore di un volume

[11] Ivi, p. 150.
[12] Ivi, p. 153.
[13] Ivi, p. 157.

sulla questione dell'agricoltura veneta e sui rapporti tra proprietari e contadini di cui questa relazione è una sintesi[14]. Il contratto di affitto in generi e denaro è da lui indicato come il piú diffuso e il piú favorevole alla condizione del contadino il quale abita in case di mattoni, «veste con una certa proprietà e le donne portano vezzi d'oro, smaniglie, o quanto meno coralli». Ma non è un risparmiatore: «se ha qualche meschino avanzo, lo converte in effetti preziosi». Mangia polenta e solo raramente carne (tutt'al piú la «pecorina morta sul proprio letto»), beve vino e mangia pane solo nella stagione dei raccolti estivi. Il bracciante è a un livello piú basso: si indebita, spende il salario prima di esserselo guadagnato, è analfabeta. Ma intanto il figlio che torna dal servizio militare «va emancipandosi e porge orecchio assai facile alle dottrine socialiste». Tuttavia la mancanza di iniziativa e di coraggio lo rendono «poco temibile»[15].

La materia trova ovviamente descrizione piú larga nel libro a stampa. Vediamo un esempio:

> Il bracciante propriamente detto è il vero proletario delle campagne, la sua condizione è miserrima, piú che per la tenuità della retribuzione per la saltuarietà e precarietà dell'occupazione, alla quale si dedica.
>
> Egli abita in casolari di canne e di loto e coltiva intorno ad essi meschini orticelli, che lo provvedono di qualche legume. Nel solaio della sua capanna educa a mezzadria brevi partite di bachi, i quali vanno a male il piú delle volte per la cattiva condizione del locale[16].

Meglio di lui vive l'operaio delle manifatture, che ha il lavoro garantito tutto l'anno. E potrebbe sembrare un po' meno misera la condizione del «chiusurante» (l'affittuario di una «chiusa» che è una piccola estensione di terra): può fare altri lavori a pagamento, ma certo che se non li trova la sua posizione diventa peggiore di quella del bracciante.

Dalla relazione prendiamo la pagina sullo «stato deplorabile» delle abitazioni contadine: «Vecchie casupole sgretolate, con muri formati di rottami e di cocci, oppure di mattoni crudi, con imposte cadenti [...] prive di camino, sfogasi il fumo della cucina per un abbaino basso, che si apre attraverso le canne del tetto»[17]. Le residenze degli animali poco differiscono da quelle degli umani. Singolare il giudizio che Stivanello dette nel suo libro sulla capanna del bracciante: «Le abitazioni coloniche dei braccianti sono per

[14] L. C. STIVANELLO, *Proprietarii e coltivatori nella provincia di Venezia. Saggio di studii economici e di una inchiesta agraria*, Venezia, coi tipi dello stabilimento Antonelli, 1872.

[15] *Sui contratti agrari* cit., p. 161.

[16] STIVANELLO, *Proprietarii e coltivatori* cit., pp. 317-19.

[17] *Sui contratti agrari* cit., pp. 161-62.

la maggior parte di canne, malissimo riparate, non vi manca però una certa politezza»[18].

L'avvocato guardava con simpatia al mondo contadino veneto e ai segni di ripresa dovuti da un lato all'impegno da parte dei proprietari piú coscienziosi e dall'altro alla diffusione di società di mutuo soccorso che sappiamo in atto allora da parte del movimento cattolico del Veneto[19]. Stivanello registra anche segni di miglioramento nelle nuove costruzioni che vanno coprendo le campagne, almeno nei luoghi dove si praticano colture e si registrano condizioni materiali di livello superiore – un movimento che gli appare come una «progressione continua e costante»[20]. Si legge in queste pagine una forte simpatia umana e un sentimento di solidarietà per chi pena e fatica; e li si incontra ancor piú espliciti nel ritratto ideale del contadino dell'estuario veneto, tutto un elogio per il colono «sobrio, paziente, infaticabile», religioso ma non superstizioso, amante del suo paese, intelligente e in possesso di una «mezzana coltura»: «Quasi sempre sa leggere [...] ordinariamente taciturno [...] Si direbbe che mediti sempre, come è l'aspetto generale della gente che vive in faccia allo spettacolo del mare»[21].

Dal Veneto si passa al Friuli, dove troviamo la descrizione ampia e dettagliata di patti agrari diversi e complessi legati alle tradizioni locali: l'affitto – con la specificazione di obblighi per il colono come quelli di procurarsi animali e attrezzi rurali, di pagare le decime ecclesiastiche e portare col carro i materiali per il restauro della casa –, la mezzadria, la colonia parziaria. Si descrive la struttura della famiglia, dove il posto di «capoccia» (ossia quello di capofamiglia) spetta al figlio maggiore ma è garantito uno speciale rispetto per le capacità del figlio piú abile; si elencano i «molti lavori e faticosissimi» che competono alla donna. In questa parte d'Italia si vive in «case comode ed aerate». Ma l'alimentazione resta quella che conosciamo: si mangia polenta di granone, legumi, poca carne, si beve poco vino talvolta sostituito con aceto (ma «nei giorni festivi gli uomini, quando ne abbiano i mezzi, trincano maledettamente»).

Varietà di contratti anche in Emilia: mezzadria, terziareccio e «famigli di spesa». Ma il vitto è sempre polenta e minestre, rara la carne, ricotta e verdure. Si emigra d'inverno dal Reggiano in Maremma. Nel Modenese, la condizione migliore è quella dei mezzadri e dei proprietari, che d'estate mangiano carne e pane e

[18] STIVANELLO, *Proprietarii e coltivatori* cit., p. 281.

[19] Su cui cfr. G. ZALIN, *La società agraria veneta del secondo Ottocento. Possidenti e contadini nel sottosviluppo regionale*, Cedam, Padova 1978, pp. 210 sgg.

[20] *Sui contratti agrari* cit., pp. 161-62.

[21] Ivi, p. 162.

non solo polenta; i boari si trovano a un livello meno agiato; i casanti stanno peggio di tutti. E le donne in tutte le diverse categorie «eseguiscono tutti i lavori anco i piú faticosi». Nel circondario di Mirandola e nel Ferrarese la condizione delle famiglie contadine è rispettivamente «meschina» e «miserabile»; come mostra il bilancio annuale di un mezzadro del conte Revedin, non si sfugge alla maledizione del debito. Invece per la pianura bolognese, il conte Aldobrando Malvezzi assicura che la condizione dei mezzadri è buona, il vitto – «abbondante, salubre e bastantemente variato» – comprende molta carne fresca, lardo e salumi.

Note positive anche per la parte della Toscana qui esplorata. Il contratto d'uso generale resta la mezzadria. Nel pisano e sulle colline livornesi si mangia pane di semola, ma anche carne e si vive in abitazioni «generalmente buone». Invece è sull'isola d'Elba che «le condizioni economiche del contadino mezzaiolo, affittuario o giornaliero sono infelicissime». Nel Senese, si lamenta la mancanza di una regolamentazione per legge delle consuetudini vigenti nella mezzadria. Per colpa loro, è difficile mandare via il mezzadro in tempi rapidi, col risultato che lo sfrattato ha tutto il tempo di sfruttare malamente le colture. E qui, oltre alla notizia delle pessime condizioni in cui si trovano le abitazioni agricole, troviamo un giudizio particolarmente severo sull'igiene, piuttosto raro in questa statistica: «Si trascurano i primi elementi di igiene»[22]. Invece dalle parti di Montepulciano si parla di benessere, alimentazione ricca, case «aereate e comode» e si espongono le regole per la divisione dei compiti nella famiglia mezzadrile: il maschio maggiore è il capoccia, uno dei figli maschi fa il bifolco, la madre di famiglia è la massaia e gestisce il pollame quasi come cosa sua.

Di Umbria e Marche abbiamo una scheda sommaria. Per il Napoletano, significativo il bilancio annuo del contadino: «Può essere considerata fortunata la condizione del contadino quando il lavoro annuo gli basta per fare fronte alle esigenze di una stretta sussistenza»[23]. Non migliore quella del contadino che lavora in una proprietà della provincia di Chieti, dove ci sono latifondi di proprietari assenteisti: mangia una pizza cotta sotto la cenere, con l'aggiunta di verdure e ortaggi, carne e pane solo nelle festività. Pasti magrissimi solo una o due volte al giorno: da cui si può comprendere «come l'attività del contadino debba essere scarsa e poca è l'iniziativa. Egli è tuttavia rassegnato»[24].

[22] Ivi, p. 174.
[23] Ivi, p. 178.
[24] Ivi, p. 178.

Nel circondario di Vasto, al frutto del suo lavoro il coltivatore aggiungeva in passato l'emigrazione estiva in Puglia per mietere il frumento; ve lo accompagnava la moglie che si dedicava a spigolare per riportare a casa un po' di grano. Ma ora ha preso campo l'emigrazione in Argentina. In provincia di Avellino le cose vanno molto male: l'affitto e la colonia perpetua hanno sostituito la mezzadria, il sogno del benessere è come un voto religioso «difficile a realizzarsi». Nelle annate cattive inedia e malattie decimano la popolazione. «Squallido l'aspetto degli abituri, scarso il cibo, alimento principale un pane grossolano fatto colla farina del maiz»[25].

Le note diventano sempre piú cupe e le informazioni si rarefanno man mano che si scende al Sud. In Basilicata la condizione dei contadini è definita «miserabile», vi si registra «un grandissimo movimento di emigrazione».

Invece la descrizione si fa lunga e dettagliata per il mandamento di Catanzaro dove domina la grande proprietà e le terre vanno in affitto a speculatori che le ripartiscono poi in poderi da tre a otto ettari dandoli da lavorare a braccianti: però agrumeti, castagneti e vigne restano a sfruttamento diretto da parte dei proprietari. Man mano che ci si inoltra nelle terre del Sud si incontrano sempre piú spesso paesaggi e costumi legati all'abitudine dei coltivatori di vivere in paesi lontani dal luogo di lavoro. Non cambia la povertà del cibo, fatto spesso solo di «pane e coltello» come si dice nella provincia reggina.

Nelle relazioni sulla Sicilia si fa avanti un popolo di lavoratori della terra distinto in salariati (bovari, campari, pastori ecc.) e giornalieri. Donne e ragazzi non vanno a lavorare nei campi. Si cibano di pane e di pasta, hanno l'abitudine del caffè e del fumo. I lavori piú pesanti nella stagione estiva sono affidati a lavoranti calabresi. E la manodopera è attirata dalle miniere di zolfo. Tutte le relazioni rinviano alle tante variazioni da luogo a luogo tipiche dell'isola addentrandosi solo eccezionalmente nei dettagli delle divisioni tra padroni e lavoratori: ad esempio, nel messinese se il terreno della vigna è ottimo il mezzadro avrà solo un quarto del raccolto, mentre prenderà la metà se il terreno è sterile. Va detto che nelle relazioni sulla Sicilia, accanto alle differenze tra le realtà materiali ci sono quelle tra i presupposti generali dei relatori. Per esempio in quella del professor Michele Basile dedicata alla provincia di Messina l'autore dichiara di voler reagire a «quei demagoghi che sempre, e sino alla noia, e senza buonsenso, ci dipingono come affamato il

[25] Ivi, p. 181.

povero popolo delle campagne»[26]. Con questa battagliera premessa l'autore spiega che, mentre sui monti si vive male perché il disboscamento ha reso le terre sterili, nei colli e sui piani si vive da parte di proprietari e mezzadri una vita «discretamente agiata», le donne si abbigliano con lusso, l'alimentazione è ricca di carne e di pesce, ci sono perfino contadini che si fanno servire da un garzone, cosa che qualche povero gentiluomo non può permettersi. E bevono caffè e liquori, sprecano i guadagni «in vino, serenate, balli, carne di maiale e bettole». Invece in provincia di Siracusa, secondo il relatore, «deplorabile oltre ogni dire è la condizione del colono e del bracciante», che non conosce «né carne, né pesce, né pasta»[27].

Sbarchiamo in Sardegna con una relazione generale redatta dal signor Egidio Marzorati, che si diffonde sulla estrema varietà dei paesaggi e dei climi dell'isola. Si sofferma a descrivere un aspetto speciale della cultura sarda: il generale «amore immenso al possesso della terra». È un amore che porta al frammentarsi infinito delle proprietà e al moltiplicarsi di muretti di confine tra un pezzo e l'altro di terra, col risultato di renderli ancora piú minuscoli. A questo si aggiunge la presenza di grandi latifondi di privati e di vaste aree detenute dai Comuni e dallo Stato dove spadroneggiano i pastori. Sono loro che alimentano una conflittualità continua coi coltivatori: da qui si ha la formazione di speciali consorzi fra proprietari. Dettagli come questi danno un'idea della difficoltà del tentativo di inserire all'interno della statistica nazionale una parte d'Italia dai costumi e dalle tradizioni del tutto peculiari. Basterebbe la descrizione dell'abbigliamento tipico dei pastori, un dato che non si incontra in nessun'altra parte di queste statistiche, per avvertirci della distanza non solo fisica che divide la Sardegna dal resto della nazione. Ma un punto è chiaro: al di là di descrizioni che insistono sulle grandi potenzialità della Sardegna agricola e sulle sue speciali caratteristiche e tradizioni, in ultima analisi la condizione del contadino viene descritta come «misera». Il suo vitto – pane di frumento il giorno e minestra di legumi la sera – lo colloca nella stessa fascia di consumi che abbiamo visto generalmente prevalente nella statistica[28].

Sull'attendibilità dei dati offerti dalle rilevazioni statistiche dell'Ottocento si è svolta una lunga discussione relativa allo svi-

[26] Ivi, p. 188.
[27] Ivi, pp. 190, 192.
[28] Ivi, p. 203.

luppo della produttività dell'agricoltura[29]. Come abbiamo piú volte riscontrato, era questo il punto di vista prevalente nella cultura dominante e nella politica economica del tempo: ne avremo altre conferme. Non è questo il tema che interessa nel presente lavoro, dove si tratta di accostarci al mondo delle campagne e ai caratteri della vita del mondo contadino. Da questo punto di vista bisogna riconoscere che queste relazioni edite da Luigi Bodio nel 1879 e qui solo sommariamente sfogliate offrono una messe di conoscenze finora mai incontrata nelle numerose indagini topografiche e sanitarie precedenti. La differenza rispetto alle topografie sanitarie è evidente.

I medici, anche quando restano nell'ambito della loro condotta e non si spingono a immaginare l'estensione dell'indagine a un ambito piú vasto – una provincia, o addirittura l'intera nazione e perfino il mondo – tendono ad abbracciare la totalità di ambiente e abitanti, a rendere conto delle caratteristiche fisiche dei luoghi e di quelle morali e materiali delle persone: insomma aria-acqua-terra, abitazioni-cibi-lavoro e, naturalmente, salute-malanni. Il loro metodo è sempre quello dell'analisi delle condizioni sanitarie della popolazione nel contesto ambientale e di lavoro, allo scopo di combattere le cause dei malanni e della crescita difettiva degli individui.

Nella statistica invece evaporano le nebbie che ci hanno nascosto finora i tratti concreti della figura che abbiamo continuato a chiamare col nome singolare collettivo di «contadino». E si fanno avanti classi e categorie definite da precisi rapporti di proprietà e di dipendenza: abbiamo incontrato forme diverse di contratti – affittanza, colonia parziaria, mezzadria, salariati fissi come i bovari – ma si è fatta avanti soprattutto la figura del bracciante come quella tendenzialmente in crescita nello scorcio del secolo. Le condizioni materiali hanno rivelato che quasi in tutta l'Italia dominano miseria, scarsità di cibo, povertà delle abitazioni, bilanci di famiglia fallimentari a fronte di continua e intollerabile fatica. Sono emerse isole di relativo benessere nell'area emiliana e in altre poche parti del territorio nazionale (l'assenza di relazioni sulla Toscana fiorentina non impedisce di includerla tra queste). Ma il dato piú eloquente e drammatico è quello relativo alla spesa delle famiglie per il cibo quotidiano. Se si considera qualità e quantità degli alimenti e la percentuale della spesa per l'alimentazione in rapporto all'entrata, dove si toccano valori del 93 per cento, non si può che condividere la desolata considerazione di Stefano Somogyi: «Nulla

[29] Ne fornisce un resoconto F. CAZZOLA, *Storia delle campagne padane dall'Ottocento a oggi*, Bruno Mondadori, Milano 1996, pp. 40 sgg.

meglio dell'elevatezza delle spese destinate al vitto potrà testimoniare sulla angosciosa vita di molte famiglie»[30].

Nella statistica di Luigi Bodio spicca l'assenza quasi totale della questione dell'igiene. Tuttavia ci si muove sempre negli abituri e nelle strettezze di una classe sociale che per tutto il secolo era apparsa sotto l'etichetta del «succido», dell'avversione alla pulizia. Anche le coeve topografie sanitarie che abbiamo incontrato non avevano esitato a metterla in evidenza. Invece una statistica come quella che Luigi Bodio aveva voluto dedicata ai bilanci familiari e alle forme contrattuali non si occupa della questione dell'igiene. Il suo contadino, specialmente il bracciante, lavora molto, si nutre poco e male, la sua famiglia è costantemente in bilico sul dissesto economico, la sua abitazione è al livello delle capanne dei suoi animali: ma non si parla di una sua innata ostilità per la pulizia.

[30] SOMOGYI, *Cento anni di bilanci familiari* cit., p. 141. Cfr. anche G. VECCHI, *I bilanci familiari in Italia, 1860-1960*, in «Rivista di storia economica», XI (1994), n. 1, pp. 9-95.

Capitolo sedicesimo

Il tempo delle denunzie: Pasquale Villari e le origini della questione meridionale

Nelle «disposizioni di pubblica igiene» del settembre 1870 il tentativo dei pubblici poteri era stato quello di affrontare problemi collettivi di diversa natura, come le malattie diffuse, la povertà e il crescere del malcontento delle classi popolari operando sul terreno delle norme di pulizia privata e pubblica. Davanti a carenze drammatiche e a condizioni spesso tragiche delle classi popolari, il potere politico del Regno d'Italia vi appare concentrato sulla pulizia delle strade e delle stalle, sui comportamenti dei mugnai e dei fornai, sulla presenza di cessi nelle abitazioni e su altri dettagli della quotidianità di vita sociale. Nei confronti della quale riteneva di poter sviluppare una strategia di intervento mediato, o almeno di persuasione. Interventi piú efficaci tesi a modificare la dura sostanza delle differenze sociali erano al di là della linea rossa di un governo liberale.

Ma a quella data la questione dell'igiene cominciava a cedere il posto alla protesta e alla denunzia delle condizioni intollerabili delle classi popolari, delle plebi contadine e cittadine. Si facevano sempre piú forti le sollecitazioni al governo a prendere atto della miseria in cui versavano il popolo delle campagne e gli abitanti dei quartieri degradati delle città e a fare qualcosa per ridurre le distanze che separavano le molte e diverse Italie. C'era la realtà meridionale e delle isole, c'erano da risanare le zone piú miserabili delle grandi città, Napoli e Roma in testa, e si avanzava la proposta di una inchiesta agraria che affrontasse le condizioni intollerabili del mondo contadino.

Una voce molto autorevole tra quante si levarono allora fu quella di Pasquale Villari (1826-1917): al suo impegno di insegnante e alla sua coscienza civile di italiano dobbiamo uno dei grandi libri della nostra tradizione, le *Lettere meridionali*. Vi furono raccolte con altri scritti le lettere da lui indirizzate via via al direttore del giornale moderato «L'Opinione». Data da qui l'avvio della presa di coscienza del problema capitale del paese, quello che doveva prendere il nome di «questione meridionale». Della discussione che ne nacque, nutrita di molti consensi ma anche di critiche, come del vivo interesse di cui fu oggetto anche fuori d'Italia, non è il caso di parlare in questo contesto. Ma Villari, nella sua opera di studioso e di docente, fu anche un grande uomo di scuola, un maestro per generazioni di allievi. Quella università italiana fu l'impresa a cui si dedicarono uomini come lui, una generazione di maestri impegnati nelle loro indagini ma anche nell'opera di dare al sistema della formazione e degli studi un assetto tale da portarlo all'altezza dei migliori modelli europei. E cosí Villari fu il naturale punto di riferimento di giovani allievi che arrivavano a Firenze e a Pisa dai loro paesi natii. Alcuni dovevano lottare con la povertà delle risorse e col freddo delle stanze d'affitto (a due di loro, di origine meridionale, morti di tisi, il maestro doveva dedicare una sua edizione di fonti storiche[1]). Altri, nati da famiglie di ricca borghesia e di piccola nobiltà terriera, furono spinti dal suo insegnamento a impegnarsi in prima persona nell'esplorazione di quei lati oscuri della realtà italiana su cui si concentravano le sue *Lettere*. Fu questo il caso di due giovani nobili della costa toscana, Leopoldo Franchetti (1847-1917) e Sidney Sonnino (1847-1922), che dopo aver seguito le lezioni del maestro all'Università di Pisa si dedicarono alla carriera politica a cui erano destinati per nascita. E vi portarono un'attenzione speciale ai problemi dell'agricoltura. Se quella toscana ispirò a Sonnino scritti e progetti che ne esaltavano il modello della mezzadria, nell'attività parlamentare di Franchetti la nota dominante fu, com'è stato detto, «la continua e accorata difesa delle ragioni dei contadini»[2].

Non solo delle ragioni quanto piuttosto dell'urgenza di interventi sociali per mitigare le condizioni delle plebi italiane si fece portatore Pasquale Villari. Nel volume delle *Lettere* raccolse e fece suo il durissimo atto di accusa dell'avvocato Luigi Carlo Stivanello nei confronti di una classe rapace e crudele di proprietari terrieri veneti assenteisti e impegnati solo nell'imporre contratti agrari da fame[3]. C'era materia tale – secondo Villari – da rendere urgente una inchiesta agraria del Parlamento. I braccianti della provincia di Venezia vivevano in miseri casolari di fango e di canne, costretti per sopravvivere a elemosinare e a rubare. E pure con mura di fango e tetto di fieno erano le case per le quali i mezzadri abruz-

[1] *Dispacci di Antonio Giustinian ambasciatore veneto in Roma dal 1502 al 1505, per la prima volta pubblicati da Pasquale Villari*, Le Monnier, Firenze 1876.

[2] G. SIRCANA, *Franchetti, Leopoldo*, in *DBI*, vol. L (1998), *ad vocem*.

[3] VILLARI, *Le lettere meridionali* cit., p. 68, ricorda che l'opera di Stivanello, *Proprietarii e coltivatori*, era stata premiata dall'Istituto Veneto.

zesi dovevano addirittura pagare un affitto al proprietario. Tra le cose che si leggono di questi ultimi nelle *Lettere* c'era il contratto: dove era previsto l'obbligo di dare al padrone due parti del raccolto e un'infinità di prestazioni di dettaglio. In piú erano soggetti anche allo strozzinaggio che il padrone praticava nell'imprestare loro denaro quando, come accadeva di regola, erano schiacciati dai debiti. Gente laboriosa, quei contadini: che però soffrivano la fame e si nutrivano solo di mais.

Quello di Pasquale Villari era uno sguardo dall'alto, pieno di umana pietà per sofferenti e sfruttati, ma preoccupato soprattutto per i rischi dell'unità politica recente se restava priva di consenso tra il popolo. «Sollevare le classi inferiori» era un «dovere supremo nell'interesse dei ricchi e dei poveri», perché tutti (secondo Villari) erano minacciati dallo scoppio di una rivoluzione delle moltitudini[4]. Il che non toglie nulla al coraggio della denunzia, che si fece specialmente dura quando l'esplorazione del paesaggio umano dei miserabili si avventurò nei bassi napoletani.

Lo storico napoletano era tornato spesso nella sua città d'origine. E ogni volta, a quanto raccontava, per la sua «prima passeggiata» sceglieva i «quartieri piú luridi»[5]. Si immagina il distinto e severo professore vincere la barriera dello sporco, assai piú grave di quella descritta qualche decennio prima dal dottor De Renzi. Cosí grave da rendere incerta la natura umana degli esseri che popolavano quei luoghi. Forse – scriveva Villari – si era davanti a una mutazione dei «caratteri fisiologici della razza»[6]. La parola non si affacciava per caso: era l'ombra dell'inferiorità biologica che stava calando sul Mezzogiorno e in generale sulle plebi italiane grazie al darwinismo che si respirava nell'aria. Ne vedremo altre tracce. E quell'ombra prendeva corpo nell'opinione popolare del Nord davanti a una società che, per quanto liberata «dalle pastoie che allo sviluppo moderno opponeva il regime borbonico», stentava a decollare[7].

La barriera di una diversità insuperabile si parava davanti a Villari nell'affacciarsi a quei tuguri abitati da una moltitudine che non si poteva nemmeno accostare «perché il fetore che emana al solo avvicinarsi, mette spavento»: si arretrava davanti alla

[4] Questo passo dalle *Lettere meridionali* (p. 300) è sottolineato da N. AMENDOLA, F. SALSANO e G. VECCHI, *Povertà*, in VECCHI, *In ricchezza e in povertà* cit., pp. 271-317; cit. a p. 273.

[5] VILLARI, *Le lettere meridionali* cit., p. 114.

[6] *Ibid.*, p. 115.

[7] GRAMSCI, *Quaderni del carcere* cit., vol. III, p. 2022.

barriera dello sporco e del puzzo, della miseria e delle malattie, alla vista di quei «visi sparuti, un numero grande di storpii e di malati, di vecchi imbecilliti», affollati in luoghi impenetrabili all'aria e alla luce, dove esseri umani e animali mescolati e indistinti «soddisfano tutti i bisogni della vita»[8].

Erano pagine sconvolgenti, destinate a tornare per molto tempo a inquietare le coscienze degli italiani alimentando una specie di rimorso collettivo. E intanto, la strada battuta dalla politica generale del paese era quella della retorica nazionalista e della volontà di potenza. Però il bisogno di aprire gli occhi su un'Italia sconosciuta tutta da descrivere coi colori della verità si faceva strada sempre piú tra la minoranza colta del paese. Se ne ha prova già nelle testimonianze di corrispondenti pervenute a Villari e da lui pubblicate. Documenti spesso terrificanti: come fu ad esempio quello di chi gli riferí di lavoratori delle campagne abruzzesi agonizzanti alle porte dell'ospedale o morti per fame ai margini di piazze e strade di Pescara e di Chieti[9].

Uno di quei corrispondenti fu proprio Leopoldo Franchetti. Partito a cavallo per una esplorazione delle campagne abruzzesi e calabresi, mandò al suo maestro resoconti delle scoperte fatte, diventate poi materia di un libro. Villari ne trasse osservazioni come queste: «I contadini di quelle province (Abruzzi e Molise) sono per il loro vitto, d'anno in anno, nella dipendenza assoluta dei proprietarii». Da tale condizione ricavavano «un odio ancora piú profondo per i signori e pel Governo, che sarà pieno di pericoli per l'ordine avvenire»[10]. Qui si rende evidente la preoccupazione dello storico: bisognava avvertire la classe dominante e il suo governo che era nel loro interesse migliorare le condizioni di vita di un popolo prima che dalla disperazione delle masse contadine nascesse lo spettro rosso della rivoluzione.

Ma per capire meglio che cosa avesse colpito Leopoldo Franchetti occorre leggere il suo libro. Era il racconto di un giovane e colto aristocratico in viaggio nelle campagne e sulle montagne del Sud: dove apparve alla gente del popolo come un essere di un altro pianeta, membro di una razza dominante qual era. La scena di quell'esploratore delle Indie italiane, fisicamente imponente, spesso scortato da gente armata come si riteneva necessario fare in terre di briganti, mentre si piegava su persone e cose dall'alto del suo cavallo, mostra al vivo la condizione del mondo

[8] VILLARI, *Le lettere meridionali* cit., p. 115.
[9] *Ibid.*, pp. 56-58.
[10] *Ibid.*, pp. 50-51.

contadino: non solo «classe oggetto», ma un vero e proprio pezzo di silenziosa natura scrutato e descritto per i membri legittimi della specie umana. (Invece non a cavallo ma in bicicletta doveva spostarsi in seguito un altro celebre «esploratore», Giustino Fortunato, che di quei luoghi era originario)[11]. Lo sguardo di Franchetti era come quello che diversi anni prima Alexis de Tocqueville aveva posato sui nativi americani delle grandi pianure, degradati e abbrutiti dai conquistatori europei. Il suo sforzo di osservatore e cronista fedele fu altrettanto sincero. Di quei popoli raccontò storie di miseria e di mancanza di igiene simili a quelle registrate nella statistica murattiana o in quella di De Renzi, spesso anche piú gravi. Come i braccianti veneti, anche i contadini abruzzesi stavano in case «poche e mal costruite, per lo piú di mota secca»[12]. Vi si rifugiavano nella stagione del lavoro dei campi perché in Abruzzo «il contadino ama il suo lurido borgo, e preferisce il suo alloggio sudicio, senza aria e senza luce, ad una casa colonica in mezzo ai campi»[13]. Inevitabile dunque l'incontro del nobile toscano con la barriera del sudicio. Che appare qui non come un dato di fatto ma come il segno di un'alterità insuperabile: quella di chi non solo è immerso nel sudicio ma lo ama. Va detto tuttavia che l'analisi di Leopoldo Franchetti non ricercò i colori del pittoresco, lo stile che di lí a poco doveva caratterizzare un altro esploratore toscano, Renato Fucini. Mostrare Napoli a occhio nudo, era la promessa di Fucini ai lettori, e la mantenne ma senza abbandonare lo stile del documentarista che filtra la disordinata realtà attraverso bozzetti di vita scelti e assemblati[14]. Fucini cercava i selvaggi interni: lo aveva fatto con successo nelle *Veglie di Neri* per la gente di quelle Indie toscane che viveva nelle paludi della Valdinievole. Era un'area di acque e boschi popolata di uomini e cose di una cultura arcaica di pescatori e cacciatori. Fucini ne dette una rappresentazione bozzettistica disegnando profili umani bizzarri e forme di vita primitive. Figure e contesti che apparvero immutati nel secolo successivo nelle relazioni di una serie di monografie di famiglie agricole dove la strumentazione moderna non impedí l'affacciarsi dell'antica denunzia dello sporco:

[11] Di «coscienziosità di esploratori» parla SERENI, *Il capitalismo nelle campagne* cit., p. 73.

[12] L. FRANCHETTI, *Condizioni economiche ed amministrative delle province napoletane. Abruzzi e Molise – Calabrie e Basilicata. Appunti di viaggio* - S. SONNINO, *La mezzeria in Toscana*, Tipografia della Gazzetta d'Italia, Firenze 1875, p. 6.

[13] *Ibid.*, p. 11.

[14] R. FUCINI, *Napoli a occhio nudo. Lettere ad un amico*, Le Monnier, Firenze 1878.

Sono rare le latrine e mancano le concimaie. Sulle minuscole corti sorgono rozze capanne, porcili, mucchi di falasco, di «sonali» (copertura di erbe usate per le capanne) e di letame, che nell'umidissimo inverno costituiscono una grande massa putrescente[15].

C'era stata una guerra mondiale e l'avvento del regime fascista, ma niente era cambiato nella realtà delle campagne e nel linguaggio dei proprietari terrieri.

Quanto a Renato Fucini, anche nella narrazione della grande città del Mezzogiorno il suo stile rimase quello. Come nella pittura dei macchiaioli, i contadini e i poveri restarono per lui figure di sfondo su di una scena dominata da un osservatore colto e attirato dal particolare curioso. Pasquale Villari lo giudicò con ironica benevolenza: «Il signor Fucini era un poeta»[16]. Di fatto, la Napoli di Renato Fucini è una grande città esotica guardata con l'occhio di un viaggiatore in cerca di paesaggi e di distrazioni. C'erano anche i poveri ma non somigliavano a quelli di Villari e di Franchetti. Nella scarsa decina di pagine a loro dedicate (su quasi duecento), Fucini raccontò di povere donne e di scugnizzi pronti anche a baciargli le scarpe per un soldino. Ma dopo aver dato loro la doverosa elemosina, il narratore volta le spalle e cerca temi piú piacevoli e curiosi.

Non cosí Leopoldo Franchetti: il suo sguardo si posò sull'umanità dei contadini calabresi e abruzzesi con dolente partecipazione, tenendo fisso lo sguardo sulle responsabilità politiche della miseria e delle sofferenze. Fu per questo che il suo racconto si trasformò in aperta denunzia, quella sintetizzata nella citazione di Pietro Colletta posta in epigrafe: un appello alla sapienza del governo e una condanna delle «false specie di libertà» che ribadivano la schiavitú economica. Lo Stato italiano che si gloriava di avere portato la libertà ai popoli aveva condannato i lavoratori della terra a una condizione di estremo servaggio. Non bastavano la fame e il duro lavoro di ogni giorno: dovevano sottostare al potere assoluto di un sindaco scelto dal governo tra i maggiorenti e protetto da leggi assurde. L'articolo 110 della legge comunale e provinciale richiedeva addirittura l'autorizzazione del re previo il parere del Consiglio di Stato per l'eventuale messa sotto accusa dei sindaci per

[15] ISTITUTO NAZIONALE DI ECONOMIA AGRARIA, *Monografie di famiglie agricole, III. Contadini del Padule di Fucecchio (Val d'Arno Inferiore - Toscana)*, Treves-Treccani-Tumminelli, Milano-Roma 1931, p. 293 (cito dalla riproduzione anastatica *Contadini toscani negli anni Trenta. Le monografie di famiglie dell'Inea, 1931-1938*, a cura di R. Tolaini, Pacini, Pisa 2005).

[16] P. VILLARI, *La questione di Napoli*, prefazione a ID., *Le lettere meridionali ed altri scritti sulla questione sociale in Italia*, Fratelli Bocca, Torino 1885 (cito da ID., *Scritti sulla questione sociale in Italia*, Sansoni, Firenze 1902, pp. 490-509; cit. a p. 492).

atti commessi nell'esercizio delle loro funzioni. «Lo sindaco è lo re del paese»: queste parole di un contadino apparvero a Leopoldo Franchetti le uniche adatte a descrivere la realtà[17]. E tra le descrizioni delle sue pagine spicca la vicenda di un altro indimenticabile contadino, quello che volendo presentare una sua rimostranza si reca a piedi con faticoso e lungo viaggio fino al lontano ufficio comunale. Ma, una volta arrivato allo scalone, si vede respinto con spregio da un segretario comunale che ha altro da fare: una storia che sembra uscita dalla penna di Kafka.

Tutt'altra atmosfera si respira nel saggio sulla «mezzeria» in Toscana di Sidney Sonnino che costituisce la seconda parte del volume di Franchetti[18]. Si trattava in origine di un articolo scritto per una rivista tedesca, concepito come proposta in merito al problema capitale dell'epoca, quello della diffusione del socialismo. Sonnino vi offriva la sua ricetta per risolvere il problema dei conflitti sociali: a suo avviso occorreva sostituire al conflitto la collaborazione, alla lotta dei lavoratori contro i capitalisti una forma di partecipazione ai profitti dell'impresa. E qui, a dimostrazione di quanto la cosa fosse possibile, Sonnino descriveva la sua Toscana: per lui, una regione felice. Il segreto era racchiuso nel contratto di mezzadria: di questo il barone Sonnino era profondamente convinto. Si doveva alla formula di quel vincolo che legava padroni e contadini la garanzia della pace sociale da secoli tipica della Toscana. Di quella lunghissima durata portava a documento il testo di un contratto medievale. Naturalmente Sonnino sapeva che la mezzadria non era limitata alla sua regione e non se ne nascondeva le diverse forme. Come è stato scritto, «il contratto di mezzadria è un singolare intreccio di obblighi e di prestazioni che sopravvive per molti secoli proprio a causa della sua flessibilità e adattabilità alle piú diverse situazioni produttive ed esigenze di sfruttamento»[19]. Ma c'è un punto su cui la tesi di Sonnino non ha convinto né gli studiosi né la classe mezzadrile: dove lui vedeva il regno dell'armonia perfetta tra padrone e contadino, la realtà era quella di un rapporto paternalistico che cancellava il rischio del conflitto sociale ma lasciava il contadino nella condizione di servo umile e obbediente, privo di quella libertà che da secoli caratterizzava il cittadino. Gli articoli dei contratti pur nella loro variabilità storica e geografica mettono sempre ben in chiaro che il contadino «deve», «è obbli-

[17] FRANCHETTI, *Condizioni economiche* cit., p. 30.

[18] S. SONNINO, *La mezzeria in Toscana* cit., pp. 177-223.

[19] F. LANDI, *I contratti agrari*, in AA.VV., *Cultura popolare nell'Emilia Romagna* cit., pp. 140-45; cit. a p. 140.

gato»... Nel variare delle formulazioni, quello che resta immobile nel tempo è il vincolo di completa subordinazione che lega il mezzadro al padrone: il quale può aggravare il carico delle prestazioni e mandare via dal podere la famiglia contadina a suo piacimento alla consueta scadenza calendariale del santo dei traslochi, san Martino o san Michele, a seconda della regione e delle consuetudini (santi maledetti, la cui festa era attesa come un incubo nelle campagne). La condizione del mezzadro era di tale dipendenza dalla volontà e dai prestiti del proprietario che ben si capisce perché quel regime di gestione delle colture si sia dissolto come neve al sole nell'Italia del secondo dopoguerra, negli anni Cinquanta del secolo XX[20].

Col testo di Sidney Sonnino siamo davanti al caso dell'occhio del padrone che ingrassa il cavallo (che sarebbe poi il contadino). Nelle sue pagine immagini oleografiche descrivono la bellezza della campagna toscana. Bellezza indiscutibile, come attestano dipinti dell'Ottocento e foto oleografiche: la campagna come un giardino, un fertile e colorato orticello, dove sullo sfondo di colline colorate in verde pallido da viti e oliveti abitano famiglie patriarcali di coltivatori insediate su qualche ettaro di terra e abitanti in case coloniche «spaziose e comode», attrezzate di tutti gli annessi agricoli necessari, dalla tinaia alla stalla; il governo della famiglia e i rapporti con l'esterno affidati al «capoccia», nominato dal proprietario, l'organizzazione interna alla massaia, il contratto di mezzadria di durata annua ma rinnovabile *ad libitum* se cosí sta bene al padrone; la divisione a metà dei raccolti, piú altri minori obblighi dei mezzadri verso il padrone. Il cibo è buono, la pellagra «quasi sconosciuta». Certo, la tassa sul macinato è gravosa, ma non mancano occasioni di guadagno per donne e minori. L'istruzione elementare dei lavoratori delle terre è scarsa perché è ostacolata dal clero e da chi comanda nei municipi cittadini, ma si può sempre ricorrere alle scuole parrocchiali. Qualità fondamentale è il carattere patriarcale del sistema: qui la vita scorre tranquilla, i contadini «hanno la sicurezza del domani, e ove non diano ragione di lamento al proprietario, sono certi di restare sul podere per un'epoca senza termine»[21].

Sonnino non aveva dovuto fare ricerche faticose per comporre questo accattivante quadretto. Si era limitato a prendere spunto dalla famiglia mezzadrile che lavorava per lui e abitava proprio sotto la sua villa[22]. E tuttavia, pur con questi limiti le sue pagine

[20] Come racconta M. CACIAGLI, *Addio alla provincia rossa*, Feltrinelli, Milano 2017.
[21] SONNINO, *La mezzeria in Toscana* cit., p. 193.
[22] *Ibid.*, pp. 194-95.

documentano quanto poco unitaria fosse quell'Italia unita se considerata dall'angolo visuale del mondo contadino: quell'area centrale della mezzadria era una specie di divisorio tra un Sud che sprofondava nell'arretratezza e un Nord in piena e accelerata trasformazione capitalistica.

La realtà del Mezzogiorno e della Sicilia appariva specialmente drammatica, soprattutto sul piano della criminalità coi fenomeni della camorra e della mafia. Non fu per caso se Leopoldo Franchetti dedicò proprio alla Sicilia un altro dei suoi viaggi di esplorazione in compagnia di Sidney Sonnino mentre si avviava faticosamente una commissione parlamentare d'inchiesta[23]. Si confrontavano forme diverse di soluzione per un problema che era fondamentalmente di conoscenza. Era stato per questo che nel 1870 si era deciso di commissionare ai medici condotti la redazione di topografie e statistiche sanitarie dei loro comuni. Ma ormai era giunto il tempo di fare qualcosa di piú. Perché era anche in atto nella cultura delle classi dominanti quel mutamento dell'immagine dell'Italia segnalato da Benedetto Croce: dalla convinzione dell'abbondanza di ricchezze di un «giardino della natura» si stava passando alla deprimente idea della «povertà naturale» del paese[24].

[23] L. FRANCHETTI e S. SONNINO, *La Sicilia nel 1876*, Barbèra, Firenze 1877.

[24] B. CROCE, *Storia d'Italia dal 1871 al 1915*, a cura di G. Galasso, Adelphi, Milano 1991, pp. 77-78.

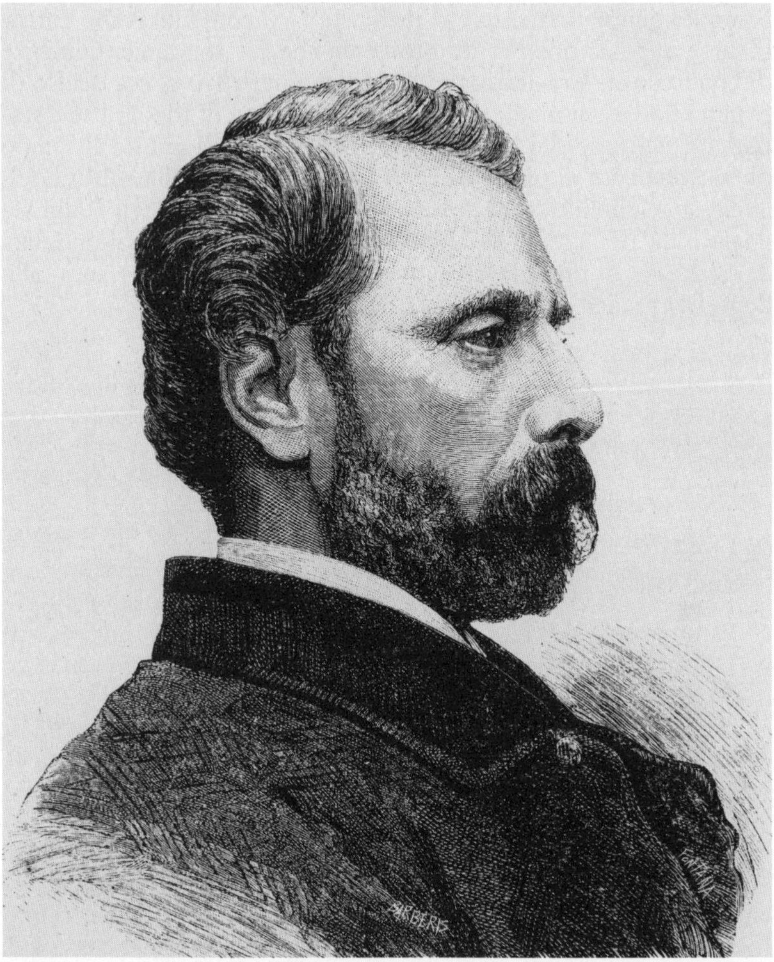

Figura 10.
Ritratto di Agostino Bertani, medico e patriota italiano, incisione, 1860.

Capitolo diciassettesimo

Agostino Bertani e le inchieste agrarie

Il fatto nuovo nella storia delle inchieste sul mondo delle campagne fu l'aggravarsi della crisi in agricoltura mentre si moltiplicavano i segni dell'uscita dei contadini dall'isolamento e dal silenzio. L'apparizione di società di mutuo soccorso nelle campagne e la diffusione di idee e di associazioni politiche di estrema sinistra nell'area padana furono una scossa tellurica per le classi dominanti. Anche perché venivano dopo la Comune di Parigi e mostravano il radicarsi di idee e tendenze apertamente rivoluzionarie. E cosí all'improvviso si moltiplicarono le proposte di inchieste agrarie. Tra i protagonisti vi troviamo ancora impegnati dei medici, anche se non furono piú soltanto le loro voci a dominare. Fu una svolta importante.

Molti sono stati i medici che abbiamo incontrato nella ricerca sul mondo contadino nell'Italia dell'Ottocento. La vita dei lavoratori dei campi ha parlato attraverso la loro voce, si è fatta strada attraverso il filtro della loro cultura e dei loro interessi. Con deformazioni inevitabili: quelle dei tanti medici condotti che provarono a raccogliere il frutto delle loro esperienze di persone e luoghi. Ciascuno di loro aveva qualcosa di proprio da dire mentre contribuiva all'opera collettiva. Fra tutte spiccavano quelle di Cesare Lombroso e Paolo Mantegazza. Con Mantegazza abbiamo incontrato un abile e fortunato divulgatore che seppe dare voce alle esigenze di un mondo borghese e fornire risposte a molto di quello che si voleva sapere ma non sempre si aveva il coraggio di chiedere (la donna, il sesso, i piaceri dell'esotismo di paesaggi e consumi, le fantasie sul futuro). Diverso il caso di Cesare Lombroso, che aveva alimentato le paure diffuse per i poveri, i diversi, i criminali e i pazzi offrendo la sua legittimazione scientifica a chi li voleva esclusi dalla società come un'altra razza da ricacciare negli abissi della preistoria o in quelli dei manicomi. Quella che incontriamo su questa strada allo scorcio del secolo è ancora la figura di un medico, ma di tutt'altra pasta: parliamo della personalità straordinaria di Agostino Bertani (1812-1886), colui che accanto a Garibaldi,

Mazzini, Pisacane, fu il protagonista di tutta una stagione di lotte per la libertà e per la giustizia in Italia. L'assenza durata a lungo di una moderna biografia che aggiornasse, sulla base di nuove ricerche, quella di Jessie White Mario è la prova che nel disegno storico delle lotte del Risorgimento e della prima fase dell'Unità d'Italia quella che ha prevalso per molto tempo è stata la voce dei vincitori. Ma l'importanza per non dire la centralità della figura e dell'opera di Agostino Bertani e la lucida lungimiranza delle sue scelte oggi non possono piú sfuggire a nessuno[1].

Bertani in quello scorcio del secolo fu l'unico che riuscí a investire davvero la classe dirigente e le autorità di governo del compito di guardare seriamente al mondo di coloro che definí i lavoratori delle campagne. Dopo Lombroso, lo scienziato dei devianti e dei pazzi, e dopo Mantegazza, l'igienista della nuova borghesia, lo possiamo definire il medico dei contadini: non solo per la passione con cui si batté per portare Parlamento e governo italiano a prendere coscienza del problema delle condizioni di vita dei lavoratori delle campagne. Ma anche perché fu lui che riuscí nell'obiettivo fino ad allora mancato di mettere al lavoro la rete dei medici condotti per realizzare la «carta igienica» delle campagne italiane.

Agostino Bertani fu un uomo politico impegnato nelle battaglie del suo tempo nonostante l'esordio sembrasse destinarlo a una tranquilla esistenza di scienziato: milanese, cresciuto in una famiglia di sentimenti antiaustriaci, allievo del collegio Borromeo di Pavia, aveva mostrato di possedere grandi qualità intellettuali con la laurea in Medicina e con studi di respiro europeo, ma quelle conoscenze doveva investirle non in una pacifica professione bensí nell'impegno di lotte che durarono l'intera sua vita. Quella contro l'occupazione austriaca lo portò, tra l'altro, alla direzione dell'ospedale militare di Sant'Ambrogio durante le Cinque giornate di Milano. Amico e allievo di Carlo Cattaneo, si accostò ben presto a Giuseppe Mazzini, seguí Garibaldi nell'impresa dei Mille, incarnò l'anima piú riformatrice della Sinistra democratica italiana. La sua biografia è una cronistoria di battaglie e cospirazioni: la Repubblica romana del 1849, gli incontri con Cattaneo in Svizzera e con Mazzini a Londra, il tentativo di liberare Luigi Settembrini dal

[1] Basti ricordare, oltre alle opere generali sul Risorgimento – da G. PÉCOUT, *Il lungo Risorgimento. La nascita dell'Italia contemporanea (1770-1922)* (1997), Mondadori, Milano 1999, ai molti saggi e studi di Alberto Maria Banti –, la tradizione storiografica che ha preso in esame le correnti repubblicana e socialista – da N. ROSSELLI, *Mazzini e Bakunin. 12 anni di movimento operaio in Italia (1860-1872)* (1927), Einaudi, Torino 1967, ad A. GALANTE GARRONE, *I radicali in Italia (1849-1925)*, Garzanti, Milano 1973, fino al profilo scritto da B. DI PORTO, *Agostino Bertani*, Partito repubblicano italiano, Roma 1963 –, per arrivare al volume monografico di SOLIA, *Il medico degli eroi* cit.

penitenziario di Santo Stefano, la partecipazione alla campagna del 1859 agli ordini di Garibaldi dove ebbe un ruolo primario nell'organizzazione e nella direzione politica della spedizione dei Mille[2]. In tutto questo Bertani portò una lucida coscienza degli obiettivi da raggiungere. Da qui nacquero per lui non pochi conflitti personali: anche con capi carismatici come Garibaldi, col quale fu in disaccordo a proposito dell'annessione al Piemonte delle regioni conquistate. E cosí gli accadde pure con Cavour, di cui fu un interlocutore importante durante l'impresa dei Mille ma col quale si trovò in conflitto quando cercò di orientare Garibaldi a portare avanti l'impresa tentando la conquista degli Stati pontifici. Fu allora che Cavour ritenne necessario il suo allontanamento e dichiarò venuto il momento che nei suoi confronti e in quelli di Crispi il re si mostrasse «inessorabile»[3]. Eletto in Parlamento, dalla Sinistra dell'arco parlamentare si era staccato entrando a far parte dell'Estrema sinistra. Fu in tale veste che elaborò e presentò un progetto di legge per l'avvio di una inchiesta agraria. Era un tipo di iniziativa che si era già affermata fuori d'Italia. E a quella francese svoltasi fra il 1866 e il 1869, si guardò con particolare attenzione. Ma il ministro dell'Agricoltura del terzo Governo Menabrea, Marco Minghetti, aveva concepito e avviato una proposta di inchiesta che aveva come obiettivo il problema che stava a cuore alla classe dominante: la produttività agricola come questione economica nel contesto di una concorrenza internazionale che spingeva a incentivare la redditività della proprietà terriera. Fu invece il tema delle condizioni sociali di quella che volle chiamare la «classe agricola» – o anche dei «lavoratori della terra» – che figurò al centro della proposta presentata da Agostino Bertani nella tornata del 7 giugno 1872 con le firme di cinquanta parlamentari.

Era una richiesta che veniva ormai anche dalle voci di un'opinione pubblica illuminata e consapevole delle condizioni del mondo contadino. Ma continuava a non trovare ascolto in un governo dominato dal dogma della libertà d'impresa e determinato a tutelare gli interessi dei proprietari terrieri. Non per niente all'atto della nascita del ministero dell'Agricoltura si era messo ben in chiaro che tra i pochissimi compiti di un dicastero minore e privo di mezzi c'era quello di preparare leggi «dirette a tutelare la proprietà agraria»[4]. Cosí fu solo dopo la svolta degli anni Ottanta che

[2] Cfr. l'ampia voce di B. DI PORTO, *Bertani, Agostino*, in *DBI*, vol. IX (1967), *ad vocem*.

[3] Citato in ROMEO, *Cavour e il suo tempo* cit., vol. III, p. 810.

[4] Citato in A. CARACCIOLO, *Stato e società civile. Problemi dell'unificazione italiana*, Einaudi, Torino 1960, p. 45.

quella proposta parlamentare di Bertani trovò la via per diventare legge. Ma rimase la differenza di orientamenti tra chi pensava alle condizioni dei lavoratori e chi agli interessi dei proprietari.

Fu su questo secondo piano che si mossero le inchieste condotte in seguito alla crisi apertasi con gli anni Settanta. La relazione ministeriale intorno alle condizioni dell'agricoltura nel quinquennio 1870-74 offrí un ampio quadro che metteva a frutto i dati raccolti da una numerosa serie di monografie di tipo statistico ed economico[5]. E altrettanto dicasi per le successive notizie «intorno alle condizioni dell'agricoltura» negli anni 1878-79[6] e per quelle pubblicate sullo stesso argomento nel 1887[7]. Era ancora una volta l'agricoltura come risorsa economica, attività produttrice di ricchezza, quella che si voleva studiare. Il resoconto dell'inchiesta del 1887 riproduceva i dati analitici relativi al rapporto tra spese e proventi per ogni ettaro coltivato a frumento nelle diverse aree italiane. Le risposte, redatte da proprietari o da professori di agronomia, illustravano le diverse tecniche di coltivazione e i ricavi ottenuti dai diversi tipi di suoli, confermando una situazione difficile: «Le non liete condizioni della proprietà fondiaria e dell'industria rurale» erano state aggravate dal «continuo rinvilire dei prezzi del frumento, mentre invece aumentano i salari degli operai campestri»[8].

Nel frattempo, però, Agostino Bertani aveva continuato a battersi perché ci si occupasse delle classi popolari e delle loro condizioni. Nel discorso con cui aveva presentato in Parlamento la sua proposta di inchiesta agraria da cui era nata la grande Inchiesta Jacini, ricordò la famiglia contadina dell'Agro romano che lo aveva ospitato e nascosto nel 1867 durante la fallita impresa garibaldina. Erano «gialli, macilenti, sucidi, avviliti dalla miseria, dalla malaria, dalle febbri e dall'oblio sociale»[9]. Va det-

[5] MINISTERO DI AGRICOLTURA INDUSTRIA E COMMERCIO (MAIC), *Relazione intorno alle condizioni dell'agricoltura nel quinquennio 1870-1874*, Barbèra, Roma 1876-77.

[6] ID., *Notizie intorno alle condizioni dell'agricoltura negli anni 1878-1879*, Stamperia reale, Roma 1881-82.

[7] ID., *Notizie intorno alle condizioni dell'agricoltura*, Botta, Roma 1886-87.

[8] *Ibid.*, p. v.

[9] *Sulle condizioni attuali della classe agricola e principalmente dei lavoratori della terra in Italia. Proposta di inchiesta parlamentare di Agostino Bertani deputato al Parlamento, 7 giugno 1872*, p. 16. Questa stampa d'epoca è posseduta dalla Biblioteca del Senato ed è consultabile al sito https://www.senato.it/application/xmanager/projects/leg18/Bertani.pdf. Nella versione pubblicata in A. BERTANI, *Scritti e discorsi*, scelti e curati da J. White Mario, Barbèra, Firenze 1890, pp. 153-65, ripresa in *Discorsi parlamentari di Agostino Bertani pubblicati per deliberazione della Camera dei Deputati*, Tipografia della Camera dei deputati, Roma 1913, pp. 188-96, la descrizione è diversa e suona cosí: «Là vidi disposto in una camera un lungo palancato connesso e contesto con rozzi rami d'alberi di diverse grossezze [...] quivi giacevan messi in fila i membri di una lunga famiglia: vecchi e giovani,

to che la barriera del «sucido» per Agostino Bertani non era un confine naturale ma uno di quegli esiti dell'oblio sociale che intendeva combattere. Nel suo discorso in Parlamento però, ben consapevole del contesto che era quello del dominio delle classi proprietarie «mise ogni cura di non offendere le suscettibilità delle classi ricche»[10]. Il tono cauto e conciliante del suo discorso non nascose tuttavia la sostanza del progetto. E per convincere i moderati della maggiore urgenza del problema sociale – le condizioni dei contadini – rispetto a quello economico, fece balenare il rischio di disordini e rivolte in assenza di politiche adeguate: tenessero ben conto i membri del Parlamento che non si trattava solo di un problema di giustizia ma anche di una scelta dovuta «all'opportunità, alla prudenza». Bisognava «prevenire i danni che il disagio della numerosa classe agricola può cagionare all'ordine sociale». Perciò si doveva «deliberare una Inchiesta sulle condizioni attuali della classe agricola e principalmente dei lavoratori della terra in Italia»: una proposta che secondo Bertani aveva «un intendimento [...] eminentemente *conservatore* e *progressivo* ad un tempo». Con queste parole si era aperta la presentazione della proposta di legge avvenuta quel 7 giugno 1872[11].

Lo scopo primario, per Bertani, era raccogliere dati precisi «intorno alla condizione in cui versano le classi lavoratrici della nostra campagna»; poi, certo, si doveva anche «conoscere quali sieno le altre [condizioni] che mantengono ancora la nostra terra tanto infruttuosa e deserta». Ma «guai all'inchiesta che invertisse nel suo procedere questo ordine di esame!»[12]. Tanta insistenza era per mettere le mani avanti e parare un rischio prevedibile fin dall'inizio: che si decidesse di battere solo la pista degli interessi degli agrari. È ben noto quale idea ci si facesse della maniera di affrontare la «questione sociale» da parte dei governi della Destra e della Sinistra storica. E Francesco Crispi doveva sottolineare in seguito che per risolverla bisognava «rendere facile il lavoro, col diminuire le difficoltà al proprietario e al fabbricante dai quali il lavoro è alimentato [...] Questioni complesse dalla cui soluzione dipenderà la fine del socialismo»[13].

madri, spose, zitelle e fanciulli, che cercavan il sonno e il riposo contesi dalle ammaccature, dai malanni interni, dall'indigenza di tutta la persona».

[10] Così J. WHITE MARIO, *Agostino Bertani e i suoi tempi*, Barbèra, Firenze 1888, vol II, p. 397.

[11] *Sulle condizioni attuali della classe agricola* cit., p. 5.

[12] Ivi, p. 11.

[13] Riprendo la citazione dal saggio introduttivo di P. CAVALIERI, in *Le istituzioni pubbliche di assistenza e beneficenza*, in ISAP, *Le riforme crispine*, vol. IV, *Amministrazione sociale* cit., pp. 3-47; cit. a p. 43.

Socialismo, ecco lo spettro che faceva paura. E alla paura fece ricorso Bertani per evitare il rischio che l'inchiesta si rivolgesse solo al versante degli interessi dei proprietari terrieri. Il suo impegno mirava ad «alleviare gli squilibri sociali piú acuti»[14] combattendo gli eccessi del sistema senza varcare il confine che divideva democratici e socialisti. Nel suo discorso non esitò a far balenare il rischio della rivoluzione sociale: evocò per questo la recente Comune di Parigi, pur garantendo che dalle classi dei lavoratori italiani non si doveva temere lo scoppio della violenza. Ma poi fece vibrare anche la corda della compassione evocando nel suo discorso una Sicilia dove i contadini vivevano «quasi come le piante, come le sue bestie da soma» e una Lombardia dove, in mezzo alla piú ricca produzione agricola, i contadini morivano di fame e di pellagra[15].

In realtà, il governo era sensibile solo alle minacce di pericoli quale la violenza di organizzazioni segrete e sconosciute, come la mafia. E fu proprio in quella direzione che operarono le indagini della Giunta per l'inchiesta sulle condizioni della Sicilia. Qui toccò ai grandi proprietari dare informazioni sul sistema dei latifondi e sulle miniere. Il marchese Francesco Paternò di Raddusa, richiesto di cosa pensasse «di quei ragazzi che lavorano nelle miniere, e della legge che si è proposta di stabilire l'età, in cui i "carusi" possono entrare a lavorare, e le ore di lavoro», rispose che «questo sarebbe una rovina per la coltura delle miniere». Quanto ai contadini, se ne parla solo in un distratto passaggio per tributare un elogio alla loro «vivida intelligenza»[16].

Ci vollero anni, l'avvento della Sinistra al potere e il consenso personale di Agostino Depretis, amico e già compagno di studi di Bertani, perché si desse seguito alla sua proposta. Intanto, come si è già ricordato, il ministero dell'Agricoltura si dedicava a raccogliere e pubblicare informazioni sullo stato della produzione agricola, allo scopo di «trar profitto dai prodotti agrarii delle diverse parti d'Italia»[17].

Finalmente, il 5 marzo 1877 fu approvato il progetto a cui Agostino Bertani si era dedicato: nacque cosí l'inchiesta agraria frutto della sua iniziativa ma che doveva prendere nome dal presidente

[14] ROMANELLI, *L'Italia liberale* cit., p. 225.

[15] *Sulle condizioni attuali della classe agricola* cit., pp. 13-15.

[16] Cfr. ARCHIVIO CENTRALE DELLO STATO, *L'inchiesta sulle condizioni sociali ed economiche della Sicilia (1875-1876)*, a cura di S. Carbone e R. Grispo, con introduzione di L. Sandri, Cappelli, Bologna 1968, vol. II, pp. 834, 1052.

[17] MAIC, DIREZIONE GENERALE DELL'AGRICOLTURA, *Relazione intorno alle condizioni dell'agricoltura in Italia*, Barbèra, Roma 1876, vol. I, p. 3.

della giunta istituita *ad hoc*, Stefano Jacini, figura dignitosa e di tutto rispetto, a cui fu cosí offerta l'occasione di recuperare e portare avanti la lunga esperienza di studio sulle condizioni dell'agricoltura lombarda. A differenza di lui, Bertani, come vicepresidente della giunta, arrivava all'appuntamento dell'inchiesta di cui era stato il promotore dopo un percorso che lo aveva visto presente in tutte le occasioni di lotta e di impegno non solo per la libertà e per l'unità italiana ma anche per la giustizia. Differenze di esperienze, di culture e di condizione sociale, che lasciarono le loro tracce negli esiti dell'impresa. Anche se il magro bilancio di cui fu dotata l'inchiesta sembrò destinarla a esiti deludenti, il lavoro svolto resta imponente, come documenta l'immensa quantità di materiali che affluirono alla giunta e che solo in parte vennero accolti nella monumentale edizione degli atti[18].

Stefano Jacini era un «conservatore rurale», come doveva definirlo il figlio nella raccolta postuma dei suoi scritti[19]: ma la sua concezione delle responsabilità civili e sociali del proprietario terriero lo portava a insistere anche sul dovere di garantire ai contadini condizioni decenti di vita e di lavoro come il vivere in case abitabili, l'accesso a scuole agrarie e cosí via. Il disegno che propose ai membri della giunta (dodici membri, quattro nominati dal governo, quattro dalla Camera e quattro dal Senato) fu di assegnare a ciascuno di loro come commissario responsabile una delle dodici circoscrizioni in cui fu diviso il suolo nazionale. Quanto al metodo, si decise di stimolare con premi la collaborazione di esperti. Mentre rimase esclusa dal disegno la relazione sulle condizioni dei lavoratori, che Bertani si impegnò a svolgere personalmente.

A lui fu comunque assegnata come commissario l'VIII circoscrizione comprendente un'area di confine tra la Liguria e la Toscana. La accolse con qualche resistenza e la portò a termine con ritardi e difficoltà di cui resta l'eco nella prefazione che scrisse per la stampa della relazione finale: «Tardi assai, – scrisse, – perché di mala voglia, mi accingo a questa Relazione». E spiegò che era stato restio ad assumere quell'incarico perché per svolgerlo gli era mancato «fin dal suo principio a tutt'oggi l'amore»[20]. Ma non fu solo su questo che il rapporto suo con la giunta e col presidente fu turbato

[18] Cfr. *L'Archivio della Giunta per l'Inchiesta agraria e sulle condizioni della classe agricola in Italia (Inchiesta Jacini), 1877-1885. Inventario*, a cura di G. Paoloni e S. Ricci, Ministero per i beni culturali e ambientali, Roma 1998.

[19] S. JACINI JR, *Un conservatore rurale della Nuova Italia*, Laterza, Bari 1926.

[20] *Atti della Giunta per la inchiesta agraria e sulle condizioni della classe agricola*, Forzani e C., tipografi del Senato, Roma 1881-86, vol. X (1883), *Relazione del commissario dott. Agostino Bertani, deputato al Parlamento, sulla ottava Circoscrizione (provincie di Porto Maurizio, Genova e Massa-Carrara)*, pp. III-XV; cit. a p. III.

da non pochi conflitti. Emerse anche in questa occasione quello che è stato definito il suo «difficile e personalissimo equilibrio tra spirito rivoluzionario e riformismo costituzionale»[21]. La vicenda doveva concludersi con la pubblicazione degli Atti dell'inchiesta senza che fosse ancora pervenuta la relazione di Bertani.

La sua opposizione emerse fin dall'elaborazione del questionario. A uno Jacini preoccupato dell'arretratezza produttiva delle aziende e dell'assenteismo della classe dei proprietari si oppose l'idea di Bertani che la chiave del rinnovamento del paese passasse attraverso il miglioramento delle condizioni di vita dei lavoratori dei campi. Lo spiegava molto chiaramente di volta in volta nelle lettere di istruzione: documenti lucidi e appassionati che sembrano quasi una sintesi conclusiva di quei problemi che le inchieste e le testimonianze dei medici avevano rilevato nel corso del secolo intorno alle condizioni di vita dei contadini. Si veda come li indicò in quella che spedí a un collaboratore speciale, Filippo Turati (il quale aveva sollecitato la possibilità di partecipare di persona ai lavori dell'inchiesta):

> Abbiatevi per oggetto: la vita materiale dei lavoratori della terra, nei rapporti della propria sudiceria, delle condizioni economiche fatte dai proprietari, dalle consuetudini di tolleranza e pazienza, riguardante particolarmente l'avarizia dei padroni, la ignavia dei lavoratori, rispettivamente alle condizioni igieniche, delle abitazioni malsane, umide, stanze da letto a pianterreno, pavimentazione, difese, agglomeramento – circa l'ambiente immediato o circostante, ingombro di materie fermentanti – convivenza con animali, acqua potabile vicina o lontana, scarsa o abbondante, da vedersi con grossa lente dovunque, abitudini, possibilità di lavarsi, assistenza medica a domicilio, se aggravata per i poveri dalle spese di trasporto – trattamento dei medici condotti, estensione del territorio da servire, se condotta piena o residenziale; loro lamenti appurati, confronto possibile con quel che dissero nei questionari[22].

Invece, l'impostazione di Jacini era di tipo fondamentalmente economico, da cui l'orientamento ufficiale dei lavori in direzione di un esame dell'agricoltura come impresa. Tuttavia non ne fu assente il problema sociale delle condizioni dei contadini: lo rendeva inevitabile il formulario estremamente preciso adottato dalla giunta nel rivolgersi a chi voleva concorrere ai premi e ai riconoscimenti fissati per i collaboratori. Era lo strumento necessario per indirizzare il lavoro da svolgere. Tra i punti da tenere presenti ce

[21] DI PORTO, *Bertani, Agostino* cit.

[22] Lettera di Agostino Bertani a Filippo Turati, 16 aprile 1885, edita da M. PONZO, *Filippo Turati e i corrispondenti italiani*, vol. I, Piero Lacaita, Manduria-Bari-Roma 2002, p. 304 (sui rapporti fra i due e sull'importanza dell'apprendistato politico compiuto da Turati nel rapporto con Bertani cfr. SOLIA, *Il medico degli eroi* cit., pp. 259-61; il brano della lettera sopra citato è riportato *ibid.*, p. 260).

n'era uno che riguardava le condizioni fisiche, morali, intellettuali ed economiche dei lavoratori della terra. E fu proprio qui che emersero le costanti e le varianti nei modi di descrivere la realtà.

1. *I contadini nell'Inchiesta Jacini.*

Alla questione che era al centro della proposta di Bertani i relatori fornirono risposte che variarono da brevi appunti a lunghe e analitiche esposizioni. Tra il 1879 e il 1880 affluirono alla giunta ben 174 monografie. Tra quelle che toccarono il punto specifico, alcune sorvolarono piú o meno evasivamente. Quella del geometra Lorenzo Fantino dedicata al circondario di Alba – pur cercando di giustificare la brevità della risposta con l'essere l'argomento un «affare piuttosto serio per la debole mia penna» – forní un quadro sommario, piuttosto roseo e di gusto bozzettistico della vita dei contadini, senza distinguere piú che tanto fra proprietari e coloni. E tuttavia non mancò di sottolineare l'abuso che si faceva del lavoro di ragazzi «in troppo tenera età». Assoggettati a fatiche troppo pesanti, incorrevano in difetti fisici, come l'ernia, che poi li rendevano inabili al servizio militare. Anche se, notava l'autore, quell'obbligo di due o tre anni di assenza dal lavoro era «una vera calamità pei lavoratori di tutte le categorie», tanto da formulare l'auspicio che in un'epoca futura si potesse almeno «ridurre l'esercito a minori proporzioni»[23]. Ma il suo contadino resta confinato al di là della barriera dell'igiene: non si pettina né si lava, e la sua casa per fortuna non ha vetri alle finestre perché altrimenti l'aria vi sarebbe irrespirabile. «A dire schiettamente la verità, i nostri contadini non sono dei piú diligenti e distinti nell'osservare i precetti d'igiene. Pochissimi si lavano, ed i bagni generali sono a loro totalmente sconosciuti»[24].

E comunque, il geometra Fantino su una cosa non aveva dubbi: non c'era bisogno di nessun intervento statale per migliorare la condizione dei lavoratori della terra. Il che non poteva che andare nel senso voluto dalle classi dominanti.

Ben diversamente accurata la monografia sulla provincia di Mantova, redatta da qualcuno che abbiamo già conosciuto: Enrico Paglia. Qui alle condizioni dei lavoratori della terra furono dedicate pagine dense di informazioni e di considerazioni. Non

[23] *Atti della Giunta per la inchiesta agraria* cit., vol. VIII (1883), t. II, *Monografia agraria sul circondario d'Alba (in provincia di Cuneo) del signor geometra Lorenzo Fantino*, pp. 197-338; cit. alle pp. 282-83, 297.

[24] *Ibid.*, p. 284.

mancavano certo i problemi: c'era quello della mortalità infantile, che abbiamo visto tenuto d'occhio in modo speciale dalle statistiche italiane. Ma c'era soprattutto la pellagra, «il flagello piú compassionevole delle nostre popolazioni agricole, e da cui sono affette principalmente le classi piú miserabili»[25]. Su questo il relatore rinviava alla relazione già pubblicata nel 1878 e soprattutto alle risposte che i medici della provincia avevano dato al questionario di Agostino Bertani. Addentrandosi poi nella descrizione del territorio mantovano e del popolo dei lavoratori, Enrico Paglia distingueva con precisa conoscenza diverse aree: come ad esempio quella di confine col Bresciano e quella col Veronese e il Rovighese, dove l'acqua era malsana e mancava il vino. Ma il disegno che pagina dopo pagina si compone sotto gli occhi di chi legge ha colori cupissimi: case coi muri di mattoni crudi, o anche di canne intonacate di fango e coperte di canne (nell'alto Mantovano, nei comuni risicoli, nel Viadanese e nella valle di Sermide). Il regime alimentare non è mutato dai tempi della statistica di Melchiorre Gioia per la categoria piú povera, quella dei braccianti: «La maggior parte dei braccianti disobbligati si trova ridotta a vivere di sola e scarsa polenta, con companatico di peperoni od aringhe e pura acqua per bevanda» – un'alimentazione che doveva mantenere il suo carattere ancora a lungo[26]. E ci sono gli altri problemi frutto della miseria: poca pulizia, permanenza dell'analfabetismo, segni di disgregazione sociale, l'emigrazione in Brasile, l'abbandono della religione per reagire a un clero oscurantista e reazionario, la diffusione dei furti campestri. La conclusione sottolineava «il bisogno di migliorare la condizione economica e morale del contadino [...] alla quale opera non bastano certo i mezzi privati [...] se ad essi non soccorre la provvidenza dello Stato»[27].

Tra le monografie inviate alla giunta c'era anche altro su Mantova: e precisamente tre volumi manoscritti redatti dal conte Gerolamo Romilli (1835-1884), consigliere presso la Regia Prefettura di Mantova. Recavano il titolo seguente: *L'agricoltura e le classi agricole nel Mantovano. Risposta al programma per l'Inchiesta agraria*. L'opera, portata a termine nel 1879, ottenne un

[25] *Ibid.*, vol. VI (1882), t. II, fasc. 1, *La Provincia di Mantova. Monografia del prof. Enrico Paglia*, pp. 743-882; cit. a p. 862.

[26] Riportando questo passo FACCIOLI, *La cucina* cit., p. 1024, ha sottolineato il ricorrere degli stessi dettagli sull'alimentazione contadina nell'area della bassa Mantovana non solo in Melchiorre Gioia ed Enrico Paglia ma perfino nella descrizione del pasto del contadino «mezzaiolo» Stentone nell'opera pubblicata postuma di A. CANTONI, *L'illustrissimo*, con uno studio preliminare di L. Pirandello, Nuova Antologia, Roma 1906.

[27] *Atti della Giunta per la inchiesta agraria* cit., vol. VI (1882), t. II, fasc. 1, *La Provincia di Mantova. Monografia del prof. Enrico Paglia* cit., p. 879.

premio di 1500 lire col parere unanime della giunta giudicatrice. Rimase però allo stato di manoscritto tra i materiali d'archivio e venne pubblicata solo in parte alla distanza di un secolo esatto[28].

Il conte Romilli in questo scritto individuò con precisione le diverse categorie dei lavoratori della terra: bifolco, castaldo, bracciante, risarolo, caporale, mandriano e avventizio. Le distinzioni riguardavano tipi di lavoro e forme di sostentamento. Il piú precario e miserabile era l'«avventizio», chiamato a lavorare solo nei «pochi dí che dura la mietitura» e solo allora nutrito dal padrone con pane, minestra e vino: ma per il resto condannato all'ozio e alla ricerca di lavori sempre mal pagati, «strozzato dall'inedia». Ma quando deve descrivere il contadino il meno che si possa dire del conte Romilli è che appare «intriso di pregiudizi»[29]. Il suo stile è stato definito degno di un manuale di anatomia zoologica: definizione esatta, perché per lui quel popolo di lavoratori dei campi è una specie piú animale che umana. Il suo modello è quello dell'antropologo alla Lombroso, impegnato a dedurre da indizi fisici l'appartenenza a una razza diversa e immutabile. Il suo contadino è un oggetto fisico, membro di una specie dove non esistono individui: l'esemplare maschile è

> di membra grosse e mal tornite, piú ossuto che provvisto di polpe, di carnagione olivastro-abbronzata, con viso sprovvisto di barba, arrapato e cosparso di macchie piú scure o rossastre; qualche bitorzolo indurito qua e colà, frequente butterato dal vaiolo, capelli non folti, non lucidi, irti, ruvidi, grossi, indomabili, tenuti sempre molto corti o piú spesso completamente rasi [...]. Testa affogata fra le spalle, grossa, aguzza; nuca sporgente, faccia depressa e larga tanto quanto alta; fronte nullo spaziosa, rugata; naso dilatato, piccolo ed informe; occhi grigio castani, infossati piuttosto che sporgenti, di pupilla smorta priva di moto e di vivacità; la cornea screziata di un rosso giallognolo, il taglio breve orizzontale [...] labbra rientranti, grosse, di un rosso cinereo, avvizzite, ruvide e frastagliate; denti radi grossi, verticali [...], sani, ma ingialliti per poca pulizia; [...] alito viziato; [...] le mani larghe grandemente, grosse o meglio grossolane, [...] unghie larghe di un bianco sporco [...]; petto regolare, forte di muscoli, vasto, cosparso di lungo e folto pelo [...]. Dalla grossa e ruvida pelle, i pori della quale sono molto dilatati, tutto il corpo tramanda un odore poco confortante. L'andatura è faticante, lenta; il passo lungo a piegamento di ginocchia, senza agilità né sveltezza, meno poi grazia; accompagnamento dal moto di va e vieni delle braccia cadenti a penzoloni e colle mani aperte; la testa piegata, cogli occhi stupiditi, la bocca semi aperta[30].

[28] *Inchiesta Romilli. L'agricoltura e le classi agricole nel Mantovano (1879)*, a cura di R. Salvadori, Einaudi, Torino 1979.

[29] Cosí G. CRAINZ, *Padania. Il mondo dei braccianti dall'Ottocento alla fuga dalle campagne*, Donzelli, Roma 1994, pp. 3-4.

[30] *Inchiesta Romilli* cit., pp. 111-12.

Il passo pesante e lento del contadino è un dato antropologico senza tempo o meglio di ogni tempo: nel Novecento il regista danese Carl Theodor Dreyer ebbe a difendere la scelta di un film di far camminare contadini di un'altra epoca con passi lenti e pesanti: era, scrisse, quel «passo pesante e assorto con cui ancor oggi camminano i contadini»[31]. «Assorto», non «a bocca semi aperta» e «cogli occhi istupiditi»: perché per il conte Romilli l'animale maschio delle sue campagne è stupido; e altrettanto stupido e sporco l'animale femmina, su cui però l'occhio del padrone indugia di piú alla ricerca di caratteri sessuali attraenti (che non trova). La contadina è

> di forme meno grossolane, però brutte anzi che no... gli occhi sempre smorti, piccoli, il viso macchiato, [...] le labbra non tanto piccole, smorte e prive di freschezza, l'alito ordinariamente viziato [...] il petto robusto ed a mammelle floscie e assai magre; le parti deretane scarsamente pronunciate; le coscie e le gambe non ricche di polpe [...] i piedi larghi e piú grossi che al sesso femminile non convengano, la pelle poco delicata, untuosa e ricca di pori[32].

Quando poi vuole esporre la «morale dei contadini», il conte sottolinea la congenita stupidità come tratto ereditario:

> di ingegno assai poco svegliato, per la trascuranza che ereditò dalle passate generazioni [...] La conformazione poi del suo cranio e la materia cerebrale in esso contenuta svelarono alla fisiologia una potenza comprensiva assai limitata. Lo stato di abbrutimento, di oppressione e di cieca obbedienza gl'impedirono il savio incremento del raziocinio[33].

Quella che si avanza senza veli è l'ormai matura idea della immutabile regressione razziale del vinto nella lotta per la vita. Il contadino del conte Romilli è privo di intelletto, partecipa alla messa senza capirne nulla. Non conosce sentimenti perché «chi è di mente ottusa, è di cuore sordo», e dunque «si sposa per avere una compagna nelle sue fatiche e, poiché i suoi dolori e le sue gioie non penetrano troppo oltre la grossa epidermide, sdegna comunicarle un solo pensiero»[34]. Il ritratto morale della donna è quello di un essere stupido e superstizioso, capace solo di «beghinate religiose»[35]. E l'uomo da parte sua non possiede sentimenti e idealità nobili – l'amore di patria, il senso dello Stato. Conosce un solo corpo «al quale va superbo di appartenere»[36], le confraternite

[31] C. T. DREYER, *Cinque film. La passione di Giovanna d'Arco. Vampiro. Dies Irae. Ordet. Gertrud. Seguiti da tutti gli scritti sul cinema*, Einaudi, Torino 1967, p. 394.

[32] *Inchiesta Romilli* cit., p. 112.

[33] *Ibid.*, p. 141.

[34] *Ibid.*, p. 144.

[35] *Ibid.*, p. 145.

[36] *Ibid.*, p. 144.

religiose. Pacifici e inoffensivi, ma privi di intelligenza e di sentimenti morali, voraci all'occasione e inaffidabili, facili da guidare e da tenere a bada, i contadini del conte Romilli assomigliano a quei buoi che commuovevano un ben piú sensibile Giosue Carducci e ispiravano i pittori veristi – animali spesso amati piú di quegli esseri a due gambe che restavano sullo sfondo dei loro quadri.

Di diverso tenore le pagine che il commendator Emilio Morpurgo (1836-1885) dedicò ai contadini del Veneto. La sua relazione offre un caso esemplare di quanto lo sguardo del relatore potesse superare i condizionamenti di classe e concepire la realtà dei lavoratori dei campi come mondo pienamente umano[37]. Nell'avvertenza che il relatore premise alla sua relazione si coglie l'eco dell'impressione profonda da lui provata davanti alle cose che aveva scoperto e di cui ora si sentiva impegnato a trasmetterne la conoscenza ai lettori. Prima dei «convincimenti fortissimi» che aveva maturato il commendator Morpurgo volle esprimere il suo sconsolato giudizio: «Essere veramente tristi bene di spesso, e per cagioni assai varie, siffatte condizioni»[38]. E basta una scorsa rapida delle sue pagine per capire quanta tristezza potessero suggerire gli scenari che si era trovato davanti. Vediamo intanto le case agricole del distretto di Padova:

> Abbondano da per tutto i casolari malamente coperti di paglia; da per tutto questi luoghi di ricovero scarseggiano in proporzione della popolazione aumentata; da per tutto non si sa non vedere un legame necessario fra essi e la pellagra, qui largamente diffusa. [...] Lo spazio, la forma delle costruzioni, il suolo senza pavimento buono o cattivo, il volume d'aria e la quantità di luce, a cui apre la strada una finestra che non merita questo nome[39].

Anche nell'area di Venezia, distretto di Dolo, le case «non meritano che un nome, quello di *canili*»[40]. Non erano novità. Morpurgo aveva sott'occhio il libretto del dottor Antonio Maria Gemma, da cui riprendeva passi come questo: «Nel Veneto vi sono interi paeselli composti di casupole, fabbricate con canne spalmate di loto e coperte di paglia, frammezzo le paludi e le risaie, dove una sola stanza serve a tutti i bisogni di una famiglia. Queste case sarebbero meglio adatte per covo di belve, che per dimora dell'uomo»[41]. L'inchiesta sua confermava e aggravava la cupezza di quel quadro:

[37] *Atti della Giunta per la inchiesta agraria* cit., vol. IV (1882), *Relazione del commissario Comm. Emilio Morpurgo sulla XI circoscrizione (provincie di Verona, Vicenza, Padova, Rovigo, Venezia, Treviso, Belluno e Udine)*.

[38] *Ibid.*, p. VII.

[39] *Ibid.*, p. 4.

[40] *Ibid.*, p. 6 (corsivo nell'originale).

[41] *Ibid.* (Il passo si legge con piccole varianti in GEMMA, *Fisiologia ed igiene del contadino* cit., pp. 22-23).

> Nove volte su dieci non si ha una casetta degna di questo nome, visitata dai raggi del sole, protetta alcun poco dai geli invernali, al riparo dall'umidità che si sprigiona dal suolo, sufficiente a ricoverare la famigliuola che cresce, e costruita in guisa da aprire la via a qualche boccata d'aria salubre. Anche quando la stamberga non è presso a crollare, o non merita il nome di pagliaio, esposto egualmente ai geli del verno e alle arsure estive, le finestre non possono dirsi tali e la nuda terra tien luogo di pavimento. Nove volte su dieci, i disgraziati abitatori si pigiano in questo tristissimo nido l'uno accanto all'altro, senza riguardo di sesso e senza distinzione di età. [...] Angustie morali, angustie economiche, avarizia di spazio; la ricchezza del male è tutta là dentro[42].

Tante le differenze di nomi e di carichi di lavoro: ci sono, in Friuli, i «sottani», cioè i braccianti, e poi i lavoratori avventizi («uomini d'obbligo») a cui si ricorre per la falciatura dei prati e per i grandi lavori estivi; seguono i mezzadri, gli «operanti continui», i «servi di campagna», i bovari e «famei» o famigli[43]. Hanno in comune una sola cosa, la povertà. Specialmente dura la fatica delle donne e quella dei fanciulli; se la donna in Friuli «gareggia coll'uomo, talora anche nei lavori piú faticosi», i fanciulli fin dai sei anni non faticano solo come braccianti o mandriani ma sono impiegati perfino «alla fabbricazione de' laterizi» (a Tarcento) o mandati come lavoranti in Germania[44].

Dopo l'abitazione, la sua assenza di luce e di aria ma anche di capacità di proteggere il riposo degli abitanti, c'è da tenere conto del cibo dei contadini: che è di solo granturco, con l'aggiunta stagionale di legumi ed erbaggi. Quasi del tutto assente il pane di frumento. «Il contadino insacca la polenta piú o meno buona, nel suo stomaco, e raramente alterna o mescola questo cibo con altri»[45]. Un fatto confermato da puntuali relazioni di medici condotti: il testo mandatogli da quello di Cittadella, ad esempio, definiva il granturco di pessima qualità «il solo compagno ai legumi male conditi, od a poco latte»; e quanto alle abitazioni, le descriveva come casolari di paglia in cui l'unico ricettacolo «dove non piove [...] è tenuto pel bestiame, *che essendo proprietà del padrone del fondo è solo scopo dei suoi riguardi*, del suo interesse»[46]. Sono descrizioni che mostrano una somma di povertà alimentare, povertà dell'abitare e perfino di povertà di dignità umana visto che l'essere umano si colloca piú in basso del bestiame: nemmeno gli storici della

[42] *Atti della Giunta per la inchiesta agraria* cit., vol. IV (1882), *Relazione del commissario Comm. Emilio Morpurgo* cit., p. 7.

[43] *Ibid.*, p. 14.

[44] *Ibid.*, p. 17.

[45] *Ibid.*, p. 147.

[46] *Ibid.*, p. 185 (corsivo nell'originale).

povertà, che hanno elaborato il concetto di «povertà totale» sono arrivati a concepirne tutta l'estensione[47].

Passando a una ipotesi conclusiva sullo stato morale del contadino veneto, Morpurgo affrontava il tema della religione. Qui vedeva permanere l'antica e unica forma di legame sociale. E si trattava di un legame prezioso, perché deputato a esorcizzare il pericolo della rivolta sociale: «*Sebbene i nullatenenti nutrano animosità contro gli abbienti, il sentimento religioso li contiene*»[48]. Dunque la prospettiva di Morpurgo, con tutti i migliori sentimenti e le piú misericordiose intenzioni, restava quella della religione e della carità. Anche lo stesso Gemma si era attestato a quel «sentimento della carità [...] sempre sentito in Italia»[49]. I tempi cambiavano ma qui il mutamento non si avverte. Tuttavia non gli sfuggiva che quella religione era pur sempre fatta di oscurantismo e di superstizione. Di che cosa si parlava, ad esempio, nelle veglie notturne nelle stalle? Lo ricavava proprio dalle pagine del dottor Gemma: in quello scritto, «un nobile esempio d'indagini civili», si raccontava che lí, commentando le prediche del clero, si parlava dell'inferno, dei demoni e delle streghe; e all'uscita dalle stalle era inevitabile che le fantasie di esseri suggestionabili (specialmente donne e bambini) si esaltassero e si spaventassero vedendosi davanti «i tronchi sfrondati di piante vetuste, lo strepito di qualche acqua corrente, il grido di qualche animale notturno, il soffiare dei venti, le ombre lontanamente proiettate dalle roccie nevose, il silenzio, la tenebra della notte»[50]. Di fatto, le forme della religione tradizionale qui censite sono superstizioni: la credenza nella stregoneria, nel malocchio, nel potere dei maghi, nella paura dell'«incubo» – l'essere malvagio che passa attraverso ogni buco, assume forme diverse, anche di topo o di formica, e «sale di notte sul letto dei dormienti e sovrapponendosi con tutto il peso sul loro petto, tanto vi gravita da renderli quasi privi di respiro»[51].

Ma in realtà anche l'antica religione si stava sfaldando, come tutto quel mondo con le sue tradizioni. Era cominciato da pochi anni un fenomeno che scioglieva anche i vincoli della famiglia, fa-

[47] Di «povertà totale» hanno scritto AMENDOLA, SALSANO e VECCHI, *Povertà* cit. Sulle loro ricerche nel contesto di una rilettura critica del problema dell'arretratezza meridionale, si sofferma E. FELICE, *Perché il Sud è rimasto indietro*, il Mulino, Bologna 2013.

[48] *Atti della Giunta per la inchiesta agraria* cit., vol. IV (1882), *Relazione del commissario Comm. Emilio Morpurgo* cit., p. 17 (il passo è sottolineato nell'originale).

[49] GEMMA, *Fisiologia ed igiene del contadino* cit., p. 90.

[50] *Atti della Giunta per la inchiesta agraria* cit., vol. IV (1882), *Relazione del commissario Comm. Emilio Morpurgo* cit., p. 43.

[51] *Ibid.*

ceva abbandonare i vecchi, aggravare la donna di ogni fatica, lasciare i luoghi natii: l'emigrazione[52]. E la notizia di quel mutamento portava il commendator Morpurgo a porsi – non senza, a suo dire, una vera trepidazione – una domanda importante: «Si può chiedere [...] se queste classi lavoratrici abbiano la vita piú o meno disagiata che in passato?» In fondo, c'erano stati tanti cambiamenti positivi: nuovi contratti agrari, nuove strade di comunicazione, iniziative assistenziali, l'istruzione elementare. Ma la risposta gli giungeva dall'esame di fenomeni come «il progredire rapido e minaccioso della pellagra, e della emigrazione e la diffusione dell'accattonaggio [...]. L'unanimità di lamento è cosí concorde nel massimo numero de' luoghi, da suggerire una sola dichiarazione: *si sta peggio quasi dovunque*»[53]. E la prova evidente la dava la diffusione della pellagra: che era una realtà gravissima nel Veneto. Non dichiararlo, per Morpurgo, sarebbe stato mancare «ad un dovere civile e ad ogni buona regola d'amministrazione»; anche perché bisognava aggiungere «che nessun tentativo di rimedi fu sinora applicato»[54].

C'è tuttavia un tema che Morpurgo lascia esplicitamente da parte: quello dell'igiene. Lo faceva ricordando che sull'argomento c'era l'inchiesta speciale ancora in atto sotto la direzione di Agostino Bertani. Delle cui vicende si deve adesso parlare.

2. *L'inchiesta di Agostino Bertani sui lavoratori della terra.*

Come commissario responsabile per l'area toscano-ligure che gli era stata assegnata, anche Bertani finí col dover consegnare una sua relazione. Nella frettolosa prefazione stesa per l'occasione trapela il senso di insoddisfazione per un compito che sapeva di avere assolto in modo superficiale e distratto. Ma al lettore prometteva un risarcimento rinviandolo all'inchiesta «circa l'*igiene rurale* da eseguirsi in tutta Italia» a cui stava adoperandosi da tempo: «In essa» assicurava «avrò libero campo di esporre fatti e criteri intorno a quei trascurati cittadini, le condizioni fisico-igieniche dei quali sono intieramente connesse e subordinate alla loro condizione economica e però sociale»[55]. Il malumore che trapelava da quelle pagine era l'esito delle continue tensioni che c'erano state nel corso di svolgimento dell'inchiesta: le dimissioni date e poi rientrate, le conti-

[52] *Ibid.*, p. 38.
[53] *Ibid.*, p. 51 (il passo è sottolineato nell'originale).
[54] *Ibid.*, p. 179.
[55] *Atti della Giunta per la inchiesta agraria* cit., vol. X, p. v (corsivo nell'originale).

nue lagnanze e richieste di denaro. Tuttavia Bertani assicurava che anche in questa occasione, nell'area ligure-toscana, aveva dedicato una speciale attenzione personale alle condizioni di vita dei contadini. Di quello che lo aveva colpito indichiamo qualche spunto: quanto basta per riconoscere la permanenza nell'ottica mentale del medico della questione dell'igiene, specialmente nel vestire e nelle abitazioni della gente dei campi. Le case dei «coltivatori del suolo» – scelta deliberata da parte di Bertani, al posto dell'irrispettoso «contadini» – gli apparvero «generalmente meschine, luride [...]. Ben pochi [...] hanno i letti e la biancheria appena necessaria [...] Una stanza o due, all'unico piano, con pavimenti di legno in pessimo stato, e con sotto la stalla, ove tengono il bestiame, e aderente all'abituro fanno gli ammassi del concime». E naturalmente vi emergeva il solito problema della miserabile alimentazione: «Il cibo ordinario è la polenta di granturco [...] Non pochi la sera fanno anche una minestra. La bevanda [...] è l'acqua»[56].

Fu di lí a poco Jessie White Mario, erede delle sue «carte politiche», a gettare qualche luce su come Bertani avesse vissuto quell'inchiesta. Le poche pagine del suo diario riprodotte dalla biografa ci mettono davanti a un uomo dal temperamento passionale che viveva con grande emotività le cose che faceva. La scelta dell'amica ci permette di leggere note delle sue «gite», i viaggi per verificare personalmente l'attendibilità delle relazioni che gli avevano mandato i suoi incaricati. Una volta sul luogo, annotava nel suo diario rapidi bozzetti di incontri umani e visioni di ambienti: a Portolongone sull'Elba per esempio aveva visitato il «bagno penale» e si era commosso alla vista di un condannato in cella di punizione giacente senza alcun riparo sul nudo suolo. Tra le case del luogo aveva preso nota degli ammassi di letame nelle stalle e della «puzza grave» che si avvertiva nelle strade. «Non vi sono latrine, – scriveva, – ma le feccie ovunque gettate nelle stalle attigue, o in luoghi appositi come trogoli pubblici [...]. Le scuole sono orribili [...]. Le ragazze si servono per cesso di un angolo al di fuori della scuola. È intollerabile»[57]. La causa di tutto questo risiedeva per lui nelle condizioni economico-sociali, che bisognava correggere.

Queste rapide annotazioni diaristiche fanno percepire la tensione morale con cui si era preparato a quella che doveva assorbire tutte le sue cure: l'inchiesta principale in tutta Italia sull'*igiene rurale*.

[56] *Ibid.*, p. 648.

[57] WHITE MARIO, *Agostino Bertani e i suoi tempi* cit., vol. II, pp. 426-27. L'annotazione è datata 16 febbraio 1885.

Era da lí che doveva arrivare all'opinione pubblica il suo grido d'allarme sulle condizioni igieniche dei lavoratori della terra. Nel concepirla disegnò la strategia che ci è diventata familiare fin da quando ci siamo imbattuti nel progetto della «carta igienica d'Italia» di Cesare Lombroso: anche Agostino Bertani era un medico e anche lui ebbe l'idea di rivolgersi ai colleghi medici delle condotte comunali. Come abbiamo visto nel caso della topografia del dottor Mauro, li riteneva una «classe benemerita», eroicamente dedita ai bisogni del popolo, l'unica che avesse conoscenza della realtà di quel mondo in mezzo al quale si muoveva ogni giorno dedicandogli tanta parte delle sue fatiche.

Fece in tempo solo a scrivere l'introduzione al volume che doveva raccogliere i risultati dell'inchiesta. Qui spiegò in quale contesto fosse nata la sua proposta e quale fosse stato il metodo adottato. Il contesto era quello di una emigrazione che aveva assunto «grandissime proporzioni», di scioperi «scoppiati in regioni dove vige il sistema del salario», di una «indigenza della plebe rurale italiana nota ormai, per deplorabili fatti, a tutto il mondo civile». E la cosa che destava in lui una «strana meraviglia» era che, dove le terre coltivabili erano piú vaste, ricche e redditizie, proprio là c'era «maggiore miseria rurale e miseria perfino nell'animo angustiato e avvilito che non sa e non può tentare nemmeno la risorsa disperata dell'emigrazione»[58].

Spiegava poi che lui usava la parola «agricoltore» esclusivamente «per chi lavori la terra colle sue mani, e non già il proprietario e il capitalista che sfrutta il lavoro altrui». E metteva bene in chiaro che la questione igienica si legava strettamente a quella economica: «scindere, per il contadino obbligato, la questione igienica dalla economica, vale quanto rinunciare a risolvere e l'una e l'altra, tanto sono compenetrate e nei rapporti di causa ed effetto». Era nell'economia come scienza dell'arricchimento illimitato che vedeva la radice dell'impoverimento crescente. Bertani si dichiarava molto attento a quello che accadeva in Inghilterra e alle discussioni che vi facevano sulla questione sociale. E tornava sul tema della speciale condizione di miseria dei contadini nell'area piú ricca osservando che la meccanizzazione in agricoltura aveva sí migliorato la produzione ma aveva reso miserabili i contadini, quelli della grande pianura irrigua dove lavoravano come salariati. Era da qui, secondo lui, che nascevano «le abitazioni diroccatissime, umide [...] le

[58] *Risultati dell'inchiesta istituita da Agostino Bertani sulle condizioni sanitarie dei lavoratori della terra in Italia. Riassunto e considerazioni di Mario Panizza, deputato in Parlamento*, Stabilimento Tipografico Italiano, Roma 1890, p. 1. (Debbo a Vincenzo Lavenia un prezioso aiuto nel consultare la copia della Biblioteca del Senato).

concimaie addossate alle case dei contadini, i putrescenti pantani dei loro cortili, il gramo alimento che è loro riservato, gli esigui salari permanenti di fronte alle fatiche enormi e crescenti»[59]. La polemica di Bertani era diretta contro chi guardava all'Inghilterra come a un modello e perseguiva solo il profitto. Invece quello era per lui un modello negativo, fatto di masse rurali «scacciate dai campi». Questa era la concezione dell'agricoltura di cui a suo avviso era portatore Stefano Jacini. Invece per lui era evidente che la trasformazione capitalistica delle campagne portava a un solo esito per i contadini: la necessità dell'emigrazione.

Dopo questa premessa passava a spiegare come aveva messo a punto il percorso della sua inchiesta: aveva redatto un questionario articolato in piú di cento punti e lo aveva inviato a tutti i medici condotti italiani, rivolgendosi come collega e invitandoli a collaborare all'impresa. Chiedeva loro, in nome dell'opera disinteressata e generosa che svolgevano nel loro apostolato fra le masse diseredate, di fornirgli quelle conoscenze sulle condizioni igieniche dei lavoratori della terra che erano i soli a possedere. Ne aveva ricevuto il riscontro di piú di quattromila adesioni. I medici avevano risposto «con pagine diffuse sopra tutti i quesiti e talora persino con intere memorie, quali manoscritte e quali stampate». E vi avevano spesso aggiunto dei suggerimenti sulle misure necessarie. Bertani professava grande attenzione e rispetto specialmente per le opinioni sanitarie su una questione gravissima, quella della pellagra sulla quale anch'egli aveva le sue idee. Aveva lasciato a se stesso il compito di verificare di persona l'attendibilità dei dati raccolti e di ottenerne gli esiti complessivi.

Sembra dunque che si fosse finalmente sulla via giusta per realizzare il sogno in cui tanti altri medici avevano creduto: quello di comporre per incastri di innumerevoli tessere il mosaico di un ritratto completo ed esauriente delle condizioni di esistenza dei contadini – insomma la «carta igienica d'Italia» da tanti immaginata e desiderata. Ma per una specie di incantesimo malefico o, piú razionalmente, per i limiti naturali e imprevedibili della vita umana e per una congenita sproporzione tra ambizioni individuali e capacità effettive di realizzarle, ancora una volta l'obiettivo fu mancato. I materiali di costruzione sparirono senza lasciare traccia. Mentre tutta la documentazione relativa all'Inchiesta Jacini veniva riversata all'Archivio centrale dello Stato dove ancora si conserva, i questionari riempiti dalla rete degli informatori di Bertani si dileguarono nel nulla. E dunque anche questo ultimo appuntamento

[59] *Ibid.*, p. 2.

fra la rete italiana dei medici condotti e l'igiene dei contadini come questione politica e sociale di emergenza nazionale si concluse in modo almeno parzialmente fallimentare.

Parzialmente, perché non tutto si perdette: e quello che ce ne resta non è poco. Spettò all'amico e compagno di lotte di Bertani, il medico e deputato mantovano dell'Estrema sinistra Mario Panizza (1847-1911), evitare il completo naufragio dell'impresa. Fu lui a leggere tutto il materiale per ricavarne la relazione finale che Agostino Bertani non aveva fatto in tempo a redigere. Un'impresa lunga e faticosa: dal vasto materiale raccolto nacque un robusto volume di quasi quattrocento pagine dato alle stampe nel 1890.

La lettura dell'opera non attenua il rimpianto per la scomparsa delle fonti primarie, anzi lo accresce. Nel passaggio dalle relazioni originali dei medici condotti alla sistemazione complessiva delle informazioni quello che si perse fu la specificità del quadro locale letto dal medico condotto del luogo. Il colore della vita, la storia e la realtà dei singoli comuni sbiadirono in una quantità di numeri e di dati statistici immessa nel consuntivo generale. Di fatto, quell'ardore di sentimenti che agitava il cuore e la mente del Bertani patriota romantico, compagno di battaglie di Garibaldi e devoto allievo di Carlo Cattaneo, evaporò del tutto dal resoconto sistematico dei risultati dell'inchiesta. Anche se resta indiscutibile merito di Mario Panizza l'essersi assunto l'impegno di leggersi i documenti e tradurre le informazioni raccolte dai medici condotti in dati statistici.

Nella dedica a Francesco Crispi, datata 1° maggio – il nome di un giorno diventato bandiera di lotta –, Panizza spiegava che quella sua sintesi aveva lo scopo di rendere noti al paese i risultati piú importanti dell'inchiesta: era necessario «illuminare le popolazioni sui veri loro bisogni». Cosí, davanti «all'estesa raccolta di fatti e di minute e preziose osservazioni» lasciate da Bertani aveva deciso di comporne un riassunto dei dati con alcune conclusioni sue. D'altra parte, era convinto che i provvedimenti presi dal governo Crispi in materia di emigrazione, cooperative di braccianti e altro avessero già avviato la soluzione dei problemi emersi nell'inchiesta[60]. C'era stata anche quella legge n. 5849 del 22 dicembre 1888 per la *Tutela della igiene e della sanità pubblica*, elaborata da Luigi Pagliani sulla base dello studio svolto da Agostino Bertani per incarico di Depretis. Benedetto Croce la ricordò nella sua *Storia d'Italia* come una pagina memorabile «con la quale la vigilanza igienica in Italia fece molti passi innanzi, concorrendo alla spari-

[60] *Ibid.*, pp. III-IV.

zione o attenuazione delle epidemie e degli altri morbi, e all'abbassamento della mortalità»[61].

Mario Panizza si trovò davanti al compito di sintetizzare materiali diversi, relativi a una popolazione spesso dispersa nelle campagne le cui malattie, coi ricoveri ospedalieri e l'eventuale morte, non risultavano da serie specifiche ma restavano confuse nei censimenti generali. Inoltre il materiale raccolto era costituito da «apprezzamenti, il cui valore sta[va] soprattutto nella competenza delle persone che li [avevano] espressi»[62] – i medici condotti –, un'osservazione che fa misurare al lettore la gravità della perdita del materiale originale.

Qui si trattava di descrivere le condizioni di vita di una popolazione agricola che contava, al censimento del 1881, circa quindici milioni di persone. Ma era difficile evitare la contraddizione di un conteggio dimidiato. Da un lato vi si consideravano come veri e propri lavoratori circa cinque milioni di uomini, dato che il resto era costituito da bambini, donne e vecchi. Dall'altro, nel corso dell'inchiesta era apparso con tutta evidenza che il lavoro di fanciulli e donne faceva parte integrante della fatica contadina.

Per dare un ordine al materiale in modo da esporre in sintesi i risultati dell'inchiesta, Mario Panizza organizzò il suo libro in tre parti: la prima fu dedicata al «tenore igienico normale dei lavoratori della terra», cioè alle condizioni dell'ambiente di lavoro; nella seconda si occupò dello stato effettivo di salute dei lavoratori e delle cause speciali dei loro malanni, nonché delle condizioni di vita; nella terza espose le proposte avanzate dai medici condotti per porre rimedio alle cause economiche, igieniche e morali delle cattive condizioni di quella classe.

E naturalmente, affrontando ordinatamente le condizioni di vita dei contadini, vennero subito in primo piano i tre criteri fondamentali con cui da tempo i medici definivano le cause di salubrità o insalubrità dell'ambiente: l'altitudine del suolo (e le connesse temperature), l'aria e l'acqua. Dati relativamente poco significativi vi appaiono quelli relativi alle morti per freddo o per insolazione. Invece ci si sofferma sulla diffusione di malattie epidemiche e specialmente della malaria. Risulta cosí che le vere vittime della malaria non erano gli abitanti delle zone infette, quelle censite dalla *Carta della malaria*, la grande opera realizzata dall'onorevole Luigi Torelli sulla base di un'accurata inchiesta e pubblicata nel

[61] CROCE, *Storia d'Italia* cit., p. 240. Cfr. in proposito V. ATELLA, S. FRANCISCI e G. VECCHI, *Salute*, in VECCHI, *In ricchezza e povertà* cit., pp. 73-129.

[62] *Risultati dell'inchiesta istituita da Agostino Bertani* cit., pp. 10-11.

1882. Ma erano i lavoratori che vi emigravano temporaneamente, in operazioni di raccolta di messi, bonifica o costruzioni di strade.

L'ampio discorso che riassume la disponibilità di acqua potabile per la popolazione agricola presenta un bilancio ragionato da cui emerge una grande varietà di forme di accesso a quel bene indispensabile: la generale ricchezza di acque sorgive, il ricorso all'acqua piovana o a quella dei fiumi lasciano escluse solo poche aree – come la Sardegna – dove è gravemente carente. Ma dalla composizione dell'acqua oltre che dall'altitudine dipendeva la diffusione del gozzo e del cretinismo. Nella conclusione del capitolo, si afferma che la vita dei lavoratori della terra gode in genere di condizioni piú salubri quando non abitano in villaggi ma vivono nella campagna.

Nel capitolo II di questa parte si parla del lavoro della terra. Solo un cenno all'uso delle macchine in agricoltura, un fenomeno ancora marginale ma giudicato positivo perché capace di stimolare l'intelligenza dei lavoratori attraverso la necessaria istruzione tecnica. La griglia del lavoro si articola in colture miste, allevamento del bestiame, boschi (castagneti, oliveti, agrumeti), riso, canapa e lino, e infine miniere. E comincia l'esame dei rischi speciali che in ciascuno di questi settori gravano sul lavoratore. L'uso di attrezzi come vanga, zappa, falce, la fatica del sollevare e trasportare pesi, l'esercizio della pala nel brezzare le granaglie comportano precise minacce alla salute, elencate in dettaglio. Per esempio, la mietitura è causa di congiuntiviti, cheratiti e otiti con le polveri che trasporta – fattori patogeni già per Ramazzini. Ma ci sono minacce assai piú gravi, come ad esempio l'insolazione e il tetano. Emerge qui anche l'importanza e l'estensione di attività collaterali rispetto alla coltivazione dei campi: l'allevamento del bestiame, lo sfruttamento dei boschi. Dall'inchiesta si affaccia un'Italia non coltivata, di boschi e di prati, ma si avanza anche l'Italia delle risaie, circa 200 000 ettari dove si reca un gran numero di lavoratori avventizi. È qui che nell'autunno, quando si fa la sarchiatura dei terreni emersi, un misto di fattori ambientali e di cause sociali (la miseria) porta al pericolo della malaria. Lo stesso accade per la macerazione della canapa e del lino. Ne sono infestate le campagne di Piemonte, Lombardia, Veneto e via via tante altre parti dell'Italia fino alla Sicilia e alla Sardegna dove «non per altra causa è malsana e pericolosa la condizione dei lavoratori della terra»[63]. Ma le considerazioni finali di questo capitolo suonano positive: il lavoro dei campi è piú sano di quel-

[63] *Ibid.*, p. 48.

Figura 11.
Famiglia contadina in posa ricordo, fine Ottocento.

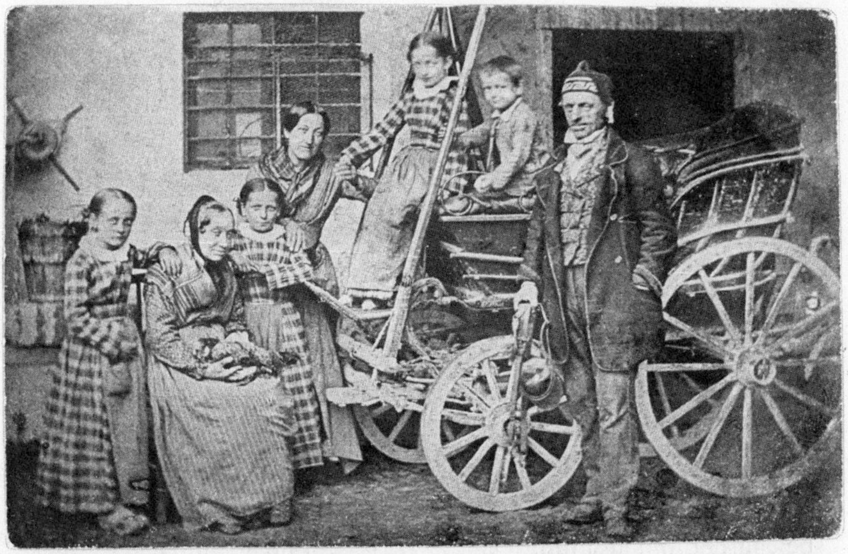

lo delle fabbriche, il contadino potrebbe essere considerato piú fortunato dell'operaio se non ci fossero circostanze speciali come il lavoro dei fanciulli, quello delle donne gravide, il contesto e la durata eccessiva della fatica. Ben diverso il discorso per il lavoro nelle miniere in cui il quadro si fa assai cupo: pericoli della fatica, dell'aria viziata, dell'avvelenamento (miniere di mercurio, di piombo), frequenza degli infortuni.

Affrontando nel capitolo III il tema del prodotto del lavoro, Mario Panizza richiama l'attenzione sul regime alimentare dei lavoratori. Il pane di frumento e di varie mescolanze di cereali risulta l'alimento comune a tutta l'Italia. Ma nella mescolanza si scopre subito che domina il granturco, con la polenta che è alimento integrativo e molto spesso sostitutivo del pane. Lo stesso dicasi di miglio e segale, come pure dell'orzo, talvolta mescolato a segale e granturco, talaltra usato da solo (per esempio in provincia di Cagliari, «dai meno agiati»). Le mescolanze si fanno anche con la farina di fave (Lombardia), di vecce e di cicerchie, di castagne, di legumi, di patate, di ghiande e di sorbe. Insomma ci sono mille modi di fare il pane in Italia e spesso il frumento vi è segnalato come ospite assente. Mentre per quel che riguarda il companatico, incontriamo la presenza diffusa delle minestre, in molte parti d'Italia «la base principale dell'alimentazione del contadino»[64]. Della minestra è citata la variante della pasta asciutta, condita col pomodoro. E si passa poi in rassegna la quantità di alimenti vegetali e di frutta che costituiscono il cibo piú prossimo e a buon mercato per i lavoratori dei campi. Quanto alla carne, quella bovina risulta nella rassegna di uso «raro» o «scarso», anzi piú spesso «rarissimo» e «scarsissimo», mentre diffuso è il consumo di quella salata di suino. Si tratta di informazioni selezionate e aggregate per comporre un disegno sistematico, che talvolta riescono tuttavia a far trasparire la vivacità della relazione che ha sott'occhio l'autore della sintesi. Accade per esempio quando si legge che «la carne di bue è, si può dire, presso i coloni pisani, riservata per gl'infermi»[65]. Carne che resta però «affatto sconosciuta» in Abruzzo. Diffuso invece il ricorso a latte, formaggio e uova. E anche per quello che riguarda il vino, prodotto generalmente in tutta l'Italia, accade qualcosa di simile al pane di frumento: il contadino che lo produce beve solo vinelli di infima qualità o ne manca del tutto.

Un consuntivo finale pone la domanda se questo cibo, pur nella sua povertà, sia almeno sufficiente. E qui si ricorre ai dati sulla tassa del macinato per avere una indicazione, che comunque è negativa. Il contadino non mangia abbastanza nemmeno di quei cibi che abbiamo visto. Solo per quello che riguarda il consumo (stagionale) di erbaggi e frutta i lavoratori italiani superano i loro compagni di altri paesi.

Passando all'abbigliamento, emerge che nella maggior parte dei luoghi i contadini indossano vestiti fatti in casa, usano poco le scarpe, molto gli zoccoli e spesso non calzano nulla perché vanno a piedi nudi.

Ma dove l'orizzonte si incupisce è nella descrizione delle abitazioni. Qui il tono descrittivo un po' incolore e noioso per l'assenza di giudizi di valore o di espressioni di emozioni, si alza arrivando vicino all'esclamazione. Si parla per case e capanne di abitazione di un «orribile stato», di una miseria che contribuisce a «generare un abbrutimento che porta all'assoluta incuria di ciò che è decoro e pulizia»[66]. Non è un giudizio morale o un rimprovero: la causa è «la miseria economica». È quest'ultima

> che spiega il difetto di successive riparazioni, la luridezza presente, gli adattamenti imposti dal crescere della popolazione [...] È chiaro come in tutta

[64] *Ibid.*, pp. 62-63.

[65] *Ibid.*, p. 71 (allo scrivente è nota per tradizione orale l'abitudine del macellaio nelle campagne toscane del Novecento di chiedere all'insolito cliente contadino chi fosse il familiare malato).

[66] *Ibid.*, p. 94.

l'Italia la casa del lavoratore non sia in nessuna relazione necessaria col suo tenore normale di vita, e debba perciò essere intieramente considerata tra le condizioni artificiali di malsania[67].

Reduci dalla lettura delle fonti fin qui esaminate non ci si stupirà di tale giudizio.

Stabilito dunque che le condizioni naturali del lavoro delle campagne non sono causa della mala salute del contadino, si passa nella parte seconda a esaminare le sue effettive condizioni di vita e di salute. E sono proprio le case a presentarsi in prima linea come imputate: lo spazio abitativo, il rapporto tra casa e stalla, casa e letamaio, l'esistenza delle fognature, la vicinanza dei cimiteri sono le realtà censite provincia per provincia. I risultati descrivono un vero disastro igienico: nei circondari di Torino, di Alessandria, di Novara, di Pavia si segnalano stanze di pochi metri dove dormono da cinque a otto persone, mancanza totale di cessi sostituiti da fosse scavate presso casa o da capanne di paglia, contadini che all'uopo vanno in aperta campagna o si servono di buche nei cortili, stalle che fanno corpo con le case, concimi conservati nei cortili, nessuna fogna, o solo nelle vie principali del capoluogo. La parola ricorrente è «sudiciume». A Cremona la relazione dice che i contadini hanno «una decisa ripugnanza» per i cessi. Le dimensioni delle case sono di uno o al piú due piani: fa eccezione Verona dove le case rurali sono di parecchi piani. E tuttavia questo non impedisce che gli spazi siano strettissimi per il numero degli abitanti che vi dormono. D'altra parte, però, seppure a Modena le stalle fanno corpo con le case, «si vanno separando dovunque con le nuove costruzioni»[68] e la nettezza pubblica vi appare curata: molte case sembrano in buone condizioni. Dunque emergono anche segni di novità positive qua e là, ma in un contesto in cui domina sempre l'inadeguatezza degli spazi e la problematicità degli ambienti, tanto dal punto di vista igienico quanto da quello della protezione per gli abitanti. Nella provincia di Catanzaro i medici dicono che non c'è pericolo di asfissia per gli abitanti solo perché «il cattivo stato delle case, i muri screpolati, le tegole, le imposte delle finestre e le porte sconnesse ammettono aria da ogni parte»[69]. Nel Catanese le case sono descritte per lo piú «in cattivo stato, orride, nell'interno sporche»[70].

E la sporcizia domina nelle pagine relative all'uso della biancheria. È «tutta questa classe» che «considera come il massimo della

[67] *Ibid.*, pp. 94-95.
[68] *Ibid.*, p. 111.
[69] *Ibid.*, p. 124.
[70] *Ibid.*, p. 126.

nettezza il mutare la biancheria personale una volta la settimana, e quella del letto una volta al mese». E dove, come a Rovigo, la biancheria personale viene mutata raramente d'inverno e quasi mai quella del letto, la causa addotta è la mancanza di sole «per poter asciugare le lenzuola»[71]. Non eccezionale il caso di Ravenna dove «domina, presso i contadini, il sudiciume della persona». Al confronto, appaiono esemplari i lavoratori delle campagne lucchesi che cambiano la biancheria personale ogni giorno festivo e quella del letto ogni mese. Ma nella vicina Pisa «d'ordinario, la nettezza è assai trascurata anche da quelli che hanno molta biancheria. Dove se ne ha poca è maggiore il sudiciume»[72]. A Roma invece il sudiciume «domina dapertutto» e a Napoli c'è «luridume e difetto assoluto di biancheria» almeno tra i contadini poveri.

Segue una dettagliata ricognizione della distanza che separa i cimiteri dagli abitati nelle diverse province. Vi si constata che in massima parte la distanza minima di 200 metri non è osservata.

La conclusione generale è che le condizioni igieniche espongono la popolazione rurale al rischio di malattie contagiose e di vere e proprie epidemie: tanto che c'è da meravigliarsi se qualche località è sfuggita a tale sorte. Anche se la dispersione del popolo contadino lo ha protetto dall'attacco dei germi infettivi che hanno colpito i centri abitati. Segue in dettaglio l'elenco delle malattie prevalenti tra i lavoratori della terra: risultano al primo posto la tubercolosi, le malattie esantematiche acute, il morbillo, la scarlattina, il vaiolo. Ma quella che appare specialmente diffusa tra i morbi parassitari è la malaria. E l'esame della sua diffusione porta a un viaggio attraverso tutte le zone acquitrinose del paese. Sulle cause, il compilatore non si azzarda a entrare nella discussione scientifica né in quella dei progetti di riforma discussi in Parlamento. Si limita però a far notare che «dove si può avere acqua potabile salubre, non si notano piú gli effetti della grave e pertinace intossicazione»: e addita a modello la cura con cui le società ferroviarie hanno garantito l'acqua potabile al loro personale residente in zone malariche, con il risultato di mitigare gli effetti della malattia[73].

Il successivo capitolo si occupa delle cause che portano a un permanente deperimento degli organi. E queste vengono individuate nell'alimentazione e nella miseria. Esaminando la qualità dei cibi dati ai bambini in tenera età si scopre che quasi dovunque

[71] *Ibid.*, p. 133.
[72] *Ibid.*
[73] *Ibid.*, p. 226.

vengono nutriti con pane inzuppato nel latte o bollito nell'acqua: in qualche luogo (Ravenna per esempio, ma anche Lucca e parti della Toscana) pane inzuppato o cotto nell'acqua senza altro condimento. Non mancano casi di zuppe di pane nel vino (Cagliari). La conclusione generale è che in Italia «la povertà del latte materno obbliga le famiglie a sostentare il bambino con altri alimenti, i quali sono apprestati con un metodo irrazionale»[74]. E da questo si poteva comprendere il perché di tante affezioni che colpivano i bambini e della generale predisposizione alla rachitide.

L'alimentazione povera e sbagliata veniva individuata anche come una causa predisponente alla pellagra. Senza dibattere le opinioni in materia ci si limitava qui a riconoscere che, se gli agricoltori erano in generale predisposti alla pellagra, la circostanza ricorrente era «l'uso del grano turco di qualità inferiore ed avariato, nel quale può ritenersi sia contenuta la causa specifica di tale malattia»[75]. Da qui si procedeva raccogliendo sistematicamente dati sul numero dei casi di pellagrosi e ragionando sull'andamento del malanno negli ultimi anni. Ne risultava che le vittime erano quasi esclusivamente contadini dell'area padana, per lo piú gli avventizi e in genere «di preferenza i piú poveri», nutriti a base di mais immaturo e guasto. Dunque non era il lavoro la causa ma la nutrizione e in ultima analisi la miseria.

Il lavoro diventava causa di danni gravi all'organismo quando si svolgeva in ambienti e in condizioni non adeguate. Tale era la fatica eccessiva degli uomini malnutriti, ma anche quella delle donne nello stato di gravidanza e di puerperio che andavano incontro a parti immaturi o aborti. Ed eccessiva era anche, naturalmente, la fatica del lavoro per i bambini. E qui si entrava nella casistica dei lavori a cui venivano avviati i figli in età ancora infantile. Il paesaggio che affiora da queste pagine è quello di un mondo campestre dove «i fanciulli, in generale fino all'età di dieci anni, si vedono scalzi, cenciosi, vagabondi»[76]. Per pagine e pagine sotto i nomi delle diverse sedi provinciali, si legge sempre la stessa formula iniziale: «In questa provincia i fanciulli fin dalla piú tenera età...», oppure «all'età di sei anni...» (piú raramente otto, ma anche cinque anni) «incominciano a dedicarsi a...» E la frase si chiude con l'indicazione «lavori campestri», o «pastorizia», ma anche «trasporto di concimi, di terra, di pietre». Dunque ai bambini assai precocemente spettava lavorare, dal badare al bestiame, che poteva essere sopportabile,

[74] *Ibid.*, p. 252.
[75] *Ibid.*
[76] *Ibid.*, p. 295.

alla zappatura, al trasporto di pesi nelle fabbriche di mattoni, nei cotonifici e nei setifici. Insomma i figli di contadini non conoscevano l'età dell'infanzia. Il lavoro li aspettava fuori della porta di casa. E, per legge, a partire dagli 11-12 anni, poteva essere lo stesso lavoro degli adulti. Di fatto, crescevano poco e male. Il panorama complessivo rivelava che fin dalla piú tenera età i bambini lavoravano (nel Modenese fin da 5 anni, altrove dai 6-7 anni) e che molto spesso venivano mandati non solo alla custodia del bestiame e alla pastorizia ma a svolgere compiti pesanti. Innumerevoli i casi in cui l'effetto del trasporto di pesi eccessivi veniva registrato dai medici condotti nella precoce deformazione della struttura di corpi ancora in formazione. Ad Altamura, per esempio, fin dagli 8 anni «sono impiegati negli stessi lavori degli adulti»; e nel circondario di Barletta «si nota un deficiente sviluppo nelle giovani, e si attribuisce all'uso di portare sul capo pesanti fardelli»[77]. Nel Sassarese

> si lamenta in quasi tutta la provincia l'eccessiva fatica, a cui vengono assoggettate [le donne] nel trasporto dei pesi, massime nelle località montuose, come a Monteleone, nel circondario di Alghero, dove salgono ogni giorno oltre 330 m, trasportando fasci di legna sul dorso [...] Il lavoro [...] si ritiene causa, di deficiente sviluppo, di affezioni e spostamenti uterini, di aborti, parti prematuri, ecc.[78].

E se non si parla degli adulti maschi, è perché si tratta di persone che «sono già il risultato della selezione operata dalla fatica che esaurisce e uccide [...] Sono i superstiti nella lotta nella quale molti dovettero soccombere»[79].

Il capitolo che segue riassume i dati relativi alle «condizioni dell'abbassamento morale», cioè in primo luogo dell'ignoranza nella quale è mantenuto il popolo dei lavoratori dei campi. Pagina dopo pagina, vi sono indicati il numero degli asili infantili, chi li gestisce, il numero delle scuole tra pubbliche e irregolari, tra diurne e serali, il numero dei frequentanti, la percentuale degli analfabeti tra i contadini di leva. È una radiografia dello stato di alfabetizzazione ma anche qualcosa di piú: è un atto di accusa allo Stato per l'assenza delle scuole e per le condizioni in cui funzionano. Prendiamo un caso di livello eccezionalmente buono, quello del Mantovano. Qui ci sono asili aperti in tutti i 68 comuni della provincia. Li frequentano 8000 fanciulli. Tutti gli asili salvo uno sono laici. L'obbligo scolastico è garantito dovunque. Ma nella realtà la classe dei lavoratori delle campagne «non può, a causa della distanza,

[77] *Ibid.*, p. 290.
[78] *Ibid.*, p. 301.
[79] *Ibid.*

per mancanza di strade, di ponti ecc., approfittare delle scuole. Le scuole sono frequentatissime quando la lontananza, le cattive strade, l'estrema miseria non lo impediscano». Cosí, anche se tutti i comuni avevano in passato scuole serali e festive, molte sono state chiuse perché «restavano deserte». E non c'erano solo gli ostacoli materiali di strade e ponti: il fatto è che i fanciulli lavoravano per gran parte dell'anno. Certe volte – come avveniva a Udine – d'inverno andavano a questuare e d'estate a lavorare. Per quanto riguarda la quantità di asili infantili attivi nelle diverse province, accanto al caso eccezionale del Mantovano, si va dai 16 aperti su 106 comuni a Porto Maurizio ai 154 su 443 a Torino, fino ai 66 su 513 nella provincia di Como. Una realtà ulteriore si affaccia con casi come quello di Trapani, dove nessun comune rurale dispone di asili infantili e diversi dei 29 comuni non hanno scuole aperte, né strade, «la miseria impedisce ai fanciulli della classe agricola di frequentare le scuole con diligenza», gli insegnanti sono membri del clero e gli analfabeti alla classe di leva del 1865 superano il 90 per cento[80]. Come termine di paragone valga ancora Mantova che aveva il 42 per cento di analfabeti. Nella provincia di Firenze c'erano 14 comuni su 72 forniti di asili infantili, ma erano tutti a esclusiva disposizione degli abitanti dei centri cittadini. Nei mandamenti di Modigliana, Bagno di Romagna, Fucecchio e altri ancora, i Comuni non erano in grado di «proclamare la legge» sull'obbligo scolastico e pochissimi figli di contadini potevano andare a scuola. Anche perché, pure dove c'erano scuole, «i genitori preferiscono di applicare i fanciulli ai piccoli lavori campestri, e in molti luoghi nutrono pregiudizi contro le scuole non affidate al clero»[81]. Nel bilancio finale Panizza non si limitava a calcolare la percentuale degli analfabeti nella popolazione agricola al 57 per cento, ma, considerando il tipo di istruzione impartita, doveva riconoscere che saper leggere e scrivere non era cultura, non quella almeno che serviva all'agricoltore. E il difetto di cultura era rivelato dalla diffusione di superstizioni e pratiche religiose dannose per la salute delle persone: tale era il portare il bambino appena nato alla chiesa per il battesimo anche se la stagione fredda lo sconsigliava. Quanto ai pregiudizi e alle cure superstiziose piú strane, l'elenco è lungo: manipolare il cranio dei neonati per dargli la forma desiderata, stringerne il corpicino nelle fasce perché cresca diritto, recitare scongiuri contro i vermi, tenere sassi in bocca per la balbuzie, saltare tre volte in croce sopra matasse di filo bollito per la cura dei disturbi

[80] *Ibid.*, p. 326.
[81] *Ibid.*, p. 315.

mestruali, mangiare tre o quattro pidocchi nella minestra contro l'itterizia, friggere sorci in padella per l'incontinenza urinaria, applicare sterco di bue contro dolori di denti o contusioni, conservare lo strato di sudiciume sul cranio dei bambini come protezione contro le malattie, e tanti altri ancora. Si tratta di un elenco senza ordine né criterio, quale poteva nascere dall'atteggiamento di disprezzo e di rifiuto prevalente nel culto della scienza dominante fra i medici. Altri allora si posero davanti a quella materia con piú attenzione e interesse raccogliendo tracce e distinguendo per aree regionali le credenze e le pratiche medicinali del mondo popolare[82]. «Questi pregiudizi sono comuni alla popolazione agricola di tutta Italia, dove piú dove meno, e soprattutto li troviamo tenacemente radicati nelle donne»[83]. Ecco uno specchio dell'unità culturale delle campagne italiane, preesistente a quella politica (si attesta che vigevano da almeno cent'anni) e destinata a resistere ancora a lungo. Non ci soffermeremo sull'elenco delle credenze religiose che confermano la perdurante egemonia culturale del clero. Come racconta Panizza, ai parroci si crede fermamente, c'è addirittura chi li ritiene dei «taumaturghi». Ma si tratta di una realtà non piú statica e fuori del tempo. Ci sono segni di mutamento: «Superstizioni e pregiudizi vanno rapidamente scomparendo dove piú si diffonde l'istruzione»[84]. Tuttavia la rassegna offre un buon punto d'osservazione per individuare differenze regionali e storiche: cosí, se la Calabria è patria di molte superstizioni, «nell'Emilia [...] ci troviamo in migliori condizioni che in ogni altra parte d'Italia. Rare sono le superstizioni d'indole religiosa e pochi anche i pregiudizi relativi alla medicina, e si trovano quasi esclusivamente nelle donne e negli individui piú bigotti e ignoranti»[85].

Dall'ignoranza e dall'abbrutimento si fa dipendere la diffusione di ubriachezza e di atti contro la legge, come i furti campestri: Panizza ne dà un elenco per regioni, rifiutandosi esplicitamente di aderire a teorie generali sull'uomo delinquente e riconducendo piuttosto questi fenomeni all'«abbassamento morale» provocato dall'ignoranza.

Si giunge cosí alla parte terza dell'opera dedicata ai provvedimenti che si ritengono necessari, divisi in *Provvedimenti d'ordine*

[82] Per esempio, Z. ZANETTI, *La medicina delle nostre donne*, S. Lapi Tipografo Editore, Città di Castello (PG) 1892; nuova edizione a cura di M. R. Trabalza, con un saggio di A. M. Cirese, Ediclio, Foligno (PG) 1978. E cfr. DI ROSA (a cura di), *Salute e malattia nella cultura delle classi subalterne* cit.

[83] *Risultati dell'inchiesta istituita da Agostino Bertani* cit., p. 328.

[84] *Ibid.*, p. 329.

[85] *Ibid.*, p. 330.

economico e *Provvedimenti d'ordine igienico*. La materia è vasta, l'elenco delle proposte abbandona il terreno dell'inchiesta per analizzare le disposizioni di legge piú recenti, come la legge sanitaria del 1888, o gli sviluppi nella realtà della società italiana, dal fenomeno dell'emigrazione alla nascita di organizzazioni come le leghe dei braccianti.

In generale, Panizza si colloca tra l'assetto esistente registrato dall'inchiesta e gli sviluppi presenti e prevedibili, per proporre un bilancio sostanzialmente positivo su come le cose stanno cambiando. Il suo intento è dimostrare che tocca ai poteri pubblici – Comuni e Stato – ma anche ai proprietari terrieri intervenire con misure adeguate per risollevare le condizioni di esistenza dei coltivatori. Che lo si possa fare sta a dimostrarlo da un lato l'opera già svolta da parte dei Comuni e dall'altro quella che lo Stato si è impegnato a fare con la nuova legge sanitaria. A quest'ultimo riguardo si segnalano le misure piú urgenti: per esempio, contro la malaria non basta procedere alla bonifica ma intanto è importante garantire acqua potabile agli abitanti delle zone infestate. Quanto ai proprietari terrieri si propone che siano obbligati per legge a modificare le colture quando portano nocumenti ai coltivatori: per esempio, sarebbe da limitare l'estensione delle risaie nell'area padano-veneta.

Per ciò che concerne i provvedimenti d'ordine igienico, le proposte avanzate coralmente dai medici condotti e qui riferite toccano soprattutto il lavoro dei minori, i quali dovrebbero prima completare il corso di scuola elementare e poi essere avviati a lavori tali da non minacciarne la crescita e la salute. Quanto agli adulti, la richiesta è che per legge si fissi la durata dell'orario lavorativo e si limiti in modo rigido quella di lavori speciali, come la brillatura del riso. Intorno a proposte del genere Panizza dichiara di nutrire molti dubbi: «Se dobbiamo attendere ciò dal progresso morale ed economico della società, vana sarebbe la speranza di porre fine a questi inconvenienti con una disposizione legislativa»[86]. Ma intanto si possono prevedere misure di sorveglianza e di controllo sui luoghi dove molti lavoratori si raccolgono insieme – cave, filande, fornaci e cosí via. La fitta serie di proposte è retta da un principio e si conclude con l'indicazione di quale debba essere l'autorità capace di dettare le norme. Il principio guida è che dall'integrità fisiologica del lavoratore dipendono non solo la salute degli individui ma il benessere dell'intero paese e l'eliminazione della criminalità. E poiché l'unica autorità che si ispiri a questo principio è quella dei medici, bisognerà allargarne la capacità di

[86] *Ibid.*, p. 381.

sorveglianza e di controllo, per esempio introducendo la figura del medico di circondario.

Cosí l'esito dell'inchiesta Bertani sancito dalle conclusioni di Mario Panizza recava in porto alla fine del secolo il principio che aveva animato fino ad allora l'azione e la convinzione del corpo sanitario italiano. Al quale è rivolto il ringraziamento caloroso che si legge alla fine del volume. Qui Panizza rivolse il suo grato pensiero a

> tutti i Colleghi che in ogni angolo d'Italia, hanno concorso con solerzia mirabile, e non di rado con loro personale sacrificio, non solo a fornire le notizie richieste, ma ad illustrarle con osservazioni proprie, e coi suggerimenti dettati dall'esperienza, e inspirati al piú intenso affetto per la classe dei lavoratori della terra[87].

Questo libro con le sue centinaia di fitte pagine non ambiva a diventare una lettura di grande diffusione, di quelle che allora animavano discussioni e accendevano interessi in una società aperta a vivaci circolazioni di idee. E non lo divenne. Ma c'è differenza tra l'essere poco letto e il non esserlo affatto. Quella grigia edizione romana del 1890 fu la prima e l'unica. L'opera non ebbe ristampe. Le copie ad oggi presenti nelle biblioteche italiane sono poche, per lo piú acquisite d'ufficio all'epoca (Senato e ministeri), e sempre di non facile consultazione. Il che prova quanto la sua circolazione sia stata limitata. Eppure nelle sue pagine era consegnato un ritratto analitico della maggior parte del popolo italiano. Vi si scopre di che cosa viveva, come si ammalava e moriva, e non solo: vi si elencano tante delle sue piú antiche e radicate pratiche sociali. Lo si potrebbe considerare il vero «libro di casa» degli italiani, o un equivalente nostrano del *Domesday Book* inglese. In fondo, ancora oggi la maggior parte delle famiglie italiane ha nella sua memoria se non addirittura tra i suoi membri piú anziani persone che hanno vissuto lavorando la terra in quel modo che il libro del 1890 racconta. E forse questi immemori eredi potrebbero meravigliarsi scoprendo che quei loro antenati non solo erano considerati una specie a parte ma – come vedremo – rischiarono addirittura di essere considerati una razza inferiore.

3. *Altre inchieste sulle condizioni sociali e sanitarie delle campagne.*

A parziale giustificazione del silenzio che accolse gli esiti dell'inchiesta Bertani va detto che in quegli anni di lavoro dedicati da Mario Panizza a redigere il bilancio dei dati raccolti c'erano state

[87] *Ibid.*, p. 390.

le altre iniziative di indagini ministeriali che avevano arricchito e approfondito le conoscenze sulle condizioni generali del mondo delle campagne.

Nel 1882, nell'ambito delle periodiche pubblicazioni del ministero sulle condizioni dell'agricoltura, avevano visto la luce i volumi relativi agli anni 1878-79. Qui, nella parte terza, accanto a notizie sulle macchine moderne per lavorare i campi (e dotte descrizioni degli aratri dell'antica Roma ancora in uso in certe parti d'Italia), c'era un ampio capitolo sulla condizione delle classi agricole e sul tema caldissimo dell'emigrazione, integrato da una serie di bilanci di famiglie di diverse regioni – dalla Lombardia alla Sicilia –, raccolti allo scopo di «agevolare la soluzione di quel grave problema, che è il miglioramento della condizione delle classi agricole»[88]. Ne emerge una grande quantità di differenze nel paese di strutture, contratti, aspetti della vita: in Piemonte, le condizioni igieniche dei lavoratori della terra del Cuneese appaiono «leggermente migliorate», ci sono alcuni segni di progresso nelle nuove costruzioni coloniche ma in generale le case sono «veri centri di infezione [...]. L'igiene lascia molto a desiderare [...]. Scarso e cattivo nutrimento di soli erbacei e non di carne»[89]. In Lombardia la Società agraria della provincia segnala che nelle aree dove si pratica l'irrigazione la figura dominante è quella del fittavolo – non altro «in sostanza che un intraprenditore» – alle cui dipendenze lavorano operai agricoli distinti in «stabili» (prataiuolo, cavallante, boaro, bergamino) e «avventizi» (manovale, bracciante). A ciascuna di queste categorie corrisponde un compenso preciso, di cui però non si dice se consenta o meno una sussistenza non problematica. Oltre a loro, ci sono «i fattori, i campari di acqua, i casari, i sottocasari», i cui compensi, a differenza dei dipendenti non sono fissi ma dipendono dall'estensione della tenuta e dalle loro capacità[90]. E qui si hanno davanti dimensioni di impresa capitalistica che non si trovano altrove. Tutt'altra realtà è quella della zona di Bari dove l'avventizio abita in «tuguri miserabilissimi» e si nutre di minestra di legumi secchi, per finire da vecchio «col trarre innanzi la vita mendicando»[91].

Eppure ci sono anche segni di novità, per esempio, nell'accesso alla scrittura: anche i braccianti sia del Sud che del Nord hanno frequentato la scuola. Ma vengono giudicati sempre superstiziosi

[88] MAIC, *Notizie intorno alle condizioni dell'agricoltura negli anni 1878-1879* cit., vol. III, pp. 585 sgg.

[89] *Ibid.*, p. 545.

[90] *Ibid.*, pp. 551-52.

[91] *Ibid.*, p. 720.

e tradizionalisti. Intanto, mentre i prezzi delle terre e i compensi calano, l'emigrazione è sempre diffusa, nelle forme diverse di quella stagionale del Nord e di quella oltreoceano del Sud.

Nel Meridione torna ancora dominante la questione del clima. Ci sono relazioni che fanno dipendere esclusivamente dalla salubrità dell'aria e dalla collocazione topografica delle famiglie la loro buona o cattiva condizione di salute. In Calabria, ad esempio, ci sono famiglie che per lavorare la terra «scendono dalle colline» e vi risalgono appena possibile: le loro terre sono nelle valli del Crati, dell'Esaro e del Coscile, contrade di malaria grave. Cosí «seminano male, raccolgono peggio, e fuggono, raccogliendo spesso insieme alle messi le febbri»[92].

I pericoli di mala salute incombenti sulla collettività avevano molti nomi: tisi, sifilide, scrofola, rachitismo, malaria, pellagra. Fra tutti, in questa inchiesta, uno dominava: colera. Da quando nel 1835 l'infezione era entrata nella penisola italiana la minaccia ricorrente dell'epidemia incombeva sull'intera popolazione. Era un nemico difficile da combattere: le ondate di diverse pandemie si erano abbattute sull'Italia mettendone alla prova le fragili strutture sanitarie. Nell'Italia meridionale il colera aveva dato impulso alla rivolta sociale: si era diffusa la sindrome del complotto, l'idea che da parte delle autorità settentrionali del Regno l'epidemia fosse stata diffusa ad arte per liberare l'Italia dalle plebi dell'odiato Meridione[93]. E si capisce perché a pochi anni di distanza dall'epidemia di colera del 1884-85 ci si fosse preoccupati, da parte delle istituzioni di governo, di dare impulso a un intervento capillare sulla pubblica igiene con la riforma sanitaria del 1888. Quella era l'unica maniera non solo per arginare la diffusione di malanni come la malaria e il colera, ma anche per prevenire il pericolo di rivolte popolari: tanto che piú dei rimedi previsti dalla riforma furono i poteri straordinari conferiti ai prefetti a indicare quali fossero le preoccupazioni del governo[94].

A spingere in quella direzione avevano contribuito anche altre inchieste giunte in porto prima della lungamente attesa conclusione di quella guidata da Agostino Bertani. C'era stata ad esempio l'inchiesta sulle condizioni igieniche e sanitarie nei comuni del Regno promossa dal Consiglio superiore di sanità diretto da Enrico Raseri, di concerto col Consiglio superiore di statistica. I risultati

[92] *Ibid.*, p. 733.

[93] Cfr. P. PRETO, *Epidemia, paura e politica nell'Italia moderna*, Laterza, Roma-Bari 1987.

[94] Cfr. PANCINO, *L'organizzazione pubblica della sanità* cit., p. 483.

precedettero la pubblicazione del volume curato da Panizza, che ne tenne conto. Si trattava di un'inchiesta nata sotto l'assillo dell'ultima grave epidemia di colera. Si era svolta con estrema rapidità. Nel gennaio del 1885 venne spedito a tutti i Comuni un questionario a stampa che dovette tornare con le risposte in tempi molto brevi. Dalla copia originale di quello del Comune di Altavilla Irpina risulta che lo stampato spedito il 9 gennaio venne restituito con le relative risposte manoscritte nel marzo successivo[95]. Le domande seguivano la tradizionale articolazione dei temi da tempo dominanti nella concezione dei fattori decisivi per la salute umana: l'aria, l'acqua, le colture, la pulizia delle vie, la collocazione dei letamai, l'alimentazione. Per l'aria si chiedeva di indicare la collocazione degli insediamenti e l'apertura delle abitazioni alla circolazione dei venti: per l'acqua, si trattava di accertarsi se fosse disponibile acqua buona da bere e per quali vie risultasse accessibile alla popolazione. E cosí via.

Sul primo punto, relativo alla situazione dei comuni, risultò dalle risposte che su 8258 comuni, 5753 erano collocati in luogo aperto, 1379 in valle ampia, 801 in valle stretta e solo 325 fra strette gole. A questo dato fu correlata la statistica dei problemi sanitari degli abitanti, del numero dei giovani «riformati» alla visita militare, dell'altezza media e delle cause di morte. La conclusione fu che, al di là delle predisposizioni ataviche della «razza», era alle altitudini maggiori – dove «l'orizzonte si fa [...] piú largo, l'aria si rinnova piú facilmente» – che si registrava «un migliore sviluppo dell'organismo umano»[96]. Dove invece i dati raccolti furono assai negativi fu per le domande sull'acqua: risultò che solo 355 comuni avevano eseguito analisi di potabilità e che tra questi appena 197 avevano acqua buona. Alla domanda se fossero attraversati da corsi d'acqua risposero affermativamente in 1024 comuni su 8258, ed erano 2976 quelli che avevano un corso d'acqua nelle immediate vicinanze, mentre 2906 e 1352 erano i comuni con un corso d'acqua rispettivamente lontano o del tutto assente dal territorio. La conclusione fu che almeno 1495 erano i comuni con acqua scarsa e 1881 i comuni che dovevano provvedere a migliorare l'acqua da bere.

Ma ecco i dati piú interessanti per quanto riguardava la situazione della popolazione agricola: qui, come si è già ricordato, erano impiegati in tutto circa quindici milioni di persone tra maschi, femmine e fanciulli d'età anche inferiore a 9 anni – piú della metà

[95] I dati sintetici furono pubblicati in DIREZIONE GENERALE DELLA STATISTICA, *Risultati dell'inchiesta sulle condizioni igieniche e sanitarie nei comuni del Regno. Relazione generale*, Tipografia in San Michele, Roma 1886 (ora consultabile sul sito https://ebiblio.istat.it).

[96] *Ibid.*, p. XX.

della popolazione –, a fronte di una popolazione industriale di sette milioni di individui. Tra gli agricoltori erano censite le diverse categorie dei possidenti, dei fittavoli (prevalenti in Lombardia, Veneto e Campania), dei mezzadri (Toscana), dei braccianti che vivevano «giorno per giorno, senza lavoro assicurato» (Lazio, Basilicata, Calabria, Sicilia). E nelle tavole di confronto si nota che la percentuale dei malati e dei morti era piú alta tra i lavoratori dei campi che tra gli operai. La spiegazione non era difficile da trovare:

> Non può recare meraviglia che i contadini cadano infermi con maggiore frequenza degli operai delle città, se si rammenti quanto siano estese in parecchie provincie la malaria e la pellagra. Alle loro dure fatiche non si dà ristoro che con uno scarso nutrimento, e l'inclemenza delle stagioni non è temperata da provvidenze sociali[97].

In campagna tra l'altro non c'erano limiti minimi di età per l'attività lavorativa; invece nel lavoro di fabbrica o di miniera si era provveduto per legge, nel 1886, a limitare l'impiego di minori: dai 9 anni per le fabbriche e dai 10 per le miniere, con un orario massimo di otto ore per chi non aveva superato i 12 anni.

Le note si facevano ancora piú negative quando si entrava nelle case per accertarne l'igienicità o per sapere di che cosa viveva e come riposava la famiglia contadina. Intanto alla domanda sulla presenza di latrine nelle abitazioni la risposta, per l'Italia meridionale e le isole, era semplice: qui le latrine mancavano in quasi tutte le abitazioni. E la campagna romana vi meritava una nota speciale: dall'esame di piú di mille fra casali e capanne, risultava che gli agricoltori vivevano in

> grotte prive d'aria, in casolari sprovvisti d'infissi e d'impannate, dove si trovano agglomerate piú diecine di persone d'ogni età e sesso, in angusto spazio, insieme spesso anche ai loro giumenti, mal difese dalle intemperie, in mezzo a lordure d'ogni specie, acciecate dal fumo della legna, che vi si brucia sul suolo per mancanza di camini[98].

I «giumenti» erano quasi sempre presenti nelle abitazioni dei contadini, tanto da sembrare membri della famiglia: lo si vede dalle risposte che furono date ai rispettivi quesiti, là dove si chiedeva di indicare il numero almeno approssimativo di animali e di informare «se l'uomo soglia coabitare col bestiame, oppure, specialmente d'inverno, passare le serate o le notti intere nelle stalle». E in piú si doveva precisare come avvenisse lo scolo delle urine

[97] *Ibid.*, p. LVII. Una rassegna di fonti intorno al problema della fame in Calabria si legge in V. TETI, *Fame, digiuno, dieta nella storia e nella cultura folklorica della Calabria*, in DI ROSA (a cura di), *Salute e malattia nella cultura delle classi subalterne* cit., pp. 88-134.

[98] DIREZIONE GENERALE DELLA STATISTICA, *Risultati dell'inchiesta sulle condizioni igieniche e sanitarie* cit., p. C.

o la raccolta delle feci di animali. La risposta del Comune irpino di Altavilla fu che «pochi contadini abitanti fuori del Comune in campagna, coabitano col bestiame le notti intere», mentre nell'abitato c'erano parecchie stalle dalle quali filtravano le orine che impregnavano pavimenti e strade in terra battuta[99]. Quanto alla pratica del vivere e dormire nelle stalle, il dato generale registrò che in 4701 comuni d'Italia i contadini

> vi sogliono passare non solamente le serate ma anche le notti [...]. Nei comuni dell'Italia settentrionale, le famiglie dei contadini sogliono dormire nelle stalle. Nell'Italia meridionale si è visto che spesso mancano le stalle propriamente dette; ma, nello stesso ambiente nel quale vive la famiglia, molte volte vi vengono riparati di notte i maiali, l'asino, e altro animale domestico[100].

Quanto all'alimentazione, «nell'Italia meridionale scompare quasi completamente l'uso alimentare della carne e cresce il consumo degli erbaggi e delle frutta fresche»[101].

Va detto che si trattava spesso di dati invecchiati perché i Comuni si erano rifatti a censimenti precedenti, per cui si poteva sperare che le cose fossero cambiate in meglio. Per le abitazioni, ad esempio, era ipotizzabile che in genere ci fossero stati miglioramenti e si era certi che ce ne fossero stati nella valle del Po e in Toscana: in generale, si concluse che «o rimasero ciò che erano o migliorarono; certamente non peggiorarono», rinviando per notizie recenti agli esiti dell'Inchiesta Jacini[102].

Ma non era per effetto di maggiori informazioni – o almeno, non solo per questo – che le cose erano cambiate in quegli anni. Nella fase piú acuta della crisi agraria iniziata nel 1870 si erano determinate rotture decisive, tali da segnare una svolta rispetto all'epoca della «classe oggetto».

Da un lato c'era l'emigrazione che da fisiologica e stagionale aveva preso la forma di una emorragia inarrestabile, di un esodo di massa senza speranze di ritorno. Ecco come Edmondo De Amicis descrisse in un suo romanzo i milleseicento emigranti affollati nella terza classe di un transatlantico:

> La maggior parte degli emigranti, come sempre, provenivano dall'Italia alta, e otto su dieci dalla campagna [...] Di Toscani, un piccolo numero:

[99] Il documento originale con il *Questionario per l'inchiesta sulle condizioni igienico-sanitarie* e le relative risposte del Comune di Altavilla è consultabile al sito http://www.altavillahistorica.it/images/BOOKS/c__7__Questionario__IgienicoSanitario__1885.pdf.

[100] DIREZIONE GENERALE DELLA STATISTICA, *Risultati dell'inchiesta sulle condizioni igieniche e sanitarie* cit., p. CXIII.

[101] *Ibid.*, p. CXXXVIII.

[102] *Ibid.*, p. C.

qualche lavoratore d'alabastro di Volterra, fabbricatori di figurine di Lucca, agricoltori dei dintorni di Firenzuola [...]. Suonatori d'arpa e di violino della Basilicata e dell'Abruzzo [...] Delle province meridionali i piú erano pecorari e caprari del litorale dell'Adriatico [...], molti *cafoni* di quel di Catanzaro e di Cosenza. [...] Insomma, fame e coraggio di tutte le province e di tutte le professioni [...]. Ma la maggior parte [...] eran gente costretta a emigrare dalla fame, dopo essersi dibattuta inutilmente, per anni, sotto l'artiglio della miseria. C'eran bene di quei lavoratori avventizi del Vercellese, che, con moglie e figliuoli, ammazzandosi a lavorare, non riescono a guadagnare cinquecento lire l'anno [...]; di quei contadini del Mantovano che, nei mesi freddi, passano sull'altra riva del Po a raccogliere tuberose nere, con le quali, bollite nell'acqua, non si sostentano, ma riescono a non morire durante l'inverno; e di quei mondatori di riso della bassa Lombardia che per una lira al giorno sudano ore ed ore, sferzati dal sole, con la febbre nell'ossa, sull'acqua melmosa che li avvelena, per campare di polenta, di pan muffito e di lardo rancido. [...] C'erano molti di quei calabresi che vivon d'un pane di lenticchie selvatiche [...] e di quei bifolchi della Basilicata, che fanno cinque o sei miglia ogni giorno per recarsi sul luogo del lavoro, portando gli strumenti sul dorso, e dormono col maiale e con l'asino sulla nuda terra [...] non assaggiando un pezzo di carne in tutto l'anno, se non quando muore per accidente uno dei loro animali. [...] C'era in fine un buon numero di quei vari milioni di piccoli proprietari di terre, ridotti da una gravezza di imposta *unica al mondo* in una condizione piú infelice di quella dei proletari, abitanti in catapecchie da cui molti di questi rifuggirebbero, e tanto miseri, che «non potrebbero nemmeno vivere igienicamente, quando vi fossero obbligati per legge»[103].

L'emigrazione era l'esito di un aggravarsi della condizione delle classi popolari e specialmente di quelle agricole col sommarsi della fiscalità statale alla concorrenza del grano degli Stati Uniti.

Ma, dall'altro lato, la novità che agitò maggiormente la classe dominante era che i contadini fossero diventati un soggetto politico: la crescita di un movimento di protesta nelle campagne si era manifestata clamorosamente con una serie di vere e proprie scosse telluriche. Quella della rivolta popolare di Sanluri aveva potuto essere repressa con le armi e coi tribunali ma era stata comunque un segnale importante. E di lí a poco altre ne arrivarono da luoghi tra di loro remoti quanto la Sicilia e la Valle Padana, unite però dal fatto che le prime organizzazioni di classe sorte a scopo di mutua

[103] E. DE AMICIS, *Sull'Oceano*, Fratelli Treves, Milano 1889, pp. 28-29, 48-50 (corsivi nell'originale). Il successo strepitoso dell'opera indusse l'editore a farne nel 1890 una seconda edizione «di gran lusso» illustrata dal pittore Arnaldo Ferraguti. A questo scopo il pittore fece ricorso a molte fotografie (cfr. G. BACCI, *L'emigrazione tra arte e letteratura. «Sull'Oceano» di Edmondo De Amicis illustrato da Arnaldo Ferraguti*, Fondazione Paolo Cresci per la storia dell'emigrazione italiana, Lucca 2008). Queste denunzie delle condizioni dei viaggiatori di terza classe da parte di un viaggiatore di prima classe valsero a De Amicis l'approvazione di Pasquale Villari, ma è difficile dire se a quella data (1889) l'autore fosse non piú solo «osservatore acuto delle differenze di classe» ma già in via di passare dall'umanitarismo borghese alle convinzioni pienamente socialiste, attestate dal romanzo postumo *Primo Maggio* del 1890 (cfr. S. TIMPANARO, *Il socialismo di Edmondo De Amicis. Lettura del «Primo maggio»*, Bertani, Verona 1984, pp. 33 e 59).

Figura 12.
Il primo numero de «La Boje!», 25 maggio 1885.

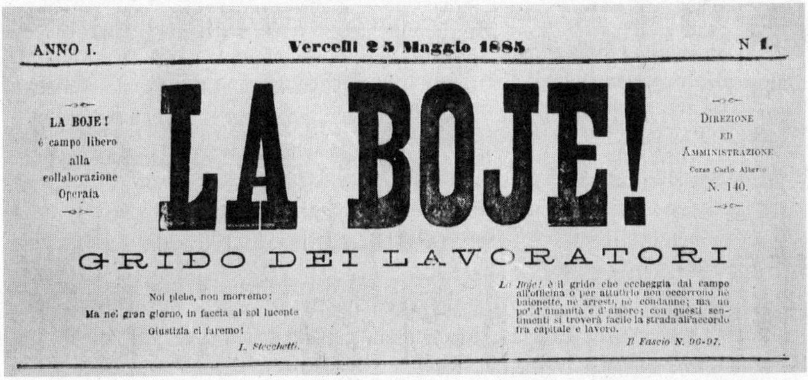
ANNO I. Vercelli 25 Maggio 1885 N. 1.

LA BOJE! è campo libero alla collaborazione Operaia

LA BOJE!

DIREZIONE ED AMMINISTRAZIONE Corso Carlo Alberto N. 140.

GRIDO DEI LAVORATORI

Noi plebe, non morremo:
Ma nel gran giorno, in faccia al sol lucente
Giustizia ci faremo!
L. Stecchetti.

La Boje! è il grido che echeggia dal campo all'officina o per attutirlo non occorrono nè baionette, nè arresti, nè condanne; ma un po' d'umanità e d'amore; con questi sentimenti si troverà facile la strada all'accordo tra capitale e lavoro.
Il Fascio N. 96-97.

assistenza tra gli operai avevano trovato la via per radicarsi nelle campagne. E questo mentre sul piano politico si giungeva alla nascita del Partito socialista come organizzazione di massa, organo italiano dell'Internazionale socialista.

Particolarmente importante fu l'agitazione dei contadini del Mantovano, con quel grido di lotta, «La Boje!», che abbiamo già ricordato e che divenne parola d'ordine: quello che bolliva era il mondo dei braccianti nelle campagne tra il Veneto e il Mantovano in anni segnati da alluvioni, perdita di lavoro e incrudimento delle condizioni di vita. C'erano già, è vero, società di mutuo soccorso fondate da proprietari e fittavoli che tentavano di mitigare la durezza delle classi popolari. Ma le cose cominciarono a cambiare quando – in un contesto di diffusione di idee socialiste e repubblicane – si formò nel 1876 un'Associazione generale dei lavoratori di città e di campagna rapidamente propagatasi. Era una svolta importante e l'uomo che ne fu il promotore merita attenzione. Francesco Siliprandi (1816-1892), erede di una famiglia di proprietari di terre e conduttori di mulini nel Mantovano, lettore di Rousseau e di Proudhon, aveva preso parte alla rivoluzione parigina del febbraio 1848 e alla «congiura di Belfiore», aveva combattuto con Garibaldi nel 1859 e nella spedizione Medici in Sicilia nel 1860[104]. Fu ancora lui che nel 1884 trasformò la società operaia di Casatico di Marcaria dandole per scopo statutario «l'emancipazione completa dei lavoratori». Il vento socialista scompaginava

[104] Cenni in BERTOLOTTI, *Le complicazioni della vita* cit., *ad nomen*. E cfr. ID., *Siliprandi, Francesco*, in *DBI*, vol. XCII (2018), *ad vocem*.

i volenterosi tentativi della borghesia e del cattolicesimo pietoso, frenati dai limiti oggettivi della loro volontà di conservazione sociale. Questo era il fatto nuovo non solo italiano che dava il segno del mutamento e scatenava la paura nelle classi dominanti. L'avvio di scioperi dei braccianti e la circolazione delle nuove idee furono segnali registrati dall'opinione moderata con sentimenti di vero terrore. Vi contribuiva la Società di mutuo soccorso tra i contadini della provincia di Mantova dall'indirizzo democratico, creata da Eugenio Sartori[105]. Il movimento, «La Boje!» appunto, crebbe rapidamente nello spazio di pochi mesi tra il 1884 e il 1885 finché non fu stroncato nel marzo 1885 dall'intervento dello Stato, con la forza e con arresti di massa.

Quello che accadeva nel Mantovano era una svolta storica: l'uscita dei contadini da una secolare condizione di supina obbedienza ai padroni e al clero. Sia la classe padronale sia le categorie sociali deputate alla tutela morale e fisica dei lavoratori delle campagne – il clero e i medici – avevano a lungo testimoniato di quella condizione, seppure con sentimenti assai diversi. Adesso, a partire da lí, cominciava un'altra storia. Ma perché proprio nel Mantovano? La risposta piú acuta la dette il medico provinciale di Mantova Francesco Bonservizi in una pagina che vale la pena di leggere:

> Nella campagna mantovana l'agricoltura della grande proprietà è ridotta ad una vera e propria industria, per la quale sono necessari grandi capitali mobili (vi sono degli affittuali che in un solo fondo hanno mezzo milione di movimento di danaro all'anno), grande competenza tecnica, ed il bracciante, che presta la sua opera a un tanto al giorno, ne è l'operaio, *simile al suo collega di città* e del quale ha acquistato le virtú ed i vizi. Infatti nella nostra campagna si ha la lotta di classe e gli scioperi ignoti ad es. nelle mezzadrie come in Toscana e nelle Marche. *Nella nostra popolazione agricola fiorisce il socialismo*[106].

Questa la realtà, che non piaceva nemmeno a chi ne stendeva questa cosí lucida diagnosi. Era stato a partire dal 1878 che nel Mantovano le Società di mutuo soccorso avevano messo radici nelle campagne trovando consensi anche tra borghesi di idee democratiche e di antica militanza patriottica. Ma davanti alla vittoriosa lotta dei braccianti e alla minaccia del socialismo nelle campagne la risposta dello Stato liberale era stata dura: l'intervento dei carabinieri e l'arresto di ben duecento scioperanti. Ventidue di loro finirono davanti alla Corte d'Assise di Venezia nel processo che si aprí il 16 febbraio 1886. L'avvocato degli imputati era stato Enrico Ferri. E

[105] La vicenda familiare e politica di Daniele Sartori, padre di Eugenio, è un caso speciale delle «complicazioni della vita» studiate da BERTOLOTTI, *Le complicazioni della vita* cit., pp. 44-45 e *passim*.

[106] BONSERVIZI, *Inchiesta sulla pellagra* cit., p. 149 (corsivi miei).

la sentenza aveva mandato assolti gli arrestati, che in un primo momento erano stati accusati addirittura di cospirazione politica contro lo Stato. Ma quella che è stata giustamente definita «la *grande peur* dei ceti abbienti e dei tutori dell'ordine»[107] continuò a incombere sull'Italia di quegli anni, insieme al fatto nuovo dell'affacciarsi del legame collettivo di reciproca assistenza e di lotta tra i contadini. Anche perché, da quel primo nucleo vittorioso, le società di mutuo soccorso fra i contadini conobbero un vigoroso processo di crescita[108]. Nella sua attività parlamentare Mario Panizza si era occupato proprio nel 1885 delle Società di mutuo soccorso e aveva avanzato proposte per imporre un limite alla riduzione dei salari nei capitolati d'appalto per le opere da eseguirsi per conto dello Stato[109].

L'altra vicenda che scatenò una crisi ancora piú violenta fu la formazione dei Fasci siciliani, movimento nato intorno agli anni Novanta come reazione alla drammatica condizione economica e sociale dei contadini, braccianti senza terra e mezzadri proletarizzati. Nell'isola la prima apparizione dei Fasci dei lavoratori, nati sul modello dei fasci operai di indirizzo anarchico avviati tra gli altri da Andrea Costa nel Nord Italia, si era avuta a Messina nel 1889. Ma fu tra il 1892 e il 1893 e a partire da Palermo che i Fasci dei lavoratori conobbero una rapidissima diffusione. E il 1° maggio del 1893 si dovette registrare il fatto nuovo: l'improvvisa e dilagante nascita di fasci contadini[110]. La crisi produttiva siciliana del grano, del vino e dello zolfo, nella cornice di una depressione economica internazionale, portò alla rottura del fragile equilibrio sociale italiano nel punto piú debole. Ma fu la reazione violenta del capo del governo Francesco Crispi, convinto dell'esistenza di un complotto internazionale, che esasperò il conflitto. Mentre, in un contesto di agitazioni crescenti, il neonato Partito socialista si poneva seriamente l'obiettivo di conquistare il popolo delle campagne e guardava alla prospettiva di una rivoluzione sociale, il decreto di stato d'assedio del 3 gennaio 1894 dava alla crisi uno sbocco violento, tale da minacciare la stessa recente costruzione unitaria. Nel movimento siciliano accade finalmente di ascoltare la voce autentica dei contadini. Furono loro a portarvi un contributo nuovo e originale,

[107] SALVADORI (a cura di), *La Boje!* cit., p. 7.

[108] Cfr. alcuni dati *ibid.*, p. 23.

[109] *Ibid.*, p. 10.

[110] Cfr. F. RENDA, *I Fasci, la questione agraria e il Partito socialista*, in AA.VV., *I Fasci siciliani*, vol. I, *Nuovi contributi a una ricostruzione storica*, De Donato, Bari 1975, pp. 103-67. Tra i diversi contributi raccolti nel volume si segnalano quelli di G. MANACORDA, *I Fasci e la classe dirigente liberale*, *ibid.*, pp. 65-101; e G. GIARRIZZO, *La Sicilia e la crisi agraria*, *ibid.*, pp. 5-63, che propone una attenta analisi dei dati statistici sulle tendenze demografiche di fine secolo nella composizione della popolazione contadina siciliana.

con l'affiorare di antiche e radicate tendenze di un cristianesimo millenaristico: fu una contadina di Piana dei Greci, insediamento di emigrati albanesi di fede ortodossa, a dire: «Gesú era un vero socialista e voleva appunto quello che chiedono i Fasci», mentre invece erano i preti ad essere contrari[111]. Questi aspetti non fecero velo al filosofo Antonio Labriola, il quale, nell'intensa discussione che aprí con Friedrich Engels e indirettamente con Karl Marx ma anche con le voci piú importanti della Socialdemocrazia tedesca, non ebbe dubbi nell'affermare che si era davanti alla «prima azione positiva del socialismo in Italia»[112].

Di fatto, fu una svolta epocale quella che si verificò allora nella storia dei contadini italiani: con la nascita di organizzazioni collettive di solidarietà e di mutua assistenza e con la partecipazione diretta alla lotta sociale, il popolo dei lavoratori delle campagne cessò di essere una classe oggetto. Si deve chiudere qui, dunque, il nostro viaggio attraverso le rappresentazioni, le statistiche e le proposte di aiuti e di rimedi per i malanni dei lavoratori delle campagne elaborate da coloro che per il loro stesso ufficio dovettero viverci a fianco e insieme – i parroci e i medici condotti. Leggendone le testimonianze raccolte specialmente nelle topografie e nelle statistiche sanitarie abbiamo registrato un ricorrente motivo guida nella considerazione di quel contesto come un mondo altro, non solo per le gravi carenze di nutrimento e di riparo e per la minaccia di malanni figli della miseria, ma anche e soprattutto per il suo collocarsi al di là di una speciale barriera di confine col resto della società: una barriera culturale fatta non solo di ignoranza dell'igiene, ma anche di impenetrabilità per chi cercava di aprire un canale di comunicazione con quel mondo e di portarvi la luce della ragione e le conoscenze della scienza. E la sensazione di estraneità a volte aveva assunto toni di rifiuto, come davanti a una specie animale.

[111] Su questo aspetto ha insistito HOBSBAWM, *I ribelli* cit., pp. 129-46.

[112] I. CERVELLI, *L'esperienza dei fasci siciliani nel pensiero di Antonio Labriola*, in AA.VV., *I Fasci siciliani*, vol. II, *La crisi italiana di fine secolo*, De Donato, Bari 1976, pp. 49-129; cit. a p. 90.

Capitolo diciottesimo

I contadini: una classe sociale o una razza?

Proprio in apertura della lunga nota introduttiva di Mario Panizza al volume dell'inchiesta Bertani si legge un'osservazione insolita che merita attenzione. Vi si contestava in via preliminare quella concezione politica che negava alla società il potere di eliminare o mitigare «ciò che nelle condizioni delle classi operaie vi è di piú crudele per esse e di piú pericoloso per la civile convivenza»[1]. Dove è da segnalare non tanto la polemica contro l'opposizione delle classi dominanti a ogni modifica per legge del rapporto tra i lavoratori e i loro datori di lavoro, quanto l'allusione al pericolo sociale rappresentato dalla disperazione degli sfruttati. Perciò, secondo Panizza, senza voler negare la dottrina liberale dei limiti del potere dello Stato, si trattava di conciliarla con gli ideali di umanità, in modo da mantenere in vita la democrazia politica. L'opera che presentava mirava pertanto a dimostrare che le gravi condizioni sanitarie del mondo contadino erano la conseguenza della miseria e che tale causa poteva essere rimossa solo con l'azione del governo. La società aveva il diritto e il dovere di intervenire con leggi e provvedimenti in una situazione di miseria non priva di pericolo per la società stessa. Crudele la miseria, dunque, ma anche pericolosa. Lo sguardo gettato sul mondo delle campagne era pietoso ma anche attraversato da un fremito di paura.

Il tema delle «classi pericolose» circolava da tempo nell'opinione pubblica e negli incubi delle classi dominanti. C'erano quelle figure del delinquente nato, del pazzo naturale su cui lavorava Cesare Lombroso mettendo idealmente insieme, nei tipi di umanità destinati ai suoi manicomi criminali, figure storiche come Cola di Rienzo, briganti meridionali come Carmine Crocco e gli anarchici attentatori dei suoi tempi. Le paure della società borghese erano alimentate soprattutto dalle crescenti agitazioni e proteste di operai e contadini, dall'incubo di quel grande bagno di sangue che c'era stato poco prima con la Comune di Parigi. Ora, il volume di

[1] *Risultati dell'inchiesta istituita da Agostino Bertani* cit., p. v.

Mario Panizza si proponeva di sostenere che le condizioni igieniche e sanitarie di gran parte della popolazione italiana dovevano venire affrontate e migliorate con leggi dello Stato. Era una tesi che l'autore temeva destinata a suscitare forti reazioni. Panizza era consapevole che l'ideologia liberale la rigettava, appellandosi al principio dei limiti dell'autorità dello Stato. Ma non c'era solo questo. I tempi in cui quel principio aveva iniziato il suo viaggio nella cultura europea col famoso saggio di Wilhelm von Humboldt erano ormai lontani. Ora c'era un altro argomento: per rigettare ogni intervento statale a favore delle classi popolari si avanzavano dottrine di tipo biologico. Erano, secondo Panizza, «quelle dottrine che, risalendo ai fondamenti della biologia, pretendono di stabilire che la miseria è un fatto naturale, che sarebbe vano ed inopportuno il pensare ad apprestarvi un rimedio, che anzi per le sorti della collettività, la miseria si deve considerare un rimedio a sé stessa»[2]. Non che lui intendesse negare il rispetto dovuto alla verità scientifica. Gli era chiaro però che, se quelle dottrine di tipo biologico avessero avuto un qualche fondamento, tutta l'impresa dell'inchiesta sulle condizioni miserabili del mondo contadino si sarebbe rivelata del tutto inutile.

Ci imbattiamo qui in uno degli sviluppi tardo-ottocenteschi della teoria dell'evoluzione, cioè di quel miscuglio di darwinismo e sociologia spenceriana che leggeva i rapporti sociali come una lotta per l'esistenza dove il debole era destinato a soccombere. Su questo si era innestata una concezione di quella lotta come un conflitto di razze. Quella che Panizza riassumeva nelle sue pagine era la tesi di un conflitto tra ricchi e poveri che aveva assunto l'aspetto di una lotta per l'esistenza tra razze superiori e razze biologicamente inferiori, destinate a scomparire. Era stato Cesare Lombroso che tra le due edizioni dell'*Uomo delinquente* (1876, 1878) aveva proposto la sua tesi su follia e delinquenza come dati congeniti ed ereditari, iscritti dalla natura nel cervello di una razza rimasta ferma a un livello inferiore nella storia dell'evoluzione – una razza individuabile sulla base di precise misurazioni fisiche (come quella dell'angolo occipitale). Su quel terreno si erano sviluppate scuole di psichiatria, si era acceso un vivo dibattito ed era stata avviata la costruzione di una rete nazionale di manicomi moderni dove ospitare coloro che dovevano venir definiti come degli «inabili nella lotta per la vita»[3]. Ma intanto tra follia, questione criminale

[2] *Ibid.*, pp. V-VI.

[3] Cfr. F. DE PERI, *Il medico e il folle*, in *Storia d'Italia. Annali 7. Malattia e medicina* cit., pp. 1059-140; cit. a p. 1126.

e questione sociale si era creato un legame grazie all'idea dell'esistenza di «classi pericolose» dove follia e rivolta sociale facevano tutt'uno. E la questione era entrata nel territorio piú vivo della politica. La discussione sui problemi della società capitalistica e sulla criminalità delle classi subalterne coinvolse in quei primi anni Ottanta nomi come quelli di Filippo Turati, Enrico Ferri e Napoleone Colajanni[4]. E fu allora che venne affermandosi quell'ideologia del rapporto tra Nord e Sud d'Italia dove – come scrisse Antonio Gramsci – «il Mezzogiorno è la palla di piombo che impedisce piú rapidi progressi allo sviluppo civile dell'Italia; i meridionali sono biologicamente degli esseri inferiori dei semibarbari o dei barbari completi, per destino naturale»[5].

Non solo i meridionali, in realtà. Basta sfogliare gli scritti di Enrico Ferri per trovarci davanti alla tesi con la quale Panizza si trovava a discutere. Il che permette di comprendere perché lo facesse con tanta delicatezza. Il rispetto e la stima riscossi allora in generale da Ferri, professore di Diritto e procedura penale all'Università di Siena, erano perfino piú forti tra i parlamentari radicali e socialisti: era lui il vittorioso difensore dei contadini mantovani nel processo contro il movimento «La Boje!»[6]. Eppure quella tesi era proprio la sua: affrontando la questione del rapporto tra socialismo e criminalità nel suo libro del 1883 Ferri si era servito di una citazione da Taine per sintetizzare la sua tesi: «Nulla è piú pericoloso di una grande idea in un piccolo cervello». Grande idea il socialismo: che però nel ristretto cervello di certi seguaci poteva produrre l'effetto di spingerli ad anticipare con la violenza l'abolizione della proprietà privata invece di attendere l'evoluzione pacifica della società. Ecco perché si aveva paura del socialismo come fattore di delinquenza, scintilla di sovversione e di rovesciamento criminale dei rapporti sociali. Il cervello ristretto – proseguiva il professor Ferri – era un difetto dei contadini, piú che degli operai. E funzionava male non soltanto per le vertigini prodotte dalla fame – che pure esistevano, come era dimostrato dall'esperienza della carestia in Irlanda – ma anche e soprattutto per una tara atavica: «Essi sono realmente per ragioni sociali ma anche naturali, una stratificazione, che rappresenta una anteriore fase dell'evolu-

[4] Per piú ampie indicazioni, si veda D. FRIGESSI, *Introduzione a «La scienza della devianza»*, in LOMBROSO, *Delitto genio e follia* cit., pp. 333-73, in particolare pp. 357-61.

[5] GRAMSCI, *Quaderni del carcere* cit., vol. IV, p. 2483.

[6] L'arringa di Ferri conobbe immediata e vasta diffusione. L'autore la collocò in apertura della sua raccolta *Difese penali e studi di giurisprudenza*, Fratelli Bocca, Torino 1890, pp. 3-62. È riprodotta con gli atti del processo in SALVADORI (a cura di), *La Boje!* cit., pp. 181-264.

zione psichica umana»[7]. Né si fermava qui, il professor Ferri: determinato a perseguire non l'indirizzo della scienza per la scienza, ma quello «moderno» della scienza per la vita, era ben deciso a «sgranchire e rigenerare muscoli e cervello». E con questo avvio di sapore scopertamente nietzschiano scendeva nella lotta politica per scatenarsi contro i «cervelli ristretti delle masse popolari» capaci di ricorrere alla violenza solo per un atavismo psichico, una «tempra individuale, organica e psichica, divenuta, per fortuna e per volgere di migliaia di secoli, rara ed eccezionale nella nostra società, ma comune invece, per esempio, tra i selvaggi dell'Australia»[8]. E per questo tipo umano la sentenza era radicale:

> Sono pazzi, sono mattoidi, sono delinquenti nati, soggiacciono alla cosí detta forza irresistibile. Sia pure: ma intanto, se trascendono ad atti criminosi e pericolosi, rinchiudiamoli in un penitenziario o in un manicomio criminale, il nome poco importa, purché vi siano delle buone inferriate, e purché quegli elementi antisociali, deleterii, incorreggibili siano segregati dalla società [...] Restino isolati e non propaghino la loro stirpe disgraziata, perché [...] quel qualunque progresso morale, che l'umanità ha raggiunto in tante migliaia d'anni, si deve [...] ad una lenta e continua selezione, per sopravvivenza dei migliori[9].

Queste opinioni di Enrico Ferri, già allievo del professor Pietro Ellero, il grande combattente per l'abolizione della pena capitale, mostrano su quale strada tendesse a deviare la riflessione sull'igiene della società. Nel contesto dei dibattiti di una cultura che meritò la definizione di «socialismo degli imbecilli»[10] si avanzava anche in Italia una concezione dell'igiene della società – veicolata soprattutto dall'opera di Lombroso – che portava a considerare tutti i comportamenti devianti e contrari all'ordine stabilito come forme di degenerazione e di inferiorità naturale. Nell'opinione di Ferri, buon testimone di quella ricezione del marxismo che Gramsci bollò come «lorianesimo», il pericolo doveva essere estirpato bloccando la trasmissione di quella razza per via naturale e – quando si fosse in presenza di comportamenti violenti – eliminando fisicamente i colpevoli. Il «tipo criminale» lombrosiano su cui si concentrò la critica di Gabriel Tarde in un saggio del 1885 rappresentava una malattia sociale che doveva essere combattuta senza falsa pietà[11].

[7] E. FERRI, *Socialismo e criminalità*, Fratelli Bocca, Roma-Torino-Firenze 1883, pp. 9-10. Che Ferri fosse «piú deciso di Lombroso nel sostenere l'importanza della razza» lo ha notato FRIGESSI, *Cesare Lombroso* cit., p. 379.

[8] FERRI, *Socialismo e criminalità* cit., pp. 13, 16.

[9] *Ibid.*, p. 111.

[10] Cfr. M. BATTINI, *Il socialismo degli imbecilli*, Bollati Boringhieri, Torino 2010.

[11] Su Gabriel Tarde e il dibattito francese del secolo XIX si rinvia agli studi di M. BORLANDI, L. MUCCHIELLI, C. BLANCKAERT ed E. SIBEUD, *Gabriel Tarde et la criminologie au*

Il dissenso di Mario Panizza nei confronti di opinioni come queste era netto: si esprimeva tuttavia in modo cauto e deferente e tacendo il nome di chi le sosteneva perché il professor Ferri era pur sempre il penalista che aveva accettato di difendere i contadini nel processo sui fatti del movimento «La Boje!» Di fatto Panizza nel suo scritto cercò di prendere le distanze dall'incipiente versione razzistica del conflitto di classe – segno che ne avvertiva la strisciante diffusione nella sua stessa parte politica. Fu cosí che, discutendo con chi negava il diritto dello Stato di intervenire nei rapporti sociali, si limitò a contestare l'idea che le condizioni fisiche e morali del popolo delle campagne fossero tali da caratterizzarlo come una razza a parte, erede di tratti immutabili da addebitare al processo dell'evoluzione naturale. No, secondo Panizza l'evoluzione umana si era arrestata in tempi preistorici e non aveva niente a che spartire con lo stato di avvilimento morale e fisico della massa dei contadini: un popolo costretto a una devastante fatica fisica – «vangare, erpicare, sementare, sfogliare, battere e trasportare, tutto a spese dei propri muscoli» – senza poter contare su cibo, casa e compenso adeguati. Era qui che, secondo lui, poteva e doveva intervenire la legislazione sanitaria statale, l'unico potere in grado di restituire ciò che al contadino era stato tolto. Nessun altro poteva farlo:

> Come potrebbe l'infelice che fu costretto, in tenera età, ad un lavoro malsano e superiore alle sue forze, farsi risarcire dallo speculatore i danni che gli derivano per la sua viziata costituzione? Chi riparerà i danni dell'ignoranza che impedisce ad un uomo di valersi delle sue attitudini e di aspirare a qualsiasi miglioramento delle sue sorti, e come potrebbe chiamare responsabili coloro che, allevandolo, non hanno pensato a farlo istruire?[12].

Resta il fatto che qui, per la prima volta è possibile registrare il profilarsi della nuova barriera che si stava alzando tra il contadino e il resto dell'umanità: a quella dell'igiene subentrava ora quella della razza. E del resto la parola «razza», che a lungo aveva sonnecchiato nel linguaggio storico e scientifico dell'epoca precedente come sinonimo di popolo o di cultura, si andava piegando proprio in quegli anni ad assumere il significato di differenza morale e fisica incancellabile, di natura, tra gruppi umani, come e non solo nel caso noto dell'antisemitismo. Dell'uso antico e generico resta un'eco nell'apertura dell'introduzione di Agostino Bertani al volume curato da Panizza, là dove notava in via preliminare che,

tournant du siècle, in «Revue d'histoire des sciences humaines», dicembre 2000, n. 3. E cfr. R. BISI, *Gabriel Tarde e la questione criminale*, Franco Angeli, Milano 2001.

[12] *Risultati dell'inchiesta istituita da Agostino Bertani* cit., p. XV.

pur in presenza di numerose inchieste agrarie di altri paesi, non ce n'era nessuna «sulle *condizioni dei lavoratori della terra* [...] sul deperimento progressivo della razza dei contadini»[13]. Ma la parola aveva ormai assunto un significato molto diverso: quella che si prestava col suo affiorare quasi sommesso a sostituire il confine divisivo dell'igiene era una categoria capace di irrigidire e assolutizzare oltre ogni precedente le barriere erette fino ad allora tra i diversi gruppi sociali e culturali spostandole ancora piú decisamente dal piano storico e sociale a quello non modificabile delle differenze di natura. In tal modo la violenza del dominio di classe e di potere politico si vedeva aperta la strada all'esercizio illimitato del diritto di vita e di morte come iscritto nella logica della lotta per la sopravvivenza della specie. Da qui la violenza della reazione di Antonio Gramsci contro l'uso della categoria di «umili» nel linguaggio degli intellettuali italiani:

> Questa espressione – «gli umili» – è caratteristica per comprendere l'atteggiamento tradizionale degli intellettuali italiani verso il popolo e quindi il significato della «letteratura per gli umili». Non si tratta del rapporto contenuto nell'espressione dostoievschiana di «umiliati e offesi». In Dostojevschij c'è potente il sentimento nazionale-popolare, cioè la coscienza di una missione degli intellettuali verso il popolo, che magari è «oggettivamente» costituito di «umili» ma deve essere liberato da questa «umiltà», trasformato, rigenerato. Nell'intellettuale italiano l'espressione di «umili» indica un rapporto di protezione paterna e padreternale, il sentimento «sufficiente» di una propria indiscussa superiorità, *il rapporto come tra due razze, una ritenuta superiore e l'altra inferiore*, il rapporto come tra adulto e bambino nella vecchia pedagogia o peggio ancora un rapporto da «società protettrice degli animali», o da esercito della salute anglosassone verso i cannibali della Papuasia[14].

[13] *Sul metodo adottato per l'inchiesta. Nota di Agostino Bertani*, *ibid.*, pp. 1-9; cit. a p. 1 (corsivo nell'originale).

[14] GRAMSCI, *Quaderni del carcere* cit., vol. III, p. 2112 (Quaderno 21, XVII, par. 3; corsivo mio).

Epilogo

In una pagina di Johan Huizinga c'è un'osservazione su come tra fine Ottocento e inizio Novecento calò la cesura di una distanza storica tra generazioni. Vale la pena di leggerla al termine di queste peregrinazioni ottocentesche nelle campagne italiane:

> Fin dopo la metà dell'Ottocento anche le classi agiate dell'umanità occidentale vivevano in un contatto molto piú immediato con le miserie della vita di quanto non siamo abituati oggi a patire e ad ammettere come giusto. Agli stessi nostri nonni solo in piccola misura era concesso di attutire le sofferenze, curare le ferite e le fratture, bandire il freddo, fugare le tenebre, raggiungere di persona o con la parola i loro simili, *fare una pulizia completa e assidua della loro persona, evitare l'imputridimento e i cattivi odori*. Costantemente e da tutte le parti l'uomo sentiva le limitazioni naturali del benessere terreno. Tecnica, *igiene, adattamento sanitario dell'ambiente con assidua e fortunata cura* hanno avvezzato male l'uomo. *È venuta meno all'uomo della nostra generazione la rassegnazione dell'anima alle asprezze quotidiane*, destino delle passate generazioni, ricercata santificazione per gli asceti[1].

Abbiamo sottolineato nella pagina di Huizinga le indicazioni relative da un lato alla barriera tra sporco e pulito, dall'altro a quella tra rassegnata accettazione del proprio stato e volontà di cambiamento. È nello spirito di chi guarda al nuovo e abbandona la pazienza come regola di vita che si varca la frontiera di ciò che non si può piú tollerare nel rapporto delle persone col proprio corpo e col proprio ambiente. Pulizia della persona da un lato, imputridimento, cattivi odori dall'altro: il tempo passato appariva a Huizinga nella percezione della memoria tanto apparentemente vicino quanto remoto e irraggiungibile nell'esperienza. La barriera era fatta di tanti dettagli di vita quotidiana e tra di loro spiccava un termine: igiene. La fitta cortina calata tra la vita sociale della sua Olanda anni Venti e quella degli avi ottocenteschi era fatta di cose a prima vista quasi impercettibili – odori, pratiche, abitudini nella cura della persona e nelle forme dell'ambiente. Forse l'osservazione potrebbe venire confinata fra le normali prese di

[1] J. HUIZINGA, *La crisi della civiltà* (1935), Einaudi, Torino 1962, pp. 68-69 (corsivi miei).

coscienza del tempo passato. Ma c'è quel riferimento all'igiene e al processo di «adattamento sanitario dell'ambiente»: questi i fattori del brusco allontanarsi del passato che a poca distanza di anni separò una persona del primo Novecento dall'epoca dei suoi nonni: qui la sensibilità di storico autentico di Huizinga si rivela nella capacità di avvertire dietro il pulviscolo della quotidianità i segni di un piú vasto e generale mutamento intervenuto in pochi decenni nella società europea. Da notare che questo avveniva nella sua Olanda esattamente mentre accadeva in Italia. Viene in mente la scoperta di uno storico, Arno J. Mayer, di quanto da vicino ci abbia sfiorato quell'Ancien Régime che un tempo veniva concepito come l'antefatto remoto della Rivoluzione francese. In realtà abbiamo dovuto convenire con lui che l'epoca chiusa dallo scoppio della Prima guerra mondiale nel 1914 apparteneva in pieno all'Ancien Régime, ne condivideva modelli di vita e assetti politici e sociali e pur davanti all'espansione dell'industria fondava ancora la sua ricchezza sulla terra[2]. L'opera doveva essere completata dall'avanzata dell'«impero irresistibile»: quello americano dei consumi[3].

La parola igiene indica una soglia tra presente e passato. Con lei appare davanti ai nostri occhi un'idea dell'assetto dell'esistenza, del punto d'incontro fra le regole private di vita e le norme di funzionamento della società che si impose con la forza di una nuova fede alla cultura europea nel suo insieme. Ci furono ragioni concrete a spingere in quella direzione: durava ancora la memoria delle grandi epidemie che avevano a lungo devastato le società umane – e in qualche caso non si trattava solo di memoria ma di ritorni di fiamma di colera e di altre affezioni contagiose – quando si innalzò all'orizzonte degli Stati europei la nuova parola d'ordine. Si fissò cosí in termini astratti e generali un'idea che dava forma a un'esigenza confusa e diffusa di separazione da tutto ciò che portava con sé la minaccia del male e della morte. Il secolo precedente aveva già visto il lento estinguersi delle convinzioni religiose e magiche nell'esistenza di poteri diabolici sovramondani e di loro strumenti umani, dalle streghe agli untori. A partire da un certo momento si venne diffondendo una considerazione dei fatti sociali e dei comportamenti in cui le operazioni di separazione simbolica tra sporco e pulito, tra puro e impuro, divennero principî di funzionamento della società regolati dalla scienza medica e dal potere statale. Assetto della casa, abbigliamento, alimentazione, nascita

[2] A. J. MAYER, *Il potere dell'Ancien Régime fino alla prima guerra mondiale* (1981), Laterza, Roma-Bari 1999.

[3] V. DE GRAZIA, *L'impero irresistibile. La società dei consumi americana alla conquista del mondo* (2005), Einaudi, Torino 2006.

e cura dei bambini, sepoltura dei morti e altro ancora cessarono di essere forme tradizionali di comportamenti richieste da convinzioni religiose e abitudini locali e ricaddero sotto il governo della scienza e delle regole collettive imposte dallo Stato.

Ora, com'è noto, certi comportamenti di igiene privata – lavarsi, indossare abiti puliti, organizzare gli spazi della casa secondo la norma della divisione tra ciò che si può vedere e ciò che si deve nascondere, tra sporco e pulito – rispondono al bisogno profondo di esorcizzare un pericolo. Mary Douglas ne fece l'oggetto di un suo celebre saggio che si apre con queste parole: «Il secolo decimonono intravvide nelle religioni primitive due caratteristiche che le separavano in blocco dalle grandi religioni di questa terra. La prima consisteva nel fatto che esse erano ispirate dalla paura; l'altra che erano inestricabilmente confuse con la contaminazione e l'igiene»[4]. Non fu per caso se questi temi si offrirono alla riflessione degli studi proprio in quel «secolo decimonono» indicato da Mary Douglas. Fu allora che l'affermarsi dello Stato nazionale come struttura fondamentale delle culture europee coincise con la Rivoluzione industriale e col trionfo del sistema capitalistico, quando si vide l'avanzata dell'igiene come regola di governo della vita individuale e dei comportamenti sociali. Lo sporco – ha scritto ancora Mary Douglas – è una «categoria residuale, rigettata dal nostro abituale schema di classificazioni»[5]. Furono regolamenti sanitari collettivi a perseguire assiduamente la separazione tra il pulito e lo sporco. Ma nell'ossessivo fervore ad alzare barriere contro portatori di inquinamento e di impurità ci fu qualcosa di piú delle esigenze di lotta contro epidemie e pestilenze. Si apriva cosí la porta a meccanismi sociali di esclusione contro i rappresentanti sociali dell'arcaismo, le classi legate alla terra, alle superstizioni, all'oralità. Nel rigetto di queste categorie i pericoli di impurità e di pericolo assunsero il volto di gruppi sociali ben definiti, di vere e proprie «razze». Nel caso italiano, la lotta per l'igiene aveva innalzato la barriera tra città e campagna. Contribuí a questo la profonda divisione tra le diverse Italie che grazie allo sviluppo capitalistico del Nord vennero allontanandosi e opponendosi invece di procedere nell'unità. Come ricordò Michail Bakunin nell'indirizzo *Agli operai delegati al congresso di Roma* del 1871, c'era quella massa contadina da secoli estraniata da una storia d'Italia «concentrata tutta ed esclu-

[4] M. DOUGLAS, *Purezza e pericolo. Un'analisi dei concetti di contaminazione e tabú* (1966), il Mulino, Bologna 1975, p. 19.

[5] *Ibid.*, p. 45.

sivamente nelle città, ben piú assai che non sia ciò avvenuto in alcun altro paese d'Europa» e resa ostile al resto del paese. Era urgente rompere il ghiaccio che separava il proletariato urbano dal «popolo delle campagne [...]. La massa dei contadini italiani costituisce già un esercito immenso e onnipotente per la vostra rivoluzione sociale»[6].

Ma intanto, prendendo congedo dall'Italia contadina dell'Ottocento, posiamo idealmente lo sguardo sull'immagine umanizzata che ne propose un viaggiatore tedesco scorrendo la grande e fondamentale *Carta della malaria in Italia* realizzata e pubblicata da Luigi Torelli nel 1882:

> Sulla carta della malaria disegnata dal senatore Torelli, il corpo della bella Sirena apparisce in ogni parte corroso da questo morbo maligno; la striscia sottile di paese malarico che riveste la penisola dalla parte del mare, con ben poche interruzioni, s'addensa nelle basse paludose della Maremma toscana e della foce tiberina e manda lunghe diramazioni fin sui colli della Campagna romana e nell'interno delle provincie meridionali[7].

Ne erano colpevoli secondo l'autore il particolarismo dei regimi politici, incapaci di contrastare l'insabbiamento delle spiagge marittime e il sistema del latifondo che aveva desertificato ampie distese di terreni agricoli.

Quella linea continua della malaria che disegnava il profilo dell'Italia era uno dei pochi tratti comuni di un paese attraversato da differenze profonde e destinate a durare a lungo.

Le abbiamo viste affacciarsi, queste differenze, attraverso le inchieste sanitarie, attente a distinguere tra un Meridione poverissimo e arretrato, una fascia centrale attardata nel relativo buon ordine di un sistema mezzadrile che legava padrone e contadino al perseguimento della pace sociale e del miglioramento del reddito dei terreni, e un mondo padano dove grandi fittavoli guidavano la trasformazione capitalistica dell'agricoltura con l'impiego della macchina e la sostituzione della famiglia contadina di un tempo con la massa dei braccianti padroni solo della propria forza lavoro. Queste tre Italie, o almeno dei tratti profondi che ce le riportano davanti, baluginano ancora nella vita reale di un paese molto cambiato, come una storia che non passa, un rimorso che non si riesce a cancellare.

[6] Riprendo la citazione del documento, segnalato da G. MANACORDA (a cura di), *Il socialismo nella storia d'Italia*, Laterza, Bari 1961, dal saggio di C. VIVANTI, *Lacerazioni e contrasti*, in *Storia d'Italia*, vol. I, *I caratteri originali* cit., pp. 928-29.

[7] P. D. FISCHER, *L'Italia e gli italiani. Considerazioni e studi sulle condizioni politiche, economiche e sociali d'Italia*, Bernardo Seeber, Firenze 1904, p. 359. La grande opera di Luigi Torelli, *Carta della malaria in Italia*, pubblicata nel 1882, era composta di 590 fogli mappali.

Stampato per conto della Casa editrice Einaudi
presso ELCOGRAF S.p.A. - Stabilimento di Cles (Tn)

C.L. 24009

Ristampa	Anno
1 2 3 4 5 6	2019 2020 2021 2022

Einaudi Storia

1. Antonio Gibelli, *Il popolo bambino. Infanzia e nazione dalla Grande Guerra a Salò.*
2. Ilan Pappe, *Storia della Palestina moderna. Una terra, due popoli.*
3. Wolfgang Benz, *Storia illustrata del Terzo Reich.*
4. Adriano Prosperi, *Dare l'anima. Storia di un infanticidio.*
5. Giorgio Rochat, *Le guerre italiane 1935-1943. Dall'impero d'Etiopia alla disfatta.*
6. Edgar Hösch, *Storia dei paesi balcanici. Dalle origini ai giorni nostri.*
7. Giovanni De Luna, *Il corpo del nemico ucciso. Violenza e morte nella guerra contemporanea.*
8. Silvio Pons, *Berlinguer e la fine del comunismo.*
9. Mario Avagliano (a cura di), *Generazione ribelle. Lettere e diari dal 1943 al 1945.*
10. Bartolomé Bennassar, *La guerra di Spagna. Una tragedia nazionale.*
11. Guenter Lewy, *Il massacro degli armeni. Un genocidio controverso.*
12. Victoria de Grazia, *L'impero irresistibile. La società dei consumi americana alla conquista del mondo.*
13. Götz Aly, *Lo stato sociale di Hitler. Rapina, guerra razziale e nazionalsocialismo.*
14. Lisa Roscioni, *Lo smemorato di Collegno. Storia italiana di un'identità contesa.*
15. Emma Fattorini, *Pio XI, Hitler e Mussolini. La solitudine di un papa.*
16. Marco Gervasoni, *François Mitterrand. Una biografia politica e intellettuale.*
17. Idith Zertal, *Israele e la Shoah. La nazione e il culto della tragedia.*
18. Sergio Luzzatto, *Padre Pio. Miracoli e politica nell'Italia del Novecento.*
19. *Album Auschwitz.*
20. Paolo Nicoloso, *Mussolini architetto. Propaganda e paesaggio urbano nell'Italia fascista.*
21. Frank M. Snowden, *La conquista della malaria. Una modernizzazione italiana 1900-1962.*
22. Adriano Prosperi, *Giustizia bendata. Percorsi storici di un'immagine.*
23. Francesco Cassata, *«La Difesa della razza». Politica, ideologia e immagine del razzismo fascista.*
24. Salvatore Lupo, *Quando la mafia trovò l'America. Storia di un intreccio intercontinentale, 1888-2008.*
25. Alberto Melloni, *Papa Giovanni. Un cristiano e il suo concilio.*
26. Maurizio Viroli, *Come se Dio ci fosse. Religione e libertà nella storia d'Italia.*
27. Sandro Rinauro, *Il cammino della speranza. L'emigrazione clandestina degli italiani nel secondo dopoguerra.*
28. Umberto Gentiloni Silveri, *L'Italia sospesa. La crisi degli anni Settanta vista da Washington.*
29. Guido Panvini, *Ordine nero, guerriglia rossa. La violenza politica nell'Italia degli anni Sessanta e Settanta (1966-1975).*

30. Federico Romero, *Storia della guerra fredda. L'ultimo conflitto per l'Europa.*
31. Jože Pirjevec, *Foibe. Una storia d'Italia.*
32. Nicola Tranfaglia, *Vita di Alberto Pirelli (1882-1971). La politica attraverso l'economia.*
33. Guido Verucci, *L'eresia del Novecento. La Chiesa e la repressione del modernismo in Italia.*
34. Édouard Husson, *Heydrich e la soluzione finale. La decisione del genocidio.*
35. Fabio Caffarena, *Dal fango al vento. Gli aviatori italiani dalle origini alla Grande Guerra.*
36. Chris Bellamy, *Guerra assoluta. La Russia sovietica nella seconda guerra mondiale.*
37. Aldo Schiavone, *Spartaco. Le armi e l'uomo.*
38. Adriano Roccucci, *Stalin e il patriarca. Chiesa ortodossa e potere sovietico 1917-1958.*
39. Francesco Germinario, *Argomenti per lo sterminio. Stereotipi dell'immaginario antisemita.*
40. Jean-Claude Maire Vigueur, *L'altra Roma. Una storia dei romani all'epoca dei comuni (secoli XII-XIV).*
41. Erika Diemoz, *A morte il tiranno. Anarchia e violenza da Crispi a Mussolini.*
42. Marina Caffiero, *Legami pericolosi. Ebrei e cristiani tra eresia, libri proibiti e stregoneria.*
43. Silvio Pons, *La rivoluzione globale. Storia del comunismo internazionale 1917-1991.*
44. Michela Ponzani, *Guerra alle donne. Partigiane, vittime di stupro, «amanti del nemico». 1940-45.*
45. Giuseppe Vacca, *Vita e pensieri di Antonio Gramsci. 1926-1937.*
46. Christian Ingrao, *Credere, distruggere. Gli intellettuali delle SS.*
47. Bruno Maida, *La Shoah dei bambini. La persecuzione dell'infanzia ebraica in Italia. 1938-1945.*
48. Götz Aly, *Perché i tedeschi? Perché gli ebrei? Uguaglianza, invidia e odio razziale. 1800-1933.*
49. Marco Armiero, *Le montagne della patria. Natura e nazione nella storia d'Italia. Secoli XIX e XX.*
50. Adriano Prosperi, *Delitto e perdono. La pena di morte nell'orizzonte mentale dell'Europa cristiana, XIV-XVIII secolo.*
51. Paul Ginsborg, *Famiglia Novecento. Vita familiare, rivoluzione e dittature, 1900-1950.*
52. Germano Maifreda, *I denari dell'inquisitore. Affari e giustizia di fede nell'Italia moderna.*
53. Giacomo Pacini, *Le altre Gladio. La lotta segreta anticomunista in Italia. 1943-1991.*
54. Deborah E. Lipstadt, *Il processo Eichmann.*
55. John M. Najemy, *Storia di Firenze. 1200-1575.*
56. Santo Peli, *Storie di Gap. Terrorismo urbano e Resistenza.*
57. Elena Bonora, *Aspettando l'imperatore. Principi italiani tra il papa e Carlo V.*
58. Glauco Maria Cantarella, *Manuale della fine del mondo. Il travaglio dell'Europa medievale.*
59. Andrea Nicolotti, *Sindone. Storia e leggende di una reliquia controversa.*
60. Jože Pirjevec, *Tito e i suoi compagni.*
61. Carlo Gentile, *I crimini di guerra tedeschi in Italia. 1943-1945.*
62. Francesco Benigno, *La mala setta. Alle origini di mafia e camorra. 1859-1878.*
63. Diego Leoni, *La guerra verticale. Uomini, animali e macchine sul fronte di montagna. 1915-1918.*
64. Aldo Schiavone, *Ponzio Pilato. Un enigma tra storia e memoria.*
65. Marco Magnani, *Sindona. Biografia degli anni Settanta.*
66. Adriano Prosperi, *La vocazione. Storie di gesuiti tra Cinquecento e Seicento.*
67. Jan Tomasz Gross (con Irena Grudzińska Gross), *Un raccolto d'oro. Il saccheggio dei beni ebraici.*

68. Peter Longerich, *Goebbels. Una biografia.*
69. Francesco Paolo de Ceglia, *Il segreto di san Gennaro. Storia naturale di un miracolo napoletano.*
70. Götz Aly, *Zavorre. Storia dell'Aktion T4: l'«eutanasia» nella Germania nazista 1939-1945.*
71. Davide Conti, *Gli uomini di Mussolini. Prefetti, questori e criminali di guerra dal fascismo alla Repubblica italiana.*
72. Glauco Maria Cantarella, *Imprevisti e altre catastrofi. Perché la storia è andata come è andata.*
73. Ahron Bregman, *La vittoria maledetta. Storia di Israele e dei Territori occupati.*
74. Liliana Picciotto, *Salvarsi. Gli ebrei d'Italia sfuggiti alla Shoah. 1943-1945.*
75. Bruno Maida, *L'infanzia nelle guerre del Novecento.*
76. Silvia Cavicchioli, *Anita. Storia e mito di Anita Garibaldi.*
77. Sergio Luzzatto, *I bambini di Moshe. Gli orfani della Shoah e la nascita di Israele.*
78. Olivier Wieviorka, *Storia della Resistenza nell'Europa occidentale. 1940-1945.*
79. Peter Longerich, *Verso la soluzione finale. La conferenza di Wannsee.*
80. Massimo L. Salvadori, *Storia d'Italia. Il cammino tormentato di una nazione. 1861-2016.*
81. Francesco Benigno, *Terrore e terrorismo. Saggio storico sulla violenza politica.*
82. Marcello Musto, *Karl Marx. Biografia intellettuale e politica. 1857-1883.*